微创牙槽外科学

主　编：潘　剑

副主编：刘济远　刘　显　王　了　伍　俊

编　委（按音序排序）：

包崇云（四川大学华西口腔医院）　　曹钰彬（四川大学华西口腔医院）

高庆红（四川大学华西口腔医院）　　郭雨晨（四川大学华西口腔医院）

胡莉为（四川大学华西口腔医院）　　吉　阳（四川大学华西口腔医院）

梁新华（四川大学华西口腔医院）　　廖学娟（四川大学华西口腔医院）

刘　显（四川大学华西口腔医院）　　刘济远（四川大学华西口腔医院）

刘媛媛（四川大学华西口腔医院）　　潘　剑（四川大学华西口腔医院）

王　了（四川大学华西口腔医院）　　王杞章（四川大学华西口腔医院）

吴云龙（四川大学华西口腔医院）　　伍　俊（四川大学华西口腔医院）

叶　立（四川大学华西口腔医院）　　张　念（四川大学华西口腔医院）

张建康（四川大学华西口腔医院）　　张晓辉（四川大学华西口腔医院）

周京琳（四川大学华西口腔医院）

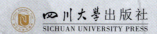

四川大学出版社

SICHUAN UNIVERSITY PRESS

图书在版编目（CIP）数据

微创牙槽外科学 / 潘剑主编 . -- 成都：四川大学
出版社，2024. 12. -- ISBN 978-7-5690-7440-6

Ⅰ . R782.13

中国国家版本馆 CIP 数据核字第 2025E5R477 号

书　　名：微创牙槽外科学
　　　　　Weichuang Yacao Waikexue
主　　编：潘　剑
丛 书 名：高等教育医学类"十四五"系列规划教材

丛书策划：侯宏虹　周　艳　许　奕
选题策划：许　奕
责任编辑：许　奕
责任校对：倪德君
装帧设计：胜翔设计
责任印制：李金兰

出版发行：四川大学出版社有限责任公司
　　　　　地址：成都市一环路南一段 24 号（610065）
　　　　　电话：（028）85408311（发行部）、85400276（总编室）
　　　　　电子邮箱：scupress@vip.163.com
　　　　　网址：https://press.scu.edu.cn
印前制作：四川胜翔数码印务设计有限公司
印刷装订：成都金阳印务有限责任公司

成品尺寸：185mm×260mm
印　　张：25
字　　数：642 千字

版　　次：2025 年 5 月 第 1 版
印　　次：2025 年 5 月 第 1 次印刷
定　　价：160.00 元

扫码获取数字资源

四川大学出版社
微信公众号

前言

牙槽外科作为口腔颌面外科的基础领域，具有悠久的历史。传统的牙拔除术是口腔医学的重要开端之一。牙槽外科的发展曾相对缓慢，直到近十多年来才奋起直追。2011年4月，中华口腔医学会口腔颌面外科专业委员会牙槽外科学组在西安成立，代表着我国牙槽外科学的发展开启新的篇章。2019年9月，中华口腔医学会第一届牙及牙槽外科专业委员会正式成立，标志着我国牙及牙槽外科学科走向成熟。在此期间，牙槽外科在理念和技术上取得了长足进步，新技术和新业务的不断涌现推动了牙槽外科的发展，丰富了临床医生的诊疗选择，也使患者获得了更加合理有效的治疗。

本书共二十五章，介绍了微创牙槽外科学的诊疗理念、理论知识、技术手段和操作要点，配合大量临床病例和手术操作照片，力求将微创牙槽外科学的基础与进阶、历史与前沿全面展示，以便读者根据自己的知识经验选择。本书在基础知识方面涵盖了牙槽窝愈合的生物学、外科门诊常用药物的药理学、牙槽外科应用解剖学和影像学知识；在专业知识方面，介绍了口腔颌面外科学大范畴中牙槽外科医生常需处理的情况，包括颌面部外科急诊、颌面部血管瘤与脉管畸形、颌骨囊肿的门诊治疗，口腔良/恶性病变的门诊处理等，以增强牙槽外科医生的鉴别诊断和综合处理能力；在实践知识方面，覆盖了牙拔除术的术前评估、手术操作、术后并发症的处理和围术期护理的全流程，为牙槽外科医疗同行提供"一站式"的内容参考。

在编写过程中，我们得到了中华口腔医学会牙及牙槽外科专委会首任主任委员胡开进教授和现任主任委员赵吉宏教授的热情鼓励和大力支持，得到了四川大学华西口腔医院温玉明教授的指导和深切关注。我们也要感谢中华口腔医学会牙及牙槽外科专业委员会各位专家为本书提供的宝贵意见和建议，四川大学出版社为本书所做的大量工作，四川大学华西口腔医院口腔外科门诊全体医护人员对本书的编写给予的全力支持和无私奉献。本书得到了四川大学研究生教育教学改革研究项目——研究生教材培育计划项目（GSJCPY2021027）的资助。在此，我代表全体编委，致以最真诚的谢意！

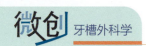

本书由四川大学华西口腔医院牙槽外科及相关口腔颌面外科的资深教授和中青年专家合作撰写，借鉴了国外相关教材的成功经验，同时参考了国内学者的有关文献。整个撰写过程历时近三年，我们对许多章节进行了反复修改，感谢大家的辛勤劳动和提供帮助的相关人员。

由于本书涵盖的内容较多，学科发展较快，加上编写能力、专业水平和编写时间有限，书中难免有不足之处，恳请读者不吝批评指正，以便再版时修改。

2024年12月于成都

目 录

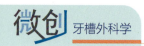

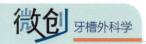

第二十五章　数字化微创牙槽外科 / 381

第一章

牙拔除术术中的创伤与术后创面的愈合

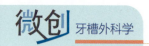

第一节　牙拔除术术中的创伤

　　牙拔除术（tooth extraction）是通过各种外科手段使牙齿脱离牙槽窝的手术方式，是口腔颌面外科最常见、最基本的手术。牙拔除术既是某些无保留价值牙齿治疗的终点，也是后续修复、正畸等治疗的起点。

　　牙拔除术属于有创的外科手术，手术过程中伴有软硬组织刺激和创伤。牙齿的暴露及与牙龈的分离是牙拔除术的起始环节，因此软组织创伤通常为牙龈的切割伤、撕裂伤，在某些条件下还因为软组织过度牵拉产生挫裂伤、高速旋转钻针等动力系统误伤产生复合创伤。牙拔除术器械以牙槽骨为支点施力，使牙槽骨压缩、牙槽窝扩大，这是牙齿顺利脱位的必要条件，因此硬组织创伤一般为施力过程中对邻近骨质产生的挤压损伤、不当施力产生的钝性损伤、术中高速涡轮或高频振动产热导致的热损伤，此外还包括牙拔除后牙槽窝创面暴露后由外界刺激产生的额外损伤。牙拔除术的过程中还可能对邻近组织产生损伤，包括邻近牙齿、对颌牙齿、口腔黏膜、牙龈、舌体及神经的损伤，其中神经损伤与神经的解剖学分布密切相关，损伤部位包括颏神经、鼻腭神经、颊神经、舌神经以及下牙槽神经。颏神经、鼻腭神经以及颊神经损伤通常由翻瓣术中被切断所致，舌神经损伤多与拔牙切口设计偏舌侧、翻瓣损伤、舌侧骨板折断有关，下牙槽神经损伤主要与下颌阻生第三磨牙和下牙槽神经管的解剖关系、拔除方法的选择以及手术创伤大小有关。

第二节　牙拔除术术后创面的愈合

　　对牙拔除术术后创面愈合的深入理解是合理设计手术方式、精准实施外科操作、科学选用辅助材料的前提。了解牙拔除术的创伤，熟悉各类创伤的愈合过程，最大限度地减小创伤，可为牙槽窝愈合提供最理想的条件。

❯ 一、软组织愈合的基本过程

　　软组织愈合通常需经历炎症、增殖及重塑三个不断演进又相互交叉的阶段，最终恢复组织的完整性。由损伤组织周围的同种细胞完成修复，且能够完全恢复原有组织结构和功能的愈合方式称为再生修复，如上皮组织再生。不能由同种细胞再生修复，而是通过肉芽组织填补形成瘢痕，从而部分恢复原有组织结构和功能的愈合方式称为瘢痕修复。

（一）上皮化

　　牙拔除术术后损伤的上皮组织具有较强的再生能力，能通过细胞增殖、迁移和接触抑制的过程重新建立上皮完整性。上皮在损伤后会具有游离边缘，一般来说，上皮损伤后会通过生发层细胞增殖将游离边缘向缺损区域推进进行迁移，直到遇到缺损的另一个游离边缘（可为同类型或不同类型的上皮细胞），当接触完成后上皮细胞会互相识别，从而启动接触抑制，最终停止继续迁移。仅有表面上皮受到损伤的创面（擦伤），其愈合方式是由包含血管和附件组织在内的上皮在整个创面上增殖。在上皮下组织受损的伤口中，由于上皮细胞中通常不含血管，上皮细胞会在任何有血管的组织床上生长，直到它和另一个游离边缘接触。在大多数情况下，上皮化发生在纤维组织增殖阶段末期并持续到组织重塑阶段早期，也称为伤口收缩期。

伤口收缩在大多数伤口愈合中是有利的，可以明显减小伤口。但仍然会出现一些不利于组织损伤修复的情况。例如在拔牙过程中意外导致上颌窦穿孔，此时上颌窦底和口腔黏膜的上皮细胞都受到损伤，都可以启动上皮化，二者分别在这两个组织面进行增殖，当穿通区域缺少血凝块、肉芽组织等填充而保持空虚时，上颌窦底上皮在增殖过程中可能沿着组织面生长并接触到口腔黏膜上皮边缘，从而导致上颌窦底上皮与口腔黏膜形成一个上皮化通道，即口腔-上颌窦瘘，给临床处置带来额外困难。

上皮化在烧伤患者的表皮修复中应用较为广泛。在了解上皮化的过程后，可以利用再上皮化的原理解决口腔软组织不足的问题，如利用腭部上皮行牙周及种植手术软组织增量时，将腭部的某个区域剥去上皮细胞移植到牙周手术术区，利用创口相邻上皮细胞在组织面上爬行生长以重新恢复腭部上皮的完整性。在腭裂患者裂隙的关闭中，医生也常常在腭部两侧制备松弛切口，以利于缺损两侧创缘相向爬行生长，恢复上皮的完整性。

（二）炎症阶段

炎症阶段通常于组织损伤发生后即刻启动，在无其他因素干扰的情况下，一般持续3~5天。按照组织特点，炎症阶段可以分为血管阶段和细胞阶段。

在组织损伤发生时，组织内血管破裂，血管张力会引起初始的血管收缩，从而减少血液流向损伤组织，促进血液凝固，此时即进入炎症的血管阶段。在损伤发生后的几分钟内，在白细胞分泌的组胺、前列腺素E1、前列腺素E2等的作用下，血管扩张，使得血浆能通过内皮细胞的间隙渗入间质组织中，此时随之迁入间质组织中的还有白细胞等炎性细胞。待血浆渗入间质组织中后，其中的纤维蛋白引起局部淋巴管阻塞，淋巴回流出现障碍，损伤组织区域发生液体积聚以稀释污染物，这种局部液体积聚表现为肿胀。通常情况下，炎症阶段的主要症状为发红、肿胀，也可伴随发热、疼痛、功能丧失等情况，这些症状通常与炎症阶段的血管阶段直接相关。发红、发热由血管扩张引起，肿胀由局部淋巴管阻塞、液体积聚引起，疼痛和功能丧失由白细胞释放的组胺、激肽、前列腺素以及局部水肿压力引起。

当组织损伤引发血清补体激活后，炎症阶段即进入细胞阶段。补体的分裂产物作为趋化因子（尤其是C3a和C5a），引导中性粒细胞黏附在血管的一侧，然后迁移穿过血管壁。当接触到异物如细菌时，中性粒细胞将释放溶酶体内容物以消灭细菌和其他异物、消化坏死组织。此后残余的外来和坏死物质的碎片将由巨噬细胞吞噬、清除。随着时间的推移，淋巴细胞逐渐积聚在组织损伤部位，参与损伤的修复。

由于炎症阶段还未发生胶原沉积，主要由纤维蛋白将创面固定在一起，而纤维蛋白的抗拉强度很小，所以在此阶段伤口的强度较差，在外力的作用下容易产生继发性损伤。

（三）纤维组织增生阶段

在纤维组织增生阶段，来自血液凝固后的纤维蛋白束在伤口上纵横交错，形成一个纤维蛋白网状结构，随后成纤维细胞在其上铺设基质并转化多潜能间充质细胞产生原胶原蛋白，由多种黏多糖组成的基质将胶原纤维黏合在一起。成纤维细胞还分泌具有多种功能的纤维连接蛋白。其一方面稳定纤维蛋白并作为成纤维细胞的趋化因子；另一方面帮助识别应该被免疫系统清除的异物，并引导巨噬细胞沿着纤维蛋白链移动，最终吞噬纤维蛋白。

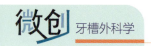

纤维蛋白网状结构也被毛细血管利用，毛细血管可以从伤口边缘的现有血管中萌芽，沿着纤维蛋白链穿过伤口，随着纤维增生和新细胞长入，毛细血管引入的纤溶酶将逐步清除多余的纤维蛋白链。

胶原蛋白由原胶原蛋白交联产生，早期胶原蛋白大量生成并随意沉积，纤维方向性差，因此伤口强度相对较差。随后组织愈合进入纤维塑性阶段，通常持续2~3周，此阶段伤口强度会迅速提升，临床上发现该阶段结束时，伤口会因为胶原蛋白过多而僵硬，其能承受未损伤组织70%~80%的张力，并且由于该阶段与毛细血管增生阶段相互重叠，血管化程度较高，可观察到明显的发红的纤维斑块。

（四）组织重塑阶段

伤口愈合的最后阶段称为组织重塑阶段。该阶段持续时间较长。在这个阶段，大量在前一个阶段中随机排列的胶原纤维被清除并被排列方向更好的新的胶原纤维取代，这些新的胶原纤维可以更好地抵抗伤口上的拉力。由于大量随机排列的胶原纤维被清除，变硬的伤口会逐渐变软，瘢痕逐渐不明显，重塑的组织更适应局部的功能需求。此阶段的伤口强度增长较缓慢，长时间维持在未受伤组织强度的80%~85%。随着伤口逐渐愈合，损伤组织区域代谢下降，毛细血管逐步改建至正常生理状态，损伤区域的颜色逐步恢复正常。

（五）影响软组织创面愈合的因素

在牙拔除术术中，软组织的创伤无法避免，在实践中只能通过微创手术尽可能创造条件促进伤口的自然愈合。在实施过程中应严格按照外科手术的基本原则操作，利用各种手术方式尽可能早期重建软组织连续性，从而使瘢痕最小化，最大限度地恢复功能。在临床上，通常有四种主要因素对伤口愈合产生影响：异物、坏死组织、缺血以及伤口张力。

异物是指被人体免疫系统视为"非自身"的物质，包括细菌、污垢和缝合材料。异物的存在会产生三个后果：第一，细菌在伤口中增殖并引起伤口感染，释放细菌蛋白质破坏宿主组织；第二，非细菌的异物形成细菌的"避风港"，保护细菌免受宿主防御机制的攻击，从而促进感染发生；第三，异物通常具有免疫原性，会刺激宿主免疫系统导致慢性炎症反应，减少纤维增生，从而延缓伤口愈合，最终影响伤口愈合效果。

伤口中的坏死组织对伤口愈合产生的影响包括两个方面：第一，坏死组织的存在对修复细胞的生长起到阻碍作用，在免疫系统清除坏死组织时，炎症阶段延长，影响纤维组织增生；第二，坏死组织还包括聚集在伤口的血肿，其可作为细菌增殖优良的营养来源，导致感染加重。

缺血可由多种因素引起，包括软组织瓣设计不当、缝合过于紧密、缝合位置不当、伤口外部或内部张力或压力过大、全身系统疾病、周围血管疾病等。缺血会对伤口修复产生影响：一方面，血液供应减少会导致局部组织坏死，由于局部循环障碍，坏死组织无法通过血液循环被带走，外周血向伤口输送的抗体、白细胞等免疫物质受到影响，产生恶性循环；另一方面，伤口愈合需要的大量氧气和营养物质也会因缺血而不足。

伤口张力是阻碍伤口愈合的另一个重要因素。当使用缝合线强行将缺损区域较大的软组织边缘拉在一起时，会引起缝合线所包围的组织中毛细血管收缩，产生缺血。如果在愈合过程中过早拆除缝线，处于张力状态下的伤口可能会重新裂开，产生继发软组织损伤，愈合后形成过大的瘢痕从而影响美观及功能。因此在伤口缝合前应仔细评估局部存在张力影响愈合的情况，必要时对软组织瓣进行潜行分离或以软组织瓣转移修复的方式避免缝合后出现张力过大的情况。

二、骨组织愈合的基本过程

（一）骨组织愈合的形式（一期愈合/二期愈合）

与软组织损伤后的愈合过程类似，骨组织损伤后也会经历炎症、增殖和重塑三个阶段。在骨组织愈合过程中，成骨细胞和破骨细胞在重建和重塑受损骨组织中起重要作用。成骨细胞主要来自骨表面具有多向分化潜能的间充质细胞，其骨向分化后可形成类骨细胞并转化为成骨细胞，进而通过胶原和钙质的沉积形成新生骨，该细胞包埋在新生骨后逐步转化为骨细胞。破骨细胞主要来自单核前体细胞，具有吸收坏死骨组织以及吸收需要重塑的骨组织的功能。成骨细胞与破骨细胞的功能并不是截然相反、互不影响的，越来越多的研究表明，二者相互协同，共同影响骨组织愈合的效果。骨组织的愈合一般可以分为一期愈合（primary bone healing）和二期愈合（secondary bone healing）。

二期愈合即传统的骨折愈合形式，一般发生在骨折的游离端相距大于1mm的时候，此时在愈合的纤维组织增生阶段需要大量的胶原纤维来铺设连接骨折断端。同时由于过量的胶原纤维生成，愈合处的组织向骨游离端外周延伸形成骨痂，正常情况下纤维组织和骨痂都会发生骨化，但在骨组织的适应性重塑阶段，多余的骨组织会被破骨细胞吸收，成骨细胞则会形成方向性更好的新骨以抵抗骨上的张力和应力。二期愈合大概经历4个阶段：①骨折后4～8小时在骨折断端之间形成血肿；②骨折后24～72小时，坏死组织逐渐被清除，成骨细胞和毛细血管向血肿内生长导致血肿逐渐机化；③骨折后1～2周，机化的血块被纤维血管组织替代，骨折端逐渐产生骨样组织和新骨并形成骨痂；④骨折2周后，骨样组织逐渐钙化为坚实的骨组织，并随着对应力作用的功能适应进行吸收和改建，逐渐调整恢复到和原来骨组织一样的结构。该过程持续时间较久，要达到组织学上的骨性愈合需要5～6个月。

当骨折断端未完全分离，或者骨折后通过外科方式将骨折断端紧密复位并牢固固定时，骨组织将发生一期愈合，或者称为直接愈合（direct bone healing），此时骨组织的修复仅限于骨内而不需要骨痂和周围软组织的参与，直接在骨折部位发生骨的改建，成骨与破骨活动均很活跃，然后迅速成骨钙化，修复骨折区。相比于二期愈合，一期愈合具有更快的愈合速度，原因在于骨折间隙变小，缩短了愈合时间，此外也没有传统愈合中的血肿形成、机化以及骨痂形成期，可以更早行使功能。

（二）影响骨组织愈合的因素

血供和制动是影响骨组织愈合效果的两大重要因素。充足的血供可以提供大量的营养物质和氧气以及组织愈合所需要的细胞来源，以促进其最终骨化成骨。如果血供较差，纤维结缔组织就会形成软骨而不是骨组织。如果血供严重不足，纤维结缔组织则完全不会形成骨或软骨组织。骨折部位充分的制动可以保证骨折断端局部的稳定，从而有利于骨组织愈合。若是骨折断端存在活动性，会导致骨折部位的血管分布不佳，从而影响血供，导致更多的软骨组织或纤维结缔组织生成。另外，在被污染的骨折环境中，不充分的制动会增加伤口感染的可能性。

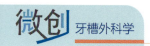

三、拔牙创的愈合

（一）参与牙槽窝愈合的不同组织的生物学特点

牙拔除术术中伴随对软硬组织（主要包括牙龈、牙周膜、牙槽骨等）的刺激和损伤。通常情况下，牙拔除术术后余留的牙槽窝由被撕裂的牙周膜及固有牙槽骨组成，当手术中采用了去骨或术中对局部牙槽骨刺激较大时，牙槽窝表面还存在裸露的松质骨。针对在人类和各类动物模型中牙拔除术术后牙槽窝的愈合有大量研究，组织学研究表明，牙槽窝的愈合是一个复杂的过程，通常可以分为五个阶段。

第一阶段为血凝块形成期。该阶段始于牙拔除术术后即刻，根尖血管以及牙周组织的撕裂伴随大量渗血，血凝块充盈牙槽窝，凝血功能正常者15～30分钟后即停止持续出血。血凝块的形成具有保护创口、防止感染、促进创口正常愈合的功能。

第二阶段为血管长入和细胞反应阶段。牙拔除术24小时后，牙槽骨壁的成纤维细胞逐渐向血凝块内生长，同时邻近血管内皮细胞增殖形成血管芽，并逐步长入血凝块，随着组织和血管的长入，与组织愈合密切相关的细胞及因子进入牙槽窝，为后期血凝块逐步被肉芽组织取代、进入愈合的第二个阶段奠定基础。该阶段持续到牙拔除术术后5～7天。

第三阶段为肉芽组织形成与改建阶段。在血管与组织长入牙槽窝形成肉芽组织取代血凝块的同时，更成熟的纤维结缔组织同步替代肉芽组织，此阶段从拔牙后3～4天开始，直至20天左右基本完成。在此阶段，牙龈上皮也自龈缘开始沿血凝块表面向心性生长，并最终恢复牙槽窝表面上皮组织的完整性，此过程及牙龈上皮的生物学特点可参考前文软组织愈合过程。

第四阶段为新骨生成阶段。该阶段始于牙拔除术术后5～8天，不成熟的纤维样骨开始从边缘向中心逐步充填牙槽窝，在牙槽窝内骨质形成的同时牙槽窝边缘（唇颊侧与舌腭侧）发生骨质吸收，导致最终虽然牙槽窝内充满了新生骨质，但是牙槽窝的高度明显降低，宽度明显减小。因此，对于需要修复缺失牙功能的患者而言，促进牙槽窝内的骨质形成的同时减少牙槽窝高度的降低程度十分重要。目前有研究表明，约38天后，2/3的牙槽窝会被纤维样骨组织充填。

第五阶段为适应性改建阶段。在上一阶段牙槽窝内已经充填纤维骨样组织的基础上，进一步矿化形成成熟骨组织并逐步改建，最终适应局部牙槽骨的功能。

虽然牙槽窝的愈合被人为划分为五个阶段，但是各个阶段仍然是相互重叠的漫长过程。总体来说，牙槽窝修复与牙槽骨改建的过程自牙拔除术术后第3天一直持续到牙拔除术术后3～6个月。

对牙槽窝愈合的成骨细胞来源至今仍有很大争议，目前研究表明其可能来自残留的牙周膜细胞、骨膜、骨髓、血管周细胞。上述细胞在体外均在一定条件下具备成骨潜力，也有大量学者应用免疫组化、核素示踪等方式证实了其在牙槽窝愈合中发挥的作用，然而具体哪一类细胞发挥主导作用以及各类细胞是否存在一定的协同作用目前尚不清楚。近期研究表明，残留的牙周膜细胞在牙槽窝愈合的生物学过程中发挥着重要的作用。其理论基础为牙周膜中含有静止的骨祖细胞及多向分化潜能的牙周膜干细胞，牙拔除后的残留牙周膜中的骨祖细胞被激活，从静止状态切换到快速增殖状态，然后分化为成骨细胞，产生新的牙槽骨基质，从而对牙槽窝的愈合起到促进作用。因此在拔牙过程中，保留健康的牙周膜残余有利于牙槽窝的愈合。

（二）手术操作对拔牙窝愈合的影响

牙拔除术术中牙齿脱位的基本过程是综合利用牙挺、牙钳等器械施力使牙槽骨压缩、牙槽窝扩大。在施力的过程中伴随着牙槽骨细微结构的变化。当力控制在合理的范围内时，牙槽骨中骨小梁表现为在应力作用下变形、压缩。而手术设计不当或施力程度大于骨小梁承受能力时，局部牙槽骨会发生过度挤压，骨小梁出现微骨折，进而在创伤愈合过程中诱使破骨细胞过度活跃，产生局部骨吸收，影响牙槽窝的愈合效果。

为避免过度骨挤压，在牙拔除术手术设计中推荐在骨阻力相对较大、局部骨质支点不足时，利用高速涡轮钻去骨的方式，建立牙齿脱位空间并制备较强的骨支点。然而，高速涡轮钻的转速可达到每分钟300000～500000转，过高的转速常会伴随大量产热，目前研究认为骨组织暴露在50～55℃超过1分钟即可引起骨组织不可逆的损伤，导致骨细胞死亡。在使用高速涡轮钻过程中务必确保钻磨过程有持续性喷水，其一方面使术区温度降低，保存局部细胞活力，另一方面使钻针降温，保证切削效率，此外还能移除术区牙骨碎屑等摩擦介质，避免过度产热。因此在钻磨过程中局部温度控制直接影响骨组织愈合。

有研究表明，牙拔除术术后即刻通过染色可观察到具有较强成骨和破骨活性的细胞位于牙槽窝表面固有牙槽骨对应的区域，该区域也称为骨改建活跃区，其具有活性的细胞来源于残留的牙周膜、骨髓及血管周细胞。这些细胞在牙槽窝成骨愈合的过程中起到促进愈合的作用。在拔牙过程中应当尽量避免损伤骨改建活跃区。

因此，在牙拔除术实施过程中应当有效去骨，避免对牙槽骨形成过度挤压，在使用高速涡轮钻时需间断磨除、充分冷却以避免热损伤，保证术后牙槽窝的愈合效果。

（三）牙槽窝愈合后牙槽骨形态与结构的变化

牙拔除术是有创的外科手术，同时牙槽骨是对应力高度敏感的组织，牙齿拔除后，常常因为局部手术创伤及术区缺乏适当的应力刺激产生牙槽嵴吸收，牙槽骨高度降低与宽度减小。该过程一般在术后3～6个月内最为明显，6个月后吸收改建逐渐趋于平缓，之后在无功能性刺激的状态下牙槽骨以每年约1mm的速度缓慢吸收。在牙槽窝愈合的前4～8周，可以明显看到拔牙部位的牙槽骨形态发生实质性改变。大量临床和影像学研究表明，不论是上颌骨还是下颌骨，唇颊侧牙槽骨的吸收比起舌腭侧牙槽骨的吸收都更为明显，牙槽嵴的中心会在牙齿缺失后逐渐向舌腭侧移动。目前关于牙槽嵴吸收的研究认为其主要发生在牙槽窝愈合过程中的两个重叠阶段。

第一个阶段发生在牙齿被拔除后，由于该区域牙槽骨功能改变，失去功能的束骨被吸收并被编织骨取代，由于牙槽窝颊侧的骨壁仅由束骨组成，因此该阶段颊侧牙槽骨受到的影响更加明显，垂直高度显著降低。

第二个阶段发生在牙槽窝外表面的骨吸收，造成这种骨吸收的原因暂不清楚，但多数人认为是翻瓣拔牙后，通往骨壁的血管被切断，外骨壁血供减少导致骨细胞死亡，从而导致骨组织坏死吸收。在这个阶段，坏死骨可能通过表面吸收或骨膜中的破骨细胞逐渐被清除，主要表现为水平向骨吸收。除下颌磨牙区外，牙齿唇颊侧骨板一般比舌腭侧骨板薄得多，因此该阶段的水平向骨吸收也可能导致唇颊侧骨板的垂直向缩小。

（四）外用敷料及药物对牙槽窝愈合的影响

牙拔除术术后常将可吸收的止血材料（包括明胶海绵、氧化纤维素、胶原等）用于牙槽窝填塞。明胶是从动物皮肤、骨、筋膜等结缔组织中提取的非晶体物质，制备成明胶海绵后可迅速吸收大量血液，促进血小板的吸附、凝集，同时具有膨胀挤压作用，从而产生止血效果，市售产品中也有添加胶质银增加其抗菌作用的产品。氧化纤维素是棉纤维上的羟基经一氧化氮氧化成羧基的均匀网孔结构的止血材料，通过具有酸性的羧基与血红蛋白中的铁离子结合，形成棕色黏性胶块，封闭血管达到止血目的。医用胶原蛋白海绵是以牛跟腱等为原料进行生物提纯后制得的胶原蛋白，为白色海绵状固体，与明胶海绵及氧化纤维素类止血材料相比，在出血量较大的情况下也不易软化，具有良好的止血效果。

碘仿纱条也被应用于较大的及渗血明显的牙槽窝创面填塞。碘仿由乙醇或丙醇和碘在碱性介质中发生卤仿反应制得，几乎不溶于水，其本身不具备杀菌作用，与醇、醚、组织液、脂肪和某些细菌产物接触后分解产生游离碘，能使细菌产物氧化。碘仿纱条通过挤压牙槽窝骨壁，从而产生止血、消毒和防腐的作用。然而其不可吸收，需在完成止血及诱导较大骨创表面肉芽形成后及时移除。

虽然可吸收及不可吸收的止血材料均有较好的效果，然而对于是否有必要使用，还需要深入理解三个问题：①在止血材料的应用过程中，常需将材料压缩后置入牙槽窝，从而在材料植入早期起到压迫牙槽窝骨壁、减少出血的目的，在压缩过程中会导致局部牙槽窝骨壁缺血缺氧，从而影响牙周膜细胞和牙槽窝表面成骨细胞的生物学活性；②可吸收材料在降解过程中常需经历溶胀和降解吸收的过程，该过程会导致局部压力变大、pH值改变，并产生降解产物影响局部成骨微环境的情况，导致牙周膜细胞凋亡、干细胞迁移障碍、干细胞骨向分化减弱、炎性反应增强等；③无论是可吸收还是不可吸收的止血材料，其置入客观上都占据了本应由高质量血凝块占据的空间，因此也在一定程度上延缓了牙槽窝愈合。

（五）骨替代材料在牙槽窝愈合中的作用

为了维持牙槽嵴的高度和宽度，除了牙拔除过程中微创操作以外，临床上常在牙拔除术术后即刻在牙槽窝内置入骨替代材料避免牙槽骨骨量不足。目前骨及骨替代材料的种类丰富，包括自体骨、同种异体骨、脱钙骨基质、脱有机质骨、磷钙陶瓷、高分子可吸收材料、生物活性玻璃、自体脱矿牙移植物、黏性骨等，实际应用中以自体骨、异体骨以及钙磷陶瓷为主。

自体骨被认为是骨缺损修复的"金标准"，可达到最接近天然骨组织的骨替代效果，然而其吸收速率较快，其应用并不能完全避免垂直向和水平向的骨吸收。异体骨常由高温煅烧制备而成，与自体骨相比不具有活细胞，仅能作为骨填充材料，利用骨传导性介导新骨在材料颗粒之前形成，在临床上可有效避免垂直向和水平向的骨吸收，有利于牙槽嵴保存，但牙槽窝内最终为新生骨与填充材料的混合物，其组织学特征与天然骨组织仍存在较大差异。钙磷陶瓷主要包括可吸收的磷酸三钙（β-TCP）、不可吸收的羟基磷灰石（HA）。β-TCP由于吸收速率过快，常导致植入区骨强度不足、牙槽窝骨形成传导结构不稳定，从而影响成骨量，不能有效满足临床需求。HA虽然可保证植入区骨强度维持在较好水平，然而由于其不被吸收，所以牙槽窝形成空间不足，从而影响成骨量。二者以一定比例形成的BCP，综合了TCP和HA的优点，可在早期利用HA形成相对稳定且有利于骨传导性发挥的空间结构，同时TCP的吸收为新骨长入提供富含钙磷的诱导环境，并为新骨沉积预留空间，达到材料吸收与新骨形成的平衡。

（六）生物活性因子在牙槽窝愈合中的作用

牙拔除术后常使用的生物活性因子主要包括自体富血小板血浆（platelet-rich plasma，PRP）以及自体富血小板纤维蛋白（platelet-rich fibrin，PRF）。

PRP是自体全血经离心后得到的血小板浓缩物，含有大量的生长因子及蛋白质，具有生物相容性，可以增加细胞有丝分裂，增加胶原蛋白的产生，将其他细胞募集到损伤部位，启动血管生长和诱导细胞分化，这些都是早期伤口愈合的关键步骤。大量研究表明，PRP在早期伤口愈合的改善、疼痛的减轻和骨密度的增加方面有显著效果，另外PRP还能够形成生物活性物质凝胶，提供血凝块稳定性并作为黏合剂发挥作用，但长期来看，PRP对牙槽窝的愈合并没有显著的增益效果。

PRF是第二代血小板浓缩物，由富含血小板和生长因子的纤维蛋白膜组成，这些纤维蛋白膜源自无抗凝剂的血液采集，其中包含有利于愈合和免疫的血液样本的所有成分，被认为是一种有利于微血管化的天然纤维蛋白生物材料，能够引导细胞迁移到伤口，促进骨及软组织再生，加速牙槽窝愈合。PRF可在拔牙后缓解疼痛，用PRF膜密封牙槽窝入口可防止食物和碎屑进入，与开放式牙槽窝相比，这可以自然地减少疼痛刺激。此外，PRF膜包含超生理剂量的活白细胞，具有抵抗潜在的入侵感染的作用。

四、神经组织的愈合

（一）牙拔除术术中感觉神经损伤的来源

一般而言，临床牙拔除术术中运动神经损伤较少。牙拔除术术中，可能涉及的感觉神经包括三叉神经上颌支、下颌支的各个分支，运动神经包括面神经分支和舌下神经。常见的感觉神经损伤包括下牙槽神经损伤、舌神经损伤、颏神经损伤、颊神经损伤、鼻腭神经损伤。其中颊神经、鼻腭神经多为在翻瓣过程中被切断或挫伤，二者一般不对局部感觉功能产生明显影响。下牙槽神经、舌神经、颏神经由于麻醉范围相对较大，且与患者说话、进食等相关，需要重点预防损伤。

下牙槽神经是三叉神经下颌支的分支之一，于下颌骨升支内侧的下颌孔进入下颌骨体内的下颌管内走行。下颌第三磨牙与下牙槽神经管关系密切，据统计，90%下牙槽神经损伤由下颌阻生第三磨牙拔除术导致，常见于以下情况：①采用高速涡轮钻进行分冠分根时，由于距离判断错误，钻针直接进入下牙槽神经管切断或撕裂下牙槽神经血管束，造成直接损伤；②拔牙过程中牙根意外折断，取根时由于视野较差，可能导致断根不慎进入下牙槽神经管压迫损伤神经；③拔牙窝内大量出血和血肿压迫下牙槽神经造成神经损伤，或者止血时使用填塞压迫下牙槽神经导致损伤；④牙根与下牙槽神经管解剖结构关系十分密切，甚至两者之间骨壁缺如，在牙齿脱位过程中，牙根对神经造成压迫和撕裂损伤；⑤拔牙过程中破坏了牙槽窝和下牙槽神经管之间的屏障，局部碎骨片压迫神经导致损伤或在使用刮匙搔刮时不慎破坏神经束；⑥牙拔除术术后，牙槽窝局部血凝块早期脱落、神经暴露、牙槽窝内感染局部炎症刺激、术后局部使用药物直接接触神经导致神经感觉功能异常等。

颏神经是下牙槽神经的分支之一。下牙槽神经在前磨牙下方分成两支，其中一支为颏神经，经颏管出颏孔，分布在下颌前磨牙至中切牙的唇侧牙龈、下唇黏膜和皮肤及颏部皮肤，在中线与对侧同名神经相连。颏神经术中损伤的危险因素：①手术切口累及颏神经

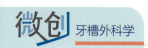

分布区域，颏神经被切断导致神经损伤；②拔除颏孔区的低位阻生牙时，高速涡轮钻不慎损伤颏神经；③翻瓣时因切口过小，翻开黏骨膜瓣时颏神经被过度牵拉导致颏神经损伤；④拔颏孔区阻生牙时大量出血导致血肿压迫颏神经引起神经损伤；⑤缝合时缝针直接损伤颏神经或者缝线打结时挤压神经引起神经损伤。

舌神经是三叉神经下颌支的分支之一，其走行有显著变异，两侧的舌神经走行没有明确的对称性，一般是相当于下颌第三磨牙牙根对应的舌侧位置，位置较表浅，表面仅有黏膜覆盖。由于其位置多变，即便下颌第三磨牙拔除手术完全标准也无法保证不会出现舌神经损伤。在牙拔除术术中舌神经损伤的危险因素包括以下几点：①翻瓣切开时切口位置偏舌侧，涉及神经走行区域，引起神经损伤；②使用高速涡轮钻在牙齿远中舌侧增隙或横行截断牙冠时，舌侧保护不足，钻针突破舌侧骨板导致舌神经损伤；③取出移位至下颌舌侧间隙的患牙或牙根时，在舌侧翻瓣的过程中过度牵拉舌神经，或在取出患牙或牙根时直接损伤舌神经；④牙槽骨复位时过度压迫舌神经或导致舌侧骨板折裂产生尖锐的骨片/骨尖损伤神经；⑤缝合时缝针直接损伤舌神经或者缝线打结时挤压神经引起神经损伤；⑥使用刮匙清理牙槽窝时不慎损伤舌神经。

此外，局部麻醉也是下牙槽神经、舌神经、颏神经、颊神经、鼻腭神经损伤的危险因素，可因针尖刺伤神经干、针头穿过神经干、注射穿刺导致局部出血、血肿压迫神经、局部麻醉药注射进神经特别是高浓度药物直接注射入神经干、消毒未做好引起注射区域感染波及神经等引起神经损伤。因而在进行局部麻醉药注射时，一定要找准注射标志点，做好注射区域的消毒，操作轻柔，避免神经损伤发生。

（二）牙拔除术术中感觉神经损伤的类型

感觉神经损伤后可导致支配区域皮肤、黏膜、牙齿出现神经功能异常的表现：①感觉异常（一种自发主观的感觉改变，患者不感到疼痛）；②感觉障碍（一种自发主观的感觉改变，患者感到不舒服）；③感觉减退（神经对刺激的敏感性降低）；④感觉过度（神经对刺激过度敏感）。早期会有较大范围的神经功能障碍区，但由于感觉神经纤维分布具有相互交叉重叠的特点，随着周围神经通过代偿和再生等机制恢复，最后仅余留较小的局限区域神经功能障碍不能恢复。感觉神经损伤后尽早干预，修复成功率更高，因此了解感觉神经损伤的各种类型，确定引起当前神经功能异常的原因并及时处理对于其预后是十分重要的。例如，部分患者舌神经损伤为牙拔除术术后舌侧骨板尖锐，对舌神经产生机械刺激所致，及时恢复局部解剖结构有助于舌神经功能的恢复。常见的三种神经损伤类型为神经失用症（neurapraxia）、轴突损伤（axonotmesis）、神经断裂（neurotmesis）。

神经失用症是感觉神经损伤中最轻的一种形式，其中神经外鞘和轴突的连续性还得以维持，属于神经挫伤，通常由轻微钝性创伤、神经过度牵拉、神经周围炎症或神经局部缺血所致。由于轴突的连续性没有丧失，神经功能恢复也较快，在几天或几周内就会自动完全恢复。

当感觉神经的轴突的连续性被破坏时，就会发生轴突损伤，这种损伤通常见于严重的钝性创伤、神经压碎以及神经被极端牵拉，由于神经外鞘仍然存在，部分患者的轴突连续性会通过轴突再生在2～6个月内恢复，从而解决神经功能障碍的问题。

神经断裂是最为严重的一种神经损伤，此时的神经连续性已完全丧失，这种形式的损伤通常由严重移位的骨折、火器伤、刀割伤或者高速涡轮钻直接磨断神经干导致。经历过神经断裂的神经自行恢复的预后十分差，绝大部分患者需要通过手术介入的方式来促进神经恢复。

除以上三种简易分类外，Sunderland分级也可以对神经再生进行持续评估，有利于临床医生之间的交流沟通。Sunderland分级将神经损伤分为Ⅰ～Ⅴ度：Ⅰ度，神经失用；Ⅱ度，轴突断裂；Ⅲ度，轴突断裂及部分神经内膜损伤；Ⅳ度，仅神经外鞘连续的神经损伤；Ⅴ度，完全横断的神经损伤。按照Sunderland分级，神经束保持连续的神经损伤（Ⅰ～Ⅲ度）一般可以采用保守的药物治疗、物理治疗，神经功能多在数月至1年内逐渐恢复；而Ⅳ度和Ⅴ度损伤需要外科手术吻合撕裂、断裂的神经束膜，若损毁的神经节范围较大，甚至需要行神经移植术以使神经连续性恢复，为神经再生和功能恢复提供基础。

（三）感觉神经损伤的修复方式

感觉神经损伤后，损伤的神经多会自动恢复，过去对持续性的神经功能障碍的治疗很少，随着对神经愈合方式的认识加深以及周围神经修复手术的进步，患者有可能部分或完全恢复正常神经功能。神经愈合通常有两个阶段：神经变性和神经再生。

神经变性存在两种方式：第一种是节段性脱髓鞘（segmental demyelination），髓鞘在孤立的节段中溶解导致传导速度变慢，并可能阻止某些神经冲动的传递，症状包括感觉异常、感觉障碍、感觉过度、感觉减退，一般发生在神经失用性损伤后，即Sunderland分级Ⅰ～Ⅲ度神经损伤。第二种是沃勒变性（Wallerian degeneration），这个过程中，神经干中断处远离中枢神经系统端的神经轴突和髓鞘整体解体导致远端神经传导停止，其断处近端的轴突也会发生一些偶尔累及细胞体的变性，但只影响朗氏节的几个节点，这种类型的变性发生在神经断裂和一些破坏性影响神经的情况下，即Sunderland分级Ⅳ度、Ⅴ度神经损伤。

神经再生始于神经损伤后即刻，正常情况下，近端神经断端会发出一组新的纤维沿着剩余的施旺细胞管生长。生长速度为每天1.0～1.5mm，除非神经再生被纤维结缔组织、神经组织（纤维瘤）、骨组织阻断，否则其将持续生长到原先神经支配的区域。在神经再生的过程中，随着轴突直径增加，新的髓鞘可能形成。而当再生的神经纤维到达原先支配区域形成功能性接触时，患者可能会体验到先前神经功能障碍区域的感觉改变，一般以感觉异常或感觉障碍的形式出现。神经再生过程中也会出现阻碍正常神经愈合的问题，如施旺细胞管的连续性被破坏，那么周围的结缔组织会顺着破坏处进入该管腔，由于结缔组织的阻挡，再生的神经纤维到达该处时，它可能会绕过结缔组织继续前进，也可能形成一团杂乱的神经纤维从而构成一接受外界刺激时产生疼痛的创伤性神经瘤（扳机点）。

当创伤性神经瘤形成而再生神经纤维无法恢复原支配区感觉时，可能需要采取显微神经手术以实现功能性感觉恢复。以下牙槽神经为例，当下牙槽神经形成创伤性神经瘤时，需实施截骨术获得通路，该通路既可形成神经减压，也便于查探是否存在需要切除的神经瘤，若发现确已形成神经瘤，则需行显微神经外科手术切除神经瘤，然后对神经末梢进行缝合修复，必要时采取神经移植以达到减少神经牵拉张力的目的。

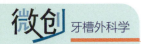

主要参考文献

[1] Pei X, Wang L, Chen C, et al. Contribution of the PDL to osteotomy repair and implant osseointegration[J]. J Dent Res, 2017, 96(8): 909-916.

[2] Zhao J H, Tsai C H , Chang Y C . Clinical and histologic evaluations of healing in an extraction socket filled with platelet-rich fibrin[J]. J Dent Sci, 2011, 6(2):116-122.

[3] Devlin H, Sloan P. Early bone healing events in the human extraction socket[J]. Int J Oral Maxillofac Surg, 2002, 31(6):641-645.

[4] Wang L, Wu Y, Perez K C, et al. Effects of condensation on peri-implant bone density and remodeling[J]. J Dent Res, 2017, 96(4): 413-420.

[5] Arioka M, Zhang X, Li Z, et al. Osteoporotic changes in the periodontium impair alveolar bone healing[J]. J Dent Res, 2019, 98(4): 450-458.

[6] Guo X, Hu H, Liu Y, et al. The effect of haemostatic agents on early healing of the extraction socket[J]. J Clin Periodontol, 2019, 46(7): 766-775.

（王了）

第二章

系统疾病的评估与围术期处理

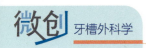

第一节　血管系统疾病

一、高血压

高血压（hypertension）是指以体循环动脉血压［收缩压和（或）舒张压］增高为主要特征（收缩压≥140mmHg，舒张压≥90mmHg），可伴有心、脑、肾等器官的功能或器质性损害的临床综合征。临床上将高血压分为原发性高血压和继发性高血压。

原发性高血压是以血压升高为主要临床表现而病因尚未明确的独立疾病。血压稳定控制在160/90mmHg以下且无明显自觉症状者，牙拔除术安全性高，可在心电监护下安全拔牙。血压在160/90～180/100mmHg且无明显自觉症状者，也可在心电监护下实施牙拔除术。但术前应在专业医生的指导下口服降压药。术中及术后对患者的生命体征进行严密监测。若出现任何危险征象立刻停止手术，并且每次拔牙数量不应过多，以1～3颗为宜，每次拔牙时间间隔1～2周，控制拔牙难度和拔牙时长。对于一些身体条件较差或合并其他系统疾病者，可延长间隔时间，以患者身体承受能力及患者主观感觉判断下次拔牙的时间。

有研究表明，合并陈旧性心肌梗死的患者在麻醉及牙拔除术过程中，收缩压波动明显，舒张压波动较小。因此，此类患者术前收缩压的高限应低于单纯高血压患者，控制在150mmHg以下。而血压＞180/100mmHg应视为拔牙禁忌证，应建议患者先于心内科医生指导下降低血压，血压稳定后在心内科医生同意后方可进行牙拔除术。此外，患者血压＞160/90mmHg，处于高血压病发作期或伴有心脏、肾等的器质性病变，均应视为拔牙禁忌证，应暂缓牙拔除术。

继发性高血压又名症状性高血压，是指继发于其他疾病或因素的高血压，血压升高仅是这些疾病的临床表现之一。继发性高血压是发生难治性高血压的重要原因之一，增加心血管疾病不良预后的发生风险。病因包括肾性高血压、内分泌性高血压、主动脉缩窄、药物性高血压、阻塞性睡眠呼吸暂停综合征等。近年来，精神心理因素引发的高血压也较常见。

肾性高血压包括肾实质性高血压和肾血管性高血压。肾性高血压起源于肾疾病，但升高的血压亦反过来损伤肾，形成恶性循环。有研究发现，高血压合并慢性肾病可明显加快脉搏波传导速度，提高血管钙化发生率，进而增加急性心脑血管疾病的风险。对于血压＜130/80mmHg、尿蛋白＜1g/d，或尿蛋白＞1g/d、血压＜125/75mmHg，但肾功能保护较好的患者，拔牙风险较小。肾功能严重损害，或合并严重贫血、电解质紊乱者，拔牙风险较大，需规律透析或人工肾替代治疗后方可拔牙。

肾血管性高血压主要通过血管收缩、水钠潴留等反应引起血压升高，部分患者可以表现为顽固性高血压。血压控制良好，肾功能无明显损害的肾血管性高血压患者，在心电监护下拔牙风险较小。但如果出现了不明原因肺水肿、心力衰竭或心绞痛等症状，应先处理好原发疾病再择期拔除患齿。

内分泌性高血压包括原发性醛固酮增多症、嗜铬细胞瘤、库欣综合征等。与原发性高血压患者相比，原发性醛固酮增多症患者左心室肥厚及舒张功能减低、大动脉僵硬、组织广泛纤维化和血管壁重构等靶器官损害更严重，与年龄、性别和血压水平相近的原发性高血压患者相比，其心脑血管风险显著升高，其心、脑、肾血管事件的发生率和致死率高2～3倍。因此，拟拔牙患者存在持续性血压＞160/100mmHg的难治性高血压，高血压合并自发性或利尿剂所致的低钾血症，高血压合并肾上腺意外瘤，早发性高血压家族史或早发（＜40岁）脑血管意外家族史的高血压，原发性醛固酮增多症患者的一级亲属存在高血压，高血压合并阻塞性睡眠呼吸暂停综合征等情况时，建议请相关科室会诊，进行原发性醛固酮增多症筛查。嗜铬细胞瘤起源于肾上腺髓质、交感神经节或其他部位的嗜铬组织，嗜铬细胞瘤会持续或间断地释放大量儿茶酚胺，可引起持续性或阵发性高血压和多个器官功能及代谢紊乱。其典型的临床表现有高血压、头痛、出汗和心悸等，严重者可导致高血压危象、心力衰竭、心肌病和心肌梗死等，危及生命。因此，怀疑嗜铬细胞瘤者，拔牙期间可能会面临极大风险，建议治疗嗜铬细胞瘤后择期拔牙。

有些患者自述无心血管疾病病史，但测量血压时血压不稳定，常见原因有：患者对自身心血管疾病或其他系统疾病不知情；降压药用药不规范，如服药不按时按量，或血压控制后就自行停药；高血压治疗不规范，仅依赖降压药物，不注意综合性治疗措施（合理运动和饮食等）；某些继发性高血压可导致血压难以控制和大幅波动；老年性高血压；生活不规律，如酗酒、吸烟、过劳、熬夜以及摄盐过多等；情绪波动，如白大褂高血压等。

血压不稳定有时会被患者甚至经治医生忽略，认为由情绪波动造成。但不稳定的血压会对机体造成很大危害。不稳定的血流冲击血管内壁，使血管内皮受损，引起内皮功能失调，使全身血管损伤部位脂质沉积、斑块逐步形成，从而导致血管壁炎症反应和动脉粥样硬化；在心脏，主动脉弹性减弱，收缩压明显升高，舒张压不变，压差增大，心肌细胞凋亡、心肌变厚，最终心脏扩大导致心力衰竭；在脑部，大小血管受损易导致脑卒中；在肾，由于大小肾血管硬化，大量肾单位缺血发生萎缩，导致肾功能不全，引起肾衰竭。

对于继发性高血压或老年性高血压等，应建议患者先于专业科室查明病因，血压控制稳定后，根据专科医生的建议预约心电监护下牙拔除术。对于情绪波动引起的血压不稳定，如白大褂高血压，可以先尝试进行"放松反应疗法"，待患者血压平稳后，可酌情于门诊行牙拔除术。但是操作过程中一定要注意患者的情绪，注意操作手法轻柔。若"放松反应疗法"不能使患者血压平稳，应建议患者于专业心内科就诊，判断是否有其他系统疾病，或建议预约心电监护下牙拔除术。

❯ 二、心脏病

（一）缺血性心肌病

缺血性心肌病（ischemic cardiomyopathy）是指长期心肌缺血导致心肌局限性或弥漫性纤维化，从而产生心脏收缩和（或）舒张功能受损，引起心脏扩大或僵硬、充血性心力衰竭、心律失常等一系列临床表现与原发性扩张型心肌病类似的临床综合征。缺血性心肌病主要发生在40岁以上的男性，在绝经后的女性中也很普遍。心绞痛是缺血性心肌病的一种症状，心肌需氧量在劳累或焦虑等情况下会增加，当心肌供血不能充分增加以满足供氧需求时，就会产生心绞痛，此时会在患者的胸骨下区产生沉重的压力或挤压感，这种感觉可以辐射到左肩和手臂，甚至辐射到下颌区，有时患者可能会感到无法呼吸。一旦心肌的工作要求降低或心肌的供氧量增加，这种不适感通常会消失。

对于有心绞痛病史的患者，医生应采取所有可用的预防措施来减少手术过程中诱发心

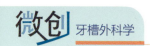

绞痛的可能性。首先，仔细了解患者的心绞痛病史，询问患者有哪些容易诱发心绞痛的事件，心绞痛的频率、持续时间和严重程度，以及对药物或减少活动的反应。如果患者的心绞痛只在中等强度的运动中出现，并且对休息和口服硝酸甘油具有良好的反应性，且最近严重程度没有增加，那么在采取适当的预防措施的情况下，口腔手术通常是安全的。然而，如果心绞痛在只需极少的体力消耗的情况下发作，且需要数剂硝酸甘油来缓解胸部不适，或者患者有不稳定的心绞痛（心绞痛在休息时出现，或频率高、程度严重、发作时间长、对药物反应的可预测性差），则应推迟手术，直到患者获得内科医生的评估和治疗。

心绞痛患者应做好手术准备，降低或防止患者的心肌需氧量上升。口腔手术中需氧量的增加主要是由患者的焦虑造成的。因此应采用减少焦虑的方案，深度局部麻醉是减少患者焦虑的最佳手段。尽管对于在心绞痛患者中使用含有肾上腺素的局部麻醉剂存在一些争议，但其好处（延长和加强麻醉）超过了风险。然而，应注意通过使用正确的注射技术来避免过量注射肾上腺素。一些临床医生还建议在30分钟内给予不超过4mL的含有1∶100000浓度的肾上腺素的局部麻醉液，成人总剂量为0.04mg。在手术前和手术中，应定期监测生命体征，并与患者保持语言交流；还应考虑使用一氧化氮或其他有意识的镇静方法来控制焦虑情绪；在附近应放置新鲜的硝酸甘油以备使用。对于已经安放冠状动脉支架且病情稳定的患者，同样可以进行口腔手术，其预防措施与心绞痛患者相同。

（二）心肌梗死

心肌梗死（myocardial infarction）是指心肌的缺血性坏死。在冠状动脉病变的基础上，冠状动脉的血流急剧减少或中断，使相应的心肌出现严重而持久的急性缺血，当缺血导致氧气供需不匹配、心肌细胞功能紊乱和死亡时，就会发生心肌梗死。心肌梗死通常发生在冠状动脉狭窄的区域有血块凝块形成、全部或大部分血流阻断时。心肌梗死区丧失功能、最终坏死，周围通常是可逆性缺血的心肌区域，容易成为心律失常的中心点。在心肌梗死后的早期或几周内，如果尝试过溶栓治疗但不成功，可以限制心肌的工作需求，增加心肌供氧，抑制缺血组织中的刺激性病灶产生心律失常。此外，如果心肌梗死区有任何主要的传导通路受累，可能需要植入起搏器。如果患者在心肌梗死后的早期或几周内存活下来，大小不一的坏死区会逐渐被瘢痕组织取代，瘢痕组织无法收缩或正确传导电信号。

因此，心肌梗死患者的牙拔除术时机应与医生协商。一般来说，建议将牙拔除术推迟到心肌梗死后至少6个月。有证据显示如果患者得到适当的医疗监护，心肌梗死后再次发生心肌梗死的风险在6个月左右就会降到最低。但是，溶栓治疗策略和心肌梗死后护理的改善使长达6个月的等待窗口期缩短成为可能。如果牙拔除术不太可能引起明显的焦虑，而且患者恢复良好，那么可以在心肌梗死后不到6个月进行简单的牙拔除术。

对心肌梗死患者，应仔细询问其心血管健康状况，注意发现未诊断的心律失常或充血性心力衰竭。有过心肌梗死的患者服用阿司匹林和其他抗凝剂以减少冠状动脉血栓的形成，应仔细询问用药的细节，因为这些细节也可能影响手术决策。如果恢复时间超过6个月且状态良好，那么对心肌梗死患者的管理与对缺血性心肌病、心绞痛患者的管理相似，同样应采用减少焦虑的方案。可以考虑吸氧，但通常没有必要。必要时可以在患者的主治医生的指导下，预防性地使用硝酸甘油。如果注射技术和用量得当，含有肾上腺素的局部麻醉剂也是可以安全使用的。在整个围术期应监测生命体征。对做了冠状动脉旁路移植术的心肌梗死患者的处理方式类似，但一般在冠状动脉旁路移植术后需要至少3个月的时间进行观察。冠状动脉旁路移植术术后不到6个月的患者，若恢复尚可，加上良好的围术期焦虑控制，对其可以安全地进行择期的牙拔除术。

（三）充血性心力衰竭

充血性心力衰竭（congestive heart failure）是指病变的心肌不能提供身体所需的心排血量，心室泵血或充盈功能低下，心排血量不能满足机体代谢的需要，组织、器官血液灌注不足，同时出现肺循环和（或）体循环淤血，是各种心脏病发展到严重阶段的临床综合征。心脏开始出现舒张末期容积增加，在心肌正常的情况下，通过Frank-Starling机制可以增加收缩力。然而，随着正常或病变心肌的进一步扩张，血液倒流到肺、肝和肠系膜血管床，最终导致肺水肿、肝功能障碍和肠道营养吸收受到影响。心排血量降低导致全身无力，肾对多余液体的清除功能受损，血管超负荷。心力衰竭的症状包括端坐呼吸、阵发性夜间呼吸困难和足部水肿。

心力衰竭患者通常应选择低钠饮食以减少液体潴留，并使用利尿剂以减少血管内容量，使用强心剂如地高辛以提高心脏效率，有时使用减轻后负荷药物如硝酸盐、肾上腺素拮抗剂或钙通道拮抗剂以控制心脏负荷量。此外，肥厚型心肌病引起的慢性心房颤动患者通常被开具抗凝剂以防止心房血栓的形成。通过饮食和药物治疗得到良好补偿的慢性心力衰竭患者可以安全地接受一般的口腔手术。减少焦虑的方案和吸氧是有帮助的。在任何手术过程中，只能端坐呼吸的患者不应该被置于仰卧位。未得到治疗和缓解的肥厚型心肌病患者的手术最好推迟到得到治疗后，紧急情况下可以住院进行。

（四）脑血管意外

脑血管意外（cerebrovascular accident），又称脑卒中（cerebral stroke），是由脑部血管突然破裂或血管阻塞导致血液不能流入大脑而引起脑组织损伤的一组疾病，包括缺血性脑卒中（脑梗死）和出血性脑卒中（脑实质出血、脑室出血、蛛网膜下腔出血）。缺血性脑卒中的发病率高于出血性脑卒中。缺血性脑卒中多见于45～70岁者，发病较急，多无前驱症状，患者意识清楚或轻度意识障碍，颈内动脉或大脑中动脉主干栓塞导致大面积脑梗死，可发生严重脑水肿，颅内压增高，甚至导致脑疝和昏迷，少见痫性发作，椎-基底动脉系统栓塞常导致昏迷，个别病例局灶性体征稳定或一度好转后又加重，提示梗死再发或继发出血等。而出血性脑卒中是脑血管破裂引起的一种原发性非外伤性脑实质内出血，大多数出现脑出血的患者都伴有高血压，常见高血压合并细小动脉硬化。

颈内动脉和椎动脉闭塞和狭窄可引起缺血性脑卒中，严重者可引起死亡。出血性脑卒中的死亡率较高。发生过脑血管意外的患者很容易发生进一步的神经血管意外。脑卒中后，这些患者常需服用抗凝剂。如果是高血压患者，则还需服用降压药。如果这样的患者需要进行牙拔除术，最好能得到患者内科医生的许可，并推迟到高血压得到有效控制后。术前应评估和记录患者的基线状态，并在手术期间仔细监测生命体征。

（五）心律失常

心律失常（cardiac arrhythmia）是指窦房结激动异常或激动产生于窦房结以外，激动传导缓慢、阻滞或经异常通道传导，即心脏活动的起源和（或）传导障碍导致心脏搏动的频率和（或）节律异常。轻度的窦性心动过缓、窦性心律不齐、偶发的房性期前收缩等对血液动力学影响甚小，无明显的临床表现，也不会显著增加手术危险性。频发性室性早搏患者在麻醉和手术时有发生室性心动过速的可能性，应及时控制病情。慢性心房颤动患者有

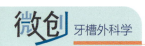

发生栓塞性并发症的可能，也应在控制其病情后拔牙。至于较严重的心律失常，如病窦综合征、快速心房颤动、阵发性室上性心动过速、持续性室性心动过速等，可引起心悸、胸闷、头晕、低血压、出汗，严重者可出现晕厥，阿-斯综合征甚至可能导致猝死。这些心律失常患者均应暂缓牙拔除术，待病情控制稳定、内科医生评估后再行牙拔除术。

无症状的一度或二度房室传导阻滞、右束支传导阻滞且心功能良好的患者一般可耐受手术。三度房室传导阻滞、完全性左束支传导阻滞和右束支传导阻滞常发生于严重心脏病患者，不可行牙拔除术。

为了纠正心律失常，患者可能安装了永久性心脏起搏器。心脏起搏器本身对口腔手术不构成禁忌，也没有证据显示有心脏起搏器的患者需要进行抗生素预防治疗。但是，单极电刀和微波等电气设备禁止用于这些患者。与其他心律失常患者一样，拔牙时应仔细监测他们的生命体征。

第二节　呼吸系统疾病

❯ 一、哮喘

哮喘（asthma）是由多种细胞及细胞组分参与的慢性气道炎症，主要表现为反复发作的喘息、气促、胸闷和(或)咳嗽等。剧烈运动、气候变化、吸入冷空气、精神因素等多种非特异性刺激均可诱导哮喘发作。

哮喘患者拔牙可能存在多种风险。患者精神紧张、操作刺激等因素均可诱导哮喘发作，严重者可能引起窒息。患者术中突发的喘息、气促、胸闷和咳嗽等症状可导致器械误伤邻近组织。某些哮喘患者可能对非甾体类抗炎药（NSAIDs）过敏，若使用该类药物，可能诱发哮喘，甚至导致致命性窒息。哮喘患者长期使用类固醇类药物，长时间手术操作可引起患者出现类固醇药物血药浓度不足的症状；同时，长期使用该药物可增加患者术后感染的风险。

对于哮喘患者，术前应仔细询问哮喘发病诱因、发病频率、严重程度以及治疗性药物的使用和药效等，嘱患者备好常规用药。若患者有呼吸道感染或喘鸣，应预防性行抗感染治疗并预备好治疗哮喘的喷雾剂。对阿司匹林等NSAIDs过敏的患者，禁止使用该类药物。应预防性使用支气管扩张喷雾剂。术中最好使用一氧化二氮（笑气）麻醉等镇静技术缓解患者的焦虑、紧张情绪。术中应备好缓解哮喘的药物，如β受体激动剂、注射用肾上腺素和茶碱，持续监测患者的血氧饱和度，及时吸出患者口腔及呼吸道内分泌物，尽量避免刺激患者软腭及咽腔。对于长期服用类固醇类药物的患者，术后应常规给予抗菌药物预防感染。

术中若患者突发哮喘，应及时停止操作，给患者使用β受体激动剂、注射用肾上腺素或茶碱等药物，同时调整椅位使患者尽量成端坐体位，并打开气道，及时吸痰，迅速建立静脉通道，持续监测患者的血氧饱和度，必要时给予吸氧。

❯ 二、慢性阻塞性肺疾病

慢性阻塞性肺疾病（chronic obstructive pulmonary disease），简称慢阻肺，是以气流阻

塞、肺功能持续减退为特征的一组肺部疾病的总称，包括慢性支气管炎、肺气肿、肺心病等。其主要症状是气促或呼吸困难，早期在劳累时出现，严重时患者甚至不能平卧休息，并可出现喘息和胸闷等症状。

牙拔除术术中存在多种风险，可能会加重慢阻肺患者的呼吸困难。牙拔除术术中常规的平卧体位可加重胸闷、气促、呼吸困难等，呼吸道分泌物也不易排出。拔牙患者如使用一氧化二氮，可降低患者的换气功能；深度镇静可导致呼吸道痉挛、气道阻塞等并发症。如对慢阻肺患者双侧同时麻醉下牙槽神经或腭大神经，可导致患者出现舌及上腭的感觉丧失而发生呼吸困难。牙拔除术术中患者如突然出现咳嗽、喘息等症状，可造成器械误伤邻近组织，并可干扰手术操作而延长手术时间，增加术中出血和感染的风险。操作时因手机的气流、异物及器械刺激患者的咽和软腭，可引起患者突发严重的呼吸道症状，从而威胁患者生命。因慢阻肺患者常需长期使用皮质类固醇类药物，如拔牙操作时间过长可导致患者出现类固醇药物血药浓度不足的相应症状。慢阻肺患者常伴发肺部急、慢性感染，如牙拔除术时间过长、损伤过大，可加重感染症状。因慢阻肺患者完全依靠低氧浓度来刺激呼吸，突然快速大量吸氧会降低患者的呼吸刺激而抑制患者呼吸。

对于慢阻肺患者，术前应仔细询问病史，特别是近1周患者的肺部症状，根据患者病情制订治疗计划。保持就诊环境通风，降低人员密度。尽量避免使用一氧化二氮及深度镇静。避免同时行双侧下牙槽或腭大神经麻醉。嘱患者携带自身服用的类固醇药物，以备急需。围术期最好预防性使用抗菌药物。术中应全程监测患者的心率、血压和血氧饱和度。操作时尽量让患者采用坐位或半坐位。需要分割牙齿或磨切去骨时，为避免刺激患者的咽及软腭，应选择气体向上或向后的外科专用切割手机，避免使用普通的牙科高速手机。操作时尽量避免触碰患者的咽及软腭，避免将拔出的患牙及牙根推至患者的咽及软腭部。及时用吸引器吸出患者口内各类分泌物、异物及拔除的患牙和牙根。应严密观察患者的面部表情，若发现患者可能出现突然的呛咳，及时将手术器械移出。除非患者的内科医生建议，否则尽量在手术过程中不给患者使用氧气。

若术中患者突然出现咳嗽、胸闷、气促等症状，应立即停止手术，安抚患者情绪，同时湿化气道(雾化吸入)，持续监测患者的血氧饱和度，待患者症状稳定后再操作。及时清理患者口内及呼吸道的分泌物，可在吸痰器吸痰前和吸痰后持续1～5分钟的高浓度低流量吸氧。对症状持续加重的患者给予呼吸机治疗。

❯ 三、肺结核

肺结核（pulmonary tuberculosis）是由结核分枝杆菌引起的慢性传染病，主要经飞沫传播。临床上分为进展期、好转期和稳定期，进展期或好转期均属活动性肺结核，稳定期属非活动性肺结核。肺结核患者通常表现为低热、盗汗、乏力、纳差（食欲缺乏）、消瘦及不同程度的咳嗽、咳痰、咯血、胸痛、胸闷、呼吸困难等。

活动性肺结核患者拔牙时结核分枝杆菌可通过拔牙创口进入血液循环，拔牙操作时患者紧张、恐惧、疼痛等引起的应激反应会增加血管通透性，导致结核分枝杆菌随血液传播到全身其他器官。患者使用的抗结核药物可使其产生精神兴奋、眩晕等症状。抗结核药物可引起不同程度的肝损伤，进而引起患者凝血因子合成障碍，最终导致拔牙后出血不止。

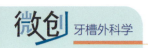

肺结核患者和医护人员之间有交叉感染的风险。

肺结核患者拔牙时，术前医生应仔细了解患者肺结核严重程度及分期，尽量避免在活动期进行手术。因结核病患者常午后发热，故最好在上午进行手术。通过询问病史及检查了解患者肝的损伤程度及凝血状况，根据具体情况制订预防术后出血的方案。在治疗过程中，应对治疗区域进行一定范围的隔离，同时医护人员在与患者接触过程中应佩戴口罩，做好防护。尽量采用微创方法，并在患者舒适、无痛、放松的情况下进行手术，避免结核分枝杆菌通过血液向远处传播。术后应及时消毒清洗椅位、器械。若在手术操作过程中患者出现不适症状，应及时停止操作，对症处理，待症状缓解后再进行手术。

第三节　血液系统疾病

❱ 一、凝血功能障碍

凝血功能障碍可分为遗传性凝血功能障碍和获得性凝血功能障碍两大类。最常见的遗传性凝血功能障碍是血友病（hemophilia），可分为血友病甲（因子Ⅷ缺乏）及血友病乙（因子Ⅸ缺乏）两型，也有因血浆中von Willebrand因子（vWF）缺乏或分子结构异常导致的血管型血友病。获得性凝血功能障碍可见于维生素K严重缺乏时，其原因包括食物摄入不足，完全阻塞性黄疸、胆道手术后引流或瘘管导致维生素K吸收不良，口服与维生素K有拮抗作用的抗凝剂，或长期口服抗生素使肠道菌群受抑制致维生素K合成减少。严重肝病也可能导致凝血功能障碍。

凝血功能障碍患者的牙拔除术风险主要是血小板减少、凝血因子缺乏、出血时间延长等导致术中出血明显及术后出血不止。凝血功能异常导致术后组织内渗血时间延长，加重术区肿胀，严重者可导致局部血肿形成。如果血肿发生在口底、咽旁、颌下间隙等部位，可导致呼吸困难甚至窒息。

术前仔细询问患者的病史，特别是近1周患者有无出血及出血症状是否加重，并行血常规及凝血功能检查，根据患者病情制订治疗计划。如拔除的患牙较多，最好分次拔除。对于重度出血倾向患者，尽量避免阻滞麻醉和黏膜下浸润麻醉，推荐使用无痛麻醉仪行牙周膜注射麻醉，并选择细针、减少进针次数，以防针眼渗血。

对于轻度出血倾向患者，拔牙窝内填塞可吸收明胶海绵、凝血酶、胶原塞等止血材料帮助形成稳定的血凝块，其中胶原塞的止血效果最佳。对于中度出血倾向患者，除拔牙窝内填塞止血材料以外，创口表面还应使用牙周塞治剂、纤维蛋白胶或口腔内创可贴等加以保护。对于重度出血倾向患者，除拔牙窝内填塞止血材料、创口表面加以保护外，还应选择使用即刻义齿、个体化咬合板或保持器等加压止血。对于明确的软组织出血点可考虑结扎止血或电凝止血，一般无需全身用药。

❱ 二、贫血

贫血（anemia）是指全身循环血液红细胞总量减少至正常值以下。一般认为成年男性血红蛋白浓度（Hb）<120g/L，成年女性（非妊娠）Hb<110g/L，孕妇Hb<100g/L，就是贫

血。常见的贫血原因包括铁摄入不足导致血红蛋白合成障碍，叶酸及或维生素B_{12}不足引起核成熟障碍，红细胞内在缺陷（如地中海贫血），月经过多、痔疮等慢性出血。

一般不伴有全身其他系统疾病的贫血是可以拔牙的，但是应满足条件$Hb>80g/L$。严重贫血患者的牙拔除术应该与内科医生商定后慎重进行。血红蛋白减少及术中各种不良刺激，可导致严重贫血患者术中缺氧，可在术中高浓度、低流量吸氧条件下行牙拔除术。若术中患者出现脸色苍白、胸闷、气促等症状，立即停止牙拔除术，给患者及时吸氧，建立静脉通路，持续监测患者的血氧饱和度、血压、心率等生命体征，根据手术进程及患者恢复情况决定是否需要择期进行牙拔除术。术后应注意观察患者的出血情况，避免进一步加重贫血病情。

❯ 三、白细胞减少症

当周围血液的白细胞计数持续低于$4.0×10^9/L$时称为白细胞减少症（leukopenia）。由于白细胞中的成分主要是中性粒细胞及淋巴细胞，尤以中性粒细胞为主，故大多数情况下，白细胞减少由中性粒细胞减少所致。当中性粒细胞计数低于（$1.5\sim1.8$）$×10^9/L$时，称为中性粒细胞减少症。一般白细胞减少的原因有病毒感染、伤寒等，也有由药物引起的。如为药物等引起的白细胞减少，应立即停药，适当应用生白药物，如集落刺激因子、碳酸锂、茜草双酯、多抗甲素等。停止接触放射线或其他化学毒物。由脾功能亢进引起者易反复，严重感染者可做脾切除术。

因白细胞减少，身体免疫力差，加之此类患者创口愈合速度减慢，口腔又为有菌环境，导致牙拔除术术后感染的概率升高。如果白细胞计数低于$4×10^9/L$，建议与内科医生共同商定后，待全身病情控制稳定或白细胞计数高于$4×10^9/L$再行牙拔除术。白细胞计数低于$1×10^9/L$为牙拔除术的禁忌证，建议暂缓牙拔除术。林可霉素等林可酰胺类抗菌药物偶尔会引起白细胞减少、中性粒细胞减少或缺乏等，应注意观察。

❯ 四、白血病

白血病（leukemia）是一类造血干细胞恶性克隆性疾病。克隆性白血病细胞因为增殖失控、分化障碍、凋亡受阻等在骨髓和其他造血组织中大量增殖累积，并浸润其他非造血组织和器官，同时抑制正常造血功能。临床可见不同程度的贫血、出血、感染发热以及肝、脾、淋巴结肿大和骨骼疼痛。白血病根据分化程度、自然病程可分为急、慢性白血病。儿童及青少年急性白血病多起病急骤。常见的首发症状包括发热、进行性贫血、显著的出血倾向或骨关节疼痛等。起病缓慢者以老年及部分青年患者居多，病情逐渐进展。此外，少数患者可以抽搐、失明、牙痛、牙龈肿胀、心包积液、双下肢截瘫等为首发症状。

急性白血病未行治疗控制时禁止拔牙，已有大量急性期拔牙患儿死亡的病例报道。急性白血病控制后或慢性白血病病情稳定时可行牙拔除术。一般可选两次化疗间的休息期，血象中中性粒细胞绝对值$>1.5×10^9/L$、血小板计数$>50×10^9/L$时，拔牙相对安全。若局部情况允许，患者能坚持到白血病完全缓解后再拔牙，则手术会更加安全，术后伤口局部感染、出血不止等的发生率也将进一步降低。

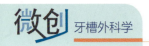

如果存在血象低下的情况，需要在拔牙前予以支持维持治疗，避免出血不止以及引发感染的情况。凝血严重异常者需要在拔牙前每天输少量鲜血或血浆，使凝血时间接近正常后再拔牙，拔牙后最好能住院观察治疗直至伤口愈合。因此，拔牙前需要血液科医生充分评估病情和用药情况后再转诊至口腔外科医生处。

五、过敏性紫癜

过敏性紫癜（anaphylactoid purpura）是一种侵犯皮肤和其他器官细小动脉和毛细血管的过敏性血管炎，发病原因可能是病原体感染、某些药物作用、过敏等致使体内形成IgA或IgG类循环免疫复合物，沉积于真皮上层毛细血管引起血管炎。过敏性紫癜好发于儿童及青少年，开始可有发热、头痛、关节痛、全身不适等。主要临床表现包括紫癜、腹痛、关节痛和肾损害，但血小板不减少。过敏性紫癜可在较短时间内发展至重症，腹型可出现肠套叠、肠梗阻、肠穿孔及出血性小肠炎，肾型可出现肾衰竭和肾性高血压，危及患者生命。因此过敏性紫癜急性期应暂缓牙拔除术，待病情控制稳定后择期手术。

第四节　内分泌系统疾病

一、糖尿病

糖尿病（diabetes mellitus）是一组由多病因引起的以慢性高血糖为特征的代谢性疾病，可分为1型和2型。1型由胰岛β细胞破坏导致的胰岛素绝对缺乏导致，2型由胰岛素分泌不足和胰岛素抵抗导致。糖尿病患者长期碳水化合物、脂肪以及蛋白质代谢紊乱可引起多系统损害，病情严重或应激时可发生急性严重代谢紊乱，如糖尿病酮症酸中毒。患者常有多饮、多食、多尿和体重减轻的临床表现。治疗以饮食控制和药物治疗（降糖药物、胰岛素）为主，目的是通过控制高血糖和相关代谢紊乱以消除糖尿病症状和预防急性严重代谢紊乱。

糖尿病患者拔牙时，可能因紧张、疼痛或术前降糖药物使用不规范等因素导致低血糖，也可能因紧张、疼痛、恐惧、药物等刺激加重糖尿病合并症，如肾疾病、高血压、冠心病，继而出现相应的风险。应激时可发生急性严重代谢紊乱，如糖尿病酮症酸中毒、高渗高血糖综合征。因糖尿病患者免疫力低下，创口愈合力差，术后易发生感染。

口腔外科医生术前应详细询问病史及用药史，如糖尿病确诊时间、口服药物服用频次及用法用量、胰岛素注射频次及用量、血糖控制情况。与患者充分沟通以减少其紧张及恐惧感，嘱患者正常进食，为防止低血糖的发生，应酌情减少降糖药物的使用量。手术尽量安排在上午进行，诊室内可配备含糖食物（如果汁等）和血糖仪，发生低血糖时可及时使用。对于血糖控制不佳、口腔卫生情况不良、空腹血糖水平较高的患者，可预防性使用抗菌药物。糖皮质激素会导致体内糖分储留，从而出现高血糖症状，因此糖尿病患者应尽量避免使用糖皮质激素类药物。术中全程监测血压、心率和血氧饱和度等生命体征，条件允许的情况下可全程监测血糖，采用微创拔牙方法，以最小创伤为原则，尽量缩短手术时间，确保无痛操作，减少患者紧张、疼痛，术前可使用复方氯己定等抗菌漱口液降低口腔内菌群数量。术后可继续使用抗菌药物预防感染。对正在服用磺酰脲类降糖药物的患者，避免使用阿司匹林和其他NSAIDs。控制血糖，避免因血糖剧烈波动产生其他系统并发症。

❯ 二、甲状腺功能异常

甲状腺功能亢进症（hyperthyroidism）简称"甲亢"，指甲状腺合成释放过多的甲状腺激素，造成机体代谢亢进和交感神经兴奋，引起心悸、出汗、进食和便次增多、体重减少的病症。多数患者还常伴有突眼、眼睑水肿、视力减退等症状。严重者可导致甲状腺危象，表现为高热或过高热、大汗、心动过速（140次/分以上）、烦躁、焦虑不安、谵妄、恶心、呕吐、腹泻甚至心力衰竭、休克及昏迷等，其致死率在20%以上。常见治疗方法有抗甲状腺药物、碘131及手术治疗。进行牙拔除术时，甲亢患者可能因精神较为亢奋，手术操作时配合度较差。紧张、疼痛等不良刺激可导致患者心血管疾病发病风险增加。药物、疼痛、感染、精神刺激等因素可导致患者出现甲状腺危象。

对于甲亢患者，术前应仔细询问病史，与患者进行充分沟通，消减患者的紧张、恐惧及焦虑情绪，必要时可使用镇静技术。肾上腺素可能诱发甲状腺危象，因此应选用不含肾上腺素的局部麻醉药。术中严密监测患者血压、心率和血氧饱和度。采用微创拔牙方法，尽量减轻手术创伤，减少出血，缩短手术时间，尽量确保手术全程无痛。术后嘱患者留院观察，确认无严重出血、异常疼痛或其他可能造成严重刺激的因素后患者方可离开诊室。

对于术中出现甲状腺危象的患者应尽快解除诱因，对意识丧失患者应采取仰卧位，轻度抬高下肢，途中可采取供氧，建立静脉通路迅速纠正水、电解质和酸碱平衡紊乱，补充葡萄糖、热量等措施。对高热者可使用物理方法降温或使用解热药，但应避免使用乙酰水杨酸类解热药，防止FT_3、FT_4急剧升高。

甲状腺功能减退症（hypothyroidism）简称"甲减"，也是一种常见的功能异常，它是各种因素导致的低甲状腺激素血症或甲状腺激素抵抗引起的全身性低代谢综合征。患者表现为面色苍白和水肿、嗜睡、迟钝、心动过缓、血压低、厌食、月经过多等。治疗主要以补充甲状腺激素为主，通常需要终身服药。牙拔除术术中甲减患者心血管系统可能发生异常，如心动过缓、心排血量减少、血压降低等，严重者可危及生命。也可因寒冷、感染、手术、麻醉或镇静等不当刺激诱发黏液性水肿昏迷，表现为体温降低（可低于35℃）、呼吸减慢，甚至发生昏迷、休克等。

术前仔细询问病史，掌握患者甲状腺激素水平，必要时可术前补充甲状腺激素（口服优甲乐）至手术当日。甲减患者通常对中枢神经系统抑制类药物敏感，使用常规剂量也可能导致其出现强烈的药物过量反应，口腔治疗中应避免使用镇静类、阿片类和抗焦虑类药物。不恰当的麻醉可能引起呼吸循环抑制、体温过低等并发症。因此，如必须镇静麻醉，需特别注意麻醉深度，同时减少麻醉药的用量。

甲减患者出现严重的并发症时，可考虑补充甲状腺激素，首选T_3静脉注射。保持呼吸道畅通，维持主动呼吸与充足的循环。采用添加衣物、被子等方法保持体温，不能使用电热毯、热水袋等外部加热方法。对意识丧失患者应采取仰卧位，轻度抬高下肢，途中可供氧，建立静脉通路迅速纠正水、电解质和酸碱平衡紊乱等。

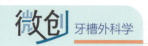

三、肾上腺功能异常

对于肾上腺功能不全患者，醛固酮缺乏可导致血钠水平低和血钾水平高，过量失钠时患者出现脱水甚至休克。皮质类固醇不足导致机体对胰岛素异常敏感，可能使血糖水平低至危险水平，其缺乏还会降低机体免疫力。当肾上腺功能不全患者极度疲劳、有严重外伤、接受外科手术或者存在严重心理应激时，很容易产生严重的症状和并发症。因此，术前应对他们进行电解质检测，术中可镇静，尽量减少应激。术中密切监测生命体征，条件允许时可监测血糖。不建议使用含有肾上腺素的麻醉剂。术后应注意预防感染。对于各种因素导致肾上腺功能亢进的患者，应注意继发的高血压、糖尿病、精神异常等问题。按照对应级别的处理方式进行围术期管理。建议并发严重高血压的嗜铬细胞瘤患者等暂缓手术。

第五节　消化系统疾病

一、肝功能障碍

各类肝病导致的肝功能障碍患者的拔牙风险等级主要取决于肝功能障碍的程度。拔牙前后可能使用的一些消炎镇痛药物经过肝代谢，会增加肝负担和药物不良反应。严重肝病患者常伴有凝血功能障碍，牙拔除术术中及术后出血的风险均增加。由于糖原异生障碍、胰岛素耐受及储备糖原动员减少等因素，肝病患者容易发生低血糖。乙肝等传染性肝病患者和医护人员之间有交叉感染的风险。

因此，术前应仔细询问患者肝病病因、分期情况、感染情况、病情严重程度等。减少一次拔牙的数量，尽量避免使用消炎镇痛药物，当无法避免使用消炎镇痛药物时，应特别注意药物的选择，避免使用经肝代谢的药物，如甲硝唑等硝基咪唑类抗菌药物、万古霉素等糖肽类抗菌药物和洛索洛芬钠等。肝功能不全患者慎用林可霉素等林可酰胺类抗菌药物。此外，还应掌握用药剂量，避免增加肝负担及药物不良反应。进行肝功能、血常规及凝血功能检查，掌握患者肝功能损伤程度及是否有贫血、凝血功能障碍等。对于肝功能受损严重者还应进行血糖检测。术中拔牙创的处理应考虑患者凝血功能障碍的严重程度，对伴有凝血功能障碍者，采取的方式见前述对应部分。采取减轻焦虑的措施，但应避免使用苯二氮䓬类药物，因其会加重肝功能损害。对于门静脉高压者，术中应监测血压；同时，因门静脉高压常伴有肾上腺素升高，应尽量减少含肾上腺素的局部麻醉药的使用，避免加重门静脉高压症状。确保四手操作，即助手使用金属吸引器及时吸出患者口内血液，从而尽量避免患者吞咽大量血液。因患者血液中氧的代谢能力下降，被吞咽的血液不能被肝解毒或清除，经侧支循环进入体循环，透过血—脑屏障可引起中枢神经系统功能紊乱。

二、胃溃疡

对于胃溃疡患者，应在围术期避免使用NSAIDs镇痛，可考虑更换为对乙酰氨基酚。另外，手术最好能在镇静下进行，以减少手术创伤引起的心理应激加重胃溃疡的可能性。如果患者确诊或提示幽门螺杆菌感染，可考虑使用阿莫西林进行术后的抗感染治疗。

第六节　泌尿系统疾病

一、肾功能不全

肾功能不全（renal dysfunction）是由多种因素引起的，分为急性肾功能不全和慢性肾功能不全。其预后不佳，是威胁生命的主要病症之一。

应格外注意肾功能不全患者在围术期的用药，某些药物经肾代谢，药物毒性蓄积可加剧肾功能恶化。紧张、疼痛等刺激可导致患者血压进一步升高，继而出现高血压相应的风险。如患者长期服用糖皮质激素类药物，操作时间过长可导致患者出现糖皮质激素缺乏的相应症状。肾功能严重损害时可伴有贫血、高血压等症状。晚期肾疾病患者血小板功能降低或凝血因子合成障碍，可导致术中、术后出血。营养不良或药物等因素造成肾疾病患者免疫力低下，可导致感染风险增加。透析治疗常规使用肝素类抗凝药物，因此透析后的当天特别是6小时内不宜拔牙，透析治疗结束后第2天患者生理状况良好，血管内代谢副产物最少，可以行牙拔除术，如透析间隔期较长，可在间隔期的中间时间拔牙。

牙拔除术术前医生应仔细询问病史，特别是患者近期内科治疗情况及用药情况。术前30分钟预防性使用抗菌药物，β-内酰胺类、氨基糖苷类、四环素、NSAIDs等是导致药物性肾损害的常见药物，应避免使用。可选用肾毒性较小的大环内酯类抗菌药物，同时要根据肾功能减退情况减量给药（正常剂量的1/2～2/3）。安抚患者情绪，避免患者过度紧张。术中应全程监测血压、心率和血氧饱和度。对血液透析患者应避免在透析侧肢体使用袖套式血压计及实施静脉给药。注射麻醉药前可使用抗菌漱口液降低口腔内菌群数量，严格无菌操作，减少医源性感染的发生。采用微创拔牙方法，尽量减少手术创伤，减少出血，缩短手术时间。术后可使用复方氯己定等局部抗菌药物降低腔内菌群数量、预防感染，可继续口服抗菌药物3～5天。

二、肾移植及其他器官移植

肾移植（renal transplant）患者或其他主要器官移植后需要手术的患者，通常要接受各种药物来保护移植组织的功能。这些患者在围术期可能需要补充皮质类固醇。大多数患者还接受了免疫抑制剂，这可能会使原本自限性的感染变得严重。因此，需要更积极地使用抗菌药物，并在感染后尽早住院治疗。应向患者的主治医生咨询是否需要预防性使用抗菌药物。环孢素A是器官移植后使用的一种免疫抑制剂，可能导致牙龈增生，口腔医生应认识到这一点，以免错误地将牙龈增生完全归咎于卫生问题。接受肾移植的患者偶尔会有严重的高血压，因此术中应监测生命体征。

另外，肾移植及其他器官移植后3个月内由于患者全身功能尚不稳定，应尽可能暂缓牙拔除术。如果患者发生了不可控的排异反应，应在内科处理完成、病情稳定后再行牙拔除术。

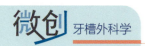

第七节　神经精神系统疾病

一、癫痫

癫痫（epilepsy）是多种因素导致的脑部神经元高度同步化异常放电的临床综合征，临床表现具有发作性、短暂性、重复性和刻板性的特点。癫痫主要通过药物控制，常用的抗癫痫类药物有卡马西平、苯妥英钠、苯巴比妥、丙戊酸钠、加巴喷丁、拉莫三嗪等。

牙拔除术术中紧张、疼痛、恐惧等不良刺激可诱发癫痫术中或术后发作。一氧化二氮等吸入性麻醉药可诱发癫痫，尽量不要使用。如术中患者突然痫性发作，可造成器械误伤邻近组织，增加术中出血和术后感染的风险。为避免患者癫痫发作时舌咬伤或器械误伤，操作时应使用咬合垫。长期服用抗癫痫药物而导致肝损害的患者，由于凝血酶原及其他凝血因子合成障碍，易引发术后出血，术前应行肝功能检查，评估肝功能。苯巴比妥、硫喷妥钠等巴比妥类抗癫痫药物可促进利多卡因代谢，合用时可引起心动过缓、窦性停搏，应避免使用利多卡因进行麻醉。对虽经抗癫痫药物治疗仍不能控制的癫痫患者，避免使用阿替卡因肾上腺素（必兰）和盐酸甲哌卡因/肾上腺素（斯康杜尼）。红霉素、克拉霉素、甲硝唑、奥硝唑等药物可影响一些抗癫痫药物的代谢，故术后应尽量避免使用。

术中患者一旦出现痫性发作，应立即停止手术，迅速取出患者口腔中的治疗器械，并使患者处于平卧位，保持呼吸道通畅，将患者头偏向一侧，防止呕吐物堵塞呼吸道引起窒息，必要时使用苯二氮䓬类抗惊厥药终止发作。癫痫发作时及发作后，如患者出现低血糖、低血钙症状，应及时补液并防止患者出现过度通气。

二、帕金森病

帕金森病（Parkinson disease）是一种常见于中老年人的神经系统变性疾病，临床表现分为运动症状和非运动症状，药物是其主要治疗手段，常用药物有司来吉兰、雷沙吉兰、普拉克索、苯海索、金刚烷胺及左旋多巴等。

牙拔除术术中患者可能突然出现不自主运动，造成器械误伤邻近组织，并可干扰手术操作而延长手术时间，因此可使用咬合垫。部分帕金森病患者吞咽活动减少，术中如未及时清理血液及唾液，易导致患者呛咳。此外，如患者头部过度后仰，拔出的牙或牙根落入咽部时，易导致误吸进入呼吸道，要及时清理患者口腔内的血液及唾液并取出牙体组织。帕金森病患者的手术尽量安排在每天服药后药效最好的时间，即用药后2～3小时。症状较重或配合度差的患者可通过镇静技术来控制颤动和肌肉强直。肾上腺素可增强外周多巴胺的β-肾上腺素能作用，从而影响心律及血压稳定，应避免使用含肾上腺素的局部麻醉药。吸入性麻醉剂因对脑内多巴胺浓度有复杂影响，亦应避免使用。

三、精神分裂症和抑郁症

精神障碍有许多类型，其中精神分裂症（schizophrenia）和抑郁症（depression）较为多见。精神分裂症是一组病因未明的精神病，常有感知、思维、情感、意志及行为的不协调和脱离现实环境的特点，一般无意识障碍和明显的智能障碍。抑郁症以显著而持久的心境低落为主要临床特征，表现可从闷闷不乐到悲痛欲绝，重者可发生抑郁性木僵，部分病例有明显的焦虑和运动性激越，严重者可出现幻觉、妄想等精神病性症状。目前，两者都以药物治疗为主。

抗精神病药和抗抑郁药种类繁多。与口腔诊疗关系密切的抗精神病药不良反应主要包括锥体外系反应（急性肌张力障碍、迟发性运动障碍、类帕金森病、静坐不能）、体位性低血压（直立性低血压）、心律失常、口干舌燥等，部分抗精神病药还有诱发癫痫的可能（氯氮平、氯丙嗪、硫利达嗪）。与口腔诊疗关系密切的抗抑郁药不良反应主要包括口干舌燥、头痛头晕、恶心、呕吐、乏力、震颤、癫痫发作、直立性晕厥、心动过速、血压升高、心律失常、心脏传导阻滞、白细胞减少症、粒性白细胞缺乏症等，特别要注意三环类抗抑郁药和单胺氧化酶抑制药可增强儿茶酚胺类药物（如肾上腺素）对心血管的作用。精神分裂症和抑郁症以及其他的精神疾病的患者应尽量在疾病缓解期进行牙拔除术，疾病尚有发作可能时，应在静脉镇静或全身麻醉下进行手术。使用三环类抗抑郁药和单胺氧化酶抑制药的患者，应避免使用含肾上腺素的局部麻醉药。患者应在家属或监护人陪同下就诊。对伴有行为异常的患者，术中可考虑束缚患者。

❷ 四、认知功能障碍

认知功能障碍（cognitive impairment）可能是神经衰弱、癔症、疑症、更年期综合征、抑郁症、强迫症、痴呆、精神分裂症、反应性精神病、偏执型精神病、躁狂症、躁郁症等各类精神疾病导致的，也可能是神经系统器质性病变导致的。在口腔临床中最常遇到阿尔茨海默症。

对于认知功能障碍患者，牙拔除术的注意事项可参考精神疾病患者。建议患者应在家属或监护人陪同下就诊，尽量在疾病缓解期进行牙拔除术，并在静脉镇静或全身麻醉下进行手术。

第八节　结缔组织疾病

❷ 一、类风湿关节炎

类风湿关节炎（rheumatoid arthritis）是以侵蚀性、对称性多关节炎为主要临床表现的慢性全身性自身免疫性疾病。其主要出现关节软骨和骨破坏，最终导致关节畸形和功能丧失，血管、心脏、胃肠道等可同时受累。治疗类风湿关节炎的药物为抗风湿药、糖皮质激素、NSAIDs等。

接受免疫抑制剂治疗的类风湿关节炎患者，因骨髓抑制，牙拔除术术后会增加出血及感染风险。长期使用阿司匹林和消炎镇痛药的患者，可增加出血倾向。类风湿关节炎患者常表现为关节炎和关节功能障碍，有些患者难以在椅位上长时间保持手术体位。口腔外科医生术前应仔细了解患者病史及所用治疗药物的情况，围术期应预防性使用镇痛药和抗菌

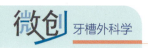

药物。术中应尽量满足患者相对舒适的手术体位要求，尽量缩短手术时间。

二、系统性红斑狼疮

系统性红斑狼疮（systemic lupus erythematosus）是一种有多系统损害的慢性自身性免疫性疾病，主要表现为皮疹、胸水、关节痛、尿蛋白、血尿、肾衰竭、心包炎、气促、腹痛、白细胞和血小板减少、动脉和静脉血栓形成等。治疗药物主要为糖皮质激素、免疫抑制剂等。活动性系统性红斑狼疮患者常因血红蛋白水平下降、白细胞减少而增加术后出血、感染风险。接受糖皮质激素和免疫抑制剂治疗的患者常伴发感染症状。患者口腔内常发生溃疡，张口困难或操作时误触溃疡会导致患者疼痛而造成误伤。部分患者可能出现气促、干咳等肺功能障碍，各种刺激可导致术中突发严重的呼吸道症状。少数患者会出现癫痫、认知功能减退、急性意识错乱等，导致手术无法正常进行。牙拔除术术前应仔细了解患者系统性红斑狼疮病史、所处疾病分期、是否有系统性红斑狼疮导致的其他全身系统病变、所用治疗药物的情况，操作时应使用开口垫，以便患者突发精神疾病时及时取出口腔内的操作器械。应采用无痛、微创、舒适的方法操作，避免各种刺激导致患者疼痛和精神疾病发作。术中患者若突发精神疾病，应立即停止操作，安抚和镇静患者。

第九节　服用特殊药物患者门诊拔牙围术期处理

一、服用抗凝药物患者门诊拔牙围术期处理

口腔外科医生对出血风险的担忧在于患者脱离临床监护后可能发生一些重要解剖部位的出血、水肿，从而有导致窒息的风险。为了避免上述风险，临床实践中有较多医生嘱患者拔牙前停用抗凝药物。

服用抗血小板药物主要是预防动脉粥样硬化性心血管疾病、静脉血栓栓塞症、缺血性脑卒中、下肢动脉硬化闭塞外科手术干预后血栓事件的发生。《中国血栓性疾病防治指南》明确指出，应用阿司匹林进行心血管病二级预防者，建议在接受牙科手术时继续应用，以减少脑卒中等不良事件的发生；进行一级预防时，有学者认为手术前可以停服抗血小板药物，但是研究统计发现不停药行牙拔除术的出血风险较低（1.4%～1.8%），与健康对照组相近（1.1%），因此，在临床实践中，对于服用抗血小板药物的患者，拔牙前无需停药。

临床常见的口服抗凝药物可分为：①维生素K拮抗剂类抗凝药（VKAs），以华法林为代表；②非维生素K拮抗剂类抗凝药（NOACs），主要包括达比加群酯、阿哌沙班、利伐沙班等。服用抗凝药物的患者发生术后出血的风险较服用抗血小板药物患者高，服用抗凝药物的患者往往出血事件更严重。对服用华法林的患者应密切监控其国际标准化比值（INR），只有INR保持在目标范围内才能控制血栓风险，达到治疗效果。对于口腔外科医生来说，INR可以直观反映术后出血风险，较高的INR对应着更高的牙拔除术术后出血风险。不同的报道认为牙拔除术的安全INR应小于2.5～4.0。而常规的肺血栓栓塞症、深静脉血栓形成、伴有房颤的缺血性脑卒中和短暂性脑缺血预防血栓再次发生、瓣膜病房颤、非

瓣膜病房颤、风湿性瓣膜病、瓣膜置换术等的目标INR大多在2.0～3.0。由此可见，INR位于安全范围之内时，服用华法林的患者一般无需停药。而NOACs在临床上主要用于预防非瓣膜病房颤患者的血栓形成和防治肺血栓栓塞症和深静脉血栓形成，因无需频繁检测INR而应用日益广泛。整体上应用NOACs的牙拔除术术后出血率较华法林低。针对口服NOACs的患者行牙科手术的围术期管理的高质量研究还很欠缺，尚存在争议，多数研究认为口服NOACs的患者接受牙拔除术时无需停药，出血问题通过加压止血、缝合、生物止血材料应用和伤口再处理都能解决。也有研究表明由于NOACs半衰期较短，且维持时间不如华法林长，手术时间距离上次服药时间长短与术后出血相关，可把手术时间安排在药物浓度低谷期或选择术后服药，把手术时间安排在服药6小时后可得到较低的出血率。

　　口服抗凝药物的患者往往是全身情况复杂的老年患者，拔牙可能诱发一些心血管疾病急性发作，从而威胁患者安全。建议采用心电监护下拔牙，将手术安排在早上可以更好地对口服抗凝药物的患者进行监测，延长留观时间，以便及时处理出血并发症。

　　值得注意的是，NSAIDs、选择性5-羟色胺抑制剂和5-羟色胺-去甲肾上腺素抑制剂由于影响血小板活性，与抗凝药物合用时会增加出血风险。牙拔除术术后常用的镇痛药布洛芬和双氯芬酸钠属于NSAIDs，按前述观点与抗凝药物合用会增加出血风险。而利伐沙班被报道与阿片类药物合用会增加术后出血风险。因此，在术后开具处方时应谨慎，可用其他类型镇痛药代替。口服华法林的患者避免应用NSAIDs，包括COX2选择性非甾体类抗炎药物。

🔸 二、使用抗骨吸收药物患者门诊拔牙围术期处理

　　药物相关性颌骨坏死（medication-related osteonecrosis of the jaw，MRONJ）是一种因为治疗骨质疏松、肿瘤骨转移等骨代谢相关疾病或其他全身疾病使用双膦酸盐等抗骨吸收药物或其他靶向药物后发生的颌骨坏死并发症。50%～80%的MRONJ病例都在拔牙后被发现，这导致了口腔外科医生对于这类患者的牙拔除术持高度谨慎的态度，部分基层医院医生甚至会拒绝为这类患者进行手术，还有许多医生会嘱咐患者停药一段时间后再来行牙拔除术。部分患者对于自身用药史并不清楚，有时可结合颌骨密度增高、骨纹理改变、骨小梁影像不清、下颌管缩窄等影像判断（图2-1），并进一步追问病史。

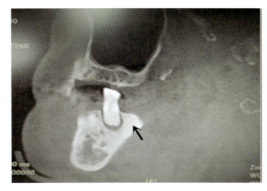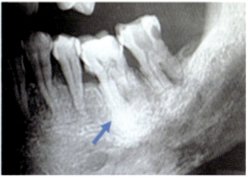

图2-1　双膦酸盐用药患者的颌骨密度升高

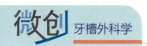

双膦酸盐是最早发现的导致MRONJ的药物，近年来，随着地舒单抗（又称地诺单抗、狄诺塞麦）的使用越来越广泛，地舒单抗导致的MRONJ越来越多。另外，抗血管生成药物贝伐单抗、阿柏西普，络氨酸激酶抑制剂舒尼替尼、索拉非尼、卡博替尼，mTOR抑制剂依维莫司、西罗莫司等新型药物都可能导致颌骨坏死发生，但是概率相对较小。

尽管有MRONJ风险的患者在不患有其他并发症的情况下，牙拔除术无需心电监护，但是仍有需要口腔外科医生关注的围术期事项，因此通常建议择期手术。若患者口腔卫生状况不佳或患有慢性牙周炎，应先行牙周洁治并进行口腔卫生宣教，氯己定漱口水的使用有助于改善口腔卫生情况。至少术前1小时和术后1周，应根据患者发生MRONJ的评估情况，给予口服或静脉滴注抗生素。避免使用不含肾上腺素等血管收缩剂的局部麻醉药进行浸润麻醉。手术过程中应尽可能减少牙槽骨和周围软组织的创伤，拔牙后严密关创、避免骨面暴露和污染有助于降低MRONJ的发生可能性。拔牙创通过直接缝合关创的可能性较小时，可以考虑掀起黏骨膜瓣、修整过高的牙槽嵴，进而拉拢缝合的方法。可能导致局部硬软组织创伤增加、组织缝合张力增大时，不应过度追求严密缝合，可通过应用自体富血小板血浆凝胶等辅助关闭拔牙创，促进软组织愈合。

主要参考文献

[1] 胡开进. 牙及牙槽外科学[M]. 北京: 人民卫生出版社, 2016.

[2] 潘剑, 薛洋, 赵吉宏, 等. 口服抗栓药物患者门诊拔牙围手术期管理的专家共识[J]. 华西口腔医学杂志, 2022, 40(3): 255-263.

[3] 罗强, 刘华泽, 刘治清, 等. 高血压病人心电监护下拔牙的相关研究进展[J]. 中国实用乡村医生杂志, 2022, 29(8): 43-45, 48.

[4] 邓天阁, 薛洋, 姜涛, 等. 血液及消化系统疾病患者拔牙的风险及防治[J]. 中国实用口腔科杂志, 2018, 11(8): 449-451.

[5] 刘川, 胡开进, 薛洋, 等. 泌尿及内分泌系统和代谢性疾病患者拔牙的风险及防治[J]. 中国实用口腔科杂志, 2018, 11(8): 452-455.

[6] 张宇, 胡开进, 姜涛, 等. 呼吸及免疫系统疾病患者拔牙的风险及防治[J]. 中国实用口腔科杂志, 2018, 11(8): 460-463.

[7] 马洋, 薛洋, 胡开进, 等. 循环系统疾病患者拔牙的风险及防治[J]. 中国实用口腔科杂志, 2018, 11(8): 456-459.

[8] 郑雪妮, 薛洋, 马洋, 等. 神经及精神疾病人群拔牙的风险及防治[J]. 中国实用口腔科杂志, 2018, 11(8): 513-517.

[9] Moreno-Rabié C, Lapauw L, Gaêta-Araujo H, et al. Radiographic predictors for MRONJ in oncologic patients undergoing tooth extraction[J]. Sci Rep, 2022, 12(1):11280.

（潘剑，曹钰彬）

第三章

牙槽外科门诊常用药物药理学

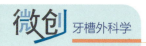

第一节　局部麻醉药

局部麻醉药是指作用于神经末梢或神经干，暂时性阻滞神经冲动的产生和传递，从而产生神经末梢所在区域感觉麻痹或神经干支配区感觉及运动麻痹而对神经无损伤的一类药物。局部麻醉药的化学结构一般分为3个部分：亲脂的芳香环、中间链接部分和亲水性的胺基。本节主要介绍牙槽外科门诊最常用的酰胺类局部麻醉药。

▶ 一、酰胺类局部麻醉药

（一）利多卡因

1. 药理作用

穿透性、扩散性强。与酯类局部麻醉药普鲁卡因相比，利多卡因局部麻醉作用强，维持时间长，毒性大。局部注射后5分钟起效，麻醉可维持1.5～2.0小时。其尚具有扩张血管和抗心律失常的作用。其碳酸盐比盐酸盐阻滞作用更强，起效更快，肌肉松弛效果更好。

2. 临床应用

1）阻滞麻醉：1%～2%溶液，起效时间5分钟，维持120～150分钟，每次用量不宜超过0.2g（4mg/kg），加肾上腺素时不应超过0.4g。

2）表面麻醉：2%～4%溶液或乳膏，一次不超过0.1g；气雾剂2%～4%，每次2% 10～30mL，4% 5～15mL。起效时间5分钟，维持15～30分钟。

3）浸润麻醉：0.25%～0.50%溶液，起效时间1～3分钟，维持120分钟，加肾上腺素后可至400分钟。每次用量不超过4.5mg/kg，含肾上腺素时不超过7mg/kg，每小时用量不超过0.4g。

3. 不良反应

少见过敏反应，剂量过大时可引起中毒反应。

4. 注意事项

1）心、肝功能不全，有癫痫大发作史者慎用。

2）有心室内传导阻滞、完全房室传导阻滞者慎用或不用。

3）易透过胎盘，且与胎儿蛋白结合高于成人，孕妇慎用。

4）老年患者根据耐受程度调整剂量，大于70岁者剂量应减半。

5）全身麻醉手术中使用利多卡因时应减少吸入麻醉药浓度10%～30%，并减少肌松药用量。

6）与西咪替丁以及β受体阻滞药合用时应减少剂量。

7）忌与硝普钠、甘露醇、两性霉素B、氨苄西林、磺胺嘧啶钠等合用。

5. 制剂规格

盐酸利多卡因注射液：5mL（0.1g）、20mL（0.4g）；盐酸利多卡因胶浆：10g（0.2g）；复方甘菊利多卡因凝胶：100mg（0.2g）；复方利多卡因乳膏：10g（2.5g）；利多卡因气雾剂：8g（4.5g）。

（二）阿替卡因

1. 药理作用

与利多卡因相比，阿替卡因易于在组织内扩散，局部麻醉效能强，起效时间约4分钟，局部浸润持续2.4小时，毒性比利多卡因低，具有微扩张血管的作用。阿替卡因溶液中常添加1/100000浓度的肾上腺素，其作用在于延缓局部麻醉药进入全身循环，维持活性组织浓度，同时获得出血极少的术野，增强麻醉效果，减少不良反应。

2. 临床应用

浸润麻醉：4%溶液，每次0.8～1.7mL，注射速度每分钟小于1mL。成人每天最大剂量7mg/kg，儿童每天最大剂量5mg/kg。

3. 不良反应

过敏反应少见，神经毒性小。含肾上腺素制剂可致头痛、眩晕、心动过速。

4. 注意事项

1）4岁以下儿童，以及高血压、严重肝功能不全、心律失常、紫质症及胆碱酯酶缺乏、甲状腺功能亢进症、窄角青光眼的患者禁用。

2）糖尿病及应用单胺氧化酶抑制剂者慎用。

3）切勿注射过快，避免直接注入血管。

4）运动员使用时需注意，含肾上腺素制剂可引起兴奋剂检查尿检结果阳性。

5. 制剂规格

阿替卡因肾上腺素注射液：1.7mL［含盐酸阿替卡因68mg，酒石酸肾上腺素17μg（以肾上腺素计）］。

（三）罗哌卡因

1. 药理作用

罗哌卡因为单一对映体结构（S）长效局部麻醉药，起效时间4分钟，维持9小时，可收缩血管，术后镇痛效果明显。0.75%溶液可阻滞运动神经。脂溶性大于利多卡因而小于布比卡因。其麻醉强度是普鲁卡因的8倍。

2. 临床应用

1）区域阻滞麻醉：0.5%～1.0%溶液，一次最大剂量为200mg。

2）区域阻滞镇痛：0.2%溶液。

3. 不良反应

不良反应少见，多为神经阻滞本身和临床中的生理反应。

4. 注意事项

1）严重肝病者慎用。

2）浓度过高时，对中枢神经系统有抑制和兴奋双相作用，对心血管系统有抑制心传导和心肌收缩力的作用。

5. 制剂规格

盐酸罗哌卡因注射液：10mL（20mg或50mg或75mg或100mg）、20mL（150mg或200mg）。

（四）甲哌卡因

1. 药理作用

局部麻醉效能强，作用较迅速、持久，毒性与利多卡因相似，不良反应较小。不扩张

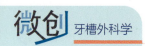

血管，使用时可不加肾上腺素。起效时间2分钟，维持2小时。穿透能力差，不宜用于表面麻醉。

2. 临床应用

1）浸润麻醉：0.25%～0.50%溶液；成人可按体重6.6mg/kg计算每次最大注射剂量，但一次不能超过3支。儿童剂量为0.025mL/kg，一次不能超过1支。

2）表面麻醉：1%～2%溶液。

3. 不良反应

常规剂量不良反应轻，发生率低，极少发生过敏反应。

4. 注意事项

1）剂量过大出现中枢神经系统兴奋症状时可静脉推注苯二氮䓬类。

2）肝肾功能不良、心脏传导异常、动脉性高血压、瓣膜心脏病和冠心病的患者慎用。

3）3岁及以下儿童禁用；若为肾上腺素复合制剂，则4岁及以下儿童禁用。

4）孕妇禁用，因其能通过胎盘影响胎儿。

5. 制剂规格

盐酸甲哌卡因注射液：20mL（0.4g）。盐酸甲哌卡因/肾上腺素注射液：1.8mL（54g）。

（五）布比卡因

1. 药理作用

布比卡因为长效、强效局部麻醉药，麻醉作用为利多卡因的4～5倍，毒性作用为利多卡因的3～4倍。本品在血液内浓度低，体内蓄积少，作用持续时间长。0.25%～0.50%溶液起效时间为5～10分钟，0.75%溶液较之略快，可维持5～10小时。对感觉神经局部麻醉效果好，对运动神经作用微弱。

2. 临床应用

1）浸润麻醉：0.10%～0.25%溶液，每次剂量2～3mg/kg。

2）阻滞麻醉：0.25%～0.50%溶液。

3）以上用法，单次用量或4小时内用量不宜超过175mg，加肾上腺素时不宜超过200mg，每天极量为400mg。

3. 不良反应

不良反应较少见，偶见恶心、呕吐、低血压等反应。

4. 注意事项

1）肝肾功能严重不良、低蛋白血症的患者禁用。

2）勿直接注入血管。

3）与西咪替丁合用可降低布比卡因的清除率，与利多卡因、甲哌卡因合用可增加药物毒性。

4）局部浸润麻醉时，儿童用0.1%溶液。

5）与碱性药物配伍可产生沉淀失去作用。

6）孕妇及12岁以下儿童慎用或禁用。

5. 制剂规格

盐酸布比卡因注射液：5mL（12.5mg或25mg或37.5mg）。

◆ 二、酯类局部麻醉药

（一）普鲁卡因

1. 药理作用

普鲁卡因为短效局部麻醉药，局部注射后2～5分钟起效，麻醉效果持续30～60分钟后迅速消失。不能穿透皮肤、黏膜，不适用于表面麻醉。

2. 临床应用

浸润麻醉：浓度多为0.25%～0.50%，每次用量0.05～0.25g，成人每次剂量不超过0.5g为宜，每小时不超过1.5g。新生儿浓度宜用0.125%，1岁以下婴儿浓度宜用0.25%。每次剂量不超过5mg/kg。

3. 不良反应

毒性低，不良反应少见。偶见过敏性皮炎、过敏性休克。但注射速度过快、剂量过大或直接注入静脉时可引起中毒反应。

4. 注意事项

1）用量过大或注射速度过快可能引起恶心、惊厥等。惊厥时可静脉注射异戊巴比妥解救。

2）用药前询问过敏史，过敏体质患者应做皮内试验（0.25%溶液0.1mL皮内注射）。

3）避免与磺胺类药物同时应用。

4）不宜与葡萄糖液配伍，因可使局部麻醉作用减弱。

5. 制剂规格

盐酸普鲁卡因注射液：2mL（40mg）、10mL（100mg）、20mL（50mg或100mg）。

（二）丁卡因

1. 药理作用

丁卡因为长效局部麻醉药，1～3分钟生效，可维持20～40分钟。脂溶性好，穿透力强，吸收迅速，故可用于黏膜表面麻醉。局部麻醉作用比普鲁卡因强，毒性较大。

2. 临床应用

1）黏膜表面麻醉：常用浓度1%～2%，每次用量40～60mg。

2）凝胶剂外用：一次2～5g。

3. 不良反应

皮疹或荨麻疹，颜面、口唇水肿等。

4. 注意事项

1）先少量使用，观察5分钟后无不良反应再追加至预定剂量。

2）大剂量可致心脏传导系统和中枢神经系统抑制。

3）禁用于浸润麻醉、静脉注射和静脉滴注。

5. 制剂规格

盐酸丁卡因注射液：5mL（50mg）。盐酸丁卡因胶浆：8g（0.08g）。

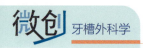

➤ 三、其他局部麻醉药

（一）达克罗宁

1. 药理作用

达克罗宁为氨基酮类局部麻醉药，毒性低于普鲁卡因，局部麻醉作用较持久。起效时间10分钟，作用时间1小时。黏膜穿透力强，可用于表面麻醉。注射有局部刺激性，不能用于皮下注射、肌内注射及静脉注射。

2. 临床应用

表面麻醉：0.5%～1.0%溶液、软膏或乳膏。

3. 不良反应

轻微刺激或刺痛，过敏反应罕见。

4. 注意事项

在口腔黏膜应用时，如局部出现明显的表面麻醉效果，舌运动不灵活，喉反射减弱或消失，应禁食禁饮至少1小时，待感觉恢复后再进食或饮水。

5. 制剂规格

盐酸达克罗宁胶浆：10mL（0.1g）。

（二）氯乙烷

1. 药理作用

氯乙烷为冷冻麻醉药，应用药物后局部组织迅速散热，温度骤然降低，以致局部感觉、痛觉消失，从而达到暂时性的浅表麻醉效果。麻醉持续时间3～5分钟。

2. 临床应用

仅适用于黏膜下和皮下浅表脓肿的切开引流，以及松动乳牙的拔除。

3. 不良反应

1）皮肤过敏反应罕见，冷冻偶尔可致皮肤色素沉着。

2）可经皮肤吸收，且有肝肾毒性，长期接触可引起肝肾损害。

3）罕见严重不良反应：皮肤颜色持续改变、皮肤融化疼痛、尿量改变、黑尿、胃或腹部疼痛、持续恶心或呕吐、异常疲劳等。

4. 注意事项

1）对组织黏膜刺激大，当用于局部组织冷冻时，毗邻部位应涂凡士林进行保护。

2）冷冻后的融化过程可能很痛，冷冻还可能降低局部抗感染能力和导致创面延迟愈合。

3）因其可产生镇静和全身麻醉作用，出现深度麻醉或伴随呼吸或心搏骤停的致命性昏迷。

4）本品为易燃品，不应该在有明火或电烙设备附近使用。

5. 制剂规格

复方氯乙烷喷雾剂100g（55g）。

第二节　镇静药

镇静药对中枢神经系统具有非特异性的抑制作用，能阻断脑干网状结构上行激活系统的传导功能，使大脑皮质从兴奋转入抑制，因而呈现镇静作用。此类药物对神经中枢仅有轻度的抑制作用，能使患者保持清醒的精神活动和自如的运动能力。

一、苯二氮䓬类

（一）咪达唑仑

1. 药理作用

具有典型的苯二氮䓬类药理活性，可产生抗焦虑、镇静、催眠、抗惊厥及肌肉松弛作用。起效快而持续时间短。不产生耐药性，无戒断症状和停药反跳现象。毒性小，安全范围大。

2. 临床应用

手术前镇静、抗焦虑、记忆缺失。

1）口服：成人术前30～60分钟给予15mg。儿童单剂0.25～0.50mg/kg，最大剂量1mg/kg。

2）肌内注射：深部肌内注射，成人推荐前驱用药剂量0.07～0.08mg/kg，术前1小时给药。儿童（非新生儿）0.10～0.15mg/kg，根据需要可达5mg/kg，总剂量不超过10mg。

3. 不良反应

短期使用可能出现过敏反应和血管性水肿、顺行性遗忘等。长期使用产生精神异常、抑郁、依赖性、眼睛及骨骼肌异常等。偶可导致胃肠道紊乱、皮肤反应、心力衰竭、呼吸抑制等症状。

4. 注意事项

1）用药时避免驾驶或操纵大型/精密设施设备。

2）如出现激动、无意识运动、亢进、好斗等，在继续用药前应综合评估该药剂量、其他局部麻醉药的反应。

3）肌内注射后可导致局部硬结、疼痛。静脉注射后有静脉触痛。

4）长期用于镇静后，患者可发生精神运动障碍、肌肉颤动、躯体不能控制的运动或跳动，不适用于精神分裂症或严重抑郁症患者。

5）2024年7月1日起，我国将咪达唑仑注射液列为第一类精神药品管理。

5. 制剂规格

咪达唑仑注射液：1mL（5mg）、2mL（2mg或10mg）、5mL（5mg）。咪达唑仑口服溶液：10mL（20mg）。

（二）瑞马唑仑

1. 药理作用

瑞马唑仑为新型超短效苯二氮䓬类药物，起效快，代谢快，持续输注半衰期短且恒定，不良反应发生率低。用于诊疗性操作镇静时，效能优于咪达唑仑，低于丙泊酚。低血压发生率、低氧血症发生率分别低于咪达唑仑、丙泊酚。

2. 临床应用

静脉推注：用于诊疗性操作镇静，负荷剂量为5mg，负荷剂量给药1分钟。在负荷剂量给药结束后，每间隔1分钟，可以根据需要追加，每次2.5mg，每15分钟时间段内追加不超过5次。

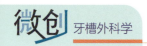

3. 不良反应

常见不良反应包括低血压、头晕、头痛、血胆红素升高。

4. 注意事项

1）呼吸道管理困难、严重心绞痛发作、心律失常的患者慎用。

2）门诊手术时应对患者连续监测，注意观察是否出现低血压、心率下降、呼吸抑制和血氧饱和度下降的迹象。

3）长期酗酒或者吸毒人员慎用。

4）本品可致头晕、头痛、反应能力下降，使用后24小时内对驾驶或者使用机械操作能力有影响。

5）对18岁以下儿童、60岁以上老年人缺乏有效性和安全性相关资料。

6）药物过量可用拮抗剂氟马西尼解救。

5. 制剂规格

注射用甲苯磺酸瑞马唑仑：36mg（按瑞马唑仑计）。注射用苯磺酸瑞马唑仑：25mg（按瑞马唑仑计）。

二、巴比妥类

以下介绍苯巴比妥。

1. 药理作用

小剂量镇静，中剂量催眠，大剂量抗惊厥。自胃肠道吸收，进入脑组织速度较慢。口服1～3小时血药浓度达到峰值，血浆蛋白结合率为40%，半衰期为3～4天。

2. 临床应用

1）镇静：口服，每次15～30mg，每天3次。

2）催眠：每天60～100mg，睡前口服。

3）抗癫痫：肌内注射，大发作从小剂量开始，每次15～30mg，最大剂量为60mg。

3. 不良反应

催眠剂量的巴比妥类可致眩晕、困倦、精细运动不协调，偶尔引起剥脱性皮炎等过敏反应，中等剂量轻度抑制呼吸中枢，严重肺功能不全和颅脑损伤呼吸抑制患者禁用。

4. 注意事项

1）严重肺功能不全、支气管哮喘以及颅脑损伤呼吸抑制的患者禁用。

2）肝或肾功能不全患者慎用，肝硬化或肝功能障碍患者禁用。

3）多次持续使用应注意防止蓄积中毒。

4）长期治疗癫痫的患者不可突然停药，以免引起癫痫发作。

5）若在妊娠期使用本品，新生儿可发生低凝血酶原血症和出血。

5. 制剂规格

苯巴比妥片：15mg、30mg、100mg。苯巴比妥钠注射剂：1mL（100mg）、2mL（200mg）。

三、其他

以下介绍水合氯醛。

1. 药理作用

水合氯醛为催眠、抗惊厥药。15分钟内产生镇静作用，作用温和，可维持6～8小时，患者醒后无明显困倦、乏力、头昏等不良反应。半衰期仅数分钟，易从消化道吸收，由肾排泄，在体内无滞后及积蓄作用。

2. 临床应用

应按最低有效剂量服用。儿童镇静：口服，一次按体重8mg/kg或按体表面积250mg/m²，每天3次，餐后服用。催眠：口服，一次按体重 30～50mg/kg或按体表面积1.5g/m²，睡前服用，推荐最大单次剂量为1g。小于1个月的新生儿，起始量酌情减至20～40mg/kg。

3. 不良反应

1）呼吸暂停、呼吸抑制。

2）对胃黏膜有刺激，易引起恶心、呕吐。

3）对肝、肾有损害作用。

4）偶见过敏性皮疹、荨麻疹。

5）长期服用可产生依赖性及耐受性，突然停药易引起撤药综合征。

4. 注意事项

1）肝、肾、心功能障碍及消化道溃疡的患者禁用。

2）孕妇慎用或禁用。

3）本品刺激性强，应用时建议稀释。

5. 制剂规格

水合氯醛浓缩液：1.342g：1g/糖浆（稀释液）9mL。

第三节　镇痛药

镇痛药按其作用特点和机制，主要分为麻醉性镇痛药（又称阿片类镇痛药）和解热镇痛抗炎药两大类。此外，口腔颌面部强烈的神经痛，如三叉神经痛，需要使用其他作用于中枢神经系统的药物，如抗癫痫药卡马西平、苯妥英钠等。

一、阿片类镇痛药

（一）芬太尼

1. 药理作用

芬太尼为强效、短效镇痛药，阿片受体激动剂。镇痛效力为吗啡的100倍。镇痛作用产生快、持续时间短。静脉注射后1分钟起效，4分钟达高峰，维持约30分钟。肌内注射后7分钟起效，维持1～2小时。

2. 临床应用

注射液适用于麻醉前、中、后的镇静与镇痛，是目前复合全身麻醉中常用的药物。术

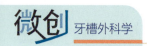

后镇痛：肌内注射，0.05～0.10mg，必要时可于1～2小时后重复给药。

3. 不良反应

一般不良反应为眩晕、视物模糊、恶心、呕吐、低血压及出汗等。

4. 注意事项

1）心律失常、肝肾功能不全、慢性阻塞性肺疾病、脑外伤昏迷、颅内压增高、脑肿瘤等易陷入呼吸抑制的患者慎用。

2）药液具有刺激性，避免涂抹于皮肤和黏膜表面或进入气管。

3）警惕本品有易成瘾性。

4）贴片与其他阿片类药物及镇静剂合用时，后者剂量应减少1/3。

5）我国将本品列为麻醉药品管理。

5. 制剂规格

芬太尼透皮贴剂：4.2mg、8.4mg。枸橼酸芬太尼注射液：2mL（0.1mg）、10mL（0.5mg）。复方芬太尼注射液：1mL（0.1mg）。

（二）曲马多

1. 药理作用

曲马多为非阿片类中枢性镇痛药，具有较弱的阿片受体激动作用，通过抑制去甲肾上腺素再摄取，增加神经元外5-羟色胺浓度，影响痛觉传递而产生镇痛作用。

2. 临床应用（用法用量）

用于缓解急/慢性疼痛、中度到重度癌症疼痛、骨折或各种术后疼痛、牙痛。静脉注射、肌内注射、皮下注射：每次50～100mg，每天不超过400mg。口服：每次不超过100mg，24小时不超过400mg，连续用药不超过48小时，累积用量不超过800mg。直肠给药：每次50～100mg，每天2～3次，每天剂量不超过400mg。

3. 不良反应

常见出汗、嗜睡、头晕、恶心、呕吐、食欲缺乏及排尿困难。

4. 注意事项

1）乙醇（酒精）、安眠药、镇痛剂或其他中枢神经系统作用药物急性中毒者禁用。

2）合用中枢镇静剂时需减量，注意耐药性或成瘾性。

3）我国将本品列为第二类精神药品管理。

5. 制剂规格

盐酸曲马多注射液：2mL（50mg或0.1g）。盐酸曲马多片：50mg或0.1g。盐酸曲马多栓：0.1g。盐酸曲马多栓剂：100mg。

❷ 二、解热镇痛抗炎药

（一）双氯芬酸钠

1. 药理作用

起效较快，主要抑制前列腺素、组胺及5-羟色胺的合成而产生镇痛、抗炎、解热作用。中等强度镇痛效果，其镇痛、抗炎、解热作用比阿司匹林强26～50倍。口服吸收迅速且完全，20～60分钟后，双氯芬酸的血药浓度达到峰值。

2. 临床应用

缓解急性中、轻度疼痛，可用于手术后疼痛、创伤性疼痛及牙痛。肠溶片用于急性疼痛：成人首次50mg，以后每次25～50mg，每天2～3次，可在饭前服以减少胃部刺激。

3. 不良反应

偶见恶心、上腹不适等消化道症状，眩晕、头痛等神经系统症状，血管性神经性水肿、皮肤红斑等过敏反应。

4. 注意事项

1）胃肠道功能紊乱、消化道溃疡、肝肾功能不全的患者及孕妇慎用。

2）与糖皮质激素合用可增加不良反应，应避免与阿司匹林、NSAIDs、抗凝药物、甲氨蝶呤等合用，以免药物相互作用，产生不良后果。

3）若长期使用本品，应监测肝功能。

5. 制剂规格

双氯芬酸钠肠溶片：25mg、50mg。双氯芬酸钠缓释胶囊：50mg。双氯芬酸钠缓释片：75mg、0.1g。

（二）布洛芬

1. 药理作用

布洛芬为苯丙酸类衍生物，可抑制环氧化酶，减少前列腺素合成，被认为是最安全的NSAIDs。与阿司匹林相比，解热作用较优，镇痛作用相等或较优，抗炎作用更突出。口服吸收好，血药浓度1～2小时达峰。

2. 临床应用

用于缓解牙痛、术后疼痛，适用于轻至中度钝性疼痛的治疗，轻、中度疼痛及痛经的镇痛。成人每次0.2～0.4g，每天3次，儿童剂量5～10mg/kg，每天3～4次。餐中服用可减少胃肠道反应。

3. 不良反应

1）胃肠道反应多为轻度消化不良。

2）中枢神经系统反应常见失眠、头痛、眩晕、耳鸣等。

3）过敏反应：皮疹、瘙痒、哮喘等。

4. 注意事项

1）慎用于支气管哮喘、心肾功能不全、高血压、血友病和有消化道溃疡史的患者。

2）对阿司匹林过敏的哮喘患者、孕晚期妇女、鼻息肉综合征患者、血管性水肿患者禁用。

3）长期用药时应定期检查血象及肝肾功能。

5. 制剂规格

布洛芬缓释胶囊：0.3g。布洛芬干混悬剂：34g（1.2g）。

（三）塞来昔布

1. 药理作用

塞来昔布为环氧化酶-2选择性抑制剂，通过抑制环氧化酶-2阻断花生四烯酸合成前列腺素而发挥抗炎镇痛作用。口服吸收快而完全，血药浓度3小时达到峰值，半衰期为10～12小时。

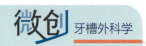

2. 临床应用

急性疼痛：推荐剂量为第一天首剂400mg，必要时，可再服200mg；随后根据需要，每天两次，每次200mg。

3. 不良反应

1）常见上腹疼痛、腹泻与消化不良。

2）偶见肝肾功能损害和视力障碍。

4. 注意事项

1）18岁以下的患者和哺乳期妇女不宜使用。

2）慎用于心脑血管病患者。

3）与细胞色素CYP2C9抑制剂（如扎鲁司特、氟康唑及氟伐他汀）同服时，可增高塞来昔布的血药浓度。

5. 制剂规格

塞来昔布胶囊：0.1g、0.2g。

三、其他

（一）卡马西平

1. 药理作用

结构与抗抑郁药阿米替林类似，是电压依赖性钠通道阻滞剂，延长动作电位兴奋期，对大脑皮质运动区有选择性抑制作用，可抑制癫痫病灶高频放电的扩散，抑制、阻滞中枢神经突触传递，因而具有抗癫痫、镇痛、抗心律失常作用。

2. 临床应用

目前卡马西平是治疗原发性三叉神经痛的首选药物，可缓解三叉神经痛和舌咽神经痛，亦用作三叉神经痛缓解后的长期预防性药物。镇痛：成人初始剂量为每次100mg，每天2次；第2天起，隔日增加100～200mg，直至疼痛缓解。维持量为每天400～800mg，分次服用，每天极量1200mg。

3. 不良反应

1）约25%的患者发生不良反应，如头晕、嗜睡、手指震颤，大剂量时可引起视物模糊、复视、共济失调、房室传导阻滞。

2）胃肠道反应不常见，较轻微。

3）长期用药可诱发中毒性肝炎、一过性粒细胞减少及血小板减少、再生障碍性贫血、甲减、皮疹、剥脱性皮炎。

4. 注意事项

1）用药应从小剂量开始，逐渐加量，大剂量时应监测血药浓度。

2）用药期间定期检查血常规、尿常规及肝功能。

3）孕妇、哺乳期妇女、老年人及心、肝、肾疾病的患者慎用。

4）与口服抗凝药物等合用时，可加速卡马西平代谢，注意调整剂量。

5. 制剂规格

卡马西平片：0.1g、0.2g。

（二）苯妥英钠

1. 药理作用

本品对大脑皮质运动区有高度选择性抑制作用，一般认为通过稳定脑细胞膜的功能及增加脑内抑制性神经递质5-羟色胺和γ-氨基丁酸（GABA）的作用，来防止异常放电的传播，具有抗癫痫作用。

2. 临床应用

治疗三叉神经痛：口服，成人每次50～100mg，每天2～3次。

3. 不良反应

1）常见笨拙或步态不稳、思维混乱、发音不清、手抖、神经质或烦躁易怒，以上反应可逆，停药后可消失。

2）牙龈增生。

4. 注意事项

1）婴幼儿及妊娠初期、哺乳期妇女慎用。

2）小剂量开始，缓慢加量，监测血药浓度，剂量个体化。

3）同时服用维生素B_6、维生素B_{12}、叶酸可能减少并发症。

5. 制剂规格

苯妥英钠片：0.05g、0.1g。

第四节 全身麻醉药及辅助用药

全身麻醉药可充分抑制中枢神经系统，保证手术操作和其他令人不适的创伤性操作顺利进行。全身麻醉药按照给药途径可分为吸入性全身麻醉药和静脉全身麻醉药。目前各种全身麻醉药单独应用均有不足，常采用联合用药或辅以其他药物（如肌松药）的方式，即复合麻醉。

一、吸入性全身麻醉药

吸入性全身麻醉药多为挥发性液体（如七氟烷、地氟烷等），少数为气体（如氧化亚氮），均可经呼吸道迅速进入体内而发挥麻醉作用。吸入麻醉的深度可通过调节吸入气体中的药物浓度加以控制。

（一）七氟烷

1. 药理作用

血/气分配系数低，起效迅速。麻醉诱导时间短，苏醒时间及麻醉期间的镇痛、肌松效应与恩氟烷和氟烷相同。

2. 临床应用

全身麻醉诱导：吸入，2.5%～4.0%。

维持：吸入，4%以下。

3. 不良反应

1）主要为血压降低、心律失常、恶心及呕吐等。

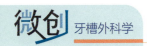

2）可产生重症恶性高热，可能与其损伤体温调节中枢有关。

4. 注意事项

1）产生重症恶性高热时立即停药，采用肌内注射肌松药、全身冷却及吸氧措施。

2）肝胆疾病及肾功能低下的患者慎用。

5. 制剂规格

吸入用七氟烷：120mL、250mL。

（二）地氟烷

1. 药理作用

沸点、血/气分配系数比其他含氟吸入性麻醉药低，麻醉诱导时间短，苏醒快，易于调节麻醉深度。对循环系统的影响比其他吸入性麻醉药小，对肝肾功能无损害。

2. 临床应用

全身麻醉诱导：吸入，4%～11%。

维持：吸入，2.5%～8.5%。

3. 不良反应

1）常见血压降低、头晕、头痛、咳嗽、恶心、呕吐。

2）偶见心律失常、心肌缺血、心肌梗死、低钾血症、代谢性酸中毒、缺氧、呼吸困难等。

4. 注意事项

1）本品可与干粉状二氧化碳吸收剂发生反应，产生一氧化碳，进而使某些患者出现碳氧。

2）麻醉维持期间，本药浓度的增加可使血压出现剂量依赖性下降。

3）本药浓度超过最低肺泡内浓度时，可出现心率增快。

4）与苯二氮䓬类药物、阿片类镇痛药、氧化亚氮合用可降低本品的最低肺泡内浓度。

5. 制剂规格

吸入用地氟烷：240mL。

（三）氧化亚氮

1. 药理作用

氧化亚氮为气体麻醉剂，有较强的镇痛作用，麻醉作用较弱。对呼吸道及机体各重要器官均无明显刺激性。通过抑制中枢神经系统兴奋性神经递质的释放和神经冲动的传导及改变离子通道的通透性而产生药理作用。氧化亚氮与血红蛋白不结合，显效快，吸入30～40秒即出现镇静作用，可控性强，半衰期短。

2. 临床应用

必须与氧气混合吸入。口腔门诊镇静镇痛：吸入，50%氧化亚氮。

3. 不良反应

1）过量吸入可有低血压、头晕、呕吐或嗜睡症状出现。

2）渗入人体内任何闭合的空腔，可增加空腔的体积和压力。

3）吸入高浓度（＞80%）有缺氧风险。

4）长时间、反复吸入可造成骨髓抑制。

4. 注意事项

1）单纯使用仅适合拔牙等小手术，吸入气体浓度不应低于30%。

2）有轻度致幻作用，使用时注意控制流量。

3）溶解度低，肺血管栓塞、气胸、肠胀气的患者禁用。

5. 制剂规格

本品在50个大气压下呈液态置于耐压钢瓶内，在凉暗处保存。

二、静脉全身麻醉药

静脉全身麻醉药为非挥发性全身麻醉药。与吸入性全身麻醉药相比，其麻醉深度不易掌握，排出较慢，一般适用于短时间、镇痛要求不高的小手术。单独使用的范围不广，临床多与其他麻醉剂联合应用，以减少麻醉剂用量。

以下介绍丙泊酚。

1. 药理作用

丙泊酚为烷基酚类短效静脉麻醉药。静脉注射后迅速分布于全身，40秒内可产生睡眠状态，麻醉迅速、平稳。镇痛效应弱，对呼吸系统、循环系统有抑制作用。

2. 临床应用

全身麻醉的诱导与维持。

3. 不良反应

1）剂量依赖式抑制呼吸系统和循环系统。

2）诱导时偶见肌阵挛。

3）苏醒时偶见角弓反张，可用硫喷妥钠或咪达唑仑缓解。

4）长时间使用可产生横纹肌溶解。

4. 注意事项

1）诱导麻醉时可出现轻度兴奋麻醉现象。

2）低血压或暂时性呼吸停止时需加用静脉输液或者减慢给药速度。

3）静脉注射局部可产生疼痛。

4）心脏病、呼吸系统疾病、肝肾疾病及衰弱的患者慎用。

5. 制剂规格

丙泊酚乳状注射液：10mL（0.1g）、20mL（0.2g）、50mL（0.5g）。

三、肌松药

（一）琥珀胆碱

1. 药理作用

琥珀胆碱为去极化肌松药，肌肉松弛作用快，持续时间短。

2. 临床应用

用于快速气管内插管。

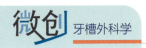

3. 不良反应

1）高钾血症。

2）心动过缓、心律失常等。

3）眼内压、胃内压升高，恶性高热等。

4. 注意事项

1）大剂量可引起呼吸麻痹，不能使用新斯的明解救。

2）忌与硫喷妥钠配伍。

3）孕妇及使用抗胆碱酯酶药患者慎用。

5. 制剂规格

氯化琥珀胆碱注射液：1mL（50mg）。

（二）阿曲库铵

1. 药理作用

阿曲库铵为非去极化肌松药，效能强，作用持续时间长。

2. 临床应用

代替琥珀胆碱进行气管内插管术，维持肌松以便于机械通气；适用于肝肾功能不全、黄疸的患者，以及嗜铬细胞瘤手术和门诊手术。

3. 不良反应

快速大剂量使用可引起低血压和心动过速、支气管痉挛等。

4. 注意事项

只能静脉注射，肌内注射可导致肌肉坏死。

5. 制剂规格

苯磺顺阿曲库铵注射液：5mL（10mg）。

第五节　抗菌药物

抗菌药物是指治疗细菌、支原体、衣原体、立克次体、螺旋体、真菌等病原微生物所致感染性疾病的药物。牙槽外科应用抗菌药物的主要目的是预防或者治疗感染性疾病。

一、β-内酰胺类

化学结构中含有β-内酰胺的一类抗生素，包括青霉素、头孢菌素、β-内酰胺酶抑制剂、氧头孢烯类、碳青霉烯类等，抗菌谱广，毒性低，应用广泛。其主要通过作用于细菌菌体内的青霉素结合蛋白，抑制细菌细胞壁黏肽的合成，使之不能交联而造成细胞壁的缺损，致使菌体失去渗透屏障而膨胀裂解死亡，同时借助细菌的自溶酶溶解而产生抗菌作用。这一过程发生在细菌细胞的繁殖期，因此本类药物属于繁殖期杀菌药。

（一）阿莫西林

1. 药理作用

阿莫西林为青霉素类，对革兰阳性菌与革兰阴性菌有抗菌作用，但对不耐酶而耐药的金黄色葡萄球菌无效。其对肺炎链球菌、肠球菌、沙门菌属、幽门螺杆菌具有一定的杀菌作用。耐酸，口服吸收好。

2. 临床应用

口服：成人每次0.5g，每6～8小时1次，每天剂量不超过4g。小儿每天剂量按体重20～40mg/kg，每8小时1次。

3. 不良反应

1）过敏反应。

2）恶心、呕吐、腹泻等消化道反应。

4. 注意事项

青霉素过敏者禁用，传染性单核细胞增多症患者慎用或禁用。

5. 制剂规格

阿莫西林胶囊：0.25g。

（二）头孢克洛

1. 药理作用

头孢克洛为第二代头孢菌素类，对β-内酰胺酶较稳定，过敏反应少。对革兰阳性菌及革兰阴性菌均有作用，对厌氧菌有一定作用，但对铜绿假单胞菌无效。

2. 临床应用

口服。成人常用剂量0.25g，每8小时一次。小儿按体重每天20～40mk/kg，分3次给药。

3. 不良反应

1）常见过敏反应，多为皮疹、荨麻疹等，过敏性休克罕见，与青霉素有交叉过敏现象。

2）口服有胃肠道反应，静脉给药可发生静脉炎，可出现肾毒性。

4. 注意事项

对青霉素过敏者慎用。

5. 制剂规格

头孢克洛胶囊：0.25g。头孢克洛干混悬剂：0.125g。

二、四环素类

四环素类是一类具有共同基本母核（氢化骈四苯）的广谱抗生素，抗菌谱广，不良反应主要为二重感染及儿童牙齿黄染等。牙槽外科常将其作为口腔专门的外用制剂。

以下介绍米诺环素。

1. 药理作用

米诺环素为快速抑菌药，通过进入菌体阻止蛋白质合成发挥作用。对革兰阳性菌的抑制强于革兰阴性菌，但不如头孢类及青霉素类，极高浓度时具有杀菌作用。

2. 临床应用

改善对本品具有药敏性的牙龈卟啉菌、中间普氏菌、产黑色素普氏菌、腐蚀埃肯菌、核梭杆菌、二氧化碳噬纤维菌、伴放线杆菌所致牙周炎（慢性边缘性牙周炎）的各种症状。洁治或龈下刮治后，将软膏注满患部牙周袋内，每周1次，连续4次效果最佳。

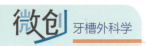

3. 不良反应

局部刺激作用。

4. 注意事项

1）若出现过敏反应，立即停药。

2）若局部出现耐药性或者不敏感所致的感染症状，应停药。

3）仅限用于牙科。

5. 制剂规格

盐酸米诺环素软膏：0.5g。

❯ 三、大环内酯类

大环内酯类是由链霉菌产生的一类弱碱性抗生素。本类为速效抑菌剂。

以下介绍阿奇霉素。

1. 药理作用

通过抑制细菌蛋白质合成发挥抑菌作用，高浓度时表现为杀菌功能，对大多数革兰阳性菌、厌氧菌及部分革兰阴性菌均具有抗菌活性。

2. 临床应用

口服：成人首日剂量500mg，以后每天250mg，每天1次。儿童每次10mg/kg，每天1次。

3. 不良反应

恶心、呕吐、腹痛、腹泻等胃肠道反应。

4. 注意事项

1）肝功能不全患者慎用。

2）孕妇及哺乳期妇女不宜使用。

5. 制剂规格

阿奇霉素片：0.125g、0.25g、0.5g。阿奇霉素干混悬剂：0.1g、0.125g。

❯ 四、硝基咪唑类

该类药物具有抗多种厌氧革兰阳性菌和革兰阴性菌、原虫的活性。牙槽外科常用于厌氧菌的预防与治疗。

以下介绍奥硝唑。

1. 药理作用

通过抑制DNA的合成，发挥抗厌氧菌作用，对脆弱拟杆菌敏感。但对需氧菌或兼性厌氧菌无效。

2. 临床应用

用于预防与治疗厌氧菌引起的感染。口服：成人，每次500mg，每天2次。儿童，每12小时10mg/kg。

3. 不良反应

常见胃肠道反应、嗜睡、头痛、口腔异味等。

4. 注意事项

1）造血功能低下、慢性酒精中毒的患者禁用。脑及脊髓病变、癫痫的患者禁用。

2）孕妇及哺乳期妇女、肝病患者慎用。

3）不建议3岁以下儿童用药。

5. 制剂规格

奥硝唑分散片：0.25g。奥硝唑片：0.1g、0.25g、0.5g、1g。奥硝唑胶囊：0.1g、0.125g、0.25g。

🔸 五、抗真菌类

抗真菌药是指抑制真菌生长、繁殖或杀死真菌的药物。牙槽外科常用以下两大类：①唑类抗真菌药，如氟康唑。②抗真菌抗生素，如制霉菌素。

（一）氟康唑

1. 药理作用

广谱抗真菌，对浅、深部真菌均有良好的抗菌活性，特别是对念珠菌、隐球菌。口服吸收好。

2. 临床应用

用于治疗口咽部念珠菌感染。口服，成人每天50～100mg，疗程7～14天。

3. 不良反应

1）轻度胃肠道反应。

2）皮疹等过敏反应。

3）头晕等神经系统反应。

4. 注意事项

定期检查肝肾功能。

5. 制剂规格

氟康唑胶囊：50mg、150mg。氟康唑片：500mg。

（二）制霉菌素

1. 药理作用

对念珠菌属抗菌活性较高，不易产生抗药性。

2. 临床应用

用于治疗口腔念珠菌感染。含服锭剂至缓慢完全溶解，每次20万～40万U，每天4～5次。

3. 不良反应

暂时性恶心、呕吐、食欲缺乏、腹泻等胃肠道反应。

4. 注意事项

不宜作为深部真菌感染治疗用药。

5. 制剂规格

制霉素片：10万U、25万U。

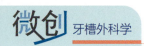
第六节 其他

牙槽外科常常还需要使用一些辅助类药物联合治疗，如抗炎消肿、营养神经以及消毒防腐的药物。

一、糖皮质激素类药物

以下介绍地塞米松。

1. 药理作用

地塞米松为长效糖皮质激素，抗炎、抗过敏作用强，对水钠潴留和促进排钾作用弱。

2. 临床应用

牙拔除术术后抗炎消肿。成人每次0.75mg，每天3次。

3. 不良反应

大量应用可诱发胃溃疡、糖尿病、骨质疏松、肌无力、精神症状等。

4. 注意事项

若长期大量使用，注意观察血糖、血压及有无精神症状。

5. 制剂规格

醋酸地塞米松片：0.75mg。

二、营养神经类

以下介绍甲钴胺。

1. 药理作用

内源性辅酶B_{12}，参与一碳单位循环。缺乏时，叶酸代谢受阻，出现叶酸缺乏症。

2. 临床应用

用于治疗周围神经病。口服，每次0.5mg，每天3次。

3. 不良反应

偶有过敏反应，如皮疹、药物热等。

4. 注意事项

1）从事汞及其化合物工作的人员，不宜长期大量使用本药。

2）如用药1个月后仍无效，无需继续使用。

5. 制剂规格

甲钴胺片：0.5mg。

▶ 三、含漱药

（一）氯己定含漱液

1. 药理作用

葡萄糖酸氯己定为广谱杀菌剂。

2. 临床应用

用于牙龈炎、急/慢性冠周炎、口腔黏膜炎等引起的牙周脓肿、牙龈出血、牙周肿痛、牙槽部炎症及溢脓、口臭、口腔黏膜溃疡等。含漱，每次10～20mL，每天2～3次。

3. 不良反应

1）长期含漱可导致口腔黏膜与牙齿着色，舌苔发黄，味觉改变。

2）偶见过敏反应或口腔黏膜浅表脱屑。

4. 注意事项

1）含漱时在口内停留2～5分钟。

2）仅供含漱，不得咽下。

5. 制剂规格

复方氯己定含漱液：100mL（葡萄糖酸氯己定120mg、甲硝唑20mg）、150mL（葡萄糖酸氯己定180mg、甲硝唑30mg）、200mL（葡萄糖酸氯己定240mg、甲硝唑40mg）。葡萄糖酸氯己定含漱液：200mL（16mg）、20mL（1.6mg）、10mL（0.8mg）。

（二）康复新液

1. 药理作用

具有增强免疫力、抗炎和抗溃疡等作用；通利血脉，养阴生肌。

2. 临床应用

1）内服：用于瘀血阻滞、胃痛出血等的辅助性治疗。每次10mL，每天3次。

2）外用：用于金疮、外伤、溃疡、瘘管、烧伤、烫伤、压疮的创面。

3. 不良反应

尚不明确。

4. 注意事项

1）本品不应与巴比妥类、苯妥英钠及氯霉素同服。

2）长期服用本品或与其他解热镇痛药同服有增加肾毒性的危险。

5. 制剂规格

康复新液：120mL。

（三）西吡氯铵含漱液

1. 药理作用

西吡氯铵是一种阳离子季铵化合物，可与细菌细胞壁上带负电荷的基团作用而杀灭细菌。

2. 临床应用

本品对牙菌斑的形成有一定抑制作用，用于口腔疾病的辅助性治疗，也可用于日常口腔护理及清洁口腔。每次15mL，强力漱口1分钟，至少每天2次。

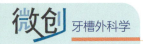

3. 不良反应

过敏反应，如皮疹。

4. 注意事项

如出现皮疹等过敏反应，应立即停药。

5. 制剂规格

西吡氯铵含漱液：240mL。

主要参考文献

[1] Bassett K B, Dimarco A C, Naughton D K. 口腔局部麻醉学[M]. 朱也森, 姜红, 译. 北京: 人民军医出版社, 2011.

[2] 刘曙晨, 骆传环. 镇静催眠药的研究进展[J]. 国外医学·药学分册, 2000, 27(4): 227-230.

[3] 肖忠革, 周曾同. 口腔药理学与药物治疗学[M]. 北京: 世界图书出版公司, 2009.

[4] 董海龙, 熊利泽. 走进未知的科学前沿: 全身麻醉机制研究进展与思考[J]. 中华麻醉学杂志, 2017, 37(3):257-259.

[5] 林勇, 凌雪峰. 合理使用抗生素[J]. 中国临床研究, 2010, 23(11):953-956.

[6] 陈新谦, 金有豫, 汤光. 新编药物学[M]. 18版. 北京: 人民卫生出版社, 2018.

（李丹丹，包崇云）

第四章

牙槽外科应用解剖与影像学评估

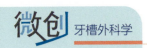

第一节　上颌骨解剖

一、上颌骨的应用解剖

上颌骨是颌面部极为重要的骨骼，它处于颌面部的中心位置，除了对周围软硬组织提供坚实的结构支撑外，还具备重要的功能和美学意义。上颌骨与周围的颧部骨组织、鼻部骨组织、犁骨、蝶骨等相连接，并参与了眼眶壁、眶底、口鼻腔的组成，它分隔了鼻腔和口腔，形成了上颌，保护眼球处于正常的生理位置，其内部形成了重要的一对窦腔－上颌窦，在面部结构中具有基础作用。

（一）上颌骨的生长发育

面部骨骼来源于中胚层，在胚胎第4周时，原始咽部的间叶细胞迅速增生，形成左右对称的背腹走向的6对柱状隆起，与6对主动脉弓动脉相对应，称为鳃弓。上颌骨和下颌骨均来自第一鳃弓，上颌骨由第一鳃弓的上颌突、侧鼻突和中鼻突共同发育而来，它们分别形成后牙区上颌骨、上颌骨额突和前颌骨。上颌骨也参与了腭骨的形成，与鼻囊及其他构成咽颅的软骨及骨的发育关系密切。

上颌骨包括前颌骨、腭骨、颧骨、颞骨。上颌骨是通过膜内骨化发育的，在胚胎发育第8周，鼻囊外侧的上颌带状细胞凝聚区开始骨化，骨化中心出现在神经分支的夹角处，即眶下神经发出上前牙神经处和前颌骨处，从骨化中心向各个方向生长，向上形成上颌骨额突，向后形成颧突，向内形成腭突，向下形成牙槽突，向前形成上颌的表面组织。

新生儿的上颌骨结构致密，短而宽，以后主要是骨的表面增生和骨缝的间质增生，向下、向前及向外生长，使上颌骨的长度、宽度和高度都有所增加。上颌骨的外侧骨板较内侧骨板薄，而上颌智齿所在的上颌结节骨质也较薄。

上颌窦在胚胎第4个月时开始发育，在出生时仍然是一个始基结构，直径5～10mm，12～14岁上颌窦发育基本完成，以后上颌窦向牙槽突方向生长，使上颌窦与牙根十分靠近，18岁时发育完成。

（二）上颌骨的解剖形态与构成

上颌骨的解剖形态不规则，且具有多面、多突与中空的特点，是面部骨骼中相对较大的一对骨性结构，是支撑面中1/3的主体骨结构，由一体、四突和四面组成。

1. 一体

上颌骨体部内为一空腔，即上颌窦，与额窦、鼻窦及筛窦等相通，有分散和缓冲的作用。为了适应对力的负荷，上颌骨在承受力较大的部位，骨小梁顺应力传导方向排列，使骨质增厚而成三对骨柱：①鼻额支柱（尖牙支柱），起于上颌尖牙处，上升经眶内缘而达额骨，主要支持尖牙区的力。②颧突支柱，起于第一磨牙处，上升经眶外缘而达额骨，其分支由眶外缘向后行，通过颧弓而达颅底，主要支持第一磨牙区的力。③翼突支柱，由蝶骨翼突构成，与上颌结节共同支持磨牙区的力。上颌骨还和其相邻骨骼构成与拱门结构相似的眶上弓、眶下弓、鼻上弓、鼻下弓、颌弓、颧弓等。此等拱形结构，左右对称，有利于力的分散和抵消，因此上颌骨虽由很薄的骨板构成，但是坚固而能承力，又不致损伤颅脑。

2. 四突

1）额突（图4-1）：位于上颌体内上方，其上、前、后缘分别与额骨、鼻骨和泪骨连接。额突外侧面组成眶内缘及鼻背的一部分，其内侧面形成鼻腔侧壁的外上份。

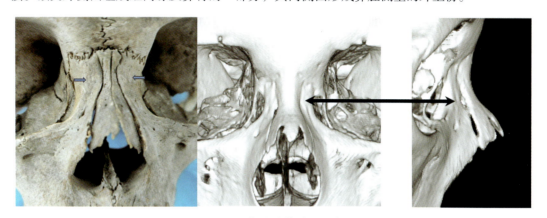

图4-1　额突（箭头所示）

2）颧突（图4-2）：呈三角形，自上颌体的前后面之间伸向外上方与颧骨相接。

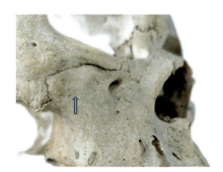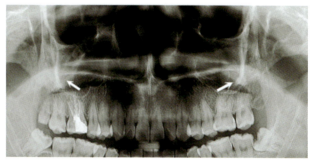

图4-2　颧突（箭头所示）

3）腭突（图4-3）：腭突为水平骨板，前部较厚，后部较薄，在上颌体与牙槽突的移行处伸向内侧，与对侧腭突在正中线相接，形成腭中缝，组成口腔顶及鼻腔底。腭突下面略凹而粗糙，形成硬腭前3/4，此面有许多小孔，以通过血管，而且有许多容纳腭腺的凹陷。腭突下面、上颌中切牙的腭侧，腭正中缝与两侧尖牙的连线交点上有切牙孔，又称门齿孔或腭前孔，向后上方通入切牙管，有鼻腭神经及血管通过。切牙管长约1.5cm，与上颌中切牙的牙体长轴平行。行鼻腭神经阻滞麻醉时，麻醉药即注入切牙孔或切牙管内。腭突下面的后外方、近牙槽突处，有纵行的沟或管，以通腭大血管及腭前神经。腭突后缘呈锯齿状，与腭骨水平部相接，构成腭横缝。

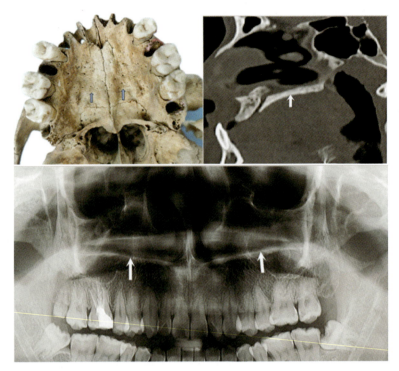

图4-3 腭突（箭头所示）

4）牙槽突：自上颌体向下方伸出，为上颌骨包围牙根周围的突起部分，厚而质松，其前部较窄，后部较宽。两侧牙槽突在正中线结合形成牙槽骨弓。牙槽骨容纳牙根的部分称为牙槽窝。牙槽窝的形态、大小、数目和深浅与所容纳的牙根相适应，其中以尖牙的牙槽窝最深，磨牙的牙槽窝最宽。牙槽窝的游离缘称为牙槽嵴。两牙之间的牙槽骨称为牙槽间隔，多根牙的诸牙根之间的牙槽骨称为牙根间隔。牙槽骨内、外骨板均由骨密质构成，中间为骨松质。牙槽骨外板为骨皮质，构成牙槽骨唇、颊及腭侧的外层骨壁，骨质较薄，且有多数小孔通向其内的骨松质。因此，上颌牙及牙槽骨手术可采用局部浸润麻醉。

上颌骨牙槽突的唇、颊、腭侧骨板的厚薄不一。一般上颌牙的唇、颊侧骨板均较腭侧骨板薄，上颌第一磨牙颊侧骨板因颧牙槽嵴而增厚，上颌第三磨牙牙根远中面的骨质较薄。

上颌骨牙槽突与腭骨水平部共同围成腭大孔，此孔一般位于上颌第三磨牙腭侧牙槽嵴顶至腭中线弓形面的中点上，但在覆有黏骨膜的硬腭上，其表面标志则为上颌第三磨牙腭侧龈缘至腭中线连线的中外1/3交点上，距硬腭后缘前约0.5cm处。

3. 四面

1）前面：又称脸面，其上界为眶下缘，内界为鼻切迹，下方移行于牙槽突，后界借颧突及其伸向上颌第一磨牙的颧牙槽嵴与后面分界。在眶下缘中点下方0.5～0.8cm处有椭圆形的眶下孔，长约4mm、宽约3mm，为眶下神经、血管的通道。

2）后面：又称颞下面，相当于最后一个磨牙的后上方，骨质呈结节状，称为上颌结节。后面中部有数个小孔，称为牙槽孔，有上牙槽神经和血管进入。此面与前面之间有颧突及颧牙槽嵴，在面部及口腔前庭均可触及，为行上牙槽后神经阻滞麻醉的重要标志。上颌骨体后壁与蝶骨翼突前面、腭骨垂直部分共同构成翼腭管，开口于腭大孔。此孔距硬腭后缘约0.5cm。行翼腭管麻醉，即由腭大孔处进针注药，也可通过翼腭管行上颌神经阻滞麻醉。

3）上面：又称眶面，光滑，呈三角形，构成眶底的大部，其后份中部有眶下沟，向前、内、下通眶下管，该管以眶下孔开口于上颌体的前面。眶下管的前部有一牙槽管，向下经上颌窦前壁，以通过上牙槽前血管、神经。管的后部亦有一牙槽管，上颌窦的外侧壁有上牙槽中神经通过。因此，行眶下管麻醉时，可以同时麻醉上牙槽前、中神经及眶下神经。眶下管长约1.4cm，注射麻醉药时针尖刺入不可太深，以免伤及眶内结构。

4）内面：又称鼻面，参与鼻腔外侧壁的构成。

（三）上颌结节

上颌结节是上颌骨向下向后的延伸部分，是一个粗糙的圆形隆起，其前界为最后一颗磨牙的远中和上颌窦，后界为翼腭裂和腭骨锥突。上颌结节上方有牙槽孔，有上牙槽后神经、血管通过。行上牙槽后神经麻醉时，应注射于牙槽孔周围。上颌结节的形态可能存在较为明显的个体差异，有些患者的上颌结节特别粗大，可能影响义齿的就位，可以在局部麻醉手术下修整上颌结节形态，以利于义齿制作。

上颌结节也是上颌骨的主要生长部位，它的生长由牙的萌出、骨缝生长、骨膜生长和上颌窦气化共同作用，在生长发育的过程中，上颌结节的前界逐步由上颌第一磨牙延伸至上颌第三磨牙。上颌结节的发育与上颌第二、第三磨牙的冠根发育存在明显联系，有学者研究了6～20岁人群的上颌结节的发育，发现上颌结节的生长高峰始于上颌第二磨牙牙根发育前（8～9岁），结束于上颌第二磨牙萌出前（10～11岁）。

（四）眶下孔与眶下管

眶下孔位于上颌骨四面之一的前面（脸面），在眶下缘中点0.5～0.8cm处，其内走行眶下神经、动脉和静脉，是一个约0.5cm×0.4cm的椭圆形的骨性孔洞，绝大多数眶下孔向前下内开口，向后上外方有一长约1.5cm的骨性管道称为眶下管。临床上，进行上颌切牙至前磨牙区的手术，以及上唇相关手术时，常需要进行眶下神经阻滞麻醉。行眶下神经阻滞麻醉时，应注意针尖方向，对准眶下孔向后、上、外刺入再注药，进针深度控制在1cm以内，以避免刺入眶内，造成眼球损伤。眶下孔与眶下管见图4-4。

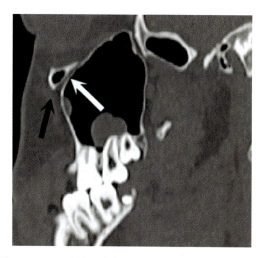

图4-4 眶下孔（黑色箭头）与眶下管（白色箭头）

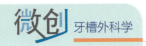

（五）腭大孔的解剖

上颌骨体后壁与蝶骨翼突前面、腭骨垂直部分共同构成翼腭管，开口于腭大孔，腭大神经血管束从腭大孔穿出并向前走行，支配上颌尖牙到磨牙区腭侧软硬组织的神经感觉，并提供营养血供。

了解腭大孔（图4-5）的解剖位置有助于临床医生推测腭大神经血管束的相对位置，对临床局部麻醉的有效实施、腭部组织缺损的重建、牙周软组织的取瓣等十分重要。根据目前的解剖学和影像学统计分析，形态上腭大孔呈卵圆形，约4mm×3mm，前后径大于左右径；其位置存在种族差异，在我国成年人群中，腭大孔大多位于第三磨牙的腭侧，距硬腭后缘约5mm，位于腭侧龈缘至腭中缝连线的中外1/3交界处，女性或腭穹窿高耸者腭大孔分布较男性或腭穹窿低平者更靠近牙槽嵴顶方向。行翼腭管麻醉，由腭大孔处进针注药，也可通过翼腭管行上颌神经阻滞麻醉，但进针深度不可过深，以免损伤其他结构。

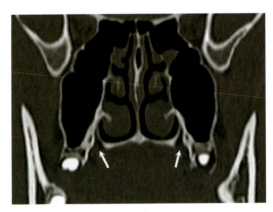

图4-5　腭大孔

（六）鼻腭管的解剖

鼻腭管（图4-6）又称为切牙管，位于上颌骨前部、腭中线上，是上颌中切牙牙根后方的一个相对狭长的骨性管道，连接口腔顶与鼻底。口腔侧开口于切牙孔，其上方有切牙乳头覆盖，鼻腔侧称为鼻腭孔，通常被鼻中隔分为两个孔，内有鼻腭血管和鼻腭神经穿行，还有纤维组织、脂肪和小涎腺。

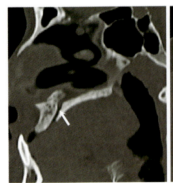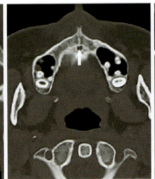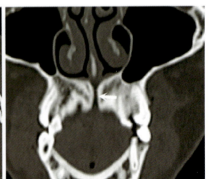

图4-6　鼻腭管

鼻腭神经支配上颌骨双侧尖牙之间的腭侧软硬组织感觉，了解切牙孔及鼻腭管的位置形态对鼻腭神经阻滞麻醉的成功实施以及上颌前部腭侧翻瓣时保护鼻腭神经血管束十分重要。通常情况下，切牙孔的平均直径约4.6mm，大多不超过6mm，超过6mm时应警惕病理改变（如鼻腭管囊肿）。切牙管长度平均约14.1mm，多与上颌切牙长轴平行，由后上至前下走行。

二、上颌窦的应用解剖

（一）上颌窦的解剖特征

上颌窦是一个类金字塔形的空腔，底部朝向鼻腔，顶较钝，指向颧骨。成人的上颌窦容积约15mL，其功能是加热鼻腔吸入的空气、减轻颌骨重量及发音共鸣。窦壁为骨质，大部分为薄的密质骨板，内稍有松质骨，最薄的地方也可只有密质骨，其内被覆黏膜。窦腔存在几个隐窝，牙槽隐窝指向下方，颧隐窝朝向外侧，鼻腔底和口腔顶部还有一个可变隐窝，称为腭隐窝，是牙槽隐窝的延伸，眶下隐窝朝向上颌骨眶表面上方。这些隐窝大小个体差异较大。

上颌窦有六壁。上壁为眶底，将眶内容物与上颌窦隔开，其内包含眶下动脉和神经，它们从眶下沟的后缘穿入，在眶下管中走行，最终通过眶下孔在上颌窦的前壁穿出；下壁为上颌骨的牙槽突，且通常较鼻腔底低1.5cm，下壁由前向后盖过上颌第二前磨牙到第三磨牙的根尖，与这些牙的根尖之间以较薄的骨板相隔，有时甚至骨板缺如而只由黏膜分隔；前壁轻度向内凹陷，即尖牙窝；后壁较窄并且在翼腭窝处与上颌动、静脉的多个分支以及三叉神经的上颌支密切相关；内侧壁也是鼻腔的外侧壁下部，在其上部平齐或稍低于眶底平面为上颌窦口；外侧壁向后朝向颞下窝，很薄，与牙槽突颊侧面相邻。

（二）上颌窦底与牙根的位置关系

上颌窦底壁通常情况下与上颌后牙根尖有一定距离，但有时仅由一层薄的骨板甚至窦底黏膜分隔，还有可能存在牙根突入上颌窦的情况。根据影像学研究分析，上颌窦底在上颌第一、第二磨牙区域位置最低，从根尖与上颌窦底壁的垂直距离来看，上颌后牙中，上颌第二磨牙近颊根与上颌窦底的关系最密切，其次为第二磨牙的远颊根、腭根以及第一磨牙的腭根。

上颌窦底的位置与上颌窦气化密切相关。

（三）上颌窦气化

在出生时，上颌窦是一个被液体或气体充盈的前后向生长的狭长裂隙，容积为6～8mL。上颌窦气化是一个动态的过程，随着个体的发育，窦腔在成骨、破骨程序的相互作用下主要向外侧和下方扩展，且存在0～3岁和7～12岁两个生长高峰。随着恒牙的萌出，上颌窦不断扩大，到成人时，容积达到约15mL，在青春期以后，上颌窦体积的扩大速度逐渐减慢，但仍然会持续一生。

有观点认为，上颌窦气化是一种"机会性气化"，是窦腔的内在扩张和颌骨的发育这两种动态发展力量相互作用的结果。上颌窦气化是一个多因素共同作用的结果，其气化程度可能与激素、年龄、咀嚼刺激、上颌窦病理状态、鼻腔结构异常以及上颌窦开口大小相关。

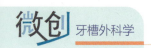

上颌窦气化可分为正常气化、气化不良和过度气化。对于口腔医生来说，影响最大的是过度气化。上颌窦的过度气化导致上颌后牙与上颌窦之间骨分隔消失，甚至牙根突入上颌窦内。在口腔内科领域，导致牙源性感染，更容易引起上颌窦感染；在口腔外科领域，导致上颌窦穿孔以及牙体组织移位至上颌窦内风险增加；在种植领域，导致上颌后牙区种植可用骨量降低，增加手术难度；在正畸领域，由于上颌窦底壁突入上颌牙根之间，导致牙移动时在这些位置出现"皮质骨支抗"甚至造成硬组织损伤，在牙移动过程中可能出现更高程度的倾斜。

第二节　下颌骨解剖

一、下颌骨的应用解剖

下颌骨位于面下部，是颌面部位置最低也最大的骨头，也是整个颌面部骨骼中唯一能活动的骨，具有重要的功能和美学意义。它能够容纳下颌牙，帮助咀嚼，支撑软组织，形成下颌线，通过两侧的髁突与颞骨的关节窝构成颞下颌关节，进而行使功能。

（一）下颌骨的生长发育

下颌骨发育自第一鳃弓，在胚胎发育的第6周，下颌骨是继锁骨之后第二块骨化的骨头。第一鳃弓又称下颌弓，形成了Meckel软骨，是一对条形软骨棒，表面覆盖纤维被膜，左右两侧的软骨在中线处由间充质相隔，它们构成了下颌骨发育的模板。

下颌骨的发育与神经的发育同时进行，互相影响。下颌神经在软骨的中后1/3交界处上方分为舌神经和下牙槽神经。舌神经沿下颌软骨的舌侧走行，下牙槽神经在软骨的颊侧上缘走行，之后分为切牙神经和颏神经。在第6周时，Meckel软骨的侧方位于切牙神经和颏神经的夹角处，出现了结缔组织细胞致密区。在第7周时，此结缔组织细胞致密区中分化出骨细胞，出现膜内骨化，形成了两侧下颌骨的骨化中心。自此骨化中心分别向前向后扩展。向前发育至中线处的间充质处，两侧下颌骨到出生时仍然由纤维软骨连接，在1岁前才完成融合与骨化，称为正中联合。向后扩展至舌神经和下牙槽神经分叉处。当骨化迅速向后扩展到达下牙槽神经进入下颌骨处时，将离开下颌软骨，最终形成下颌升支，离开的点位在之后将形成下颌小舌。在向后扩展的过程中，软骨的侧面形成槽状，最终成为下颌管与下颌骨的内、外侧骨板。由于下颌骨体的发育与骨化围绕神经进行，因此当神经走行出现变异时，下颌体尤其是下颌管的发育也将受影响而出现变异。

下颌骨的形态在一生之中都不断变化。在出生时，下颌骨夹角约160°，随着乳牙的萌出、乳牙殆的建立，下颌骨逐渐拉长并加宽，而下颌骨的尺寸变化最终导致下颌骨的夹角减小，到成年时，减小至约120°。

（二）下颌骨的解剖形态

下颌骨由垂直部的下颌升支和水平部的下颌体两部分构成，下颌升支后缘与下颌体下缘相连处形成的夹角称为下颌角。

1. 下颌体

下颌体是下颌骨的前部，整体呈弓形，由内侧面、外侧面，牙槽突与下颌下缘构成。

在下颌体外侧面的中线处可见正中联合，在成人下颌骨上表现为一条细微的脊状凸起，在下颌体下缘处，左右各有一个隆起，称为颏结节。从颏结节经颏孔之下向后延伸至升支前缘有一骨嵴，称为外斜线，是降下唇肌与降口角肌的附着点，外斜线下方有颈阔肌附着。在外斜线前段上方，下颌第一、第二前磨牙根尖之间偏下方，可见一骨性孔洞，称为颏孔，其内有颏神经由前下向后上穿行出下颌骨。在乳牙列期，颏孔位于第一恒磨牙下方，相较于成人也更靠近下颌体下缘。此后随着颌骨的发育逐渐向后、向上移动，在成年以后，颏孔相对于下颌骨下缘的位置不再变化，但老年人或牙列缺失者，由于牙槽突萎缩，颏孔的位置相对于牙槽嵴顶上移。

内侧面近中线处有上下两对突起，称为上颏棘和下颏棘。上颏棘是颏舌肌的起点，下颏棘是颏舌骨肌的起点。自中线开始，可见一条向后、向上延伸的骨性突起，与外斜线相对应，称为下颌舌骨线，又称为内斜线，是下颌舌骨肌的起点。内斜线的后端有翼下颌韧带附着。下颌舌骨肌将口底和颌下区分开。在内斜线上方，颏棘的两侧为舌下腺窝。在内斜线下方，中线两侧近下颌体下缘处可见二腹肌窝，为卵圆形凹陷。二腹肌窝后上方为颌下腺窝。

牙槽突是下颌骨的上缘，容纳16颗下颌牙的牙根。下颌牙槽突与上颌牙槽突类似，但下颌牙槽窝更小，其内、外侧骨板均为致密的皮质骨，除下颌前牙区外，很少有小孔通向骨松质，因此下颌后牙区浸润麻醉效果较差。

下颌牙槽突的颊舌侧骨板在前后牙上区别明显，通常前牙区颊侧骨板较舌侧薄，前磨牙区颊、舌侧骨板厚度相近，而磨牙区颊侧骨板较舌侧厚，由于外斜线加强，下颌第一、第二磨牙区颊侧骨板更厚，可在拔牙时作为稳固的支点。

下颌下缘形成下颌线，近年来在美学上受到极大关注，它是下颌骨骨质最致密处，常形成一个小凹槽，为面动脉的压迹。

2. 下颌升支

下颌升支构成了两侧下颌骨的最外侧，由两面、四缘、两突构成。

1）两面。

（1）外侧面：下颌体的外斜线向后延伸至升支的外侧面下部，其上方有咬肌附着，此处较为粗糙，称为咬肌粗隆。

（2）内侧面：内侧面中央偏后上方有下颌孔，呈漏斗状，在下颌孔的前上侧有一个尖锐的突起，称为下颌小舌，是蝶下颌韧带附着处。下颌孔的后上方有下颌神经沟，位于下颌磨牙平面上方约1cm，下牙槽神经和下牙槽动脉通过此沟进入下颌管。下颌孔下方是下颌舌骨沟，其内有下颌舌骨神经、血管经过。

2）四缘：升支的上缘为乙状切迹，位于髁突和喙突之间，较薄，有咬肌血管、神经通过。升支下缘与下颌下缘相连。升支后缘自髁突向下延伸至下颌角。前缘上薄下厚，上部与喙突连续，下部与外斜线相接。

3）两突。

（1）髁突：又称髁状突或关节突，分为颈部和髁突两部分。颈部为升支向上形成的一个突起，是升支上较为薄弱的部位，它的顶端形成髁突，与关节盘、关节窝一同构成颞下颌关节。髁突是下颌骨的主要生长中心之一，在发育期髁突的病理改变可能导致下颌骨的发育畸形。

（2）喙突：又称为冠突、肌突，位于升支的前缘最上方，是一个三角形骨性突起，是颞肌和咬肌的附着处。

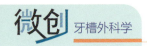

▶ 二、下颌后牙与下颌管的关系

下颌管是下颌骨内重要的解剖结构，下牙槽神经血管束在其内穿行。下牙槽神经血管束具有十分重要的临床意义，因此牙槽外科手术常常需要将下颌管的位置纳入术前评估中。

（一）下颌管的发育

在胚胎发育的第6周，下颌骨开始发育，并受到神经走行的影响。在第7周骨化的过程中，软骨的侧面形成槽状，最终成为下颌管。由于下颌骨体的发育与骨化围绕神经进行，因此当神经走行出现变异时，下颌体尤其是下颌管的发育也将受影响而出现变异。

有学者认为，下牙槽神经由三个较小的分支构成，分别是磨牙后支（支配第三磨牙及磨牙后垫区的感觉）、磨牙支（支配磨牙及前磨牙的感觉）、前牙支（支配尖牙至切牙的感觉）。三支神经在胚胎发育时在下颌骨内形成三条相对独立的骨性管道，伴随胚胎时期快速的骨沉积与骨吸收，这三条管道在发育过程中最后融合在一起，形成下颌管。

（二）下颌管的形态与走行

下颌管（图4-7）起于下颌孔，终于颏管骨内开口处，在此处向前延续形成无管壁的切牙神经管，向后上方有一较短的骨性管道称为颏管。下牙槽神经也在此处形成切牙神经和颏神经。下颌管在下颌体的横断面上呈椭圆形，上部略小，在升支部断面呈扁横椭圆形。下颌管壁的后段通常由致密的皮质骨构成，随着下颌管向前走行，逐渐变薄，在下颌磨牙区管壁不连续，并最终走行于松质骨中。

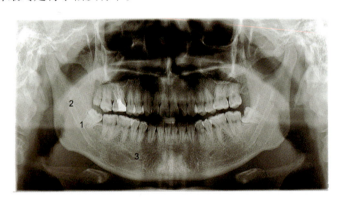

图4-7　全景片显示的下颌管（1）、下颌孔（2）与颏孔（3）

1. 下颌管的颊舌向位置

下颌管自下颌孔开始，至颏孔结束。下颌孔开口于下颌升支舌侧，颏孔位于下颌体的颊侧，因此下颌管在颌骨内呈自上而下、自舌侧向颊侧走行。在进入下颌骨后，下颌管先紧贴着下颌骨的舌侧骨壁向前下走行，然后逐渐离开贴附的舌侧骨壁向颊侧移动，在抵达颏孔下方时即形成切牙管和颏管。在下颌体部，下颌管到颊侧骨壁的距离为6～7mm，到舌侧骨壁的距离为3～4mm。

2. 下颌管与牙槽嵴顶的距离

下颌管与牙槽嵴顶的距离在临床上常常与种植手术方案设计相关。种植体植入过深容易导致术中的意外出血以及下牙槽神经损伤。通常情况下，下颌管距离下颌下缘比距离牙槽嵴顶更近，下颌管与牙槽嵴顶的平均距离在颏孔区最小，约13mm，在第一磨牙区最大，约18mm，再向后又逐渐变小，到第二磨牙远中处，此距离减小至约14.5mm，且下颌管至牙槽嵴顶的距离具有显著的性别差异，男性较女性大。

3. 下颌管与下颌后牙牙根的位置关系

下颌管在下颌骨内自后上至前下由舌向颊走行，大多位于下颌后牙的根尖下方，在第三磨牙区常与第三磨牙牙根接触，且有时走行于第三磨牙的牙根之间。随着下颌管向前下走行，其与下颌后牙根尖的距离也逐渐增大，在第二磨牙处平均距离约1.8mm，到第一前磨牙区增大至约2.8mm。

4. 颏孔及颏神经管

颏孔开口于下颌体颊侧，大多呈约2.5mm×2.0mm的椭圆形，纵径大于横径。开口朝向后上，向前下走行与下颌管经一骨性管道（颏管）相连。在乳牙列时期，位于第一乳磨牙下方，随着恒牙的萌出与下颌骨的发育，逐渐向后移动，且相较于乳牙列时期更远离下颌下缘，最终位于下颌第一、第二前磨牙根间下方。下牙槽神经经颏孔离开下颌骨，支配下唇皮肤、下前牙区唇侧黏膜、牙龈和颏部皮肤的感觉。

5. 下颌管的常见解剖变异

1）分支下颌管：下颌管的一种常见变异，其出现与发育相关。下颌骨的发育围绕下牙槽神经进行，有研究发现下牙槽神经由三条细小的分支构成，分别支配前牙区、磨牙区、第三磨牙及磨牙后垫区。在下颌骨发育过程中，围绕这三条分支分别有三条独立的骨性管道，伴随胚胎时期快速的骨沉积与骨吸收，这三条管道在发育过程中最后融合在一起，形成下颌管。胚胎发育时期这三支神经分支的融合不充分，则可能导致分支下颌管出现。下牙槽神经在向前走行的过程中，不断向每个牙发出分支，通常情况下，这些细小分支在影像上并不会有阳性表现，但有时也可出现由密质骨包绕的细小骨性管道。

在锥形束CT（CBCT）广泛应用以后，文献报道分支下颌管的发生率为9.8%～65.0%。根据分支走向，分支下颌管一般分为磨牙后管（图4-8）、牙管、前行管和颊舌侧管，其中磨牙后管发生率最高，约占分支下颌管的一半。磨牙后管自下颌管向磨牙后垫区牙槽嵴顶开口，其内包含神经血管束，因此拔除下颌第三磨牙时，推荐远中切口偏颊侧，沿牙槽嵴顶向后做切口常易损伤此分支神经血管束，造成术中出血以及术后局部感觉丧失。

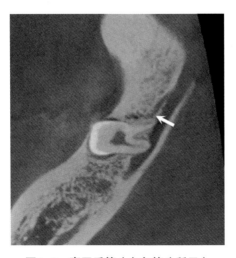

图4-8　磨牙后管（白色箭头所示）

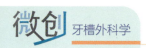

2）副颏孔：副颏孔的发生率为2%～26%。副颏孔大多位于颏孔的后下方，直径通常小于1.5mm，男性相对女性更易发生，但左右侧无明显差别，一般发生于单侧，极少双侧同时存在副颏孔，部分副颏孔还有与之伴随的副颏管。

第三节　血管与神经支配

➤ 一、血管

（一）上颌骨的血供

上颌骨的血供来源于上颌动脉，从上颌动脉发出多个分支。上颌动脉是颈外动脉的终末分支，起于下颌支上部，前行于下颌支内侧，进入翼腭窝，终止于翼腭动脉。从近心端到远心端，它分别有三大段：下颌段、翼段和翼腭段。下颌段发出5个分支，翼段发出5个分支，翼腭段发出6个分支。

对于上颌骨来说，其主要的血供来源于上颌动脉的翼腭段，此段主体呈"S"形弯曲，它自翼腭窝发出上牙槽后动脉（供应上颌磨牙和前磨牙）、眶下动脉（出眶下孔发出上牙槽前动脉供应上前牙）、腭降动脉（在翼腭窝走行一小段后进入翼腭管，在翼腭管内向下、向前并且略向中线走行约10mm，向前方在第三磨牙相对的位置或第三磨牙远中，或第二磨牙与第三磨牙之间出腭大孔，在翼腭管内，腭降动脉发出分支腭小动脉支配软腭和扁桃体的血供）、蝶腭动脉（经蝶腭孔即翼腭孔入鼻腔，分数支分布至鼻甲、鼻道、鼻旁窦及鼻中隔）和翼管动脉（供应咽上段和鼓室）、腭鞘动脉（又称咽动脉，在翼腭窝底部经腭鞘管到达鼻咽部黏膜，供应翼腭窝和鼻咽腔）。

上颌骨的血供极其丰富，除了接受上颌动脉分支的血供以外，还接受颊、唇、腭侧黏骨膜等软组织的血液供应，这也使得上颌骨的抗感染能力强，骨折愈合较下颌骨更快，但也导致上颌骨在受到外伤以后更易出血。

（二）下颌骨的血供

下颌骨的血供也源自上颌动脉，主要来自下牙槽动脉。当颈外动脉上升到面部时，形成包含上颌动脉在内的6条动脉。下牙槽动脉是从上颌动脉第一段发出的一支小动脉，其走行路径与下牙槽神经相似。

下牙槽动脉经下颌孔进入下颌骨内，沿下颌管向前下走行，下颌骨的神经、牙龈和牙齿的大部分血供均来自下牙槽动脉，它在颏孔处分为颏动脉（经颏孔出下颌骨）和切牙动脉（向前进入切牙管）。

除了骨内血供外，下颌骨还接受来自黏骨膜的血供，主要有骨表面的黏骨膜动脉和肌动脉骨穿支。

➤ 二、神经支配

上颌及下颌的神经支配分别来自三叉神经的上颌神经和下颌神经。

（一）上颌相关神经支配

上颌神经是三叉神经的第二支，为感觉神经。上颌神经经圆孔到达翼腭窝上部后，经眶下裂入眶更名为眶下神经，再经眶下管出眶下孔，到达面部；在走行过程中，发出数个分支，分别支配各区域的感觉。与下颌骨神经不同，上颌区域内的神经常常互相吻合形成神经丛，交叉支配十分常见。

1. 上牙槽前神经

上牙槽前神经是眶下神经的终末分支，自眶下管的中点离开眶下神经，经上颌窦前外侧壁的牙槽管下行，支配上颌前牙区的唇侧牙龈、牙周膜、牙槽骨及上颌窦黏膜。上牙槽前神经还发出一支鼻支，分布于下鼻道外侧壁及鼻底黏膜，与鼻腭神经相吻合。

2. 上牙槽中神经

上牙槽中神经也是眶下神经的终末分支，经上颌窦前外侧壁的牙槽管下行，支配上颌前磨牙至第一磨牙近中颊根区域内的颊侧牙龈、牙周膜、牙槽骨及上颌窦黏膜。

3. 上牙槽后神经

与上牙槽前神经、上牙槽中神经不同，上牙槽后神经是上颌神经在翼腭窝段发出的分支，经翼突上颌裂进入颞下窝。它分为两个小分支：一支沿上颌后牙区颊侧骨面走行，支配磨牙区的颊侧牙龈和黏膜；另一支与上牙槽后动脉伴行进入牙槽孔，支配上颌第一磨牙远中颊根之后的牙周膜、牙槽骨与上颌窦黏膜。

4. 鼻腭神经

翼腭神经是上颌神经从翼腭窝段发出的分支，它发出鼻支和腭神经。鼻腭神经是鼻支的终末分支，沿鼻中隔黏膜深面向前下走行，经切牙管出切牙孔，支配上颌尖牙至尖牙之间的腭侧黏骨膜及牙龈，并与上牙槽前神经形成吻合支。

5. 腭前神经

腭前神经又称为腭大神经，是翼腭神经发出的腭神经的三个分支中的前支，经腭大孔向前分布于上颌第一前磨牙向后区域内的腭侧黏膜及牙龈，并在上颌尖牙区与鼻腭神经相吻合。

6. 腭中及腭后神经

腭中及腭后神经是腭神经的中支及后支，它们经腭小孔出上颌骨，分布于软腭及腭扁桃体。当腭大神经阻滞麻醉时，若进针过于靠后，则可能麻醉腭中及腭后神经，导致恶心、干呕。

（二）下颌相关神经支配

下颌神经是三叉神经的第三支，是三叉神经最大的分支，属于混合神经，但以感觉为主，是三叉神经中唯一含有运动根的分支。与下颌相关的神经主要包括下牙槽神经、舌神经、颊神经。

1. 下牙槽神经

下牙槽神经来自下颌神经后干，携带运动神经纤维和感觉神经纤维，是下颌神经分支中最大的一支。在进入下颌孔之前，下牙槽神经发出一支舌骨肌神经，支配下颌舌骨肌和二腹肌前腹，负责抬高舌骨和颌骨的运动（语言、吞咽、咀嚼及呼吸）。下颌舌骨肌神经内有时混有感觉神经纤维，最终在下颌骨正中舌侧进入颌骨内，分布于下颌切牙及牙龈与同侧或对侧的下颌切牙神经。

下牙槽神经经下颌孔进入下颌管，沿途向下颌后牙发出分支，支配其牙髓、牙周膜和牙槽骨，在下颌前磨牙区分为颏神经和切牙神经。颏神经经颏管出颏孔，支配双侧下颌第一前磨牙之间的颊侧牙龈、黏膜、下唇及颏部皮肤，双侧颏神经在中线区与对侧颏神经相

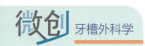

吻合，形成交叉支配区。切牙神经支配同侧切牙及尖牙的牙髓、牙周膜和牙槽骨，且常在中线区与对侧切牙神经相吻合，形成交叉支配区。

2. 舌神经

舌神经也起源于下颌神经后干，从翼外肌深面行至其下缘，在翼外肌之下收纳面神经的鼓索，后走行于翼内肌和下颌支之间，在下牙槽神经的前方，向下呈弓状沿舌骨舌肌的外面至舌尖，沿途发出分支至同侧舌下区黏膜、舌下腺、下颌舌侧牙龈及舌前2/3黏膜。

舌神经属于感觉神经，除支配舌前2/3的感觉与味觉外，还将面神经的副交感神经纤维导入舌神经的下颌神经节，其节后纤维支配颌下腺及舌下腺的分泌。

3. 颊神经

颊神经又称为颊长神经，是下颌神经前干的终末分支。它从喙突内侧沿下颌升支前缘向下走行，支配下颌第二前磨牙后方区域内的颊侧牙龈及黏膜感觉。颊神经变异较大，可被上牙槽后神经的分支或下牙槽神经进入下颌孔前发出的分支替代。其分布区域也可在下颌尖牙至第二磨牙之间变化。

第四节　牙拔除术的影像学评估

❯ 一、术前的影像学评估

牙拔除术术前进行影像学评估是保证拔牙安全必不可少的检查之一。影像学评估能够明确牙体完整度、牙齿疾病的严重程度、患牙与邻牙的关系、患牙周围颌骨及软组织情况，有利于制订出合理的牙拔除术计划。

一般选择X线片进行术前影像学评估，常用的影像学检查方法有根尖片、全景片和CBCT，选择合适的影像学检查方法是进行影像学评估的前提。根尖片是二维影像，显示范围较小，适用于难度较小的牙拔除术，如乳牙或严重牙周病患牙的拔除等；全景片（图4-9）也是二维影像，但显示范围更大，能够清晰显示上下牙列、整个下颌骨及上颌牙槽骨，适用于大部分牙拔除术术前检查；CBCT是三维影像，能够显示牙与周围邻近组织的空间关系，特别是对周围正常解剖结构如神经管、上颌窦等的显示更为清晰准确，适用于复杂阻生牙拔除术术前检查（图4-10）。如果患牙周围存在软组织异常，则选择CT检查，因为CT检查对软组织显示更加清晰（图4-11）。

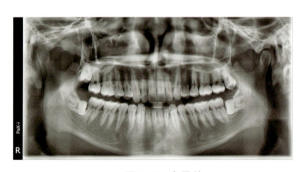

图4-9　全景片

注：能够清晰显示上下牙列、整个下颌骨及上颌牙槽骨。

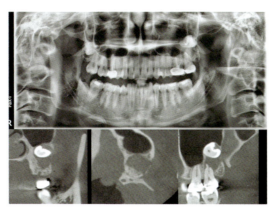

图4-10　28牙阻生CBCT

注：全景片显示，28牙移位阻生，27牙、28牙之间密度较低，同一患者CBCT可以清晰地显示28牙体周围囊腔包绕，28牙被推挤移位，上颌窦底亦受累被推挤上移。

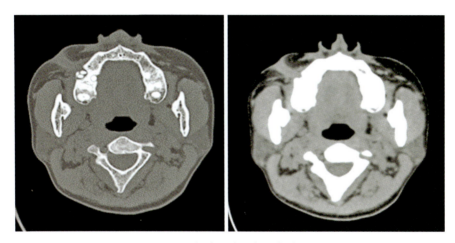

图4-11　根尖周炎引起面颊瘘CT

注：CT软组织窗不但能显示面颊瘘管来源于16牙根尖，还能显示瘘管走行。

（一）乳牙、恒牙牙拔除术术前影像学评估

当乳牙存在严重根尖病变或阻碍恒牙萌出时，应考虑拔除乳牙，但两者的影像学评估的侧重点不同。当乳牙存在严重根尖病变时，牙体一般存在较大缺损，影像学评估的重点在于残余牙体体积、根尖病变的范围以及根尖病变与恒牙胚之间的关系。当乳牙滞留阻碍恒牙正常萌出时，影像学评估的重点则在于乳牙与恒牙胚的位置关系、乳牙牙根的吸收程度，其中乳牙牙根的吸收程度是判断是否需要拔除乳牙的关键。乳牙牙根生理性吸收一般表面较光滑，前牙区牙根变短，断面呈锯齿状；后牙牙根变细变尖，再逐步变短，直至脱落。当乳牙牙根吸收变短近牙颈部时（图4-12），预示乳牙即将自然脱落，可选择保守观察；若乳牙牙根表现为吸收变细而未明显变短（图4-13），则说明乳牙暂时不会脱落，必要时可选择拔牙。

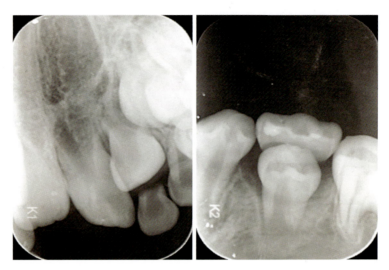

图4-12　乳牙牙根吸收变短

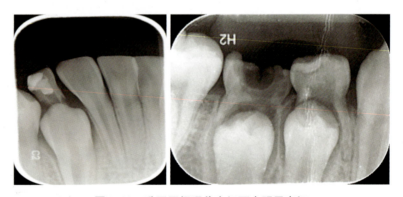

图4-13　乳牙牙根吸收变细而未明显变短

（二）阻生牙的术前影像学评估

不同牙位均可发生阻生，但阻生的原因不同。在牙列中萌出时间较晚的牙齿更容易发生阻生，这是由颌骨退化导致骨量和牙量不匹配所致。萌出时间较早牙齿发生阻生的原因则更多且更复杂，如上颌中切牙阻生既可能因为发生了牙根弯曲，导致牙冠萌出方向异常而阻生，也可能因为存在多生牙阻碍了萌出路径而阻生。在术前通过影像学评估了解阻生原因，才能制订合理的治疗计划和手术方式。

临床上常见阻生牙为上、下颌第三磨牙，其次为上颌尖牙、下颌前磨牙。阻生原因主要是骨量和牙量不匹配。此类阻生牙拔除前进行影像学评估的主要目的：①确定阻生牙本身状况；②确定阻生牙周围骨量和骨质情况；③确定阻生牙与周围重要正常解剖结构的关系；④确定阻生牙与邻牙的关系；⑤确定阻生牙周围是否存在特殊影像。具体评估内容如下：

1. 阻生牙本身状况（图4-14、图4-15）

其包括牙齿大小、牙根融合或分叉情况、是否存在牙体缺损的情况等。

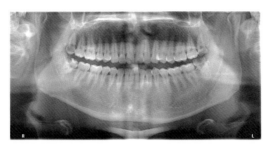

图4-14 第三磨牙龋坏，18牙、28牙、38牙为残冠，牙冠存留较少，48牙深龋，牙冠存留较多

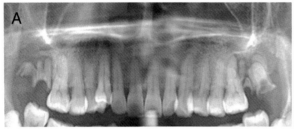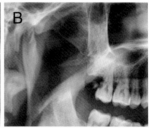

图4-15 上颌第三磨牙残根

注：A，残根根周骨质吸收，密度降低，提示根尖感染；B，残根完全位于软组织内，牙槽骨已吸收变平。

2. 阻生牙周围骨量和骨质情况

其包括阻生牙位于颌骨的具体位置，与颊（唇）、舌（腭）侧骨皮质的关系和距离，周围骨松质密度等。阻生牙周围骨松质的状态不能被忽略，若骨松质密度降低，提示骨质吸收或炎症存在，骨质疏松既可发生在牙颈部周围，提示可能存在冠周炎，也可发生在根尖区，提示可能存在根尖周炎。若骨松质密度增高，则提示骨质硬化，拔牙阻力可能增加。

3. 阻生牙与周围重要正常解剖结构的关系（图4-16）

其包括下颌第三磨牙与下颌神经管的关系、上颌第三磨牙与上颌窦底的关系、上颌尖牙与鼻底的关系、下颌前磨牙与颏孔的关系等。阻生牙与重要正常解剖结构关系越近，术中损伤的可能性就越大，手术风险越大。

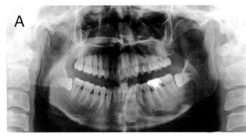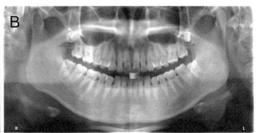

图4-16 阻生牙与周围重要正常解剖结构的关系

注：A，下颌第三磨牙与下颌神经管的关系密切；B，上颌第三磨牙与上颌窦底的关系密切。

4. 阻生牙与邻牙的关系（图4-17）

阻生牙与邻牙关系越密切，越容易导致邻牙异常，常见的有邻牙的龋病、牙根吸收、

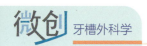

邻牙牙槽骨吸收等。若二维平片中显示阻生牙与邻牙相互重叠，但邻牙牙根影像仍可见，说明阻生牙与邻牙牙根存在颊舌向错位，邻牙牙根未吸收。

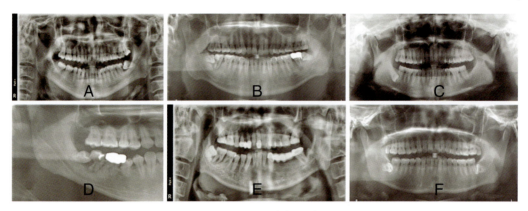

图4-17　阻生牙与邻牙的关系

注：A，邻牙龋；B、C，邻牙牙根吸收；D，邻牙牙根吸收伴牙槽骨吸收；E，邻牙牙槽骨吸收；F，阻生牙与邻牙牙根重叠，但邻牙牙根未吸收。

5. 阻生牙周围是否存在特殊影像

磨牙后管起自下颌神经管的一个伸向磨牙后三角区的分支，走行变异较大，常与下颌第三磨牙关系密切。骨岛表现为颌骨内局限性高密度影，边界清晰，可以发生在颌骨任意部位。骨岛比普通骨松质更为坚硬，会增加拔牙难度。阻生牙区的囊肿或肿瘤、血管瘤的影像表现等见后文。

（三）多生牙的术前影像学评估

多生牙也称为额外牙，常阻生于颌骨内，因影响正常恒牙的萌出、移位等需被拔除。多生牙好发于上颌前牙区，多为畸形小牙，可多发，往往与恒牙关系密切。上前牙区两颗多生牙倒置埋伏见图4-18。术前准确了解多生牙与正常恒牙的关系尤为重要。选择CBCT进行术前检查，能更详细准确地了解多生牙数目、位置，对邻近恒牙的影响等，从而辅助制定合理的手术路径。下颌前磨牙的多生牙比较特殊，它的形态与正常恒前磨牙类似，甚至牙根发育长度也接近正常恒牙，因此被称为补充牙。拔牙时我们认为萌出位置异常的为多生牙。有时我们能在前磨牙区发现对称性类圆形低密度影，这是多生牙早期牙胚的影像。

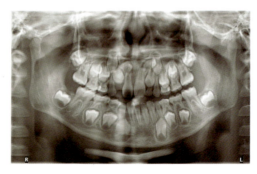

图4-18　上前牙区两颗多生牙倒置埋伏

二、术后的影像学诊断

（一）正常愈合的影像学诊断

牙拔除术术后造成局部骨及软组织创伤，机体自动开启修复愈合程序，一般可分为软组织愈合和骨愈合，前者可通过临床检查判断愈合情况，而后者只能通过影像学检查进行评价。虽然骨改建在拔牙后3天就开始进行，但是能产生影像学可辨别的变化需要一至两周的时间。正常成人在拔牙后3～6个月内完成骨改建。骨改建能力弱，如营养不良患者、老年人或各种因素导致的骨代谢异常的人群则需要更长时间。骨代谢活跃者，如青少年，骨愈合时间有所缩短。

正常骨愈合的影像学表现是一个连续变化的过程。用X线片观察拔牙窝，会发现刚拔牙后表现为牙槽窝空虚，骨硬板连续、光滑，拔牙窝骨硬板厚度与正常牙骨硬板基本一致；一至两周后，骨硬板逐渐变薄、粗糙；再之后拔牙窝密度逐渐增高，但仍低于正常骨组织；最后，当骨改建完成后，拔牙窝影像完全消失，骨小梁结构清晰，与正常骨组织的形态及密度基本一致（图4-19）。

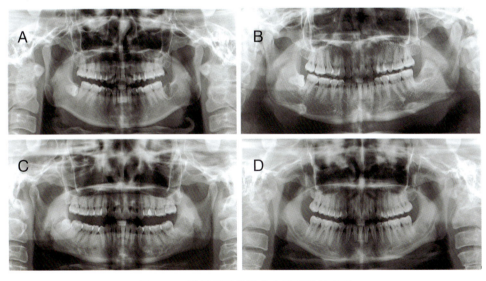

图4-19　拔牙后正常骨愈合的影像学表现

注：A，拔牙后即刻；B，拔牙后1个月；C，拔牙后2个月；D，拔牙后6个月。

（二）拔牙并发症的影像学诊断

拔牙并发症在牙拔除术术中及术后都可能出现。部分并发症需要影像学检查进行辅助诊断和预后追踪。

1）拔牙时牙根折断：牙槽窝内残留小片状高密度影，往往位于根尖区（图4-20）。注意断根折片应与牙骨质骨结构不良病灶相鉴别，二者均位于根尖区。前者影像学表现为细条状高密度影，有时能看到根管影；后者影像学表现为团状或不规则高密度影。

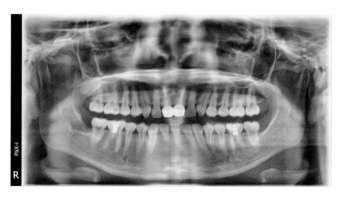

图4-20　48牙拔牙后牙根尖折断

2）拔牙所致骨折：牙槽突骨折和颌骨骨折。牙槽突骨折表现为牙槽窝扩大，骨壁不连续，骨板移位或缺损。拔牙所致的颌骨骨折少见，多见于第三磨牙区，如上颌结节或下颌角区，表现为颌骨连续性中断，断端稍分离。

3）口腔上颌窦交通：一般发生于上颌磨牙拔除时。当上磨牙根尖与上颌窦接近，之间仅有薄层骨皮质或无骨相隔时，容易在牙拔除术中造成上颌窦底骨质缺损，窦底黏膜的损伤撕裂造成口腔上颌窦交通。影像学表现为术区上颌窦底骨质及黏膜缺损。

4）牙齿移位：拔牙时，若夹持或用力不当，可发生被拔牙牙齿移位。暴露于骨外部分的牙体一般可移位于口腔内，造成患者误吞；而骨内部分牙体（多为牙根）则可被推至面部腔隙或间隙内。上颌牙可被推至上颌窦或鼻腔内，而下颌后牙由于舌侧骨板较薄，可被推至舌侧骨膜下，或者舌侧间隙内，如舌下间隙、颌下间隙、咽旁间隙等（图4-21）。

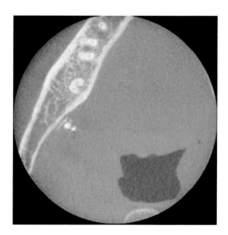

图4-21　牙根部分移位舌侧软组织内

5）拔牙器械分离：拔牙器械长期使用导致金属磨损或用力不当时，器械尖端可能折断、掉落至术区硬软组织内。影像学表现为术区小片状异常致密影（图4-22）。

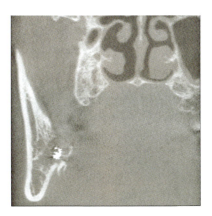

图4-22 拔牙金属器械尖端折断

6）牙拔除术术后感染：软组织感染和骨髓炎。软组织感染多发生在术区周围，常见的有咬肌间隙感染、颊间隙感染、翼颌间隙感染等，表现为受累软组织增厚，层次不清，脂肪间隙密度增高，呈网格状改变（图4-23）。炎症蔓延可能引起面深部甚至颈部的间隙感染，部分患者可出现边缘性骨髓炎的表现。由于间隙感染常发生在咀嚼肌周围，因此可引起牙拔除术术后张口受限。牙拔除术术后骨髓炎的影像学表现与一般颌骨骨髓炎表现类似，表现为拔牙窝边缘模糊，周围骨质疏松，颊、舌侧骨皮质吸收变薄或不连续，骨皮质外可出现层状骨膜反应。

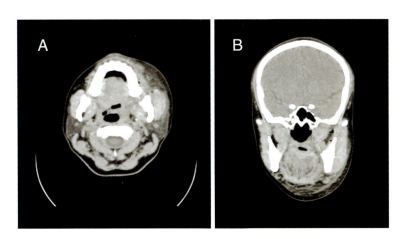

图4-23 拔牙后左侧颊、咬肌，翼颌间隙感染

注：A，水平位；B，冠状位。

三、其他异常影像

（一）牙骨质-骨结构不良

牙骨质-骨结构不良（图2-24）是一种发生于颌骨承牙区牙根尖的纤维骨病变，可以单发，也可以多发。其影像学表现是多样的：早期病变（骨质溶解破坏期）表现为根尖区小

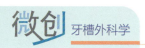

圆形或类圆形低密度影，边缘不光滑，与根尖周炎类似，但密度略高于根尖周炎；第二期病变（牙骨质小体生成期）表现为低密度病变内出现点状或小片状钙化影；晚期病变（钙化成熟期）表现为根尖区团状高密度影，周缘低密度带环绕。

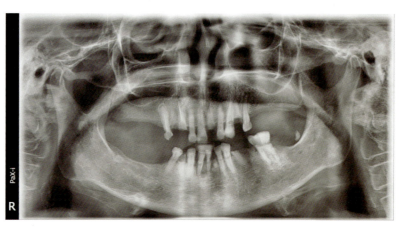

图4-24　牙骨质–骨结构不良

（二）颌骨中心性血管瘤

颌骨中心性血管瘤并非真性肿瘤，而是一组累及颌骨的血管畸形类病变。它是一种先天性疾病，因其具有出血倾向，一般是门诊牙科手术的禁忌证。根据血流动力学特征，血管畸形可分为高流速型血管瘤和低流速型血管瘤。高流速型血管瘤主要有动脉畸形、动静脉畸形等，因病灶内血流阻力低，血流量大，造成供血动脉增粗、增多、扭曲，而回流静脉内压力增高、流速加快，随之逐渐扩张，形成静脉动脉化。高流速型血管瘤可造成急性大出血，甚至引起患者缺血性休克，危及生命。低流速型血管瘤主要包括静脉畸形、毛细血管畸形等，出血相对缓慢，若病变范围较小，普通外科手段能够有效止血。因此准确区分颌骨内高流速型血管瘤和低流速型血管瘤对于临床治疗尤为关键。

颌骨中心性血管瘤在X线平片或CBCT中的表现是多样的（图4-25）。一般表现为低密度X线透射影，多囊样改变常见，呈"蜂窝状"或"皂泡样"；下颌血管瘤还可表现为神经管增粗、扭曲，颏孔扩大等；病变侧颌骨可增大；还可合并软组织血管畸形，从而出现相应表现。血管瘤的X线平片表现并不具有特征性，容易与颌骨肿瘤样病变相混淆。因此，当X线平片或CBCT影像学表现高度怀疑血管瘤时，应进行CT血管造影（CTA）或数字减影血管造影（DSA）检查，进一步确诊，判断病变是低流速型血管瘤还是高流速型血管瘤。

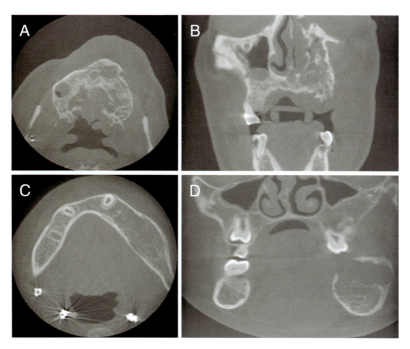

图4-25　颌骨中心性血管瘤

注：A，上颌骨中央性血管瘤（水平位）；B，上颌骨中央性血管瘤（冠状位）；C，左下颌骨中央性血管瘤（水平位）；D，左下颌骨中央性血管瘤（冠状位）。

（三）牙发育异常

牙发育异常是指全身或局部因素引起的牙板、牙胚的分化异常，从而导致牙形态、结构、萌出位置及数目等的异常。与拔牙相关的牙发育异常主要是牙形态异常、牙数目异常、牙萌出位置异常以及与系统疾病相关的牙发育异常，其中牙数目异常主要指多生牙，牙萌出位置异常主要指阻生牙。

1. 牙根异常

牙根异常属于牙形态异常的一种，包括牙根数目异常及牙根形态异常。牙根数目异常好发于第三磨牙，表现为牙根融合或牙根数目增多，后者会导致拔牙难度和并发症风险增大。牙根形态异常主要是指牙根弯曲，好发于前牙，牙根过于弯曲可导致牙阻生或异位萌出。若患牙为年轻恒牙，可衡量牙根发育情况，选择开窗牵引，引导正常位置萌出；若患牙牙根已发育完成，牙齿很难以牵引的方式正常萌出。

2. 与系统疾病相关的牙发育异常

一部分牙齿发育异常是全身系统疾病的局部表现，其中与牙槽外科密切相关的系统疾病有家族性多发性结肠息肉-骨瘤-软组织瘤综合征（Gardner综合征）、颅骨锁骨发育不全综合征等（图4-26）。这类疾病的影像学表现为多生牙、阻生牙数目增多，乳牙滞留，除此之外还存在颌骨骨质或形态的异常。Gardner综合征常发生颌骨多发的内生性骨疣（局限性团片状高密度影）和外生性骨瘤（骨皮质外骨样赘生物）。颅骨锁骨发育不全综合征则有上颌骨发育不足、前额突出、囟门延迟闭合等颅颌面异常，同时存在锁骨发育不全、骨盆异常等全身多处骨骼异常。

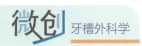

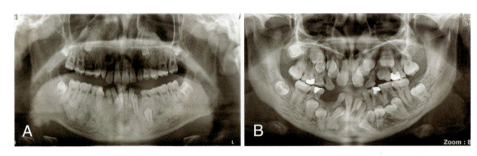

图4-26　综合征相关的牙发育异常

注：A，Gardner综合征，部分乳牙滞留伴继承恒牙阻生，牙槽骨多发骨疣，右下颌角骨瘤；B，颅-锁综合征，部分乳牙滞留伴继承恒牙阻生、前磨牙区多生牙。

（四）牙及颌骨创伤

1. 牙外伤

牙齿受到机械力作用引起牙体、牙周组织的急性损伤，包括牙震荡、牙折、牙脱位等，好发于上颌前牙区。牙震荡没有典型影像学表现，牙折和牙脱位则需X线检查贯穿诊疗始终：判断其牙外伤类型及严重程度、预后等。对于牙外伤，应优先选择根尖片或小视野CBCT进行检查。

牙折（图4-27）指在外力的作用下，牙体完整性和连续性被破坏，可分为冠折、根折、冠根折。冠折因折片脱落常表现为牙冠缺损，边缘一般呈直线或斜线，锐利而整齐。根折时，由于牙根位于牙槽骨内，折片一般不会脱落，表现为牙根区低密度折线影。如果根折发生在牙槽突外或平齐牙槽突，容易发生折片脱位，表现为残根，断面表现与冠折类似。冠根折也称为复杂牙折，表现更为多样，既可表现为从冠部向根方的纵向牙折线，牙齿被劈开，一分为二；也可表现为冠折和根折独立存在，冠折区折片脱落，根折区低密度线影；还可以表现为折线刚好位于冠根交界区。后牙外伤性牙折比较少见，多表现为相邻数颗牙或同侧上下牙发生牙尖缺损，可合并颌骨骨折。

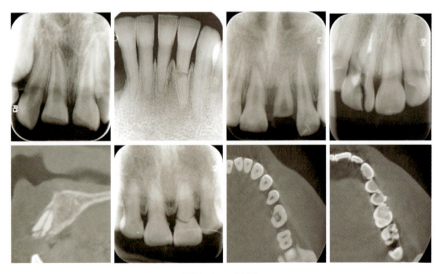

图4-27　牙折

牙脱位（图4-28）一般发生于前牙区，可分为牙嵌入和牙脱出两种。牙脱出指受外力时，牙周膜撕裂，牙齿自牙槽窝向切缘方向移位，可分为半脱出和全脱出。牙周膜间隙增宽，牙切缘一般高于邻牙，牙齿存留但松动，为半脱位。当牙齿脱落/缺失，牙槽窝空虚时，这种牙脱位称为全脱位。牙嵌入指牙齿受外力作用向根方移位，表现为牙周膜间隙变窄或消失，牙切缘低于邻牙；常常伴随牙槽突骨折。值得注意的是，X线平片对牙周间隙及牙槽骨形态的判断是有所欠缺的，对于牙齿轻度脱位或唇舌侧脱位，以及是否伴随牙槽骨骨折很难准确判断，需要CBCT确诊。

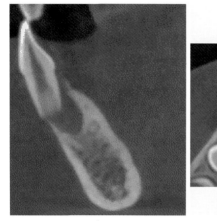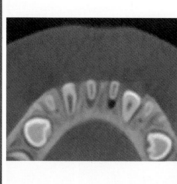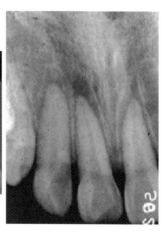

图4-28 牙脱位

2. 牙槽突骨折

牙槽突非常薄，与牙齿关系密切，极易发生骨折（图4-29）。对于牙槽突骨折的诊断，相对于X线平片来说，CBCT或CT具有更高的灵敏度和准确性。其诊断要点如下：①牙槽突区不规则、不整齐的低密度线影；②骨皮质断裂、撕脱，骨小梁中断，其中唇侧骨板是最容易撕裂移位的；③牙槽突附近存在牙外伤，特别是牙脱位。

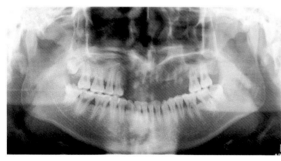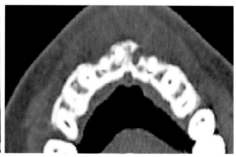

图4-29 牙槽突骨折

3. 颌骨骨折

颌面部是人体的显露部位，非常容易受损。颌面部是由多个对称性和非对称的不规则骨构成的立体结构，骨与骨之间通过骨缝或关节相互连接，形态较为复杂，导致进行骨折诊断会相对困难。CBCT或CT是三维影像，没有结构重叠，诊断结果更为准确，是骨折诊断

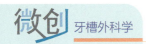

的首选检查方法。在CBCT或CT图像中，容易误诊的是骨缝和血管影。

颌骨骨折的诊断观片要点有5个方面：其一，颌骨形态是否对称？在排除照片体位因素和先天性发育畸形后，颌骨不对称意味着病变的发生。其二，骨壁线是否连续完整？其三，双侧上颌窦透光度是否一致？其四，咬合关系是否正常，咬合间隙是否均匀？其五，眶下缘、颧骨是否在同一水平？

下颌骨存在4个骨折好发区（图4-30）。其一，颏部或正中联合区，位于下颌两尖牙之间，这个部位是常见着力部位。其二，颏孔区，指下颌尖牙至第一磨牙之间，此区有颏孔。其三，下颌角区，位于下颌升支与下颌体连接区，具有一定角度。其四，下颌髁突区，指髁突顶至乙状切迹，髁突非常细小，特别是髁突颈，是下颌骨最为薄弱的部位。下颌骨多发骨折更为常见。特别是当颏部受到外力冲击时，骨折常常与髁突骨折、下颌角骨折伴发，这时髁突骨折、下颌角骨折是间接骨折。

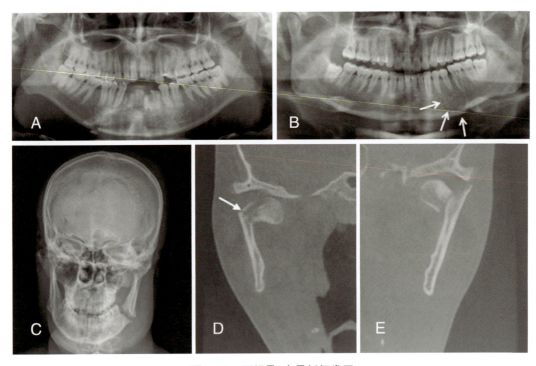

图4-30　下颌骨4个骨折好发区

注：A，颏部骨折；B，颏孔区骨折；C，下颌角区骨折；D、E，髁突骨折。

上颌骨本身结构不规则，位于面部中心，毗邻关系复杂，骨折诊断较为困难。上颌骨骨折主要表现为骨折线、断端错位、结构变形等直接骨折征象（图4-31）。除此之外，新鲜骨折还有其他间接影学征象：窦腔结构内积液积血，软组织肿胀、密度增高，窦腔周围软组织积气等。三维重建技术能帮助医生快速发现骨折部位，但深部骨折仍需要逐层读片。

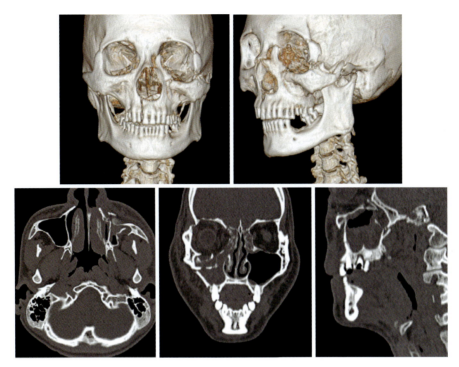

图4-31　上颌骨骨折

（五）颌骨炎性病变

颌骨炎性病变包括由细菌感染导致的颌骨骨髓炎和物理或化学因素引起的骨坏死。虽然病因不同，但病理实质是炎症反应，因此其影像学表现有一定的共通性。

1. 中央性颌骨骨髓炎

下颌骨多见，炎症由骨髓腔内向周围扩散，因此中央性颌骨骨髓炎以骨松质破坏为主，边缘不光滑、不规则，病变中心密度最低。死骨是中央性颌骨骨髓炎的特征性表现：在骨质破坏区，游离的团块状、细条状或不规则致密的骨样结构，密度接近或稍高于正常骨质，团块内可见硬化增粗的骨小梁样结构。随着病程的进展，病变周围骨质可出现硬化征象，如骨小梁增粗，排列紊乱，骨髓腔缩窄，密度增高。当炎症波及骨皮质时，可表现为骨皮质变薄、粗糙，甚至局部可不连续，骨皮质内侧的破坏程度大于外侧。若出现骨膜反应，多为薄层状或细线状骨膜反应，骨膜反应也可被再次破坏。

2. 边缘性颌骨骨髓炎

继发于颌面部间隙感染，颌骨外层骨膜由于受到炎症的刺激而增生，在骨皮质外层形成较厚的骨膜反应，相应的骨皮质外缘粗糙或变薄，但骨皮质内缘较少受到波及。若炎症完全突破骨皮质，相邻的骨松质就会受到破坏，密度降低，范围较局限。若边缘性颌骨骨髓炎是由冠周炎所引起的间隙感染所致，其病灶牙牙冠周围骨质疏松，边缘不光滑，颊或舌侧骨皮质可有微小的不连续，炎症从骨质缺损区蔓延至软组织间隙内。边缘性颌骨骨髓炎很少出现死骨和大范围的骨松质破坏区。

3. 硬化性颌骨骨髓炎

相对少见，表现为骨密度增高，骨髓腔缩窄，骨小梁增粗，排列紊乱，与正常骨质边界不清。骨皮质增厚或无改变，一般无骨膜反应。颌骨形态轻度膨隆或无改变。

4. 颌骨放射性骨坏死

放疗之后，颌骨出现广泛性散在骨质破坏。放射线会导致骨组织实质受损，同时导致血管形态和功能变化，使骨再生能力降低，易受到创伤和感染。颌骨放射性骨坏死的发生与照射剂量、分次照射方案、射线种类、个体耐受性、照射方式、局部防护等均有一定关系，一般认为照射剂量越大，颌骨放射性骨坏死的发生率越高。颌骨放射性骨坏死可在放射线照射后数月至数年甚至十余年后发病。而在颌骨放射性骨坏死的基础上，如果口腔卫生条件不佳、发生牙源性感染以及损伤或施行手术等，均可导致继发感染。

颌骨放射性骨坏死常常发生于下颌骨后部，但也可发生于上颌骨后部，或者上下颌骨同时发生，主要症状是疼痛和骨暴露。其影像学表现为：病变边界不清，骨质呈弥散性疏松，可见散在斑点状或虫蚀样骨质破坏区，破坏区之间有时可见正常骨小梁结构。病变区内有时可见死骨及骨皮质破坏。当病变范围较大时，颌骨可出现病理性骨折，且多发生于下颌骨。正常骨组织受到射线照射后，其修复能力下降，甚至消失，因此骨质增生硬化少见，而骨膜对射线极其敏感，放疗后，骨膜活力消失，颌骨放射性骨坏死也很少出现骨膜成骨反应。

5. 药物相关性颌骨坏死（图4-32）

若患者使用一些抗骨吸收或抗血管生成药物，可发生颌骨坏死，其中双膦酸盐是较常见的引起骨坏死的药物。药物相关性颌骨坏死的发病机制不明，可能与破骨细胞介导的骨吸收改建被抑制、血管生成被抑制、持续微创伤、免疫抑制、药物对软组织的毒性、炎症以及感染等有关。拔牙或颌骨小手术（如牙科种植）等可明显提高该病的发生率。其影像学表现没有特殊性：早期可出现骨密度增高硬化，牙周膜间隙增宽，骨硬板增厚；随着病情发展，病变区骨质溶解破坏，死骨形成，骨皮质不连续，可以有骨膜反应，多数病变内可以看到拔牙的牙槽窝残留。

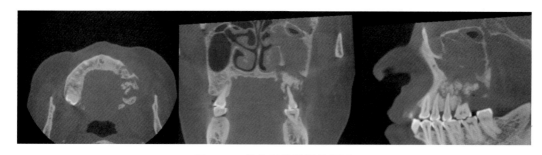

图4-32 药物相关性颌骨坏死

6. 颌骨肿瘤或类肿瘤病变

当颌骨发生肿瘤或类肿瘤病变时，常伴随疼痛、牙阻生、牙松动等。

1）根尖囊肿：其本质是牙源性炎性囊肿，影像学表现为根尖区类圆形囊腔，边界清晰，边缘光滑，有完整骨白线，中心密度较均匀。病源牙多为龋坏或残根，若病源牙缺失，称为残余囊肿。根尖囊肿一般体积较小且局限，个别会明显长大，引起颌骨膨隆。

2）含牙囊肿（图4-33）：一种牙源性发育性囊肿，表现为包绕阻生牙牙颈部的类圆形囊腔，边界清晰，边缘光滑，中心密度较均匀，一般为单囊，未萌牙牙冠朝向病变中心。

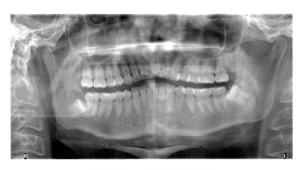

图4-33　48牙含牙囊肿

3）颌骨角化囊肿（图4-34）：一种特殊的牙源性囊肿，其上皮衬里的细胞具有一定的生长潜力，因此该囊肿具有浸润性生长和复发倾向，除此之外还具有多发的可能。角化囊肿的发生部位非常具有特征性：下颌多见，一般发生在颌骨后部。下颌病变一般位于下颌神经管上方，而上颌病变则多会突入上颌窦内。角化囊肿的形态是多样的，既可以是单囊，也可以是多囊，单囊更为常见；有沿颌骨长轴发展的趋势，特别是在下颌骨；边界非常清晰，边缘光滑；内部一般较均匀，可以含牙，特别是第三磨牙，个别病例由于角化物堆积，病变内可以见到片絮状高密度影；颌骨膨胀程度较轻，膨胀方向多向舌侧；较少发生明显牙根吸收，有时能看到牙根呈斜面形或截根样吸收。角化囊肿还可以多发，多发的角化囊肿常累及双侧上、下颌骨的后部。多发的角化囊肿还可能是基底细胞痣综合征（Gorlin综合征）的表现之一。

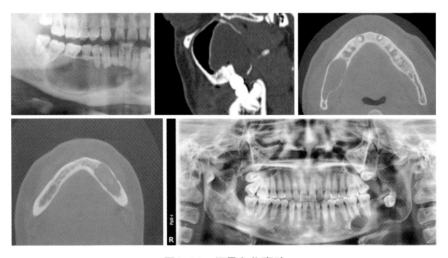

图4-34　颌骨角化囊肿

4）颌骨成釉细胞瘤（图4-35）：一种常见的牙源性良性肿瘤，但其生长具有局部侵袭性，术后容易复发，还存在恶变可能。成釉细胞瘤好发于下颌骨后份，一般边界较清晰，边缘光滑，部分可呈分叶状；其内部结构表现多样，有单囊和多囊之分，前者较少见，与一般囊肿类似，但膨胀较明显，多囊者囊腔大小不等，个别多囊可呈"蜂窝状"改变；病变内部成分可为囊性、实性或囊实性；病变以唇颊侧为主；常伴随牙根吸收；肿瘤易突入牙根间隙牙槽骨内。

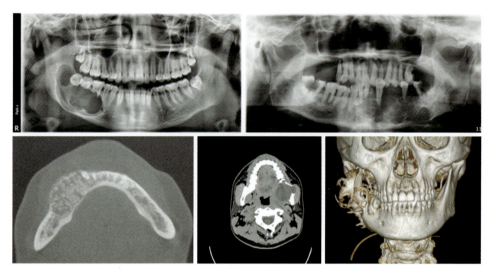

图4-35 颌骨成釉细胞瘤

5）鼻腭管囊肿（图4-36）：一种起源于上颌鼻腭管上皮的发育性囊肿。其影像学表现具有特殊性，一般为类圆形单囊，位于上颌骨前牙根尖区，在CBCT或CT中可发现病变位于鼻腭管内。

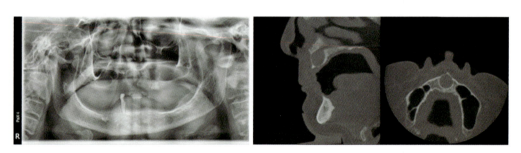

图4-36 鼻腭管囊肿

6）血外渗性骨囊肿（图4-37）：又称为单纯性骨囊肿、孤立性骨囊肿等。它不是一种真性囊肿，其囊壁缺乏上皮衬里，一般好发于青少年。其X线表现为类圆形囊腔，边缘不清晰，无明显清晰的骨白线，与牙无关，一般不引起牙根吸收或移位，但可伸入牙根之间，呈分叶状改变。

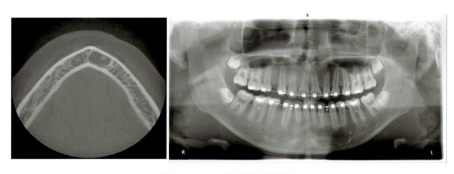

图4-37 血外渗性骨囊肿

7）Stafne骨腔：又称为静止性骨囊肿，其本质并非真性囊肿，而是一种解剖结构的变异，一般是发生于单侧下颌骨舌侧的骨质凹陷病变，也可双侧对称发生。在全景片中表现为下颌角区孤立的囊腔样表现，容易被误诊为颌骨囊肿或肿瘤（图4-38A）。若进行CBCT或CT检查就会发现，病变侧下颌较舌侧骨质凹陷，骨皮质变薄但连续，骨质缺损区多为脂肪组织，有时可有少量颌下腺腺体组织（图4-38B）。

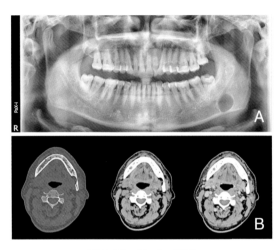

图4-38 Stafne骨腔

注：A，全景片；B，CT片。

8）牙瘤（图4-39）：一种成牙组织发育异常或畸形，并非真性肿瘤。牙瘤好发于青少年，常因牙阻生而就诊。发生于前牙区的牙瘤常含有牙样结构，是组合性牙瘤；而发生在磨牙区的牙瘤，没有牙样结构，是混合性牙瘤。影像学表现为病变边缘见清晰的环状低密度带围绕，内部为数个异型小牙堆积或高密度团块。

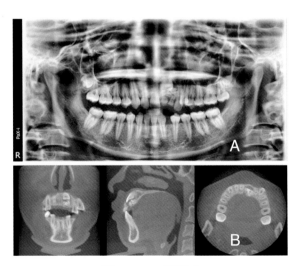

图4-39 21区牙瘤

注：A，全景片；B，CBCT图。

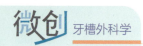

9）颌骨恶性肿瘤（图4-40）：原发于颌骨内的恶性肿瘤比较少见，在此仅介绍原发性骨内癌和骨肉瘤。原发性骨内癌即中心性颌骨癌，好发于老年人，影像学表现为颌骨骨髓腔内弥漫性骨质破坏，密度降低，边界不清，肿瘤细胞可破坏骨皮质累及相邻软组织，形成软组织肿块。颌骨破坏严重者可引起病理性骨折。骨肉瘤起源于骨内间叶组织，好发于青壮年，其影像学表现有三种类型：①骨质溶解破坏的溶骨型；②高密度X线阻射改变的成骨型；③高、低密度即瘤骨和软组织混合的混合型。其特征性表现为日光放射状、针状、团絮状瘤骨形成。

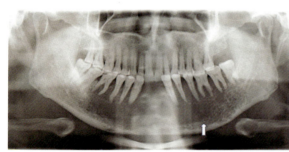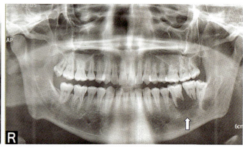

图4-40　颌骨恶性肿瘤

　　口腔软组织恶性肿瘤可侵犯颌骨，引起颌骨的骨质破坏。常见的可引起颌骨骨质破坏的有牙龈癌（图4-41）、颊癌、口底癌、上颌窦癌。在X线平片中，其影像学表现为颌骨凹坑状骨质破坏，与正常骨有边界，但边缘不光滑，受累牙漂浮于软组织内，形成"牙浮立"征。

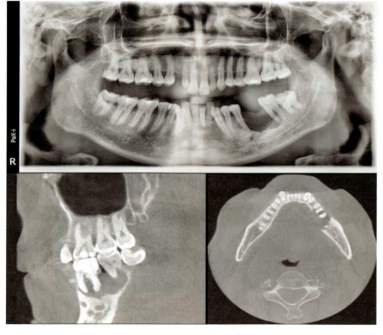

图4-41　左下颌牙龈癌

需要注意的是，颌骨恶性肿瘤的影像学表现与炎性骨质破坏类似，需要仔细甄别。原发性骨内癌与中央性颌骨骨髓炎的鉴别：一般炎性骨质破坏周围多存在骨质硬化区或骨膜反应，死骨是骨髓炎的特征性表现。牙龈癌骨质破坏与牙周炎性骨质破坏的鉴别："牙浮立"征是恶性肿瘤的典型表现，同时还应结合临床症状或表现，牙龈癌和牙周炎临床表现差异较大。

10）朗格汉斯细胞组织细胞增生症：被世界卫生组织（WHO）定义为交界性肿瘤，有三种类型，即嗜酸性肉芽肿、汉–许克病和莱特勒–西韦病，在口腔临床实践中常见的是第一种。该病常累及下颌骨，颌骨病变的X线表现可分为牙槽突型和颌骨体型。牙槽突型表现为牙槽骨弹坑状骨质缺损，一般边缘较光滑，可单发（图4-42A）或多发（图4-42B），受累牙松动，呈"牙浮立"征（图4-42A）。颌骨体型一般发生在颌骨后部，中心溶骨性骨质破坏（图4-42C），周围伴发大量骨质增生骨膜反应（图4-42D），需要与慢性骨髓炎相鉴别。

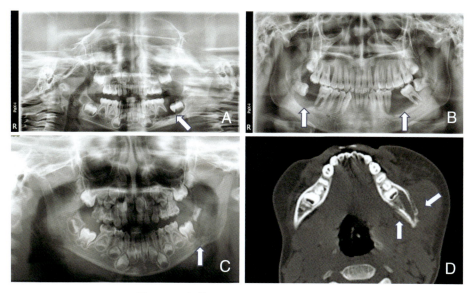

图4-42 朗格汉斯细胞组织细胞增生症

注：A，单发，"牙浮立"征；B，多发；C，中心溶骨性骨质破坏；D，周围伴发大量骨质增生骨膜反应。

主要参考文献

[1] 蔡志刚, 张伟. 口腔颌面部解剖学[M]. 3版. 北京: 北京大学医学出版社, 2022.

[2] Sadrameli M, Mupparapu M. Oral and maxillofacial anatomy[J]. Radiol Clin North Am, 2018, 56(1): 13-29.

[3] Rodella L F, Buffoli B, Labanca M, et al. A review of the mandibular and maxillary nerve supplies and their clinical relevance[J]. Arch Oral Biol, 2012, 57(4): 323-334.

[4] Tanoue S, Kiyosue H, Mori H, et al. Maxillary artery: functional and imaging anatomy for safe and effective transcatheter treatment[J]. Radiographics, 2013, 33(7): e209-e224.

（叶立，刘媛媛）

第五章

外科手术基本原则和
基本操作技术

第一节　外科手术基本原则

一、无菌原则

无菌原则即无菌操作技术原则，指在医疗护理操作中，防止一切微生物侵入人体和保持无菌物品、无菌区域不被污染的操作技术。自然界的微生物普遍存在于人体及其周围的环境中，一旦人体的外部屏障皮肤被切开，人体的深部组织和器官等便与外界接触，如果没有针对性的预防措施，微生物会迅速侵入体内并大量繁殖，导致伤口感染。口腔颌面外科手术位于口腔内或靠近鼻、眼、耳等污染区，术后发生感染风险较其他外科手术高。手术的无菌操作技术是预防外界微生物侵入手术创口、保持清洁的重要措施，也是手术创口快速良好愈合的重要基本条件。

（一）手术器械、用品等的消毒灭菌

常见的消毒灭菌技术包括高压蒸汽灭菌法（autoclaving steam sterilization under pressure）、煮沸灭菌法（boiling sterilization）、干热灭菌法（dry heat sterilization）以及化学灭菌法（chemical sterilization）等。

1）高压蒸汽灭菌法：临床应用最广泛的灭菌方式，灭菌效果可靠，主要通过加热产生水蒸气驱尽锅内的冷空气，关闭排气阀后形成高压环境，从而得到高于100℃的温度，能够有效杀灭包括芽孢在内的所有细菌，达到灭菌目的。目前，已有更为先进的预真空式蒸汽灭菌器，可通过预先排空灭菌器的空气达到真空状态，再输入蒸汽灭菌，可实现灭菌器内蒸汽的均匀分布，缩短灭菌所需时间，并减轻对物品的破坏。

2）煮沸灭菌法：最简单方便的灭菌方法，主要适用于金属、玻璃等耐高温的器械消毒灭菌，在水中煮沸15~20分钟后细菌可被杀灭。但对于病毒性肝炎患者污染的器械需煮沸灭菌30分钟。加入碳酸氢钠可缩短消毒时间并防锈。

3）干热灭菌法：利用高热的方式使蛋白质氧化或者炭化来达到灭菌的目的，主要适用于玻璃、陶瓷以及不适用于高压蒸汽灭菌的物品，如可吸收性明胶、各种粉针剂等。

4）化学灭菌法：一种应用化学试剂浸泡杀灭病原微生物的灭菌方法，主要用于锐利器械、腔镜等不宜高压蒸汽灭菌的器械。临床常用的化学试剂包括70%乙醇、2%戊二醛、10%甲醛、碘伏以及氯己定等，其杀菌谱广、毒性低、无腐蚀性、作用速度快。

5）电离辐射灭菌法：通过应用钴60释放的γ射线或电子射线达到灭菌目的，主要应用于无菌医疗耗材和某些药物的灭菌。

（二）手术人员的术前准备

1）一般准备：手术人员在进入手术室前需更换手术洗手衣、清洁拖鞋，佩戴好口罩和帽子，修剪指甲，去除甲垢。

2）外科手消毒：外科手消毒包括手臂清洁和消毒。首先用洗手液按照"六步洗手法"去除手臂的细菌、污垢等，完成手臂清洁，然后应用消毒剂进行手臂消毒。常用的手臂消毒试剂包括氯己定、乙醇以及碘伏等。

3）穿无菌手术衣，戴无菌手套：完成手臂清洁消毒后，按照无菌原则穿手术衣，戴无菌手套（图5-1）。

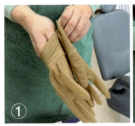 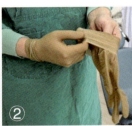 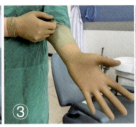 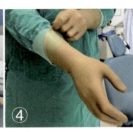

图5-1　戴无菌手套

注：一只手捏住一只手套的反褶部分（即手套的内面），取出手套，对准五指戴在手上。掀开另一只手套袋开口处，以戴好手套的手指插入另一只手套的反褶内面（即手套的外面），取出手套对准五指戴在手上。注意：已戴好手套的手不可触及另一只手套的非无菌面。

（三）术区准备

术区准备主要是清除手术区域皮肤上的细菌，并抑制其繁殖，最大限度地降低术后感染风险。对于毛发浓密的手术区域，应进行术前备皮，去除可能影响手术区域显露、手术进行的毛发组织，并进行术区皮肤消毒。术区皮肤消毒通常使用2.5%～3.0%碘酊。消毒区域应包括手术区域周围15cm的区域。

（四）手术过程中的无菌原则

手术过程中需要严格遵守无菌原则以确保手术区免受微生物污染。

1）明确无菌区：进行无菌操作时，应首先明确无菌区与非无菌区。术者身体应与无菌区保持一定距离。术者穿手术衣、戴无菌手套后，腰部以上、肩部以下、腋前线以内，包括手部至肘关节以上5cm为无菌区。手术台以及器械推车在铺设无菌单后属于无菌区。手臂应保持在腰部或治疗台面以上，不可跨越无菌区，不可触及有菌物品。腰部以下、背部、肩部以上区域以及手术台边缘以下铺巾区域为有菌区，不能接触。如触碰到无菌区以外的区域，需更换手套或手术衣。

2）无菌物品传递：取无菌物品时必须用无菌持物钳，面向无菌区，并在无菌区传递无菌物品，不可在术者背后以及手术台边缘以下传递无菌物品。

3）位置交换：手术过程中如同侧需要调换位置，应注意背对背转身调整到合适位置。

4）手术衣、手套等的更换：手术过程中如手套破损或触摸到有菌区，应及时更换手套，前臂或肘部触碰到有菌区应及时更换无菌手术衣。手术过程中如出现无菌巾、被单湿透而丧失防护作用的情况，应及时加盖无菌巾单。

5）皮肤消毒：切开皮肤前需用70%乙醇或碘酊进行涂擦消毒。

6）切口保护：切口边缘需要用湿盐水纱布或手术巾遮盖并固定，仅显露需要操作的手术切口。

7）参观人员：手术参观人员应注意保持安全距离，并减少走动以降低感染风险。

（五）无菌物品管理制度

1）无菌物品和非无菌物品应分开放置，并有明显标志。无菌物品应存放于无菌容器或无菌包内，无菌包外应注明物品名称、灭菌日期，物品按失效期先后顺序放置在专门的无菌用品室。

2）经高压蒸汽灭菌的无菌物品有效期为7天，经化学灭菌和煮沸灭菌的无菌物品有效期为12小时。超过有效时限的，应重新消毒灭菌后使用。

3）一套无菌物品只供一个患者使用，无菌物品一经取出，即使未用，也不可放回无菌包或无菌容器内。

4）定期检查无菌物品的保存情况。无菌包保存期为7天，过期或受潮的应重新灭菌。无菌物品已被污染或疑有污染，均不可再用，应更换并重新灭菌。

❯ 二、微创原则

外科手术是医生治疗疾病的主要手段，运用解剖学、病理生理学以及手术技能对人体器官组织进行切除、重建和移植等以纠正机体的病理状态，达到恢复或接近正常生理状态的目的。同时，外科手术也是一种有创治疗手段，能够给患者带来肉体和心理的双重创伤。因此，外科手术治疗过程中应当以微创原则作为基本原则，追求以最小的创伤达到相应的治疗效果，为患者解除痛苦、去除疾病。良好的手术操作是实现创伤愈合的重要前提之一。

微创原则指手术操作过程中减少不必要的组织损伤，最大限度地保存器官组织及其功能，以利于切口的愈合，减少瘢痕的形成。事实上微创原则贯穿于手术操作的整个过程，包括严格的无菌操作，适应局部解剖和生理特点的适宜的手术切口设计，精细而准确的组织分离，彻底迅速止血，仔细解剖避免组织器官不必要的损伤，不盲目扩大手术范围，尽可能少影响局部功能和美观等。

1）适宜的手术切口设计：不同的手术切口设计会影响切口的愈合速度和质量。手术切口要适应局部解剖和生理特点，同时应能充分显露手术区域，便于手术操作的开展。在切开皮肤组织时，切口方向应尽可能与Langer线的分布一致，以便于切口愈合，最大限度地恢复功能和外观。一般额部横切口的愈合并发症要少于直切口，颌面部的手术切口愈合好于口腔内的手术切口。在进行下颌埋伏牙拔除时，做手术切口时要注意避让颏神经以及舌神经，以免导致局部皮肤黏膜感觉功能障碍。在保证能够较好完成手术治疗的前提下，应适当缩小切口。

2）精细而准确地分离组织：手术分离可分为锐性分离和钝性分离。锐性分离利用刀刃和剪刀直接将组织切开或剪开，边缘整齐，组织损伤小，但必须避免损伤重要器官、血管和神经。钝性分离多用于疏松结缔组织的分离，使用血管钳、刀柄、手指和剥离子等，沿组织间隙通过推离作用达到组织分离的效果。钝性分离往往残留许多失活的组织细胞，损伤较大。手术过程中，了解两种分离方法各自的特点，加上对局部解剖和病变性质的熟悉，就能正确运用，取得良好的效果。另外，解剖分离尽量在皮下组织和浅筋膜之间、筋膜与肌肉之间、肌肉群与肌肉群之间等固有组织间隙或疏松结缔组织层内进行，以便于分离且对组织损伤较少。同时还应尽可能避免打开不必要的组织层面。分离重要解剖神经、血管时，应注意在直视下进行，动作要轻柔，并使用无齿镊或无损伤血管钳，避免使用压榨性钳或有齿镊，以防造成神经和血管的损伤。

3）严密地保护切口：保护切口，防止污染是避免术后切口感染最有效的方法。打开切口后，用大的盐水纱布保护切口两缘及暴露的皮肤，对于手术时间较长的大切口，也可将无菌巾或纱布垫缝在皮下组织。口腔内切口在暂不进行手术操作时用棉球进行保护。切口关闭前可用等渗生理盐水冲洗掉其中的细菌、脂肪碎片、血凝块等，预防术后感染。牙拔

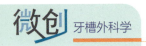

除术术后也可应用生理盐水冲洗拔牙窝、清理牙齿碎屑等，预防术后感染。

4）迅速彻底止血：迅速彻底止血，可有效预防严重失血，保证手术安全进行，并充分显露术野，还可减少手术后出血并发症的发生，促进切口愈合。切口局部积聚的血液、血清是细菌良好的培养基，将导致切口的延期愈合。外科医生的止血能力是衡量其手术技能水平的重要标准之一。

5）分层缝合组织：正确的缝合方法和良好的缝合技术可促进组织良好愈合。切口缝合的时候，应按解剖结构逐层缝合，良好的组织分层对合是实现良好愈合的前提。缝合时注意消灭死腔，防止血液或体液积聚导致细菌生长，造成术后切口感染。此外，皮肤缝合时两边要对合整齐，针距和边距适当，结扎张力适中，防止造成组织坏死。

6）不可盲目扩大手术范围：能够用简单手术治愈的疾病，不可采用复杂的手术治疗；能用小手术治好的疾病，不可用大范围的手术。

微创原则是外科操作的基本要求，也是手术治疗的重要原则，要自始至终养成爱护组织的良好习惯。

第二节　外科手术基本操作技术

❯ 一、切开

切开是最基本的手术操作，通常也是手术的第一步。

（一）切口选择原则

1）充分显露术野：切口的主要目的是显露术野，便于手术器械进入。在充分显露术野的前提下应尽量减小手术切口，过大的手术切口会造成不必要的组织损伤，过小的手术切口则会影响手术进程，延长手术时间。例如在下颌阻生第三磨牙拔除术术中，在能够保证术野显露的前提下选用组织损伤较小的三角瓣；但当手术位置深在，常规三角瓣无法充分显露时，则需选择组织损伤相对较大的梯形瓣以满足手术需要。

2）组织损伤小：切口设计时要注意减少组织损伤，尤其是要注意考虑手术区重要的神经、血管、肌腱等的位置和走行，切口设计时尽量避开或与之走行平行以达到保护重要解剖结构的目的。例如口腔颌面外科手术常用的下颌骨下缘切口，在手术切口设计时应避开面神经的下颌缘支的位置和走行，其通常位于下颌骨下缘1.5cm处。

3）愈合后不影响生理功能：切口设计时要注意局部生理功能的术后恢复，尤其是当切口位于一些特殊的解剖结构周围时，如关节、腺体等，要注意考虑术后的瘢痕组织对周围特殊解剖结构生理功能的影响。例如切口位于关节区时，我们要注意避免过长的纵向切口，多设计横向切口、弧形切口或"S"形切口，以免术后瘢痕挛缩影响关节的正常活动。

4）符合局部解剖学特点：一般情况下，手术切口应选择在病变区域或病变区域附近以达到充分显露、直达手术区的目的，但手术切口的设计也要充分考虑解剖部位的特点，如颌面部手术要充分考虑术后美观和功能，手术切口需设计在较为隐蔽的耳后区、颌下区等。腮腺区手术切口一般设计在较为隐蔽的耳后、颌后等区域。在切开皮肤组织时，切口方向应尽可能与Langer线的分布一致，以便于切口愈合，最大限度地恢复功能和外观。对于颌面部较小肿物的切除，切口方向尽量与皮纹方向一致，以达到减轻术后瘢痕的目的。近年来，以腔镜技术为代表的微创外科技术飞速发展，为颌面部手术切口的设计带来了新的思考。

（二）切开方法

手术切口设计完成后，用亚甲蓝画线标记手术切口位置和方向，以利于切割准确。皮肤及软组织切开时，术者右手执刀，左手示指和中指分开固定切口上下端，使上下两端的皮肤在切开过程中保持紧绷状态。手术刀与组织面垂直刺入，切开皮肤时转移至45°角，达到设计的切开终点时将手术刀逐渐竖起呈垂直状态而结束，避免切口呈斜切状。整个切开过程要掌握好用刀力量，力争准确、整齐、深度一致地一次切开全层皮肤，切口呈线状，边缘光滑，避免多次来回切割而导致切缘不齐。切缘不齐的手术切口不仅会导致缝合时对位困难，而且会导致两侧组织高低不平，加重术后瘢痕。

切开时要注意采用正确的执刀方式，根据切口设计长短按解剖层次切开，切开力度适当，力求一次完成，避免中途起刀再切造成切缘不齐以及过多损伤组织，避免用力过猛，以免损伤深部重要组织器官。如一次切开后不同层次组织长度不一致，则应在同一切口线内做补充切开，减少组织损伤并保持切缘整齐；如皮下切口长度较皮肤切口短，可用剪刀修整至长度一致。

（三）带蒂皮瓣

皮瓣包括皮肤的全厚层以及一定量的皮下组织，具有修复皮肤缺损和保护深层组织的功能。皮瓣移植后需要依赖机体局部的血供才能保证存活，因此皮瓣必须有与皮肤相连的蒂或行血管吻合以保证充足的血供和营养供给。

1. 皮瓣移植的适应证

皮瓣与游离皮片相比带有丰富的皮下组织，术后挛缩程度小，抗感染能力强，皮肤颜色变化小，因此其作用更加广泛，不仅用于浅表创面和缺损的整复，还应用于深层次的组织缺损修复、器官再造等。其主要的临床适应证有以下几个方面。

1）重要部位的软组织缺损：各种由外伤、肿瘤切除、先天性发育畸形等因素造成的皮肤软组织缺损，骨、大血管、肌腱、神经干等重要组织裸露，单纯应用游离皮片移植难以修复或修复效果不佳者。

2）器官再造：由外伤、感染、肿瘤切除、先天性发育畸形等因素导致的器官缺损，如舌、鼻、唇、眼睑、阴茎、尿道等器官的修复都是以皮瓣移植为基础来完成的，在配合其他组织移植和治疗的基础上恢复或部分恢复这些器官的形态和功能。

3）深部组织缺损或洞穿性缺损的修复：在某些恶性肿瘤扩大切除术后往往会导致深部软硬组织缺损或洞穿性缺损，骨、神经以及大的血管裸露，可通过皮瓣移植来实现深部软组织缺损的修复以及重要神经、血管的保护。

4）毛发移植：头皮和眉毛缺损的修复往往需要同期进行毛发移植，单纯的皮片移植修复易造成毛囊坏死，不利于毛发生长。皮瓣移植能够实现毛囊的保护作用，术后受植区能够生长出理想的毛发。

5）其他：放射性溃疡慢性创面、瘢痕切除或松解后形成的慢性创面等的修复都可以应用皮瓣移植来实现。

2. 带蒂皮瓣的分类

带蒂皮瓣一般分为随意皮瓣（random flap）和轴型皮瓣（axial flap）两大类。

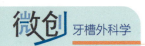

1）随意皮瓣：这类皮瓣没有知名血管供血，在设计皮瓣时不需要考虑重要血管的走行和分布，只需根据受区缺损情况任意设计皮瓣，但其长宽比例受到一定限制。随意皮瓣属于近位带蒂转移，按转移形式可分为移位皮瓣、滑行皮瓣和旋转皮瓣。

（1）移位皮瓣（图5-2）又称为对偶三角交叉皮瓣或"Z"字成形术，以中间切口为轴线，两侧各一切口形成与中央轴线夹角为30°~60°（角度小于30°时易引起皮瓣顶点坏死，角度大于60°时不易实现三角瓣的交叉换位）的两个三角形皮瓣，两个皮瓣彼此交换位置后缝合，达到松解挛缩、恢复功能的目的。一般情况下，两侧切口与中央切口夹角为60°最常用，因此时三角瓣各边长度相等，两个三角瓣交叉转移换位后可使中轴切口长度增加75%。其主要应用于狭长的条索状瘢痕的挛缩和错位组织器官功能和形态的恢复。

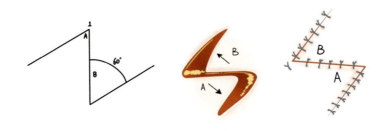

图5-2 移位皮瓣

（2）滑行皮瓣（图5-3）又称为推进皮瓣，通过在缺损区一侧或两侧设计辅助切口松解分离局部组织，利用组织的弹性将皮瓣推进一定距离到达缺损区以实现创面整复。皮瓣设计过程中应充分考虑皮瓣滑行后的收缩，皮瓣可稍大于缺损区面积。在临床实践中，V-Y皮瓣是一种特殊而常用的滑行皮瓣，常用于改变组织缺损区的宽度和长度以达到良好的形态和功能恢复效果。对于皮肤的"V"形切口，通过松解分离三角形皮瓣及其下方的皮下组织，利用组织的弹性使得三角形皮瓣向后滑行实现切口的"Y"形缝合，减少宽度而增加长度。而对于"Y"形切口，则需对三角形皮瓣和纵向切口皮下组织进行松解游离，利用组织可让性推三角形皮瓣向前滑行实现切口的"V"形缝合，减少长度而增加宽度。

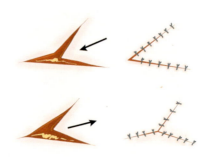

图5-3 滑行皮瓣

（3）旋转皮瓣（图5-4）是根据缺损区形态在邻近的皮肤组织中形成各种形态的皮瓣，通过旋转至组织缺损区，达到组织缺损修复的目的。在皮肤缺损的邻近部位设计一皮瓣，沿一定轴线旋转覆盖创面。对于供皮区遗留的创面，可游离附近皮下组织或做辅助切口后缝合。皮瓣设计时要注意旋转中心和旋转半径的长度，否则易导致旋转组织量不够而影响整复效果。

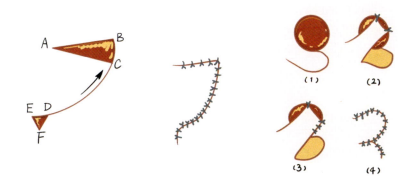

图5-4　三角形和圆形缺损区域的旋转皮瓣修复

2）轴型皮瓣又称动脉皮瓣。其有一对知名血管提供血供，因此在设计时只要不超过该血管的供血范围一般可不受长宽比例的限制。上述随意皮瓣也可以轴型皮瓣形式转移。

岛状皮瓣和隧道皮瓣是两种常见的形式。岛状皮瓣的主要特点是仅含一条血管蒂，血管蒂长，经皮下转移灵活，由头皮转移行眉再造术以及腭裂修复术中经常使用。隧道皮瓣必须通过皮下或深部组织进行转移，血管蒂部组织大小与皮瓣直径一致，仅仅是隧道部位的蒂去除了表皮，实际上是岛状皮瓣和皮下皮瓣的结合。

3. 带蒂皮瓣的设计

手术皮瓣的选择和设计是决定手术成败的关键因素。选择和设计手术皮瓣时我们要根据缺损区的大小、形状、质地来选择颜色、皮肤质地与缺损区相近的部位为供区。同时要注意由近到远的原则，因为相近缺损区的皮瓣肤色、质地以及厚度等都与缺损区相近。根据由简到繁的原则，能用皮片修复的缺损区不用皮瓣修复，能用带蒂皮瓣转位移植修复的缺损区不用血管吻合移植术。皮瓣切取后对供区的形态和功能不能有明显的影响，同时要注意供区的隐蔽性。

在带蒂皮瓣设计中首先根据缺损区和供区的大小、位置确定皮瓣旋转、滑行的轴点，皮瓣的设计和制取要围绕轴点进行。其次要确定皮瓣旋转移位的方向和距离以及旋转的轴心线。对于滑行皮瓣需要明确皮瓣滑行的方向和距离，对于旋转皮瓣和移位皮瓣需要明确旋转轴线和旋转半径。最后要注意皮瓣的面积大小、长宽比例适宜。一般来说，在肢体和躯干部位随意皮瓣的长宽比以1.5:1最安全，最好不要超过2:1。由于颌面部血液循环较肢体

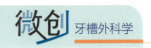

后通过电凝止血，不可同时夹持其他组织以免导致组织损伤。该止血方法操作方便，止血速度快，可有效缩短手术时间，同时也可减少结扎遗留的手术线头。但对于有凝血功能障碍者，止血效果不佳。慎用于污染伤口的止血，以免导致伤口的术后感染。

（四）药物止血

药物止血可分为全身性药物止血和局部药物止血。全身性药物止血主要用于凝血功能障碍或大量输血治疗时的辅助性治疗，常用药物包括氨甲苯酸和酚磺乙胺等。局部药物止血指将局部促凝血物质如明胶海绵、氧化纤维素等覆盖在出血创面上，为促进血液凝固提供血凝块支架，再以湿盐水纱布覆盖片刻即可取得较好的止血效果，待止血物质分解吸收后损伤的血管还可恢复畅通。切开前手术部位局部注射肾上腺素或者用肾上腺素纱条直接压迫，促进血管收缩也可有效减少术中出血，但要注意用量，以免引起心率增快。对于骨髓腔、拔牙窝内的出血则可以采用局部充填骨蜡达到止血目的。

术中较大出血有时应用一种方法无法完全止血，需要以上多种止血方法联合应用。术中出现较大出血时要沉着应对，仔细分析出血原因，不可在血泊中盲目钳夹止血。术中出现较大出血往往是由于损伤了较大血管或较大血管结扎线滑脱，此时术区突然涌出大量鲜血灌满术野。首先应立即用大纱布填塞压迫出血处，初步控制出血。然后仔细分析、查找出血原因、出血血管，并准备好止血器械。在进行充分分析、查找后，右手持血管钳，左手缓慢掀开止血纱布，寻找出血血管后夹闭，清理术野后选用合适的针线进行缝扎止血。如破裂的血管无法结扎，则可对裂口进行连续或间断缝合，缝合完毕后仔细检查是否缝合严密，如有渗漏处再行补充缝合。任何止血措施都不如早预防，手术过程中出血以大静脉撕裂多见，动脉损伤次之，在进行组织剥离前要充分考虑周围重要血管，提前采取保护措施。

四、缝合

缝合是将手术切口或分离的组织或切除病变后的剩余组织进行重新对位，消灭死腔，促进组织愈合的一种治疗手段。此外，缝合还具有止血、组织器官重建以及美容整形等治疗效果，是外科医生的重要基本功之一。在正常的组织愈合过程中，正确的缝合操作不仅能够促进伤口愈合，还可有效减少术后瘢痕，不同的组织、部位、器官的缝合方式有所不同。

（一）缝合的基本原则和要求

1）组织分层缝合：缝合是在完成彻底止血的基础上进行的自深层向浅层组织的对位缝合，良好的组织分层对合是实现切口最佳愈合的前提。在缝合前要建立理想的"皮下平台"，减小缝合张力，努力实现无张力下缝合，使得皮肤组织愈后平整，减少瘢痕和组织粘连。

2）缝合方法适当：不同的组织的缝合方式有所不同，缝合前要根据组织特点选择适当的缝合方式，错误的缝合方式会导致组织愈合不良甚至手术失败。

3）消灭死腔：缝合过程中两侧的组织量应对称、相等，避免出现死腔导致血液或体液积聚引起切口延迟愈合以及术后感染。

4）先游离后固定：缝合过程中如切口的一侧处于游离状态，则应先处理游离侧组织，后处理固定侧组织，避免组织撕裂。

5）针距和边距适当：缝合的针距和边距因组织、切口不同而不同，应以保持创缘接触贴合而无裂隙为原则。一般整复手术缝合边距为2～3mm，针距5mm；舌体组织易撕裂，缝合过程中要注意保持舌体组织的长度，缝合边距和针距均应保持在0.5cm以上。缝合过密和过稀均不利于组织愈合。

6）缝线选择正确：不同组织要选择不同型号和材料的缝线才能达到缝合效果。如对于舌体组织和头皮组织需要选择较粗的丝线，以防止组织撕裂；而对于面部组织可以选择较细的尼龙线，以减轻术后瘢痕。

7）线结松紧适宜：线结张力过大易撕裂组织，导致组织缺血坏死，愈后易残留缝线瘢痕，影响美观。而线结张力过小易导致组织拉拢不密合，遗留死腔导致术后感染，影响术后愈合。

8）缝合操作正确：缝合进针时针尖与皮肤垂直，进针边距应等于或略小于皮下间距，达到缝合后切口稍稍外翻的效果。切口两侧进出针边距大于皮下间距会造成皮肤创缘内卷；相反，进出针间距明显小于皮下间距易造成创缘过度外翻，不利于切口愈合。

（二）缝合程序

1）进针：进针时左手执镊子，右手执持针器夹持住针尾1/3，镊子提起创缘边缘，用手腕部和前臂的旋转力量转动持针器，使缝针尖部垂直于被缝合组织进入，沿缝针的弧度持续推进，穿出组织少许（图5-5）。

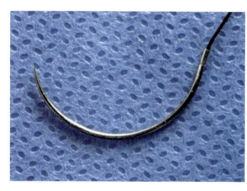
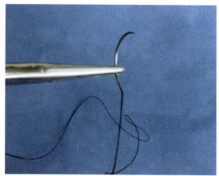

图5-5　缝针和持针

注：持针器夹持住针尾1/3。

2）出针：缝针前半部分穿出组织后即可用手术镊夹持沿针体弧度方向拔出，也可用持针器夹持针体前半部分拔出。

3）打结：针线拔出后，将创缘对齐后打结。打结可分为手打结和持针器打结。手打结时，左手捏住缝线一端，右手捏住另一端打结，打第一个结时为避免折断要注意顺着结扎方向拉线，打第二个结时不要提起第一个结，必要时可由助手持血管钳压在第一个结处，避免松弛。打结时要注意用力均匀，交换方向正确，双手用力点和结扎点三点成直线，避免打成假结或者滑结。假结是由两个方向一致的单结构成，易滑脱。滑结是由打结时交叉方向错误或用力不均匀造成的，易滑脱。

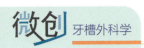

4）剪线：打结结束后将双线尾轻轻提起，助手持剪刀，微张开，沿线尾轻轻下滑至线结上方，剪刀向上倾斜45°将线剪断，遗留线头长度适中。注意剪线时在深部组织或重要血管结扎线头遗留应稍长。一般结扎体内组织时线头保留1～2mm；对于体表的缝线，线头一般保留5mm。

（三）缝合方法

缝合方法多种多样，且各类方法相互交叉。

1）单纯对合缝合：单纯间断缝合和单纯连续缝合是最常用、最基本的缝合方法（图5-6），常用于皮肤、皮下组织、肌肉以及腱膜和内脏器官等的缝合。"8"字缝合由两个相连的间断缝合组成，缝扎牢固，不易滑脱。

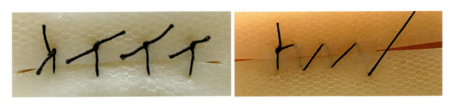

图5-6 单纯间断缝合和单纯连续缝合

2）褥式缝合：多用于切口边缘较薄的黏膜、松弛的皮肤以及存在内卷的切口的缝合。该缝合方式可实现更多创缘组织的外翻接触，促进切口愈合。褥式缝合分为水平褥式缝合和垂直褥式缝合（图5-7）。水平褥式缝合的进出针点间距不宜过宽，针距间隔宜大，缝线方向需与血供方向一致，避免引起创缘缺血坏死。

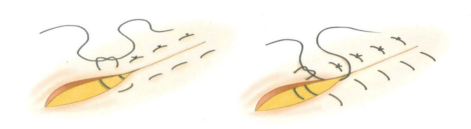

图5-7 水平褥式缝合和垂直褥式缝合

3）内翻缝合：内翻缝合可分为皮内间断缝合和皮内连续缝合。此方法应用小三角针和细的可吸收缝线，三角针平行穿过切缘两侧的真皮层，收紧后打结。优点是皮肤表面不留缝线，瘢痕小，主要用于颌面部和颈部切口的缝合。

4）消除张力的切口缝合：张力较大的切口一般伴随组织缺损，勉强缝合术后易导致切口裂开，造成继发感染等问题。对于张力较大的切口，必须经一定的减张处理后再缝合。常用的减张处理方法包括皮下组织潜行分离、辅助减张缝合以及附加减张切口等。

皮下组织潜行分离是应用手术刀、手术剪等将皮肤和皮下组织分离，利用组织弹性实现切缘在减张或无张力下缝合。一般情况下，潜行分离的范围越广，组织张力越小。

辅助减张缝合是在常规方法缝合术后每隔2～3针增加一针减张缝合，针距3cm左右。应用粗丝线或者不锈钢丝线在切缘一侧2cm处进针，到达腹直肌和腹膜之间，再从对侧腹直肌和腹膜间穿出，为保护皮肤可在缝线上套一段橡皮管。这一方法术后瘢痕明显，在颌面部手术中应用较少。

附加减张切口是通过在张力较大的切口两边增加松弛切口，进一步增加组织潜行分离面积，减小创缘张力，实现减张或无张力下缝合。如腭裂或腭裂术后穿孔的关闭常常应用附加减张切口实现减张缝合。

（四）拆线

拆线是指在缝合的皮肤黏膜已完全愈合或发生某些并发症（如感染）时拆除缝线的过程。拆线的时间应根据手术部位、切口的恢复情况以及患者自身情况综合判断，可一次拆完，也可间断拆线。一般面颈部的缝线于术后4～5天拆除，胸、上腹部、背部的缝线于术后7～9天拆除，四肢的缝线一般于术后10～12天拆除，减张缝合的缝线应于术后14天拆除。拆线前首先应用碘伏和乙醇进行缝合处消毒，然后用无齿镊提起线头，线剪紧贴皮肤处剪断缝线，将缝线抽出，注意在抽出缝线过程中避免在皮肤外暴露的缝线经过皮下组织引起感染。拆除缝线后再次进行切口消毒清洁。

五、外科引流与换药

（一）外科引流

外科引流是将积存于体腔内的渗出液、脓液、血液、坏死组织或其他异常增多的液体通过引流条、引流管等引离原处或排出体外的技术。其主要目的是预防和治疗感染，减少液体积聚对周围组织的损害作用，促进组织愈合。

1. 外科引流的分类

外科引流根据作用原理可分为被动引流和主动引流。被动引流主要依靠吸附作用、导流作用和虹吸作用而起到引流作用。伤口内填塞的纱布条类引流物主要使液体通过纱布条的毛细吸附作用而被引流到体外；伤口内留置的橡胶管等管状引流物借助伤口内液体与大气压的压力差而实现引流目的；而体内位置较高的伤口内的液体可通过虹吸作用引流入位置相对较低的引流瓶中。主动引流则主要借助负压作用实现伤口内液体的引流。

引流根据位置可分为内引流和外引流。内引流是通过手术改道的方式实现积液从一个位置引流到另外的空腔器官，达到减压引流的目的。外引流则是通过引流条、引流管等引流装置将积液由体内的腔隙引流至体外，如颌面部间隙感染切开引流术后留置引流管或引流条，将间隙中积聚的脓液引流至体外。

引流根据目的可分为治疗性引流和预防性引流。治疗性引流是对体内已存在的病变通过引流的方式进行治疗，如颌面部间隙感染的切开引流。而预防性引流是预防术区液体积聚而引起感染等病变，如颈部淋巴清扫术后的引流。

2. 外科引流的适应证

1）感染或污染切口：感染切口（如脓肿切开引流）必须留置引流物以促进脓液的排出和脓腔缩小；污染切口或手术本身属于污染切口的也必须留置引流物，防止感染。

2）渗出液较多的切口：对于手术位置深在或手术范围广泛的切口，必须留置引流物以

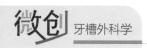

防止液体积聚和术后感染。

3）留有死腔的切口：术中组织缺损大，未能完全消灭死腔的切口必须留置引流物，引流物要置于死腔底部。

4）止血不全的切口：止血不全的切口为防止术后血肿以及压迫重要器官和解剖结构，也应留置引流物。

3. 常用的引流物

临床上常用的引流物包括橡皮引流条、引流管、纱布引流条、烟卷式引流条以及负压引流装置等，术后可根据具体需要选择相应的引流物。

1）橡皮引流条：将无菌的橡皮手套修剪成条状而制成，常用于手术切口渗出液的引流，一般引流24～48小时后拔除。拔除引流条时应注意轻轻挤压以排出切口内残留的渗出液。

2）引流管：常用的引流管包括普通引流管、双套管引流管、T形引流管、水囊引流管等。普通引流管由普通橡皮管或导尿管制成，具有较强的引流作用，同时也可用于局部冲洗和局部用药，多用于较大的手术切口或脓腔的引流。在留置引流管时要注意标记置入深度并固定，必要时可连接负压引流装置加强引流。双套管引流管是一根较细的滴入管外包裹一根较粗的排出管形成的复合管，多用于腹腔手术后的引流。外层的排出管将术区的渗出液等引流出体外，必要时可连接负压引流装置加强引流；内层较细的滴入管可通过进入气体避免周围软组织吸附到引流管上引起堵塞，同时滴入管也可用于术区的局部冲洗和局部用药。T形引流管由橡胶管制成，两臂长度根据引流需要调整，多用于胆道和输尿管手术后的引流。水囊引流管多用于膀胱术后尿液的引流，由一根排尿管和一个水囊构成。

3）纱布引流条：常用的纱布引流条包括干纱布引流条、盐水纱布引流条、油纱条和碘仿纱条。干纱布引流条主要具有吸附作用，多用于分泌物多的伤口和感染伤口的引流。盐水纱布引流条多用于感染脓腔的引流，也可加入适量的抗生素，达到抗感染的目的。油纱条主要用于脓腔的引流，可有效刺激局部肉芽组织生长，促进伤口愈合。碘仿纱条具有防腐、抗感染的作用，多用于重度和混合感染伤口的引流，也多用于牙拔除术术后牙槽窝感染引流以及干槽症的治疗。

4）烟卷式引流条：将橡皮片包裹在纱布引流条外侧形成的类似于烟卷的引流物。引流时将外层的橡皮片修剪成筛状小孔，两端修剪整齐，多用于腹腔内感染或深部脓肿切开后的引流。

5）负压引流装置：负压引流装置由半透膜、三通管和负压吸引装置组成，应用较细的塑料管或橡皮管在手术切口旁正常组织中穿出并连接于负压吸引器或吸引球上，使得术区需要引流的位置产生负压从而达到闭合死腔、引流液体的目的。由于被引流区形成负压，组织紧密贴合，可有效改善术后组织循环，有利于术后伤口愈合，避免术后继发感染，常用于渗出较多、较大手术的术后引流。该引流方式是封闭式引流，不同于以上各种引流方式。

4. 外科引流的注意事项

外科引流用途广泛，可有效防止渗出液在体腔和手术区积聚导致术后继发感染等，但应用不当会导致严重后果。

1）保持通畅，彻底引流。引流装置必须保持通畅，否则将失去引流的意义。注意应用重力引流，体内端引流的位置应放在切口的深处，体外端应根据体位放在切口最低处，引流需彻底，避免形成慢性窦道。对于污染切口、防止积血和积液而留置的引流物一般在术后24～48小时后去除；局部脓肿切口的引流物需在脓液完全消失后再行拔除；负压引流装置一般在24小时引流量低于30mL时拔除，对于较小的切口可在24小时引流量小于15mL时去除。

2）妥善固定，防止压迫损伤。应妥善固定引流装置，防止术后推入深部组织或脱出，临床常用的固定方式是缝扎固定。但要注意，缝扎时勿将引流物与深部组织缝扎造成取出困难或引流物遗留。同时引流物放置位置要适宜，避免放置在重要的血管和神经附近，以免造成组织压迫损伤或坏死。

3）保持局部清洁。术后对于引流物周围的渗出物要及时清除，按时局部换药，保持局部清洁，防止感染。同时要及时观察和记录引流液的颜色、数量，及时发现问题，及时处理。

（二）伤口换药

伤口换药又称更换敷料，是一项基本的外科操作技术，根据伤口的性质、局部和全身情况进行得当的处理可促进伤口愈合。

1. 伤口的分类及处理原则

在临床实践中，伤口（包括手术切口）分为清洁伤口、污染伤口和感染伤口三大类。不同伤口在换药过程中的处理原则和操作不尽相同。对于清洁伤口，通过换药维持伤口的无菌环境；对于污染伤口，则需去除伤口的污物，预防继发感染；对于感染伤口，换药过程中需彻底清除伤口的炎性物质，控制感染，促进伤口愈合。

1）清洁伤口：清洁伤口是指未受细菌污染的伤口，多见于外科手术切口，在临床实践中用"Ⅰ"表示。清洁伤口在一期处理时需进行整齐严密缝合，一般都可实现一期愈合。对于有疑似感染或有死腔的清洁伤口，术后需留置引流物。颌面部的清洁伤口术后宜早期暴露，及时清除渗出物，避免结痂影响伤口愈合，其他部位的清洁伤口不宜早期暴露，术后除怀疑感染愈合不良等情况，一般不打开观察以避免伤口污染。

2）污染伤口：污染伤口是在非无菌环境中造成的可能带有细菌的伤口，包括各种损伤引起的伤口和在口腔、鼻腔等非无菌腔隙的切口或与之相通的切口，在临床实践中用"Ⅱ"表示。污染伤口在初期处理时应力争实现初期缝合或清创后初期缝合，术后存在感染风险者必须留置引流物。位于颌面部的污染伤口术后可进行早期暴露，注意及时处理，保持伤口清洁，位于口腔内的污染伤口一般术后7～10天拆除缝线。对于污染伤口术后可考虑应用抗生素预防感染。根据受伤原因判断是否应用破伤风抗毒素血清。

3）感染伤口：感染伤口是已经有细菌侵入、繁殖并造成急性炎症、坏死、化脓的伤口，包括在临近感染区或直接暴露于感染区的手术切口，在临床实践中用"Ⅲ"表示。感染伤口术后出现感染风险较高，在初期处理时一般不应进行初期缝合，进行切开引流处理后必须留置引流物，引流要充分，表面覆盖无菌敷料，术后及时检查换药。有脓腔存在的感染伤口换药时需用3%过氧化氢、聚维酮碘溶液以及抗生素溶液冲洗脓腔。待伤口48小时内无脓液排出时可考虑去除引流物，进行缝合。缝合不宜过密过紧，不宜过早拆线，防止伤口裂开。术后要根据情况局部或全身应用抗生素抗感染治疗，加强营养，促进伤口愈合。

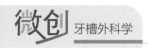

2. 伤口换药的适应证

换药的主要目的是预防继发感染，促进伤口愈合，在以下情况需换药：清洁伤口术后2～3天检查伤口有无感染或拔除引流物；伤口有大量的分泌物，包括出血、脓性分泌物等，外层敷料已被浸透；敷料脱落或被污染，已无保护伤口作用；伤口术后出现水肿、疼痛以及皮肤颜色异常；伤口包扎过紧引起呼吸困难或影响伤口愈合；感染伤口需进行脓腔冲洗，清除脓性分泌物、坏死组织或异物；伤口愈合良好，需要拆除缝线；其他必要情况根据手术要求确定。

3. 伤口换药的操作步骤

1）换药前准备：①物品准备，针对每位患者准备好换药器械，包括无菌换药包、无菌敷料、消毒液体、治疗巾等。②环境准备，换药必须在换药室中进行，换药室应每天进行消毒处理，室内空气清洁，光线明亮，温度适宜，符合无菌操作要求。③患者准备，换药时间应选择在患者精神状态良好、体力充沛时。与患者充分沟通，使其了解伤口换药的目的，取得患者的充分配合。换药时要采取适宜的体位，既能充分暴露伤口便于操作，又能使患者感觉舒适。对于精神高度紧张的患者应进行适当的疏导，避免患者晕厥。④操作者准备，操作者在换药前要进行必要的准备，包括戴口罩、工作帽，穿工作服，充分清洗双手。

2）换药操作。

（1）去除敷料：去除敷料表面固定的胶带时应遵循由外到里的顺序，胶带与毛发粘连时可用剪刀一并剪除，动作要轻柔，不可硬拉乱扯，造成伤口开裂或加重伤口损伤。对于感染伤口，需先用手移除表面覆盖的敷料，再用镊子移除内层敷料和引流物；对于缝合伤口，在移除敷料时需用镊子夹住内层敷料一端沿伤口方向移除，避免造成伤口开裂。

（2）处理创面：覆盖在伤口的敷料被移除后需对伤口及周围的皮肤进行清洁消毒，不同类别的伤口清洁消毒的范围和顺序不尽相同。非感染伤口应用70%乙醇棉球从伤口中央开始逐渐向外轻轻擦拭伤口，消毒范围一般应到伤口外10cm，第二次消毒范围稍小于第一次消毒范围。清洁伤口一般术后愈合良好，如出现伤口肿胀、疼痛，触之有明显的渗出物潴留，应拆除一针缝线，轻轻挤压伤口，将潴留的渗出液排出，并留置引流物。如术后伤口红肿、压痛明显，触诊可触及明显波动感或脓性分泌物自伤口流出则提示可能出现了术后感染，应及早拆除或部分拆除缝线开放伤口，应用3%过氧化氢或生理盐水冲洗，并留置引流物，后期换药按照感染伤口处理。

感染伤口一般为开放引流伤口，去除引流物后用3%过氧化氢和生理盐水交替冲洗脓腔至无明显脓液，清除伤口及周围的坏死组织，然后用70%乙醇棉球进行伤口消毒，自伤口外10cm由外向内至伤口中央消毒，如此重复2～3次。对于感染伤口要注意收集分泌物进行细菌培养和药敏试验以指导抗生素用药。感染伤口换药时要注意清理坏死组织至伤口新鲜或出血。用过的乙醇棉球应置于污物碗内，换药结束后统一处理。

（3）包扎固定：在伤口创面处理完毕后应用无菌敷料覆盖伤口，然后用胶带或绷带固定。敷料的大小和厚度应根据伤口具体情况确定。敷料一般应超出伤口外3cm，不能暴露伤口，厚度根据渗出液的多少而定，如伤口较大、渗出较多，应多覆盖敷料。

（4）污物处理：换药结束后应对换药的污物进行处理，换下的污染敷料以及消毒伤口用过的乙醇棉球等应倒入指定的医疗废物垃圾桶，统一处理。污染的换药器械应放到指定位置刷洗后进行灭菌处理。

4. 伤口换药的注意事项

换药过程中应注意严格无菌操作。注意换药顺序，多个患者换药时应遵循先进行清洁伤口换药，再处理污染伤口，最后进行感染伤口换药的原则。在每位患者换药后要进行彻底的手消毒和必要的环境消毒，避免交叉感染。清洁伤口一般在术后2～3天换药一次，然后至术后拆线再次换药。污染伤口在术后2～3天换药，注意观察伤口有无感染征象，并根据实际情况确定下一次换药时间。感染伤口在术后早期应每天换药，后期分泌物减少后可隔天换药。如脓性分泌物较多，敷料湿透时应根据情况随时换药。伤口包扎时应注意松紧适宜，颌面部伤口换药后应注意不要压迫呼吸道。伤口换药动作应轻柔、迅速，切忌动作粗暴引起伤口出血。如换药过程中出现出血，应及时进行压迫止血。

六、活体组织检查

活体组织检查又称为活检，是指应用不同的方法如手术切取、钳取或穿刺等从患者体内获取小块病变组织进行病理学检查，以协助临床明确诊断的技术。活检是明确疾病诊断的重要方法之一，送检的病变组织是否具有代表性将直接影响病理学检查结果。

（一）活检的目的

1）确定疾病诊断或为疾病诊断提供线索。

2）确定病变性质、病变范围，判断疾病发展趋势、结局及预后。

3）制订治疗方案，验证治疗效果。

（二）常见的活检组织

1）手术切除的组织器官，如唾液腺、颌骨以及淋巴结等。

2）手术切取的小块病变组织，如病变的牙龈组织、皮下小结节等。

3）内镜辅助下切取或钳取的肿瘤组织，内镜技术已在临床上得到广泛应用，内镜辅助下切取或钳取的小块组织已成为活检的主要标本，如胃肠镜辅助下切取的胃肠息肉组织等。

4）针穿刺抽取的组织，如羊水、胆囊、肝、肾、甲状腺等。

5）刮取的病变组织，如子宫内膜等。

（三）活检的注意事项

1. 选择具有代表性的取材部位

活检用于确定疾病诊断或病变性质判断，切取组织时力求切取具有代表性的病变组织，如为肿瘤组织，需同时切取病变组织和周围的正常组织，不能只选病变组织。若切取组织周围没有坏死的病变组织，如溃疡，则需切取溃疡周围及底部组织送检。

2. 注意保护切取组织

切取时要注意取材刀锋利，操作正确，以免过度挤压组织，导致细胞结构、形态严重变形而影响诊断，甚至造成不必要的二次取材，给患者造成不必要的痛苦，延长诊断时间。

3. 送检组织完整

对于手术切除的较大肿瘤，一般需将标本全部送检，并保持原病变的完整性。如要切

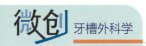

开，应根据不同器官病变按一定的方法切开。

（四）送检组织标本保存

切取的送检组织标本必须保持新鲜，不能自溶腐败。离体的标本应立即予以固定。常用10%福尔马林（40%甲醛溶液）固定，也可用95%乙醇固定。固定液的量要充足，至少5倍于标本体积，以使固定液全部淹埋组织为宜。放标本的容器大小要适当，口径要大，以便于标本保持原样固定和取出。容器要密封，以免固定液挥发后浓度不足而影响固定效果。

（五）填写送检单

填写送检单的目的是让病理医生了解患者的一些临床情况，供病理学检查和诊断参考，使活检工作密切联系临床。应填写患者的基本信息，包括具体年龄、病史、临床有关化验及其结果、手术所见，妇科送检要填月经史等。如为再次活检，应注明前次活检的病理编号、诊断等。如对病理学检查有某些特殊要求，可在申请单上明确注明。如同时送检数个不同患者的标本，一定要分别填写送检单，并将送检单的号码、患者姓名与标签写好贴在标本瓶上。

主要参考文献

[1] 张志愿. 口腔颌面外科学[M]. 8版. 北京: 人民卫生出版社, 2021.

[2] 陈孝平, 陈义发. 外科手术基本操作[M]. 北京: 人民卫生出版社, 2002.

[3] 邱贵兴. 外科手术基本操作[M]. 北京: 中国协和医科大学出版社, 2018.

[4] 张福奎, 蒋建光, 于大鹏. 外科基本操作处置技术[M]. 3版. 北京: 人民卫生出版社, 2022.

[5] 陈孝平, 汪建平. 外科学[M]. 8版. 北京: 人民卫生出版社, 2013.

（张建康，潘剑）

第六章

牙槽外科麻醉技术

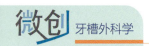

牙槽外科手术为侵入性手术，怎样让患者在无痛的情况下完成手术是重中之重，良好的麻醉是这一切的前提。牙槽外科的临床麻醉根据麻醉方法、麻醉药和麻醉部位，通常分为局部麻醉和全身麻醉。不同的麻醉各具特点。全身麻醉常用于颌面部中、大型手术及无法配合局部麻醉的儿童手术。局部麻醉常用于牙和牙槽骨局部小手术。对于过度紧张和恐惧、焦虑的患者还可使用镇静药物使患者精神放松、配合手术，此方法称为镇静。

牙槽外科无痛技术是指通过使用局部麻醉药、镇静及镇痛药物，使患者在接受口腔手术治疗时不感到疼痛和不适。牙槽外科无痛技术可以帮助患者放松身心，缓解紧张和焦虑情绪，提高手术的安全性和成功率。随着经济发展和医疗技术进步，人们对疾病诊疗的需求不仅仅停留在有效性和安全性上，还提出了更高层次的需求，如人性化、舒适化、个性化等。无痛技术是舒适化治疗中最重要的组成部分，在口腔手术治疗中广泛应用。目前常用的牙槽外科无痛技术包括局部麻醉、镇静镇痛、全身麻醉和微创治疗等。医生可以根据患者的具体情况选择最适合的无痛技术。

第一节　麻醉学原理

❯ 一、疼痛概述

疼痛是人类大脑对机体一定部位组织损伤或可导致组织损伤的刺激作用产生的一种不愉快的主观感受。疼痛是一种复杂的生理心理活动，主要包括两个成分：一是伤害性刺激作用于机体所导致的痛感觉；是机体对伤害刺激的痛反应，表现为一系列的躯体运动反应、情感反应、自主神经反应以及痛行为。疼痛是一个复杂的神经活动，并且可能对正常生理功能产生影响，甚至威胁和损害人体健康。疼痛不仅给人带来躯体和精神上的影响，而且对中枢神经系统、循环系统、呼吸系统、内分泌系统和消化系统可能产生不良影响和导致病理改变。

疼痛机制可以分为外周机制和中枢机制。疼痛的外周机制是外科手术或临床操作引起疼痛最主要的机制。疼痛的外周机制包含4个生理过程：①转导；②传导；③传递；④外周敏化。转导是伤害性感受器将伤害性机械刺激、温度变化和化学刺激转化为电信号的过程，此过程是伤害性感受器上特异的离子通道介导的。传导是伤害性感受器产生的动作电位沿着轴突传送至伤害性感受器中枢的整个过程。传递是指神经突触将神经信号从一个神经元转移和调节至另一个神经元。外周敏化是神经损伤或炎症导致的伤害性感受器超兴奋状态，使疼痛反应增强，严重影响患者的生活质量。在牙槽外科手术领域，来自头面部和口咽部的本体感受性信息通过三叉神经传递到三叉神经中脑核的细胞团体。其他初级传入纤维在半月神经节内有细胞体，通过三叉神经根投射到脑干，主要终止于三叉神经感觉主核脊束核。

牙槽外科无痛技术的选择应根据手术部位、手术大小、预计术后疼痛程度和患者意愿等多种因素综合考虑。了解疼痛的产生和传递机制，对围术期多模式的镇痛方式提供了良好的理论基础。围术期联合应用作用机制不同的镇痛药物、辅助药和镇痛技术，可以应对不同机制产生的疼痛，实现最佳的疼痛管理。

二、局部麻醉药

局部麻醉药是一类能可逆地阻断神经冲动的产生和传导，使神经支配的部位出现暂时、可逆性感觉（甚至运动功能）丧失的药物。依不同的中间链，局部麻醉药可分为两大类：中间链为酯键者称为酯类局部麻醉药，常用药物有普鲁卡因、氯普鲁卡因和丁卡因；中间链为酰胺键者称为酰胺类局部麻醉药，常用药物有利多卡因、布比卡因、丙胺卡因、罗哌卡因和阿替卡因等。其中利多卡因和阿替卡因是牙槽外科最常用的局部麻醉药。

人们通常认为局部麻醉药通过阻断疼痛信号在神经元上的传导发挥镇痛作用。伤害性感受器受到伤害性刺激时，神经细胞膜上的Na^+内流产生动作电位，沿神经元表面传导。局部麻醉药直接作用于细胞膜电压门控性Na^+通道，从而抑制Na^+内流，阻断动作电位的产生，阻滞神经传导功能。局部麻醉药对人体细胞膜表面电压门控性Na^+通道是非选择性的，局部麻醉操作中，局部麻醉药吸收入血过快或穿刺时误入血管，经血流到达全身，局部麻醉药血药浓度达到一定水平时，同样能够阻断相应靶器官的电压门控性Na^+通道，因此可能诱发严重毒性反应。局部麻醉药对中枢神经系统表现为抑制作用，中枢抑制性神经元对局部麻醉药更加敏感，局部麻醉药中毒初期，往往因抑制性神经元首先被抑制，患者常表现为兴奋现象，局部麻醉药血药浓度继续升高，抑制兴奋性神经元时才表现出抑制现象。局部麻醉药对心血管系统的影响也表现为抑制作用。心肌细胞快速复极相由Na^+内流介导，局部麻醉药通过抑制心肌细胞膜上电压门控性Na^+通道阻止Na^+内流，使得心肌细胞复极减慢，兴奋性降低，严重时抑制窦房结活动，引起心动过缓甚至窦性停搏。因此，在局部麻醉操作中，需要严格掌握和计算每种局部麻醉药的使用量，避免穿刺针误入血管。

三、全身麻醉药

（一）阿片类药物

阿片类药物主要包括激动阿片受体的镇痛药和具有镇痛作用的阿片受体部分激动药。阿片类药物的镇痛机制主要是作用于中枢神经系统或外周的阿片类受体，选择性地消除或缓解痛觉，同时消除因疼痛引起的情绪反应。阿片类受体主要有 μ、κ、δ、σ 4 种类型，它们均属于 G 蛋白偶联受体，主要分布于大脑。人脑内已经发现有近 20 种与阿片类生物碱结构相似的肽类，称为内阿片肽。内阿片肽是一些多肽类神经递质，包括内啡肽、强啡肽、脑啡肽、痛敏肽等。内阿片肽与其他神经肽或神经递质、调质共存，与阿片受体共同构成强大的内源性痛觉调制系统，并对心血管活动、胃肠功能、免疫反应和内分泌功能等具有重要的调节作用。

在人体中，内阿片肽能神经元释放内阿片肽激动阿片受体，通过 G 蛋白偶联机制阻止细胞外Ca^{2+}内流及细胞内K^+外流，减少突触前膜神经递质（P 物质等）释放，引起突触后膜超极化，阻断痛觉信号的传导与传递，从而产生镇痛作用。

阿片类药物结构与内阿片肽相似，通过与体内不同部位的阿片受体结合，模拟内源性阿片肽抑制痛觉信号在中枢神经系统通路中向上传导的过程而发挥镇痛作用。阿片受体激动药是指主要作用于 μ 受体的激动药，其典型的代表是吗啡。哌替啶是第一个人工合成的阿片类药物。目前临床麻醉应用最广泛的人工合成阿片类药物是芬太尼及其衍生物。表 6-1 总

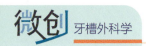

结了麻醉性镇痛药的药代动力学参数。

表6-1　麻醉性镇痛药的药代动力学参数

药物	血浆蛋白结合率（%）	分布容积（L/kg）	清除率[mL/（min·kg）]	清除半衰期（h）
吗啡	30	3.2～3.7	14.7～18.0	2～3
哌替啶	60	3.8	10.4～15.1	2.4～4
芬太尼	84	4.1	11.6～13.3	4.2
舒芬太尼	92.5	1.7	12.7	2.5
阿芬太尼	92	0.86	6.4	1.2～1.5
瑞芬太尼	70	0.39	41.2	9.5

阿片类药物对中枢神经系统、呼吸系统和心血管系统具有直接抑制作用。其通过抑制呼吸中枢，降低呼吸中枢对CO_2的敏感性，使呼吸频率减慢和潮气量减少；通过扩张阻力血管和容量血管降低血压。同时，阿片类药物能提高胃肠平滑肌张力，减少胃肠蠕动作用，引起便秘。阿片受体阻断药与阿片类药物结构极为相似，为阿片受体的完全、特异性阻断药，可竞争阿片受体，阻断阿片类药物与阿片受体结合，进而拮抗阿片类药物的作用。临床上常用的阿片受体阻断药有纳洛酮、纳曲酮和纳美芬。阿片受体阻断药常用于阿片类药物过量所致的呼吸抑制或阿片类药物成瘾者戒毒治疗。

（二）吸入麻醉药

吸入麻醉药是指吸入肺部，随血流到达人脑发挥作用的气体或者挥发性液体，如氧化亚氮、七氟烷、地氟烷等。氧化亚氮是口腔舒适化治疗中使用最早、应用最广泛的吸入麻醉药。尽管吸入麻醉药广泛用于麻醉诱导和麻醉维持，但其发挥作用的机制尚不完全清楚。麻醉诱导时，吸入麻醉药通过麻醉装置吸入肺泡，通过扩散作用顺浓度梯度进入肺部毛细血管，进而随血液循环输送到全身组织器官。影响麻醉药进入肺泡速度的因素有两个：一是麻醉药吸入浓度，二是肺通气量。麻醉开始时，增加吸入麻醉药浓度和肺泡通气量可使吸入麻醉药迅速进入肺泡并随血流运送至脑组织，缩短麻醉诱导时间。影响药物从血液进入组织速度的因素有三个：麻醉药在组织中的溶解度、组织的局部血流量、麻醉药在动脉血与组织内的分压差。脑组织血流异常丰富，因此麻醉药进入脑组织非常迅速，很快便能达到平衡。

吸入麻醉药除极少数被机体代谢外，大部分以原型的形式通过肺排出，少量经创面、皮肤和尿液等排出体外。当停止吸入后，麻醉药通过脑组织顺浓度梯度弥散入血，通过肺部毛细血管扩散到肺泡，并随气道排出体外。可通过增加通气量加快吸入麻醉药从肺部排出。

（三）静脉麻醉药

静脉麻醉药是指通过静脉给药，可逆地引起不同程度的感觉和意识丧失的全身麻醉药。根据化学结构，静脉麻醉药分为巴比妥类和非巴比妥类，目前临床常用的为后者。丙泊酚是目前最常用的静脉麻醉药，具有起效快、消除快的特点，静脉注射后达峰时间约90

秒。通常认为丙泊酚主要通过与γ-氨基丁酸受体结合，增强γ-氨基丁酸诱导的氯电流发挥作用。丙泊酚对中枢神经系统、呼吸系统和心血管系统均表现为抑制作用，最常见的不良反应是呼吸抑制和血压下降，在快速推注时尤其明显。因此，丙泊酚用于保留自主呼吸全身麻醉时需少量缓慢推注或持续泵注。此外，临床常用的静脉麻醉药还有依托咪酯和氯胺酮。依托咪酯最显著的特点是对心功能无明显影响，常用于心功能不全或循环严重不稳定患者的诱导。氯胺酮是唯一具有确切镇痛作用的静脉麻醉药。氯胺酮可兴奋交感神经中枢，对心血管系统表现为兴奋作用。临床麻醉剂量的氯胺酮对呼吸抑制作用轻微，常用于保留自主呼吸的短小手术。氯胺酮麻醉后唾液腺和气道分泌物增加，在儿童患者中尤为明显，氯胺酮麻醉诱导时需常规应用阿托品或长托宁，减少气道分泌物，保持气道通畅。

（四）骨骼肌松弛药

骨骼肌松弛药简称肌松药，是指选择性作用于神经-肌肉接头处，与N_2型胆碱受体结合，阻断神经-肌肉间兴奋传递，从而产生肌肉松弛作用的药物。根据作用机制，肌松药分为去极化肌松药和非去极化肌松药。去极化肌松药发挥作用的机制是与N_2型胆碱受体结合，产生与乙酰胆碱相同的去极化作用，长时间作用后使得N_2型胆碱受体不能对乙酰胆碱起作用。临床上常用的去极化肌松药只有琥珀胆碱。非去极化肌松药发挥作用的机制是与N_2型胆碱受体结合但不产生去极化作用，竞争性阻滞乙酰胆碱与N_2型胆碱受体结合，从而阻滞神经-肌肉间兴奋传递。临床上常用的非去极化肌松药主要有顺式阿曲库铵、罗库溴铵、维库溴铵等。琥珀胆碱因其起效快、消除快的特点，常用于饱胃患者的快速诱导。临床上常使用新斯的明拮抗非去极化肌松药的残余作用。新斯的明通过抑制胆碱酯酶的活性，使胆碱酯酶分解减少发挥拟胆碱作用。此外，也可使用人工合成的新型肌松拮抗药Sugammadex拮抗非去极化肌松药的作用，其机制是通过与非去极化肌松药形成复合物产生拮抗作用。

（五）镇静催眠药

镇静催眠药是指能够消除烦躁、恢复平静情绪、促进和维持近似生理性睡眠的药物，包括苯二氮䓬类、巴比妥类和其他药物。镇静催眠药多具有镇静、遗忘和强化麻醉的作用，常用于全身麻醉前给药或辅助用药，有时也用作局部麻醉辅助用药。苯二氮䓬类药物通过与脑内苯二氮䓬受体结合，促进氯离子通道开放，氯离子内流引起神经细胞膜超极化发挥抑制效应。临床常用的苯二氮䓬类有咪达唑仑、地西泮、艾司唑仑和瑞马唑仑。值得一提的是，瑞马唑仑是近年来新合成的短效苯二氮䓬类镇静催眠药，因其起效快和代谢快的特点，临床上常持续泵注用于无痛胃肠镜和局部麻醉辅助镇静，停药后患者苏醒迅速，且对循环影响轻微。巴比妥类药物因其不良反应较多，在临床麻醉中使用较少。右美托咪定是临床常用的一种新型镇静催眠药，通过激动α2肾上腺素受体产生镇静、抗焦虑、镇痛和抗交感作用。右美托咪定引起的镇静催眠效果类似于自然睡眠状态，术中易于唤醒，术者可以随时与患者交流，使其更好地配合手术操作，并且对呼吸影响轻微，这是其得以在口腔治疗中广泛应用的重要原因。α2肾上腺素受体激动剂对心血管系统的影响主要表现为心率减慢和外周血管阻力降低，因此临床上使用右美托咪定时需要特别注意心动过缓和低血压的发生。由于右美托咪定在体内代谢较慢，与其他麻醉镇静镇痛药具有协同作用，当失去手术刺激或声音刺激时，患者容易再次进入深度镇静状态，间接增加镇静镇痛药相关不良事件的发生风险。因此，右美托咪定适用于较长时间的手术。

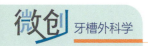

四、非甾体类抗炎药

非甾体类抗炎药（NSAIDs）是一类具有解热、镇痛作用，绝大多数还兼具抗炎和抗风湿作用的药物。NSAIDs发挥作用的主要机制是通过抑制环氧化酶（cyclooxygenase，COX）合成，使前列腺素（prostaglandin，PG）合成减少。临床上常用的NSAIDs为选择性COX-2抑制剂，包括塞来昔布、罗非昔布、伐地昔布、帕瑞昔布和艾托昔布等。NSAIDs通过抑制外周的前列腺素合成，降低痛觉感受器的兴奋性，并同时抑制缓激肽等致痛物质的合成。NSAIDs主要适用于轻-中度疼痛，如牙痛、头痛、肌肉痛、关节痛、轻至中度的术后疼痛。临床使用过程中应注意，在长期使用非选择性NSAIDs时应警惕消化性溃疡、胃炎、肾功能不全和出血倾向的风险。

第二节　牙槽外科局部麻醉

一、神经阻滞麻醉

神经阻滞麻醉将局部麻醉药注射到神经干或主要分支周围，以阻断神经末梢传入的刺激，使该神经分布区域产生麻醉效果。

（一）上牙槽后神经阻滞麻醉

1）概述：注射麻醉药于上颌结节后外侧表面，以麻醉上牙槽后神经，适用于上颌磨牙拔除的颊侧麻醉以及相应颊侧黏膜、牙龈和上颌结节部手术。

2）进针点：进针点为上颌第二磨牙远中颊侧根部口腔前庭沟。

3）麻醉范围：除上颌第一磨牙近中根外的同侧磨牙、牙槽突及其颊侧的牙周膜、骨膜、黏骨膜。

4）操作要点（图6-1）：患者取坐位，调整牙椅使上颌牙平面与地面成45°角；半张口，牵拉患者口角向后上方，暴露进针点。注射针与牙体长轴成40°～45°角；向后上方刺入，沿上颌结节弧形滑动，进针深约2cm，回抽无血后注射麻醉药；上牙槽后神经阻滞麻醉时注射针刺入不宜过深，以免刺破上颌结节后方的翼静脉丛引起血肿。

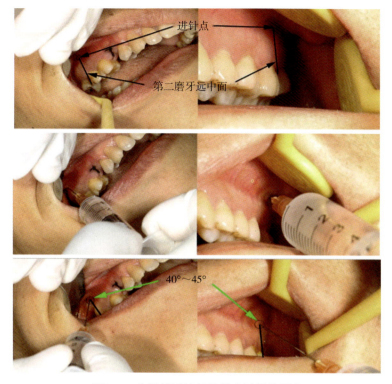

图6-1　上牙槽后神经阻滞麻醉操作要点

（二）腭前神经阻滞麻醉

1）概述：将麻醉药注射入腭大孔或其附近以麻醉腭前神经，适用于上颌磨牙及前磨牙拔除的腭侧麻醉。

2）进针点：进针点为腭大孔，腭大孔位于上颌第二磨牙远中腭侧龈缘至腭中线弓形凹面连线的中点，从颌平面观则位于腭侧龈缘至腭中线连线的中外1/3交界处。

3）麻醉范围：同侧磨牙及前磨牙腭侧黏骨膜、牙龈及牙槽突等。

4）操作要点（图6-2）：①暴露进针点，患者头后仰，大张口，上颌平面与地面成60°角；②进针，注射针自腭大孔表面标志刺入腭黏膜；③注射麻醉药，注射针尖抵至骨面后稍后退少许针尖，回抽无血后注射麻醉药0.2～0.5mL；将麻醉药注射至腭大孔附近。注意：因腭侧黏膜组织致密，注射麻醉药时阻力较大，可稍加用力并缓慢注射，同时应注意避免注射针折断。

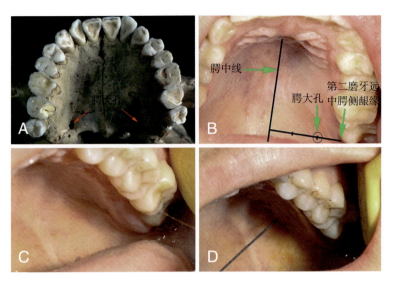

图6-2 腭前神经阻滞麻醉操作要点

注：A，腭大孔解剖标志；B，腭大孔表面标志（颌平面观）；C，暴露进针点；D，注射麻醉药。

（三）鼻腭神经阻滞麻醉

1）概述：将麻醉药注入腭前孔以麻醉鼻腭神经，适用于上颌前牙拔除的腭侧麻醉。

2）进针点：其进针点为左右尖牙腭侧龈缘连线与腭中线交点（切牙孔）。

3）麻醉范围：两侧尖牙腭侧连线前方牙龈、腭侧黏膜及骨膜。

4）操作要点（图6-3）：患者头后仰，大张口；注射针与腭中线位于同一平面；针尖自进针点表面腭乳头刺入黏膜；针尖抵至骨面后稍后退少许针尖注射麻醉药0.2～0.5mL。该区组织致密，注射时需要较大压力，但应注意避免注射针折断。

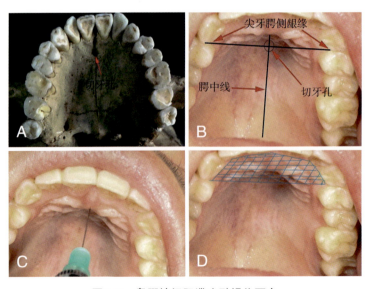

图6-3 鼻腭神经阻滞麻醉操作要点

注：A，切牙孔解剖标志；B，切牙孔表面标志；C，将麻醉药注射至切牙孔；D，麻醉区域。

（四）眶下神经阻滞麻醉

1）概述：将麻醉药注入眶下孔或其周围，以麻醉眶下神经及其分支，可麻醉上牙槽前、中神经，甚至上牙槽后神经，适用于上颌前牙至前磨牙区高位手术，如高位埋伏阻生牙的拔除以及囊肿的刮治等。

2）进针点：同侧鼻翼旁1cm处。

3）麻醉范围：同侧下睑、鼻、眶下区、上唇、上颌前牙、前磨牙，以及对应的唇颊侧牙槽突、骨膜、牙龈和黏膜等。

4）操作要点（图6-4）：患者平卧。注射时术者左手示指扪及眶下缘，右手持注射器，使注射针与皮肤成45°角，注射针自同侧鼻翼旁1cm处的进针点刺入。抵至骨面注射少量麻醉药。局部无痛后移动针尖寻找到眶下孔（感觉阻力消失），向上后外进针1.5cm，然后推注麻醉药1.0～1.5mL，进针不宜过深，以免刺伤眼球。

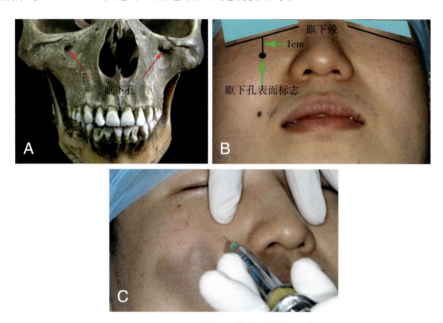

图6-4　眶下神经阻滞麻醉操作要点

注：A，眶下孔解剖标志；B，眶下孔的体表投影标志点（眶下缘中点下方0.5～1.0cm）；C，注射针自同侧鼻翼旁1cm处的进针点刺入。

（五）下牙槽神经阻滞麻醉

1）概述：将麻醉药注射到翼下颌间隙内，以麻醉下牙槽神经，适用于下颌牙拔除以及该区域手术的唇颊侧麻醉。

2）进针点：其进针点为翼下颌韧带与颊脂垫尖连线中点。

3）麻醉范围：同侧下颌骨、下颌牙、牙周膜、前磨牙至中切牙唇颊侧牙龈、黏骨膜及下唇。麻醉后患者感同侧下唇口角麻木，针刺无痛。

4）操作要点（图6-5）：患者大张口，下颌平面与地面平行。注射器置于对侧口角，与中线成45°角。针尖从进针标志点刺入黏膜，推进2.5cm左右抵至骨面。回抽无血，注射麻醉药1.0～1.5mL。

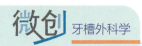

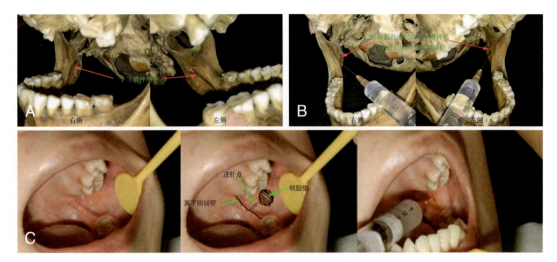

图6-5 下牙槽神经阻滞麻醉操作要点

注：A，下牙槽神经管与下牙槽神经孔。B，下牙槽神经阻滞麻醉药注射部位。C，进针点与注射麻醉药（左侧）：下牙槽神经阻滞麻醉进针标志点（翼下颌韧带与颊脂垫尖连线中点）。翼下颌韧带：患者大张口时，磨牙后方腭舌弓前纵行的黏膜皱襞。颊脂垫：口腔颊部有一由脂肪组织突起形成的三角形颊脂垫，其尖端正居翼下颌韧带中点。

（六）舌神经阻滞麻醉

1）概述：舌神经自下颌神经分出后与下牙槽神经向前下方并行。舌神经阻滞麻醉是将麻醉药注入该区以麻醉舌神经，适用于下颌牙拔除以及该区域手术的舌侧麻醉。

2）进针点：其进针点同下牙槽神经阻滞麻醉。

3）麻醉范围：同侧下颌牙舌侧牙龈、黏骨膜，口底黏膜及舌前2/3部分。麻醉后同侧舌有烧灼、肿胀麻木感，尤以舌尖部最为明显。

4）操作要点：在行下牙槽神经阻滞麻醉时注射针后退1cm左右注射麻醉药0.5～1.0mL即可麻醉舌神经。

（七）颊神经阻滞麻醉

1）概述：麻醉颊（颊长）神经，适用于下颌牙拔除以及该区域手术的颊侧软组织麻醉。

2）进针点：其进针点同下牙槽神经阻滞麻醉。

3）麻醉范围：同侧下颌磨牙的颊侧牙龈、黏骨膜、颊部黏膜、肌肉和皮肤。

4）操作要点：在行下牙槽神经阻滞麻醉时注射针退至肌层，黏膜下注射麻醉药0.5～1.0mL即可麻醉颊神经

（八）下牙槽神经、舌神经以及颊神经一次性麻醉

临床上多行下牙槽神经、舌神经以及颊神经一次性麻醉。自翼下颌皱襞外侧、上颌第三磨牙下方0.5cm处进针，深度约2cm，抵至骨面后注射麻醉药，先麻醉下牙槽神经，然后边后退注射针边注射麻醉药，即可实现下牙槽神经、舌神经以及颊神经一次性麻醉（图6-6）。该麻醉方法可满足绝大部分下颌区域手术的需要。

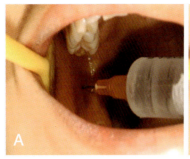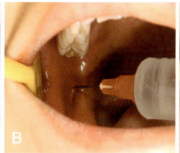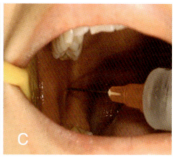

图6-6 下牙槽神经、舌神经以及颊神经一次性麻醉

注：A，下牙槽神经阻滞麻醉；B，舌神经阻滞麻醉；C，颊神经阻滞麻醉。

（九）颏神经阻滞麻醉

1）概述：将麻醉药注入颏孔以麻醉颏神经，适用于下颌前磨牙和切牙拔除唇侧麻醉，以及下唇区域内手术。

2）进针点：其进针点为颏孔，第二前磨牙根尖部前庭沟黏膜转折处。

3）麻醉范围：同侧下唇前分麻木感，麻醉同侧下颌第一前磨牙至切牙唇侧牙龈、黏骨膜以及同侧下唇。

4）操作要点（图6-7）：注射针与牙长轴成45°角。注射针抵至骨面后稍后退少许针尖并推注麻醉药。

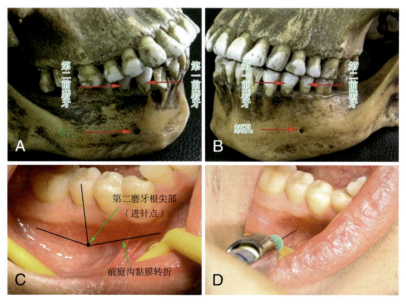

图6-7 颏神经阻滞麻醉操作要点

注：A，颏孔解剖标志（右侧）；B，颏孔解剖标志（左侧）；C，进针点，第二前磨牙根尖部前庭沟黏膜转折处；D，注射麻醉药。

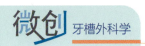

（十）超声引导在颌面部神经阻滞麻醉中的应用

口腔颌面部的神经阻滞麻醉是将麻醉药注射至神经干附近，以麻醉该神经所支配的整个区域。在行局部麻醉注射时进针点主要依赖神经干的体表投影解剖标志来定位。但是不同的临床医生的麻醉药注射水平参差不齐，再加上不同的患者可能出现不同的解剖变异，使得临床麻醉操作具有诸多困难。有可能出现针尖或注药位置不理想而导致阻滞失败；或者对于那些解剖定位困难的患者，反复穿刺和操作时间延长会导致不必要的疼痛，并使操作者产生挫败感。即使操作者具备扎实的解剖学知识和丰富的临床经验，仍有可能操作失败，甚至将局部麻醉药注入血管或损伤神经从而引起严重的并发症。

假如在进行口腔颌面部神经阻滞麻醉时加入超声引导，那么我们就可以清晰地看到神经结构及神经周围的血管、肌肉、骨骼等。超声在进针过程中可提供穿刺针行进的实时影像，以便操作者在进针的同时随时调整进针方向和进针深度，以更好地接近目标位置。在注射药物时我们还可以看到药液的扩散，甄别无意识的血管内注射和无意识的神经内注射，以此来提高口腔颌面部神经阻滞麻醉的成功率，减少穿刺次数，减轻患者的痛苦，同时也可减少神经损伤。

近年来，超声在阻滞麻醉中的应用主要集中在臂丛神经、坐骨神经、股神经以及椎管内麻醉等视野暴露较好的位置，而在口腔这类狭小的空间内开展超声引导阻滞麻醉相对较少，业内鲜有报道。估计难点在于：①口腔操作空间相对狭小，目前没有相对适合的超声探头。②要求口腔医生具备相应的超声知识。③可能相对传统阻滞麻醉，超声引导较为复杂和困难，虽然可以减少穿刺次数、减轻患者的痛苦，但可能并不会缩短注射时间，导致目前临床应用较为少见。但是这同时也给我们提供了一个新的思路、一个新的研究方向，可能未来的某一天会实现影像指导下的口腔神经阻滞麻醉。

❷ 二、局部浸润麻醉

局部浸润麻醉指将麻醉药注入组织内，作用于神经末梢，使之失去传导痛觉的能力而产生麻醉效果。临床常用的浸润麻醉药为阿替卡因、利多卡因。

（一）骨膜上浸润麻醉

1）概述：将麻醉药注射至牙根尖部位的骨膜浅面，适用于下颌前牙拔除的唇侧及舌侧麻醉、上颌前牙及前磨牙拔除的唇侧麻醉。

2）进针点：其进针点为患牙唇（颊）侧，舌（腭）侧前庭沟黏膜转折处。

3）麻醉范围：进针点局部牙龈、黏骨膜、牙根尖。

4）操作要点（图6-8）：牵拉口角，暴露进针点；注射针与牙长轴成45°~60°角；注射针抵至骨面后稍后退少许针尖并推注麻醉药。

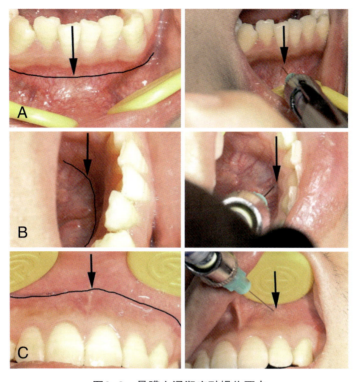

图6-8 骨膜上浸润麻醉操作要点

注：A，下前牙唇侧骨膜上浸润麻醉；B，下前牙舌侧骨膜上浸润麻醉；C，上前牙唇侧骨膜上浸润麻醉。

（二）牙周膜浸润麻醉

1）概述：注射针自牙的近中和远中侧刺入牙周膜，深约0.5cm，将麻醉药注射至患牙牙周膜内，可麻醉牙周组织，适用于阻滞麻醉或局部浸润麻醉效果不全时追加。

2）操作要点（图6-9）：选用短而细的注射针，缓慢注射。

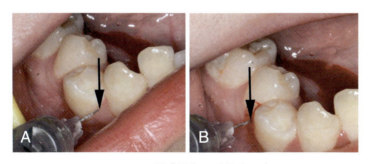

图6-9 牙周膜浸润麻醉操作要点

注：A，近中侧进针；B，远中侧进针。

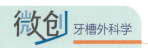

◆ 三、并发症及处理

（一）晕厥

1. 临床表现

晕厥从发生到恢复一般经历2～5分钟，根据不同的临床表现，晕厥分为三个时期，分别是晕厥发作前期、晕厥发作期和晕厥后期。不同时期有不同的临床表现。

1）晕厥发作前期，可看作晕厥发作的前驱症状。晕厥发作前期可以分为早期和晚期，其临床表现见表6-2。

表6-2　晕厥发作前期临床表现

早期	晚期
感觉发热	瞳孔放大
脸色苍白	打呵欠
全身出冷汗（最初在额头）	呼吸增强
感觉不适或者虚脱	手脚冰凉
恶心	低血压
心跳加速	心跳减慢
血压下降至临界值或附近	视物模糊→头晕→意识丧失

2）晕厥发作期，患者出现了意识丧失，其可能的临床表现：持续心搏徐缓；呼吸急促不规律，逐渐变浅、变平静，直到几乎感觉不到呼吸，最后呼吸完全停止；瞳孔散大，出现濒死状态；手脚和面部肌肉可能发生惊厥性运动和抽搐；血压急速下降至极低值；脉搏细弱；呼吸道部分或全部阻塞；大便失禁。

3）晕厥后期，此时患者意识逐渐恢复，身体处于恢复阶段。患者心率、血压有所回升，脉搏增强。但仍有面色苍白、恶心、虚弱、流汗等症状。

临床上，上述众多晕厥的临床表现并不都会出现，可能只出现一种或其中几种表现，而且晕厥发生非常快，可能短短几秒就恢复了，应注意识别。

2. 易患因素

1）精神心理因素：最常见的为牙科恐惧，表现为紧张、焦虑和压力等，其次为疼痛刺激诱发焦虑，导致晕厥。一些晕血、晕针的患者也属于精神心理因素范畴。

2）非精神心理因素。

（1）端坐或站位姿势：研究表明，患者处于端坐或站位时行局部麻醉容易引起晕厥。

（2）直立性低血压：患者口腔治疗结束后由仰卧位变为直立位时可引起一过性血压降低，导致晕厥。

（3）饥饿：患者空腹行局部麻醉容易引起低血糖性晕厥。

（4）体质较差的患者对疼痛和刺激的耐受力较弱，行局部麻醉时容易引起晕厥。

（5）口腔诊室较热，通风不畅，拥挤嘈杂，容易引起患者焦躁不安，增加患者的紧张、焦虑情绪，此时行局部麻醉容易导致晕厥的发生。

3. 处理

1）停止口腔治疗。

2）调整椅位为仰卧位，患者两腿稍抬高，保证大脑的血液供应。解开患者的领带、衣领和腰带，充分促进患者血液回流至大脑。

3）评估并开放气道，及时吸出患者口腔内的血液及唾液，将患者头偏向一侧，防止呕吐物误吸入气管。

4）进一步精确治疗。

（1）监测患者生命体征，通过对比患者血压和心率的变化来判断患者是否恢复。

（2）给予吸氧，保证患者的血氧分压，为大脑提供充足的血容量。

（3）对低血糖性晕厥患者给予糖水。

（4）鼻嗅氨水，刺激患者中枢，增加患者呼吸和肌肉的运动。

（5）若患者出现长时间持续心搏徐缓，可适量给予阿托品。

5）若患者在治疗后没有恢复意识或在15～20分钟内没有完全恢复意识，应考虑其他原因导致的晕厥，此时应及时启动医疗急救系统，在密切监测患者生命体征和基础生命支持的前提下等待专业人员进行急救处理。

6）患者晕厥恢复后，不宜再进行口腔治疗，研究证实，患者恢复后再次发生晕厥的可能性很高。患者恢复后应在家属的陪同下离开。

4. 预防

1）患者应在充分缓解紧张和焦虑的情绪后再行口腔治疗，必要时可采用镇静镇痛技术。

2）局部麻醉和口腔操作术中应做好疼痛控制，应保证患者尽量在无痛的条件下行口腔治疗。

3）针对晕血及晕针的患者，应避免患者视线里出现注射针及带血的棉球、治疗器械。

4）尽量在患者仰卧位或半仰卧位时行局部麻醉。

5）预防直立性低血压。若患者口腔治疗时间过长，在结束后应保持仰卧位一段时间，应缓慢多次放平椅位，患者无不适后方可离开治疗椅。

6）术前进食，在局部麻醉操作前应保证患者不处于空腹状态。

7）口腔治疗室应宽敞、不拥挤、通风良好。

（二）过度换气

1. 临床表现

1）呼吸频率加快，可至25～30次/分钟（正常为14～18次/分钟）；呼吸深度加大。

2）过度换气开始时患者可表现为心悸、心前区不适、上腹部不适，或喉头发紧（主观感受为喉头有肿块）。

3）过度换气时间过长，患者会出现手、脚及口周皮肤感觉异常，有麻木及发冷的感觉。

4）过度换气持续发展，患者可出现肌肉震颤和手足抽搐。

过度换气常由对局部麻醉注射的恐惧引起，患者可能会自诉胸部发紧，有窒息感，而医护人员可能并没有意识到他们正在过度换气。持续过度换气使患者血液化学成分发生改变，患者会感觉头晕发飘，这更加重了其恐惧，加重的恐惧会导致更严重的过度换气，由

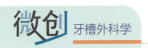

此形成恶性循环。

2. 易患因素

在医生面前掩饰其恐惧不安情绪的患者最容易发生过度换气。只要患者的焦虑能够缓解，就很少发生过度换气。

3. 机制

1）焦虑引起呼吸频率加快、呼吸深度加大，肺部O_2和CO_2交换加强，导致呼出过多CO_2，血CO_2分压较低，形成低碳酸血症，过低的CO_2浓度又会使血pH值升高，此种情况为呼吸性碱中毒。

2）低碳酸血症可引起脑血管收缩，导致中枢缺血，出现头晕、视物模糊等症状。

3）焦虑可引起血儿茶酚胺浓度升高、血肾上腺素和去甲肾上腺素浓度升高，导致患者心悸、心前区压迫感、震颤出汗等。

4）呼吸性碱中毒导致血pH值升高时，血钙离子水平降低，导致神经肌肉兴奋性和敏感性增强，出现手、足、口周皮肤发麻和感觉异常，手足抽搐、痉挛，甚至惊厥。

4. 处理

1）停止口腔治疗。

2）调整椅位为端坐位，仰卧位时腹腔器官对膈肌的压迫会减少通气量，患者会感觉不舒服。解开患者的领带、衣领和腰带，使患者放松呼吸。

3）进一步精确治疗：

（1）安抚患者，消除其紧张、焦虑的情绪至关重要。

（2）训练患者进行缓慢而规律的呼吸，以提高患者的血CO_2分压，消除呼吸性碱中毒。

（3）纠正呼吸性碱中毒。如果上述措施没有效果，医生应干预升高患者血CO_2分压，常用方法为让患者再次吸入呼出的气体，以获得更多的CO_2。具体方法：指导患者用双手呈杯状捂住口鼻，重复吸入自己呼出的富含CO_2的气体，同时，呼出的温暖气体还可以给患者双手加温，从而缓解其紧张情绪。条件允许时也可使用氧气面罩，但不给O_2，而是通过面罩呼吸，获得更多的CO_2。

（4）若以上措施无效，可以考虑药物治疗。口服地西泮或者静脉给予苯二氮䓬类、咪达唑仑等药物来缓解患者的紧张、焦虑情绪。

4）待患者完全恢复后，在患者及医生均感舒适的情况下可以继续进行口腔治疗。

5. 预防

及时发现患者的焦虑并对症处理，实施减压治疗。

（三）药物过量反应

1. 病因

药物过量反应是由单位时间内机体血药浓度过高引起的。在口腔治疗中，有多种因素可导致血药浓度突然升高。

1）患者全身系统疾病导致的药物生物转化缓慢。

2）药物由肝和肾清除出机体缓慢。

3）药物总剂量过大，短时间内药物聚集过多，血药浓度增加。

4）局部麻醉药在注射点的吸收太快，短时间内过多的局部麻醉药进入血液循环。

5）局部麻醉药被不可逆转地注入血管，使患者血药浓度瞬间增加。

2. 易患因素

1）患者因素。

（1）个体差异：不同个体对药物的耐受力不同，相同剂量的麻醉药注入不同患者体内可能出现不同的反应。

（2）年龄差异：儿童的药物吸收、代谢和排出功能尚未发育完全，而老年人的这些功能则减退，会影响机体对药物的耐受力。

（3）体重：肌肉含量较多的患者，有更大的血管体积，能耐受较大剂量的麻醉药。相反，肥胖患者脂肪组织中血管较少，不能像相同体重的肌肉含量多的患者那样耐受较大剂量的麻醉药。

（4）孕妇：孕妇肾功能会发生变化，影响麻醉药的代谢。

（5）全身系统疾病：肝肾功能异常会影响麻醉药的代谢和转化。充血性心力衰竭患者的血容量降低、心排血量不足，导致肝血流量下降，增加药物过量反应的风险。CO_2 潴留可引起呼吸性酸中毒，导致局部麻醉药过量反应的阈值降低。血清胆碱酯酶遗传缺陷会影响酯类局部麻醉药的分解转化。

（6）患者的心理状态：患者对疼痛的过激反应会导致医生在局部麻醉时常常误以为患者麻醉效果不佳，从而追加过多的局部麻醉药。

2）药物因素。

（1）剂量：剂量和血药浓度峰值成线性关系，注射的局部麻醉药剂量越大，血药浓度峰值越高。在口腔局部麻醉时，应保证在安全使用剂量范围内。

（2）给药路径：局部麻醉药起作用的前提是麻醉药长时间停留在机体局部组织内，若麻醉药误入血管，则会引起患者短时间内血药浓度升高，导致药物过量反应。

（3）注射速度：注射速度越慢，越不容易引起药物过量反应。在误入血管时，若麻醉药推注速度很慢，也不会出现药物过量反应。

（4）局部麻醉药的血管活性：脂溶性和蛋白结合力越强的麻醉药在注射部位组织中存留的时间就越长，吸收入血液的速度就越慢，因此越安全。血管扩张作用越强的局部麻醉药，吸收速度越快，越容易发生药物过量反应。

（5）注射部位的血管数量：注射部位血管分布越多，药物吸收入血越快。临床上可在麻醉药中添加血管收缩剂来收缩局部组织血管，延缓麻醉药吸收入血，从而提高麻醉药的安全性。

3. 临床表现

1）不同剂量的局部麻醉药引起的药物过量反应的临床症状和体征不尽相同。在症状方面，患者可出现头痛、头晕、眩晕、视野模糊、耳鸣、舌与口周麻木、发热或发冷、嗜睡、定向力障碍、意识丧失等。在体征方面，先表现为中枢神经系统兴奋，如果血药浓度继续升高，则呈现抑制状态（表6-3）。

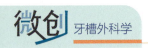

表6-3　局部麻醉药血药浓度过量的体征

低到中等过量	高度过量
思维混乱、多语、恐惧、兴奋、口吃	全身痉挛状态下发生强直阵挛
肌肉震颤、面部肌肉和肢体远端抽搐、眼球震颤	中枢神经系统抑制
血压上升、心率加快、呼吸加快	血压下降、心率减慢、呼吸抑制

2）血管收缩剂过量的临床表现是血压上升及心率增加。具体表现为恐惧、焦虑、紧张、不安、搏动性头痛、震颤、出汗、虚弱、眩晕、面色苍白、呼吸困难、心悸等。

4. 处理

1）停止口腔治疗。

2）调整椅位：患者取仰卧位，两腿稍抬高。清醒患者以舒适的体位为准。

3）安抚患者，缓解患者的紧张、焦虑情绪。

4）评估并开放气道。

5）进一步精确治疗。

（1）吸氧。吸氧导致的CO_2分压降低可以提高局部麻醉药过量反应的阈值。

（2）监测生命体征，进行基础生命支持。

（3）如果患者有严重的惊厥，可以使用抗惊厥药物。

6）紧急医疗救援。若患者症状持续无法缓解，或者医生无法判断病因，应启动紧急医疗援助，等待专业人员进行急救处理。

5. 预防

1）肝肾功能异常患者使用麻醉药最小剂量。

2）血清胆碱酯酶遗传缺陷患者使用酰胺类局部麻醉药。

3）局部麻醉应在局部麻醉药安全剂量范围之内。

4）可在局部麻醉药中添加适量的血管收缩剂来提高局部麻醉药的安全性，但同时应注意血管收缩剂本身的过量反应。临床上常用的血管收缩剂比例建议为1：（200000～100000）。

5）避免麻醉药入血。注射麻醉药时注意回吸操作，无血方可注射麻醉药。临床操作中可能遇到的情况是回吸时血管壁可能堵塞注射针头斜面，导致回吸无血，注射时将麻醉药注射入血管。笔者经验为二次回吸，具体操作为在第一次回吸无血后将注射针旋转180°后再次回吸，无血后方可注射麻醉药，以最大限度地避免麻醉药误入血管。

6）麻醉药缓慢注射。注射麻醉药时尽量延缓注射速度，一方面可以减轻患者的疼痛，另一方面可以减少麻醉药误入血管后引起的药物过量反应。

（四）药物过敏

1. 病因

口腔局部麻醉药过敏反应较为少见，由麻醉药的有效成分所引起的过敏反应则更为罕见，临床上常见的过敏源多为麻醉药里的添加成分。羟基苯甲酸甲酯是作为抗菌成分添加在局部麻醉药中的，起抗菌作用；亚硫酸钠是作为抗氧化剂添加在局部麻醉药中的，起抗氧化作用。这两类添加剂是目前口腔局部麻醉药过敏中较为常见的过敏源。

2. 易患因素

1）过敏体质。

2）有麻醉药过敏史。

3. 临床表现

局部麻醉药过敏反应多为速发型过敏反应，也有迟发型过敏反应，临床表现多为皮肤症状，也可表现为呼吸系统症状。局部麻醉药过敏的常见临床表现见表6-4。

表6-4 局部麻醉药过敏的常见临床表现

皮肤	呼吸系统	心血管系统
荨麻疹	喉部水肿	循环衰竭
血管神经性水肿	支气管哮喘	心律失常

4. 处理

1）停止口腔操作。调整椅位，清醒患者以舒适的体位为准。

2）启动科室医疗急救小组。

3）评估并开放气道，吸氧，保证呼吸、气道、循环通畅。

4）监测生命体征。

5）进一步精确治疗。

（1）对于症状较轻或者反应比较局限的患者可以先观察一段时间，让其自行恢复。

（2）皮肤症状较重的患者可使用组胺受体阻滞剂，口服苯海拉明50mg，3~4次/天，连续服用2~3天，儿童用量减半。

（3）支气管痉挛患者可使用支气管扩张药，肌内注射或皮下注射肾上腺素（成人0.3mL，1:1000稀释液）。

（4）对于喉头水肿患者，首先通过仰头抬颏法开放患者气道，再插入鼻咽或口咽导管，快速肌内注射肾上腺素0.3mL（1:10000稀释液），或静脉滴注10mL（成人）5分钟以上。必要时每3~5分钟重复一次。但应注意30分钟内使用肾上腺素最大剂量不超过5mL。患者复苏后使用组胺受体阻滞剂（苯海拉明50mg）和皮质类固醇（氢化可的松100mg）。若上述措施无法解除患者的气道阻塞，应及时行环甲膜切开术来开放气道。

5. 预防

1）病史访谈：通过术前的病史访谈能识别绝大多数的过敏患者，特别是有过敏史的患者，在术前了解患者过敏反应的药物及成分，及时更换局部麻醉药。

2）医疗会诊：对于口腔医生无法判断的过敏史，可以通过医疗会诊，联系专业医生来评估是否能进行局部麻醉药注射。

3）麻醉药过敏试验：对于不明确的过敏史，我们也可以行麻醉药过敏试验。但笔者并不推荐，原因在于，有研究表明，口腔诊室过敏试验并非绝对可靠。有可能是局部注射创伤引起的组胺释放导致的假阳性结果。也有可能是药物转化后的产物导致的迟发型过敏反应所带来的假阴性结果。对于真正过敏的患者，极少量的局部麻醉药注射也能引起急性速发型过敏反应，应在试验前做好抗过敏及急救准备。

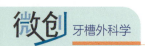

4）未证实的局部麻醉药过敏：对于非急诊治疗，建议择期处理，待充分评估后再治疗。对于急诊治疗，建议启动医疗会诊，评估后再治疗。或在全身麻醉下进行口腔治疗。

5）已证实的局部麻醉药过敏：若患者对酯类局部麻醉药过敏，可选择酰胺类局部麻醉药，反之。若患者对某种添加剂过敏，则使用不含该类添加剂的局部麻醉药。也可在全身麻醉下进行口腔治疗。

（五）暂时性面瘫

1. 临床表现

局部麻醉药注射后患者出现同侧眼睑闭合不全、口角歪斜、鼓腮漏气等面瘫症状。

2. 病因

下牙槽神经阻滞麻醉时进针点过于靠后，麻醉药注射至腮腺内，麻醉面神经引起的暂时性面瘫。

3. 处理观察

待麻醉药代谢后可自行恢复。耐心解释病情，缓解患者的焦虑情绪。

4. 预防

以标准进针点进针。

（六）复视

1. 临床表现

麻醉药注射后患者自觉有重影。

2. 病因

麻醉药入血逆行眼动脉。

3. 处理观察

待麻醉药代谢后可自行恢复。耐心解释病情，缓解患者的焦虑情绪。

4. 预防

麻醉药注射时坚持回抽，无血后方可注射麻醉药，倡导二次回吸。

（七）血肿

1. 临床表现

麻醉药注射后患者对应面部可见一隆起肿块，质韧，可逐渐变大，常见于上牙槽后神经阻滞麻醉。

2. 病因

注射针刺破组织内小血管，组织内出血。

3. 处理

压迫止血，预防术后感染。

4. 预防

缓慢注射，坚持回吸。

（八）感染

1. 临床表现

术后局部麻醉进针点周围或深部有压痛。

2. 病因

注射点深部感染，注射麻醉药时注射针污染，或麻醉区域未消毒完全，将病菌带入局部组织的深面。

3. 处理

抗菌抗炎治疗。

4. 预防

做好无菌操作。

（九）黏膜溃疡

1. 临床表现

术后3～5天局部麻醉注射点出现溃疡，疼痛明显。

2. 病因

局部麻醉药肾上腺素含量过高或局部注射过量引起组织局部坏死。

3. 处理

对症治疗，抗炎镇痛。

4. 预防

局部麻醉药注射不宜过多，特别是含血管收缩剂的麻醉药。

四、特殊人群口腔局部麻醉

（一）高龄患者

随着人口老龄化越来越严重，口腔诊疗中的高龄患者显示出增长趋势。很多老年人伴有高血压、糖尿病、心脏病等全身系统疾病，给口腔治疗带来了很多挑战。高龄患者由于机体功能退化，对疼痛和刺激的耐受力大大降低，给口腔治疗前行局部麻醉带来了巨大的风险。很多老年人看起来身体健康，但是随着年龄的增长，机体各项功能随时间的推移而不断降低。对于这类患者，口腔医生必须对无症状的疾病有所警觉，必须对老年患者的所有系统，包括心血管系统、消化系统、泌尿系统、呼吸系统、内分泌系统及中枢神经系统进行全面的评估。尤其是心血管系统，当处于过度紧张的情况时，老年人的心血管系统可能不能够满足身体对氧气和营养的需求，就可能导致急性心血管并发症，如威胁生命的心律失常和心绞痛。在给这类患者行局部麻醉时，我们应该注意以下几个方面。

心电监护门诊是指在对特殊患者（主要是伴有心血管疾病的老年人）进行口腔治疗时，给予心电监护，严密监测患者的血压、心率以及心电图的变化，以便在行局部麻醉时能及时发现患者可能发生的心血管意外，并给予相应的处理措施，能大大提高患者的安全性。心电监护门诊应至少配备一名专业的麻醉医生、一名经过专业训练的护理人员以及一名资深的口腔相关领域执业医师。

由于高龄患者对疼痛的耐受力较弱，机体面对外界刺激的反应也相对降低，任何可能导致疼痛或者紧张、焦虑的口腔治疗操作都可能诱发心血管意外。

另外，高龄患者的肝肾功能也有所减弱，机体对麻醉药的耐受力也大大降低。在给这类患者行局部麻醉时应遵循的原则：在保证充足的麻醉效果的前提下使用最小的麻醉剂量。麻醉药尽量选择能治疗心律失常的利多卡因。

在对高龄患者进行局部麻醉注射时，术前更应注意缓解患者的紧张、焦虑情绪，注射前让其有充足的心理准备，注射时动作轻柔，缓慢注射，尽量减少注射时的疼痛刺激。注

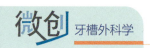

射过程中以及注射完毕后都应随时观察患者的反应，并随时关注患者生命体征的变化，若变化较大，随时停止操作，并采取应对措施。

若一次需行多部位麻醉，应在每一次注射完成后稍事休息，观察患者无明显变化后再行下一部位的麻醉药注射。同时应注意麻醉使用剂量。高龄患者血管脆性较大，尽量选用不含血管收缩剂的麻醉药，以免引起心血管意外。若患者有长期服用的全身用药，术前应仔细询问服药的种类、剂量、作用，有无合并用药等，判断是否影响局部麻醉药的使用，合理安排剂量。

（二）妊娠期患者

妊娠期患者尽量选择妊娠期第4、5、6个月行口腔治疗。妊娠前3个月进行口腔治疗时，局部麻醉或口腔操作的疼痛刺激可能导致流产。妊娠前3个月患者可能有恶心、呕吐，使口腔内的操作变得困难。而妊娠后3个月则有可能早产。

妊娠期患者不宜长时间坐于牙椅上，在口腔治疗前应充分评估手术难度及所需的时间，复杂手术和时间较长的手术尽量择期进行。根据手术时间选用相匹配的麻醉药。

妊娠期患者的牙科恐惧和焦虑可能比正常患者严重，可能来自口腔治疗以及麻醉药对胎儿是否有影响的担心。所以在行局部麻醉前应充分向患者解释局部麻醉的必要性和安全性，让其了解整个局部麻醉的行针过程，以及可能会出现哪些不适，并指导患者出现这些不适时的对应处理措施，让患者有充分的心理准备，并积极配合麻醉操作。

对妊娠期患者的任何疼痛刺激都有可能诱发流产意外，所以在行局部麻醉时应尽量轻柔，并缓慢注射，边注射边观察患者的反应，积极沟通交流，若患者有任何无法忍受的不适，应及时停止操作。同时应注意避免麻醉药入血。

妊娠期妇女肾功能会有所减弱，会影响麻醉药的肾代谢，在行局部麻醉时应注意麻醉剂量，宜使用最小剂量。尽量使用不加肾上腺素的局部麻醉药。对于哺乳期妇女，麻醉药仅微量分泌于乳汁，一般不影响哺乳，可正常行局部麻醉。

（三）儿童患者

儿童患者机体各项功能发育尚不完善，对麻醉药的耐受力较低，局部麻醉时应根据患者的体重使用最小剂量。儿童患者口腔局部血液循环还未完全建立，未形成良好的侧支循环，在行局部麻醉时，尽量选择不含肾上腺素的局部麻醉药，以免引起局部血管严重收缩，导致组织坏死。

儿童患者对疼痛更为害怕，可能出现无法配合局部麻醉的情况，在行局部麻醉时儿童患者可能乱动，引起麻醉针折断、注射位置改变等。所以在给儿童患者行局部麻醉前应充分沟通，向儿童患者解释局部麻醉的必要性和危险性，说明麻醉过程中可能出现的情况，在行麻醉时强调儿童患者不能乱动，争取取得儿童患者的理解和配合。必要时应和儿童患者家属一起安慰儿童患者，做好解释配合工作。对实在无法配合的儿童患者，切不可强行行局部麻醉，以免造成严重后果。对于紧急手术可行笑气镇静镇痛或在全身麻醉下行口腔治疗，非紧急手术建议择期进行。

儿童患者局部麻醉应尽量保证良好的麻醉效果，若口腔操作中出现疼痛不适，会使追加麻醉变得困难。神经阻滞麻醉后患者会表现出大面积区域麻木，无痛感。儿童患者出于好奇，可能会咬伤麻醉区域的组织。所以对儿童患者尽量使用局部浸润麻醉，在保证手术区域麻醉效果的前提下最大限度地减小麻醉区域。

3岁以下儿童患者建议使用0.25%不含肾上腺素的利多卡因。3～4岁儿童患者可以选择不含肾上腺素的甲哌卡因。4岁以上儿童患者方可使用阿替卡因。自闭症儿童患者常服用单胺氧化酶抑制剂（MAOI）和三环类抗抑郁药（TCA），甲哌卡因与二者作用均可产生不良反应，禁用。对于癫痫儿童患者，建议在心电监护下使用局部麻醉药。阿替卡因可能诱发癫痫，禁止应用于癫痫患者。

（四）特殊疾病人群

1. 高血压患者

　　高血压患者在口腔治疗前应稳定控制血压一段时间（至少2周），普通门诊患者尽量控制在140/90mmHg以下，心电监护门诊尽量控制在160/100mmHg以下。对于血压高于160/100mmHg的患者，建议先行控制血压，待血压控制良好并稳定后再行口腔治疗。

　　某些高血压患者可能会因口腔治疗需要，将血压降得过低，这类患者在口腔治疗结束后会发生反射性血压升高，大大增加了心血管意外的发生风险，应引起口腔医生的警惕。对于这类患者，我们在术前评估时应充分了解患者近一段时间的血压水平，不能以患者来诊室当天的血压为准。

　　对于合并高血压的高龄患者，由于患者血管长期处于高压状态，机体耐受力可能已经接近极限状态，轻微的疼痛刺激就可能诱发患者的心血管意外。对于这类患者，推荐在心电监护下行口腔麻醉，并做好疼痛控制。尽量选用不含血管收缩剂的局部麻醉药。

2. 心脏病患者

　　冠心病患者可因拔牙而发生急性心肌梗死、房颤、室颤等严重并发症。下列情况应暂缓拔牙及口腔局部麻醉操作：6个月以内发生过心肌梗死，近期心绞痛频繁发作，心功能Ⅲ～Ⅳ级，有Ⅲ度或Ⅱ度房室传导阻滞、双束支阻滞的患者。其余心脏病患者在控制良好的情况下可行局部麻醉操作，但应注意预防并发症的发生。

　　局部麻醉术前患者应规律服用心脏病治疗药物，若近期出现不适症状，应及时于心内科就诊，评估身体状况或调整药物。风湿性心脏病患者常有心脏瓣膜损害，口腔治疗手术可引起一过性菌血症，从而导致严重的感染性心内膜炎。这类患者术前应预防性使用抗生素。心律失常患者首选利多卡因作为局部麻醉药。

3. 糖尿病患者

　　糖尿病患者常伴有动脉硬化和微血管病变，局部麻醉时局部注射剂量不宜过大，以免引起局部组织坏死。慎用血管收缩剂。

4. 肝肾功能异常患者

　　肝肾功能异常会影响局部麻醉药的代谢与转化，对此类患者，局部麻醉时应使用最小剂量。

5. 神经疾病无法配合局部麻醉的患者

　　不宜行局部麻醉，推荐全身麻醉下行口腔治疗。

6. 颌面部放疗后的患者

　　其局部血液供应较差，在行局部麻醉时不宜使用血管收缩剂，以免引起组织坏死。

7. 口腔肿瘤患者

　　活检手术前的局部麻醉推荐使用神经阻滞麻醉，因局部浸润麻醉可能会导致肿瘤移植和转移，应注意。

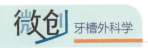

第三节 牙槽外科镇静镇痛

▶ 一、镇静镇痛概述

镇静镇痛是指通过应用镇静药、麻醉性镇痛药等，使患者意识状态达到一定的镇静水平，消除或减轻焦虑情绪或不适，增强患者对手术或操作的耐受性，提高治疗过程的舒适度和患者满意度。

牙槽外科手术大多在局部麻醉下完成，大部分患者对区域麻醉操作和手术有紧张、焦虑和恐惧心理，术中易发生心率增快、血压升高和心律失常，甚至诱发心绞痛、心肌梗死、脑卒中或心搏骤停等严重并发症。

（一）适应证

1）咽部敏感、咽反射过重妨碍口腔治疗。

2）严重牙科焦虑，对诊疗过程心存顾忌，高度恐惧而不能自控的患者。

3）低年龄儿童或者身心障碍、缺乏自我行为控制能力的患者。

4）诊疗时间较长，治疗过程复杂，患者难以耐受。

5）一般情况良好，美国麻醉医师协会（ASA）分级Ⅰ级或Ⅱ级患者；ASA分级Ⅲ级或Ⅳ级患者可以在器官功能经过治疗和调整能够代偿的情况下，在密切监测下治疗。

（二）禁忌证

1）存在严重的呼吸或循环系统疾病，如急性心力衰竭、严重心律失常、呼吸衰竭、哮喘发作等。

2）患者对镇静药物过敏以及其他严重镇静风险。

3）ASA分级Ⅴ级及以上的患者。

4）患者拒绝镇静。

（三）镇静水平评估

根据患者意识水平受抑制的程度，ASA、美国儿科学会（AAP）和美国儿童牙科学会（AAPD）使用统一的术语来定义镇静连续性分类，即轻度镇静、中度镇静、深度镇静和全身麻醉。应根据不同患者对手术或临床操作的耐受性制定个体化镇静策略。在牙槽外科领域，手术操作往往需要患者与术者配合，镇静深度以Ramsay镇静评分2~4分为宜（表6-5）。

表6-5 镇静程度分级

镇静程度	Ramsay镇静评分	对刺激反应性	气道	自主通气	循环功能
轻度镇静	2~3分	对语言刺激反应正常	无影响	无影响	无影响
中度镇静	4分	对语言或触觉刺激存在有目的的反应	轻微影响，无需干预	稍降低	影响较小，无需干预

续表 6-5

镇静程度	Ramsay镇静评分	对刺激反应性	气道	自主通气	循环功能
深度镇静	5~6分	对语言或触觉无反应，对伤害性刺激有反应	可能需要干预	可能不足	通常能够维持稳定
全身麻醉	—	对伤害性刺激无反应	需要干预	不足	可能受到抑制

二、笑气镇静

笑气（氧化亚氮）是一种无色、无臭、微有甜味的无机气体，具有一定的镇痛作用，在口腔诊疗操作中，给患者吸入适宜浓度的笑气和氧气的混合气体，可产生轻、中度的镇静作用。笑气镇静已经成为口腔诊疗中缓解焦虑最常用的技术，其安全性、有效性均已得到充分证实。随着口腔舒适化治疗的推广，笑气–氧气吸入镇静技术在国内各级口腔医疗机构不断普及，表现出非常好的使用价值和前景。

（一）适应证

1）对口腔治疗存在焦虑、恐惧心理，能够配合笑气吸入的儿童患者或成人患者。

2）患者咽部敏感妨碍口腔治疗。

3）减轻或消除局部麻醉药注射引起的不适。

4）局部麻醉效果不满意，需要辅助镇痛和镇静。

5）接受较长时间、复杂的口腔治疗。

（二）禁忌证

1）中耳炎、鼻窦炎、肠梗阻等。

2）存在严重呼吸系统疾病，如气胸、慢性阻塞性肺疾病、重度阻塞性睡眠呼吸暂停综合征、肺部感染等。

3）ASA分级Ⅲ级以上的患者。

4）幽闭恐惧症或对面罩、鼻塞不耐受的患者。

5）维生素B_{12}缺乏症。

（三）操作流程

在患者入室前需检查仪器设备是否运行正常，制定相关抢救预案。患者入室后监测生命体征（血氧饱和度、血压、心率、呼吸等），在操作面板上设置气体流率，即潮气量与呼吸频率的乘积，调试过程中询问患者是否存在不适。笑气–氧气吸入过程中根据手术刺激强度可调节笑气吸入浓度，从而调节镇静深度。笑气初始吸入浓度建议设定为10%~15%，每隔2~3分钟逐渐增加吸入浓度，每次递增吸入浓度5%~10%，最高吸入浓度不超过50%。绝大多数患者在30%~40%笑气吸入浓度下能保持良好的镇静状态。笑气–氧气吸入达到适宜镇静水平后进行局部麻醉，确保手术过程中患者无痛。由于轻、中度镇静条件下笑气镇痛效果有限，禁止单独使用笑气完成手术操作。为预防笑气–氧气吸入镇静可能产生的弥散性缺氧及其他不良反应，在治疗结束后必须让患者吸入纯氧至少3~5分钟，以帮助彻底排

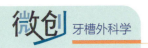

出体内残余的笑气。

（四）不良反应及处理

1）头晕：最为常见，与体内残余笑气相关，一般吸氧或休息后缓解。

2）镇静过深：患者常表现为呼吸、循环抑制状态。应降低笑气吸入浓度，增加氧气吸入流量，促进笑气排出。必要时需要辅助通气或循环支持。

3）弥散性缺氧：常由治疗结束，关闭笑气后未吸入纯氧或吸氧时间不足导致。患者表现为胸闷、憋气、呼吸不畅等。治疗结束后需常规吸入纯氧3～5分钟，密切监测，脱氧后观察3～5分钟，患者无特殊不适后方可撤离监护。

4）恶心、呕吐：发生率极低，多发生在长时间、复杂手术操作中。医生应适当调整镇静深度，避免镇静不足引起的恶心、呕吐。手术操作尽量轻柔，减少对咽部的反复刺激。出现呕吐时需立即停止操作与停止笑气吸入，将患者头偏向一侧，促进呕吐物排出，防止误吸，同时予以吸氧等。

三、静脉镇静

一般来说，在牙科治疗过程中，笑气镇静主要适用于年龄较大且配合度较高的儿童患者。对于年龄较小、难以配合手术操作或笑气镇静的儿童患者，我们可以选择静脉镇静或全身麻醉。口腔检查和治疗临近呼吸道，口腔内分泌物易进入咽后壁和气道产生呛咳，甚至引发喉痉挛、支气管痉挛等严重并发症。因此，在实施儿童口腔治疗前，应根据儿童患者全身情况制订合适的治疗方案，并完善相关急救预案。静脉镇静常与镇痛药和局部麻醉相结合，减少镇静药物的使用，从而减少镇静相关不良反应的发生。

（一）适应证

1）ASA分级Ⅰ级或Ⅱ级。

2）需要进行口腔治疗，但心智方面严重不足、智力障碍的儿童患者。

3）特别不配合、恐惧、焦虑和无法交流的儿童患者。

4）预计手术时间较长（一般≥30分钟）、程序复杂的口腔治疗。

（二）禁忌证

1）ASA分级Ⅲ级及以上。

2）存在严重的呼吸系统、心血管系统疾病，如急性上呼吸道感染、肺炎、未控制的哮喘、发绀型先天性心脏病等。

3）气道评估为困难气道的患者，如下颌严重后缩畸形、喉软化症、环状软骨发育不全、双侧扁桃体Ⅲ度以上肥大的患者。

4）既往使用麻醉或镇静药物发生严重并发症者，如恶心、高热或恶性高热家族史、癫痫大发作、过敏性休克史等。

（三）常用药物

1）右美托咪定：起效和消除均较缓慢，主要适用于较长时间的程序镇静或与短效镇静药物合用。其分布半衰期约6分钟，消除半衰期约2小时。临床常用生理盐水配置成4μg/mL浓度，负荷剂量为1μg/kg，10～15分钟静脉缓慢泵注，然后以0.2～0.7μg（kg·h）的维持剂量持续泵注。此外，右美托咪定还可经鼻黏膜或颊黏膜给药。右美托咪定滴鼻剂量一般为

0.5～2μg/kg，颊黏膜给药剂量为1μg/kg，术前30分钟给药。

2）苯二氮䓬类：咪达唑仑属于强效镇静剂，药物剂量个体差异较大，部分成人患者剂量低至1mg时即有反应，临床使用时需要缓慢给药，并仔细评估镇静深度。成人负荷剂量一般为1～2mg（或＜0.03mg/kg），每间隔1～2分钟给药1mg（或0.02～0.03mg/kg），直到滴定到理想的轻、中度镇静水平，总量不宜超过5mg。咪达唑仑具有顺行性遗忘作用，静脉给药后患者对检查或治疗过程无记忆。

瑞马唑仑为新型超短效苯二氮䓬类镇静药，给药前使用生理盐水配置成1mg/mL浓度。瑞马唑仑负荷剂量为0.10～0.15mg/kg，静脉缓慢注射，成人每间隔至少2分钟追加2.5～3.0mg（15分钟内追加次数不超过5次），或0.1～0.4mg（kg·h）持续泵注。咪达唑仑和瑞马唑仑均可使用氟马西尼拮抗。氟马西尼用于终止苯二氮䓬类药物诱导或维持全身麻醉的初始剂量为0.2mg，15秒内静脉注射。首次注射1分钟后未达到理想的清醒程度，必要时可每间隔1分钟追加0.1mg，最大剂量为1mg。

3）丙泊酚：属于短效静脉麻醉药，持续输注后无蓄积，没有兴奋现象，是目前接近理想药代动力学和药效动力学的镇静药物。首次剂量为0.2～1.0mg/kg，静脉缓慢推注，维持剂量为1～4mg（kg·h），泵注。丙泊酚靶控输注时效应室浓度需达到2～5μg/mL。丙泊酚呼吸抑制和循环抑制作用显著，因此使用丙泊酚镇静时需密切监测呼吸和心血管功能。

4）氯胺酮：呈高度脂溶性，能迅速透过血-脑屏障。静脉注射后1分钟血浆药物浓度达峰值。低剂量氯胺酮可提供较弱的镇静和较强的镇痛作用。氯胺酮对心血管功能的影响主要是直接兴奋中枢交感神经系统，且对呼吸功能影响轻微。最常见的不良反应是呼吸道分泌物增加、恶心和呕吐。氯胺酮主要用于儿童镇静，常用镇静剂量为0.25mg/kg。艾司氯胺酮是氯胺酮的右旋异构体，其镇痛效果是氯胺酮的两倍且不良反应较氯胺酮少。亚麻醉剂量或低剂量的艾司氯胺酮对心率和血压的影响更小，尤其适用儿童手术麻醉或程序镇静。

四、其他镇静

口服镇静药通常可以达到轻、中度镇静，常用药物为咪达唑仑0.2～0.5mg/kg或氯胺酮6mg/kg，术前20～45分钟口服。但由于用药个体差异较大，且难以控制镇静深度，因此不建议使用两种及以上镇静药物口服镇静。部分镇静药也可经黏膜给药进入血液循环。咪达唑仑0.2～0.5mg/kg经鼻黏膜给药可达到与静脉注射相似的镇静效果，但其可控性较差。有文献报道右美托咪定在儿童患者中也可经黏膜给药，术前30分钟滴鼻0.5～2.0μg/kg或颊黏膜给药1μg/kg，约25分钟起效，持续时间约90分钟。

五、常用镇痛药物

在牙槽外科有创操作中，镇痛药物常与镇静药物联合使用，可有效控制疼痛并减少镇静药物的使用。

瑞芬太尼是一种超短效麻醉镇痛药，达峰时间1.5分钟，消除时间5.8分钟，即使长时间输注也无蓄积作用，因此常用于术中持续输注给药。瑞芬太尼静脉输注速度大于0.2μg（kg·min）或以0.1μg（kg·min）剂量与丙泊酚复合使用时可引起呼吸抑制。阿片类

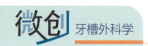

药物镇痛效果显著，但镇静效应较差，达到镇静水平时可产生明显的不良反应，主要表现为呼吸抑制、恶心和呕吐。与镇静药物联合使用，瑞芬太尼剂量不超过0.1μg（kg·min）时可提供良好的镇静镇痛作用，且呼吸抑制作用不明显。阿芬太尼与瑞芬太尼药代动力学相似，单次静脉注射起效时间约30秒，达峰时间约1.4分钟，持续10～15分钟。阿芬太尼镇痛强度是吗啡的15倍，且对呼吸的抑制作用较其他阿片类药物轻，临床上常使用阿芬太尼5～10μg/kg联合镇静药物用于保留自主呼吸全身麻醉。镇痛剂量的阿芬太尼对呼吸抑制作用轻微，因此在口腔镇静镇痛手术中具备良好的应用前景。芬太尼和舒芬太尼半衰期较长，对呼吸也有明显的抑制作用，常用作全身麻醉诱导和维持。NSAIDs主要用于术后镇痛，代表药物有帕瑞昔布、塞来昔布、布洛芬、酮咯酸氨丁三醇等。

六、常见并发症及处理

1）呼吸抑制：常为镇静深度过深导致，一般通过减少镇静镇痛药用量、吸氧缓解。如怀疑舌后坠引起的气道梗阻，应行托下颌手法，必要时放置口咽或鼻咽通气管。严重时立即暂停手术操作，通过大声询问和压眶刺激患者加深呼吸。如上述措施无效，需手动辅助或控制通气，必要时建立人工气道控制通气。如考虑苯二氮䓬类药物过量可予以氟马西尼拮抗，考虑阿片类药物过量可予以纳洛酮拮抗。

2）舌后坠：常发生在肥胖或咽腔狭小的患者。一般通过吸氧、托下颌或使头处于过伸位可缓解，部分患者需要放置口咽或鼻咽通气管。

3）气道痉挛：发生气道痉挛后应立即停止操作，予以高流量吸入纯氧，清除口腔内分泌物，一般轻度喉痉挛可缓解。当发生严重喉痉挛或支气管痉挛时，需立即采用面罩加压给氧，同时予以解痉平喘药，如沙丁胺醇、氨茶碱、糖皮质激素、肾上腺素等。如上述措施仍无效，需立即加深麻醉，予以肌肉松弛剂行气管内插管控制呼吸。

4）低血压：可通过快速静脉补液或小剂量血管活性药（如间羟胺、麻黄碱、去甲肾上腺素等）纠正。

5）心律失常：常表现为窦性心动过速或窦性心动过缓，一般与镇静深度过浅或过深相关，通过调整镇静镇痛水平可以缓解。

6）恶心、呕吐：多数发生在术后，轻度的恶心不需要特殊处理。一旦发生呕吐，应立即将患者头偏向一侧，清理口内分泌物或呕吐物，防止误吸，并使用止吐药，让患者留院观察直至恢复。

第四节　牙槽外科全身麻醉

牙槽外科手术多为日间或门诊手术，因此，需仔细评估患者的全身情况，制定个体化麻醉管理策略。

一、适应证

1）ASA分级Ⅰ级或Ⅱ级。

2）各种原因不能配合进行口腔治疗，如智力低下、自闭症、重度恐惧、焦虑等。

3）治疗过程复杂，手术时间较长，常规镇静镇痛难以满足手术需要。

4）对局部麻醉药过敏者。

二、禁忌证

1）ASA分级Ⅲ级及以上的患者。

2）合并严重系统疾病，如心功能不全、哮喘大发作、凝血功能异常等。

3）严重下颌后缩畸形、极度肥胖等导致困难气道的患者。

4）上呼吸道感染、禁食禁饮时间不足、无法获取患者或监护人知情同意等。

三、麻醉管理

全身麻醉管理方案应根据患者病情、麻醉医生的经验以及设备条件等制订。对难以配合的儿童患者，可采用30%~50%笑气–氧气吸入镇静后，调整为6%~8%七氟烷（新鲜气流量3~6L/min）吸入加深镇静深度，待儿童患者意识消失后降低七氟烷吸入浓度至3%~4%，新鲜气流量1~2L/min，保留自主呼吸建立静脉通道。对于可配合的儿童患者或成年患者可常规建立静脉通道后进行麻醉诱导。

（一）麻醉诱导与维持

牙槽外科手术多为日间或门诊手术，麻醉药最好同时具备代谢快、药物蓄积少且不良反应小的优点，有利于术后快速苏醒和降低不良事件的发生风险，保障围术期医疗安全。常用麻醉诱导药物包括：①镇静催眠药，如咪达唑仑、瑞马唑仑、丙泊酚、依托咪酯等；②麻醉性镇痛药，如芬太尼、阿芬太尼或瑞芬太尼；③骨骼肌松弛药，如顺阿曲库铵、维库溴铵、米库溴铵、琥珀胆碱等；④其他辅助用药，包括地塞米松、阿托品、NSAIDs、止吐药等。气管内插管或喉罩置入后需通过听诊、观察呼气末二氧化碳波形、气道压力等确认气管导管是否在合适的位置。牙槽外科手术并没有严格的肌松要求，因此，麻醉维持过程中往往只需要持续吸入或静脉泵注麻醉药维持麻醉深度，必要时间断推注或泵注麻醉性镇痛药。术中复合局部麻醉可显著提高患者对手术刺激的耐受性，减少全身麻醉镇静、镇痛药物的剂量，从而降低术后不良事件的发生率。

（二）麻醉复苏

影响患者苏醒的因素包括术中使用的镇静药、肌肉松弛剂和镇痛药的剂量、追加次数和距离手术结束的时间等。患者拔管的指针包括自主呼吸恢复、维持足够的潮气量和呼吸频率、意识恢复、能遵嘱完成指令性动作、循环功能稳定、吞咽等保护性反射恢复。拔管需充分吸引口咽部分泌物，确保口内无活动性出血，避免拔管后分泌物进入气道引起误吸。一般Steward苏醒评分＞4分或Aldrete评分＞9分可考虑转出麻醉后恢复室（PACU），随后转回病房继续监护。在日间或门诊手术麻醉恢复后直接出院标准中，意识状态、血压、恶心及呕吐、疼痛状况是评估患者能否出院的关键指标。当患者PADSS评分＞9分时，可考虑在监护人陪同下出院。

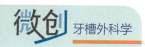

▶ 四、不插管全身麻醉

不插管全身麻醉主要适用于手术时间短且治疗过程简单的手术，如单一阻生牙拔除术、前牙区多生牙拔除、黏液囊肿、舌系带手术等。在不插管全身麻醉状态下，患者气道处于开放状态，镇静、镇痛药物对患者的呼吸功能存在不同程度的抑制作用，手术操作和干扰可能导致气道梗阻。因此，避免呼吸抑制、维持气道通畅和防止误吸，是不插管全身麻醉口腔手术治疗取得成功的关键。术中需要常规使用局部麻醉药完善区域阻滞或者局部麻醉，减少手术刺激时对镇静、镇痛药的需求，减少药物对患者呼吸功能的抑制。如果术中患者存在通气不足或气道梗阻，应暂缓给药，托举下颌或放置鼻咽通气管解除气道梗阻，必要时手动辅助通气直至自主呼吸恢复正常。此外，患者在全身麻醉状态下气道保护性反射被抑制或者消失，进行口腔治疗时需避免异物进入气道造成误吸甚至窒息。操作前最好使用橡皮障或口咽填塞纱布隔离术区和气道，治疗过程中及时对口腔内做充分的吸引，减少和避免血液和分泌物进入气道，以免出现误吸。

主要参考文献

[1] 中华医学会麻醉学分会区域麻醉镇静管理专家共识工作小组. 区域麻醉镇静管理专家共识[J]. 中华麻醉学杂志, 2017, 37(1):12-20.

[2] 中华口腔医学会镇静镇痛专业委员会. 口腔门诊笑气—氧气吸入镇静技术操作指南[J]. 中华口腔医学杂志, 2022, 57(4):319-325.

[3] 赵以林, 罗爱林. 2018版美国麻醉医师协会适度镇静和镇痛指南解读[J]. 临床外科杂志, 2019, 27(1):24-28.

[4] 国家消化内镜质控中心, 国家麻醉质控中心. 中国消化内镜诊疗镇静/麻醉操作技术规范[J]. 临床麻醉学杂志, 2019, 35(1):81-84.

[5] 中华口腔医学会镇静镇痛专业委员会. 儿童口腔门诊全身麻醉操作指南[J]. 中华口腔医学杂志, 2021, 56(3): 231-237.

[6] 邱蔚六. 邱蔚六口腔颌面外科学[M]. 上海: 上海科学技术出版社, 2008.

（吉阳，吴云龙）

第七章

牙拔除术术前准备

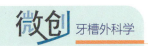

生命体征：生命体征包括体温、脉搏、血压、呼吸，是用来判断病情轻重和危急程度的客观指征。颌面部某些疾病在生命体征上会有所反映，生命体征也可以用来判断这些疾病的病情变化。

专科检查：专科检查是体格检查的重点，主诉病症在局部会有集中体现。在检查时除注意主诉相关的阳性体征外，还应注意相关鉴别诊断的重要阴性体征。

颌面部及颈部检查：进行专科检查时，首先观察患者的颌面部及颈部外形是否异常，双侧是否对称，以及皮肤是否有色泽、质地、皮温的变化。颌面部间隙感染常引起双侧面型不对称，还会导致局部皮温升高、质地变硬或有波动感。颌骨病变也可能引起颌骨外形变化，导致面型不对称。

除此以外，颌面颈部专科检查还包括唾液腺、淋巴结、颞下颌关节及面神经功能的检查。

口内检查：首先是开口度及开口型的检查。颌面部感染、冠周炎以及颞下颌关节相关疾病常会表现出张口度的异常。

其次进行牙列检查，检查是否有牙列缺失、缺损，口内是否有义齿修复或不良修复体，检查主诉区域有无牙体龋坏、缺损、折裂、松动及叩痛，并检查患者是否有牙列不齐以及患牙是否有咬合痛等。

最后检查软组织，检查唇、颊、牙龈、前庭沟黏膜、腮腺与颌下腺导管开口、腭部黏膜、舌、口底、咽旁等部位，主要检查区域内黏膜色泽、质地以及有无瘘管形成。对于主诉为感觉异常的患者，还应检查其主诉区域内的神经功能。

对于舌体的检查，除了外观检查外，还应检查患者的舌体动度以及有无伸舌偏斜等。

（三）辅助检查

结合患者病史和临床检查，医生大多可以做出初步诊断，但某些疾病的诊断需要辅助检查进一步确定。牙槽外科常用到的辅助检查有影像学检查、实验室检查。检查结果能与临床症状互相印证或帮助医生筛查手术禁忌证，影像学检查还能将牙及颌骨情况形象地展示给患者，便于医患沟通。

1）影像学检查：详见第四章第四节。

2）实验室检查：部分疾病的重要辅助检查手段。牙槽外科常用的有血常规、凝血常规、感染性疾病标志物、肝肾功能、心肌酶标志物等。可以帮助医生筛查心脏病、糖尿病、血液系统疾病、肝肾功能异常等系统疾病患者的手术禁忌证。血常规还可对颌面部感染进行辅助诊断。

（四）患者准备

1.患者的心理状况评估

牙科恐惧是十分常见的一种心理现象，在就诊以前，患者可能通过多种渠道了解牙拔除术的流程，或者在互联网上看到其他患者痛苦的拔牙经历，使患者对拔牙尤其是阻生智齿的拔除产生焦虑或恐惧。围术期的焦虑和恐惧可表现为出汗、颤抖、心律失常、晕厥等，也可能诱发严重的系统疾病，甚至危及生命。因此，在制订治疗方案时，除了考虑患者的生理状况能否满足手术要求外，还应对患者的心理状况进行评估。

严重的焦虑及恐惧心理可能使患者对治疗方案产生怀疑，还可导致术中频繁干呕，配合度降低，增大手术难度及术中误伤、误吸风险。甚至有研究认为严重的焦虑会推迟伤口愈合，阻碍康复。因此当患者存在严重的焦虑及恐惧心理时，可考虑择期手术。

根据美国精神病协会的解释，焦虑是一个人预见到即将到来的威胁时的一种情绪反应，是一种保护性的心理反应。因此，牙槽外科医生需要做到在术前向患者充分解释手术的必要性、局部麻醉手术中可能出现的术中感受以及手术的流程和术中、术后并发症，让患者做到心中有数。但在沟通过程中，应避免使用刺激性字眼。对于部分焦虑情绪难以疏解的患者，也可以考虑药物辅助，如咪达唑仑、笑气等，必要时也可选择全身麻醉手术。

2. 术区准备

牙槽外科手术面临的是一个有菌的操作环境，但也不能因此放弃无菌操作原则，尽可能做到减少术区菌群。急性感染一般为牙拔除术的禁忌证，除非拔除患牙有利于引流，但也应在有效的抗生素控制下完成手术。术前口腔含漱是减少口内菌群简单有效的方式，一般选用0.1%氯己定或1:（5000～3000）高锰酸钾溶液含漱。有条件时最好在完成牙周基础洁治后再行牙槽外科手术。

3. 患者的体位选择

首先应保证能安全、顺利地完成牙拔除术，同时尽可能保持患者舒适，且不会发生误吸、误吞。医生通常位于患者的右前方或右后方，可根据自己的操作习惯选择坐位或站位，并依此调整患者的椅位高度。拔除上牙时，调节椅位使患者上颌咬合平面与地面成45°角，其高度应在医生的肩关节和肘关节之间。拔除下牙时，使患者张口时下颌咬合平面与地面平行，其高度应在医生肘关节以下。

❯ 二、医疗文书

医疗文书是医务人员对临床诊疗工作全面记录的医学文件，是医生对患者的诊断和处置依据，是临床诊疗、教学、科研的重要档案资料，当出现医疗纠纷时，也是医疗鉴定的重要证据。医疗文书的基本要求是客观、真实、准确、及时、完整。

（一）手术及麻醉知情同意书

手术是有创操作，患者对病情有知情权，医生也有告知的义务。当采集患者病史、完成临床检查和辅助检查并对患者的情况综合评估后，医生应对患者的病情予以充分告知，并详细交代术中、术后可能出现的风险、并发症，为患者提供可选的治疗方案。

手术及麻醉知情同意书是现代医疗制度中医患之间重要的法律文书，不仅有患者的同意，还包含医生的告知，是双方的法律行为。患者自愿决定是否手术，医患双方地位平等。

根据国家卫生健康委员会发布的《病历书写规范》，手术及麻醉同意书应包括：①患者的基本情况；②术前诊断；③拟实施的手术方案；④术中、术后可能出现的并发症和意外；⑤医患双方签字。

（二）电子病历系统

电子病历系统是以电子化方式记录患者就诊信息，包括医疗活动过程中形成的文字、符号、图表、影像、切片等资料的总和，涉及患者信息的采集、储存、传输、质量控制、统计和利用。

电子病历应包括患者基础信息、主诉、现病史、既往史、专科检查、辅助检查、诊

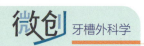

断、治疗方案、处置以及术后医嘱，还包括患者的影像学检查、实验室检查。

电子病历系统可通过结构化的模板，提高病历书写质量、节省医生接诊时间，并建立数字化的个人就诊档案，便于医院内外患者的转诊和信息共享。登入电子病历系统时需进行医生个人身份识别，且在后台实时记录操作痕迹，确保每次操作可查询、可追溯，以确保记录的真实性、一致性、连续性和完整性。在数据储存过程中，应注意数据安全，避免泄露，保护患者隐私。

1）病历书写规范：病历书写应遵循客观、真实、准确、及时、完整的基本原则。对于牙槽外科门诊患者，记录内容应包括采集的病史信息、诊断、治疗方案、处置以及术后医嘱，并做到记录及时、内容完整、简明扼要、重点突出。

2）病历书写时限：门诊病历书写原则上应在患者就诊时及时完成，不便当时完成的，应在当日完成。急诊病历书写应将就诊时间具体到分钟，涉及抢救及留观时，应详尽、准确地完善抢救记录和观察记录。

主要参考文献

[1] 邱蔚六. 邱蔚六口腔颌面外科学[M]. 上海: 上海科学技术出版社, 2008.

[2] 胡开进. 牙及牙槽外科学[M]. 北京: 人民卫生出版, 2016.

[3] 洪飞若, 陈飘飘, 俞雪芬, 等. 中国成年人牙科焦虑症患病率的Meta分析[J]. 华西口腔医学杂志, 2023, 41(1):88-98.

[4] 赵吉宏, 黄从发. 现代牙槽外科新技术[J]. 华西口腔医学杂志, 2014, 32(3): 213-216.

[5] 匡世军, 郑有华, 严娟, 等. Benex拔牙器在微创拔牙中的应用[J]. 中国口腔颌面外科杂志, 2012, 10(4):328-331.

[6] Nagraj S K, Prashanti E, Aggarwal H, et al. Interventions for treating post-extraction bleeding[J]. Cochrane Database Syst Rev, 2018, 3(3):CD011930.

[7] 向思捷, 潘剑. 拔牙后牙槽嵴保持的研究现状[J]. 华西口腔医学杂志, 2019, 37(1):97-101.

[8] Jamjoom A, Cohen R E. Grafts for ridge preservation[J]. J Funct Biomater, 2015, 6(3):833-848.

（廖学娟，叶立）

第八章

牙弓内牙微创拔除技术

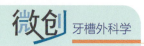

第一节　上颌牙拔除

▶ 一、上颌前牙拔除

上颌前牙包括中切牙、侧切牙以及尖牙。这类牙大多数为单根，麻醉方法和拔除手法大致相同，在此一并介绍。

（一）正位上颌前牙拔除

1）阻力分析：正位上颌前牙拔牙阻力大多来自牙槽骨，特别是牙根与牙槽骨粘连的病例。因其牙根一般为单根，阻力不会太明显，除非牙根有弯曲的变异牙根。

2）拔除方法：钳拔。

3）常用器械：上颌前牙拔牙钳、刮匙。

4）推荐麻醉方法：唇侧局部浸润麻醉、腭侧局部浸润麻醉或鼻腭神经阻滞麻醉。

5）操作步骤：

（1）调整椅位，患者大张口，使上颌颌平面与地面成45°～60°角。

（2）核对牙位，按术前选择的麻醉方法行局部麻醉。

（3）术区消毒，分离牙龈，检查麻醉效果。

（4）再次核对牙位，安放牙钳。

（5）夹紧牙钳，颊舌向缓慢摇动患牙，可稍加旋转力，待患牙有一定的松动度后向颌方加脱位力，向外牵引患牙，拔除患牙。

（6）拔除患牙后检查牙根是否完整。

（7）拔牙窝处理：牙槽窝由于拔牙动作的影响，都有不同程度的扩大，应用手指做颊舌侧压迫使之复位。若有牙槽突骨折，亦应压迫复位。若骨折片已游离并与骨膜脱离，则应去除。用刮匙搔刮拔牙窝，刮除拔牙窝内的碎牙片、骨片以及肉芽组织等。再用生理盐水冲洗拔牙窝，冲洗干净后用刮匙搔刮拔牙窝，使其充满新鲜血液后，咬一棉纱球压迫止血。

（8）若有牙龈撕裂，则应缝合伤口。

（9）交代术后医嘱。

6）注意事项：

（1）拔牙钳的钳喙应与拔除患牙的牙体长轴位于同一直线上，喙尖应位于牙颈部下方的牙骨质处，而不是在牙釉质上。

（2）摇动患牙时，夹紧牙钳程度以牙钳钳喙不会滑动为宜。

（3）做脱位运动时，时刻关注牙钳是否移位，若移位应及时纠正回正确的位置。同时应注意牙钳不能触碰邻牙。

（4）上颌前牙唇侧牙槽骨较薄，摇动时尽量往腭侧用力，减少唇侧的摇动力，以免导致牙槽突骨折。

上颌前牙牙钳拔除术见图8-1。

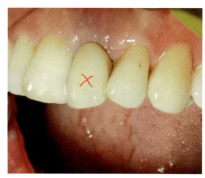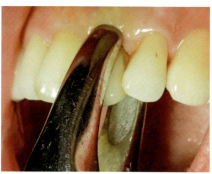

图8-1　上颌前牙牙钳拔除术

（二）残根拔除

1）阻力分析：上颌前牙残根由于缺少足够的牙体组织作为支撑，常规牙钳无法直接夹住患牙。残根多数位于牙龈下，近远中均有牙槽骨阻挡，无法直接挺出，有明显的骨阻力。

2）拔除方法：根钳拔除法、分根拔除法。

3）常用器械：骨膜分离器、上颌根钳、高速涡轮机、牙挺、增隙器、刮匙等。

4）推荐麻醉方法：唇侧局部浸润麻醉、腭侧局部浸润麻醉或鼻腭神经阻滞麻醉。

5）操作步骤：

（1）调整椅位，患者大张口，使上颌颌平面与地面成45°～60°角。

（2）核对牙位，按术前选择的麻醉方法行局部麻醉。

（3）术区消毒，分离牙龈，检查麻醉效果。

（4）拔除患牙。

a. 位于牙龈上的残根因有足够的牙体组织，可使用牙钳法拔除，具体同前。

b. 对于位于牙龈下但在牙槽嵴上方的残根，先用骨膜分离器轻柔缓慢地松解、分离患牙唇侧及腭侧牙龈，在牙根与牙龈之间创造一空间，将牙钳安放于这一空间，用上颌根钳夹住患牙，向唇舌侧摇动并加以扭转力，患牙松动后施加颌方脱位力，缓慢拔除。

c. 对于位于牙槽嵴下方的残根，使用高速涡轮机从牙根中间磨开，尽量从唇腭侧分根，形成近中和远中两块牙根，用牙挺挺松任意一边牙根并取出，再用牙挺或增隙器放于另一半牙根与牙槽骨之间的间隙内，向近中（或远中）挺松另一半牙根并取出。

（5）拔牙窝处理同前。

（6）若有翻瓣或牙龈撕裂，应缝合创口。

（7）交代术后医嘱。

6）注意事项：

（1）用分根拔除法拔残根时，因上颌前牙牙根多为圆的单根，理论上可以从任意方向分根，根本目的在于楔形去除部分牙根，转移牙根拔除支点，旋转拔除残根。但上颌前牙唇侧牙槽骨较为薄弱，分根时尽量不要将牙根高点留在患牙唇舌侧，以免造成牙槽突骨折。将牙根高点留在近中（或远中）方向可保证有足够的牙槽骨支点。

（2）上颌前牙牙龈下残根多数会被颌方牙龈覆盖，需翻瓣充分暴露残根后再行上述操作。

分根拔除法拔上颌前牙残根见图8-2。

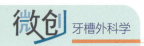

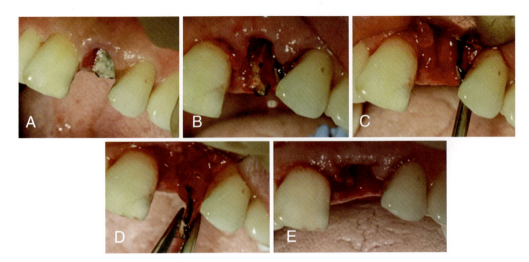

图8-2　分根拔除法拔除上颌前牙残根

注：A，21牙残根，断面在龈缘之下；B，唇腭向分根，将牙根分为近中、远中两部分；C，先取出近中部分；D，后取出远中部分；E，清理拔牙创。

（三）异位上颌前牙拔除

需要拔除的异位上颌前牙多见于上颌尖牙。中切牙及侧切牙大多通过正畸方式矫正。龋坏多年已形成残根的中切牙和侧切牙则需要拔除。若异位牙已形成残根，则使用前面介绍的分根法拔除，此处不再赘述。下面介绍的拔除方法适用于完整的异位牙。

1）难点及阻力分析：对于需要拔除的异位上颌前牙，其拔除阻力主要来源于邻牙。异位牙多数位于相邻牙之间的唇侧或舌侧，因邻牙阻挡，不能从常规的唇舌向完全钳住患牙，摇动患牙时也只能往一个对应方向用力。

2）操作注意事项：

（1）异位牙无法从颊舌向夹住患牙，所以临床上我们常从近远中向来夹住患牙，安放牙钳时若能使钳喙与患牙牙体处于同一条直线上，那么我们可以直接夹紧患牙。向近中、远中、无邻牙一侧三个方向用力，同时施加适当的扭转力，从而拔除患牙。

（2）若邻牙距离较近或拔牙空间不足，安放牙钳时不能使钳喙与患牙牙体处于同一条直线上。在这种情况下，我们先使用牙挺，放于患牙近中或远中牙和牙槽骨之间的间隙内，向近中或远中以及无邻牙一侧挺动患牙，待患牙稍微松动，有足够空间安放牙钳时，钳住患牙，使用上述方法拔除患牙。此类情况多见于舌侧异位上颌前牙。

（3）因异位牙常有邻牙阻挡，与邻牙距离较近，在拔除时更应时刻注意不能触碰和损伤邻牙。

（4）若拔除该类患牙时不慎折断，则使用前面介绍的分根拔牙法取出断根。

▶ 二、上颌前磨牙拔除

上颌前磨牙包括第一前磨牙和第二前磨牙。因其解剖结构类似，拔除方法大致相同，此处一并介绍。

（一）正位上颌前磨牙拔除

1）解剖学特点及阻力分析：上颌前磨牙，特别是第一前磨牙牙根近根尖处多分为二根，且较细，易折断。有少数患者牙颈部即分为双根牙，摇动时根阻力较大。上颌前磨牙唇侧及舌侧骨板较前牙厚，骨阻力明显。

2）常用拔除方法：钳拔法、分根拔除法。

3）常用器械：上颌前磨牙牙钳、高速涡轮机、牙挺、刮匙等。

4）推荐麻醉方法：唇侧局部浸润麻醉、舌侧局部浸润麻醉。

5）操作步骤：

（1）调整椅位，患者大张口，使上颌颌平面与地面成45°～60°角。

（2）核对牙位，按术前选择的麻醉方法行局部麻醉。

（3）术区消毒，分离牙龈，检查麻醉效果。

（4）再次核对牙位，安放牙钳。

（5）拔除患牙。

a. 单根牙：夹紧牙钳，颊舌向缓慢摇动患牙，一般不加旋转力，待患牙有一定的松动度后向颌方加脱位力，向外牵引患牙，拔除患牙。

b. 双根牙：若术前已明确为双根牙，可直接使用分根拔除法，用高速涡轮机从近远中向磨开患牙，分别取出颊根和腭侧牙根。双根牙变单根牙后可使用旋转力取出对应牙根。

（6）拔除患牙后检查牙根是否完整。

（7）拔牙窝处理同前。

（8）若有牙龈撕裂，应缝合伤口。

（9）交代术后医嘱。

6）注意事项：

（1）16岁以下双根前磨牙因骨质较为疏松，可不使用分根拔除法，直接钳拔，但也应注意患者实际情况。若钳拔阻力较大，及时分根。

（2）拔除上颌前磨牙时尽量不使用旋转力，以免根尖折断。

（二）上颌前磨牙残根拔除

1）阻力分析：上颌前磨牙根尖常有分叉，一旦形成残根，使用常规牙钳和牙挺都不太容易拔除。阻力来源于牙根和牙槽骨。

2）拔除方法：推荐使用分根法拔除。

3）操作步骤：用高速涡轮机从近中、远中向磨开患牙，分为颊侧牙根和腭侧牙根分别取出。此法同样适用于单根牙。原理同前牙残根分根拔除法。

4）注意事项：上颌前磨牙牙根距离上颌窦较近，拔牙时应注意，特别是残根牙拔除时，切勿往根方方向用力，分根时不宜进针过深，以免上颌窦穿通，甚至牙根落入上颌窦。多注意术前X线片评估。

（三）异位上颌前磨牙拔除

1）难点及阻力分析：异位上颌前磨牙多见于腭侧异位，拔除困难主要是邻牙阻挡，无法完整地从颊舌向钳住患牙，而且摇动方向受限。

2）操作注意事项：一般先使用牙挺，放于患牙近中或远中牙和牙槽骨之间的间隙内，向近中、远中以及无邻牙一侧（一般为腭侧）挺动患牙，待患牙稍微松动后，从近远中方向钳住患牙，向近中、远中、无邻牙一侧三个方向缓慢用力，拔除患牙。略同异位上颌前牙拔除。

上颌前磨牙拔除见图8-3。

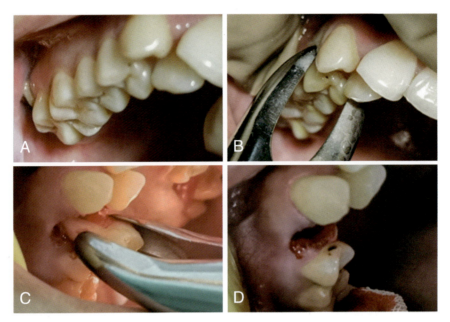

图8-3 上颌前磨牙拔除

注：A，上颌前磨牙需要拔除；B，安放牙钳；C，牙齿脱位；D，处理牙槽窝。

三、上颌第一磨牙拔除

1）解剖学特点：上颌第一磨牙为三根，近颊根和远颊根相对靠近，腭根较粗大，与颊侧两根岔开明显。

2）阻力分析：鉴于上颌第一磨牙为三根，且根分叉明显，拔除阻力主要是牙根阻力。上颌第一磨牙颊侧和腭侧骨壁均较厚，骨阻力也明显。

3）拔除设计：根据上颌第一磨牙解剖学特点及其明显的牙根阻力，拔除时推荐使用分根拔除法，使用高速涡轮机将三根分开，变成单根牙分别拔除，以解除其牙根阻力。残根牙、死髓牙也推荐这一拔除方法。

4）常用器械：高速涡轮机、牙挺、上颌根钳。

5）麻醉方法：上牙槽后神经阻滞麻醉+腭前神经阻滞麻醉+近中根局部浸润麻醉。

6）操作步骤：

（1）调整椅位，患者大张口，使上颌颌平面与地面成45°～60°角。

（2）核对牙位，按术前选择的麻醉方法行局部麻醉。

（3）术区消毒，分离牙龈，检查麻醉效果。

（4）使用高速涡轮机首先从近远中向磨开患牙，先将两颊根与腭侧牙根分开，使用根钳拔除腭根。再用高速涡轮机将颊侧两根分开，用牙钳分别拔除。

（5）拔除患牙后检查牙根是否完整。

（6）拔牙窝处理同前。若有牙龈撕裂，应缝合伤口。

（7）交代术后医嘱。

上颌第一磨牙残根分根拔除见图8-4。

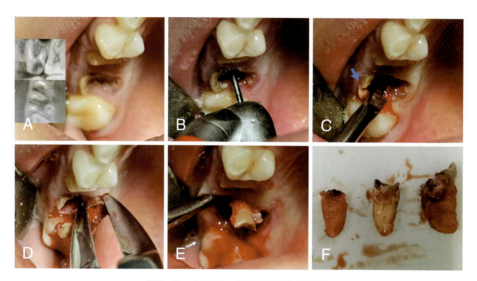

图8-4　上颌第一磨牙残根分根拔除

注：A，右上第一磨牙残根；B，动力车针将腭根与颊侧两根分开；C，动力车针将颊侧两根分开后挺松腭根；D，钳出腭根；E，分别挺出远中和近中颊根；F，拔除的所有残根。

7）注意事项：

（1）上颌第一磨牙牙根与上颌窦距离较近，拔除时切勿往根尖方向用力。

（2）有些患者上颌窦底较低，有可能位于牙槽间隔上方，在分根操作时切勿进针太深，以免上颌窦底穿通。特别是拔除上颌第一磨牙残根时，因牙根较短，可能会影响分牙距离的判断。术前应仔细研究X线片，大致了解牙根、牙槽间隔与上颌窦底的位置关系。

（3）上颌第一磨牙绝大多数为三根，很少变异，偶有颊侧两根融合。拔除后应详细检查牙根是否三根齐全，以免遗漏。临床上可能遇到的情况是，患者颊侧两根已取出，腭根未见。导致这种情况的原因一般有二：一是患牙腭侧牙冠长期缺损，腭侧牙龈已爬行至颊侧并覆盖牙根；二是患牙有纵折史，腭侧牙根可能随牙冠一并脱落。临床上遇到这种情况时应将腭侧牙龈瓣翻起，仔细寻找腭根，若始终未见，建议拍X线片明确是否已脱落。除非患者有明确的牙齿脱落史（带牙根）或术前X线片已明确无腭根。

四、上颌第二磨牙拔除

上颌第二磨牙解剖结构与第一磨牙类似，但根分叉较小，拔除难度相对第一磨牙小，拔除方法同第一磨牙。

注意事项：因上颌第二磨牙根分叉较小，颊侧两根通常融合，分根拔除时若阻力不大可不分颊侧两根。若无第三磨牙，远中无邻牙阻力，可使用牙挺向远中挺松患牙后使用牙钳拔除患牙，无需分根。若有第三磨牙存在或者钳拔时根阻力较大，建议使用前述分根拔除法。

上颌第二磨牙龋坏伴颊侧错位拔除见图8-5。

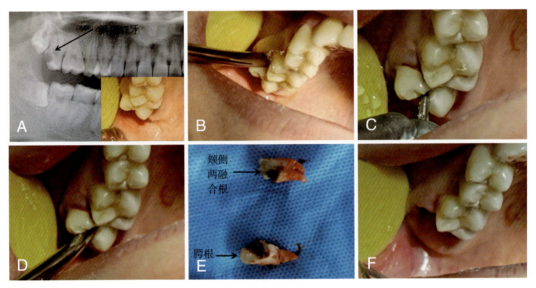

图8-5　上颌第二磨牙龋坏伴颊侧错位拔除

注：A，右上第二磨牙颊向错位并龋坏；B，远中第三磨牙存在，未能挺出患牙；C，使用动力车针分开颊根与腭根；D，牙挺挺松；E，分别拔出的腭根和融合的颊根；F，微创创面。

五、上颌第三磨牙拔除

1）阻力分析：上颌第三磨牙多为单根或融合根，根阻力不大。远中牙槽骨较少且薄，拔除时可用牙挺向远中用力，使牙从远中脱位，骨阻力亦不大。上颌第三磨牙拔除时常见的阻力是多根牙的根阻力，或者牙根与牙槽骨粘连导致的骨阻力。

2）常用拔除方法：挺拔法、分根拔除法。

3）常用器械：牙挺、上颌第三磨牙钳。

4）麻醉方法：上牙槽后神经阻滞麻醉+腭前神经阻滞麻醉。

5）操作步骤：

（1）调整椅位，患者半张口，松弛颊肌，暴露患牙。

（2）核对牙位，按术前选择的麻醉方法行局部麻醉。

（3）术区消毒，分离牙龈，检查麻醉效果。

（4）将牙挺置于第三磨牙颊侧近中颈部邻面与牙槽骨之间的间隙内，向远中方向用力旋转牙挺，使患牙向远中移位，待患牙松动后使用牙钳拔除患牙。若为多根，牙钳拔阻力较大，则使用分根拔除法（详见第一磨牙）。残根同此方法。

（5）拔除患牙后检查牙根是否完整。

（6）拔牙窝处理同前。若有牙龈撕裂，应缝合伤口。

（7）交代术后医嘱。

龋坏上颌第三磨牙拔除见图8-6。

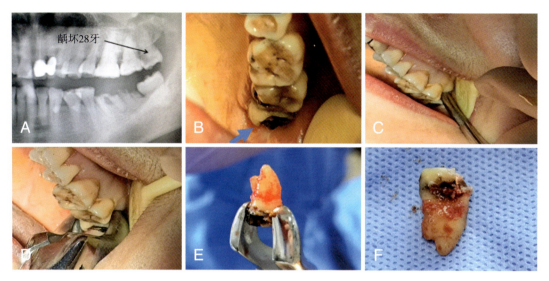

图8-6　龋坏上颌第三磨牙拔除

注：A，龋坏28牙影像片；B，口内检查见28牙龋坏；C，使用牙挺挺松患牙；D，用上颌第三磨牙钳钳拔；E，完整拔除患牙，检查完整性；F，龋坏的患牙。

6）注意事项：

（1）在拔除上颌第三磨牙使用牙挺时，医生左手中指和示指置于第二磨牙与第三磨牙交界的腭侧间隙处，一是可以感受患牙的动度；二是防止牙挺突然滑脱，损伤对侧组织。

（2）在使用牙挺挺松患牙的过程中，牙挺应随患牙向远中移位，不停地往患牙根方延伸，以获得足够的后续支点，直到患牙足够松动可使用牙钳或是已无法获得支点为止。但应注意切勿以邻牙作为支点。

（3）上颌第三磨牙常与远中牙槽骨粘连，拔除时常会带出部分牙槽骨，与牙根粘连。牙拔除后应仔细修整拔牙窝，去除尖锐的骨刺和已分离的牙槽骨骨片，做好牙槽骨复位，并仔细缝合伤口。

（4）上颌第三磨牙牙根变异较多，且根尖较细，拔除时容易折断，牙拔除后应仔细检查，若断根小于5mm不必强行取出。

（5）第三磨牙牙根与上颌窦底较近，取断根时应注意避免上颌窦底穿通。多使用根尖挺仔细寻找间隙缓慢挺出。

（6）若患牙因龋坏近中颊侧牙冠大部缺损，以至于无法放置牙挺，可先将颊侧牙龈瓣翻起，用高速涡轮机在患牙近中牙与牙槽骨之间人为磨出一间隙，再放置牙挺，向远中挺出患牙。若患牙已形成残根，在无法放置牙挺时亦可使用此方法。但应注意保护邻牙，切勿损伤。

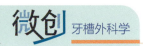

第二节 下颌牙拔除

❯ 一、下颌前牙拔除

（一）完整下颌前牙拔除

1）解剖学特点：下颌中切牙及侧切牙牙根较扁平，且较短较细，唇、舌侧骨板均较薄。下颌尖牙牙根较长，多呈扁圆形，唇侧骨板较厚。

2）阻力分析：下颌前牙多为单根，牙根阻力不大，且唇、舌侧骨板较薄，骨阻力不大。拔除下颌前牙的难点在于，下颌前牙偏小且容易拥挤，常规的下颌前牙钳通常无法完整夹住患牙。

3）拔牙设计：鉴于下颌前牙的解剖学特点及难点，临床上我们通常使用下颌前磨牙牙钳来拔除下颌前牙，因下颌前磨牙钳喙较窄且长，适合夹住下颌前牙，且使用下颌前磨牙牙钳时医生位于患者右后方，拔牙时容易掌握力度和方向。

4）常用器械：下颌前磨牙牙钳、刮匙。

5）麻醉方法：唇侧局部浸润麻醉+舌侧局部浸润麻醉。

6）操作步骤：

（1）调整椅位，患者大张口，使下颌颌平面平行于地面。

（2）核对牙位，按术前选择的麻醉方法行局部麻醉。

（3）术区消毒，分离牙龈，检查麻醉效果。

（4）再次核对牙位，安放牙钳。

（5）夹紧牙钳，颊舌向缓慢摇动患牙，待患牙有明显的松动度后向颌方加脱位力，向外牵引患牙，拔除患牙。整个拔牙过程中医生左手应置于钳喙顶端与上颌牙之间，以免牙突然脱位时牙钳击碎对颌牙。

（6）拔除患牙后检查牙根是否完整。

（7）拔牙窝处理同前。若有牙龈撕裂，应缝合伤口。

（8）交代牙拔除术术后医嘱。

7）注意事项：

（1）下颌中切牙及侧切牙因牙根扁平且细，拔牙时不宜使用旋转力，以免牙根折断。下颌尖牙牙根稍粗大，可适当加以旋转力。

（2）下颌前牙舌侧多有牙结石，拔牙前建议先去除大块牙结石，以免拔牙时牙钳夹碎牙结石导致突然的牙钳移位。

（二）下颌前牙残根拔除

对于下颌前牙残根，若牙钳能夹住则用钳拔法，若无法使用牙钳则建议使用分根拔除法（同上颌前牙）。

（三）异位下颌前牙拔除

异位下颌前牙多位于唇侧，因唇侧骨板较薄，可选择从唇侧脱位。具体操作方法同异位上颌前牙。

二、下颌前磨牙拔除

（一）完整下颌前磨牙拔除

1）解剖学特点：下颌前磨牙多为单根，较直并呈锥形。颊、舌侧骨板均较薄。骨阻力及根阻力均不大。

3）拔牙设计：鉴于下颌前磨牙的解剖学特点，拔除时一般使用钳拔法，颊舌向用力。

3）常用器械：下颌前磨牙钳。

4）麻醉方法：唇侧浸润麻醉+舌侧浸润麻醉。或者下牙槽神经、舌神经、颊神经一次性阻滞麻醉。

5）操作步骤：

（1）调整椅位，患者大张口，使下颌颌平面平行于地面。

（2）核对牙位，按术前选择的麻醉方法行局部麻醉。

（3）术区消毒，分离牙龈，检查麻醉效果。

（4）再次核对牙位，安放牙钳。

（5）夹紧牙钳，颊舌向缓慢摇动患牙，待患牙有明显的松动度后向颌方加脱位力，向外牵引患牙，拔除患牙。整个拔牙过程中医生左手应置于钳喙顶端与上颌牙之间，以免牙突然脱位时牙钳击碎对颌牙。

下颌第二前磨牙拔除见图8-7。

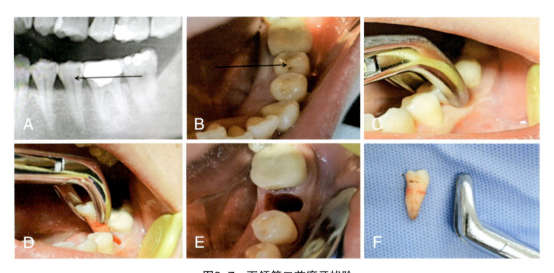

图8-7　下颌第二前磨牙拔除

注：A，左下第二前磨牙影像片；B，口内检查核实牙位；C，安放牙钳；D，拔除患牙；E，拔牙创；F，牙体完整。

（6）拔除患牙后检查牙根是否完整。

（7）拔牙窝处理同前。若有牙龈撕裂，应缝合伤口。

（8）交代术后医嘱。

6）注意事项：下颌前磨牙多为单根，可稍加旋转力，但注意幅度应尽量小，因极少数患者可能出现根尖区分叉可能。

（二）下颌前磨牙残根拔除

下颌前磨牙残根拔除的基本原理类似于上颌前牙残根拔除。位于牙龈上的残根因有足够的牙体组织，可使用钳拔法拔除。对于位于牙龈下但在牙槽嵴上方的残根，用骨膜分离器轻柔缓慢地松解、分离患牙唇侧及腭侧牙龈，在牙根与牙龈之间创造一空间，安放牙钳于这一空间，用下颌前磨牙钳夹住患牙，向唇舌侧摇动并加以扭转力，患牙松动后施加颌方脱位力，缓慢拔除患牙。对于位于牙槽嵴下方的残根，使用高速涡轮机从牙根中间磨开，从唇舌侧分根，形成近中和远中两块牙根，用牙挺挺松任意一边牙根并取出，再用牙挺或增隙器放于另一半牙根与牙槽骨之间，向近中（或远中）挺松另一半牙根并取出。若为双根牙，则从近远中向分根，因双根下颌前磨牙多在根尖区分为颊根和舌根。

下颌前磨牙残根拔除见图8-8。

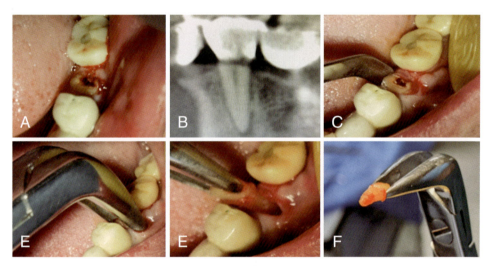

图8-8 下颌前磨牙残根拔除

注：A，35牙残根，前后邻牙牙冠均为修复体；B，拍影像片时35牙冠冠根折，牙冠尚存；C，用骨膜分离器松解分离牙龈组织；D，安放根钳；E，拔除牙根；F，检查牙根完整性。

（三）异位下颌前磨牙拔除

异位下颌前磨牙一般位于舌侧，因萌出空间不足，对应舌侧并无骨板阻挡，拔除时先使用牙挺将患牙向舌侧挺松，再使用牙钳拔除患牙。

▶ 三、下颌第一磨牙拔除

1）解剖学特点：下颌第一磨牙一般有近中、远中两根。远中根又常分为颊侧根和舌侧根，舌侧根较细小。近中根偶可分叉两根。

2）阻力分析：下颌第一磨牙为多根牙，且根分叉较大，根阻力明显。下颌第一磨牙颊、舌侧骨板均较厚，骨阻力明显。

3）拔牙设计：根据下颌第一磨牙的解剖学特点和阻力分析，通常使用分根拔除法来拔除患牙，让多根牙变成单根牙拔除。

4）麻醉方法：下牙槽神经阻滞麻醉+舌神经阻滞麻醉+颊神经阻滞麻醉。

5）操作步骤：

（1）调整椅位，患者大张口，使下颌颌平面平行于地面。

（2）核对牙位，按术前选择的麻醉方法行局部麻醉。

（3）术区消毒，分离牙龈，检查麻醉效果。

（4）使用高速涡轮机首先从颊舌中向磨开患牙，先将近中根和远中根分开，再将远中两根分开，分别取出，最后取出近中根。也可以先取近中根再取远中根。

下颌第一磨牙死髓牙拔除见图8-9。

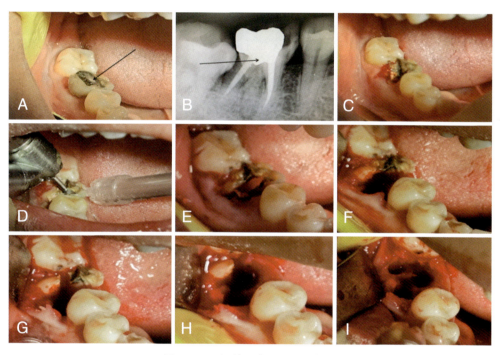

图8-9　下颌第一磨牙死髓牙拔除

注：A，46牙死髓牙，颌面大面积充填物；B，牙片显示远中有两个根；C，去除金属充填体；D，高速涡轮机分根；E，先分开近远中两部分；F，取出近中牙根；G，分开远中的颊舌根；H，取出远中舌侧根；I，取出远中颊侧根。

（5）拔除患牙后检查牙根是否完整。

（6）拔牙窝处理同前。若有牙龈撕裂，应缝合伤口。

（7）交代术后医嘱。

6）注意事项：

（1）下颌第一磨牙近中根分叉为两根时，可将近中根分根拔除。

（2）下颌第一磨牙远中舌根较细，容易扯断，应注意。

第九章

上颌前牙区埋伏牙微创拔除技术

上颌前牙区多生牙拔除

一、概述

多生牙又称额外牙，是指在牙弓上由牙胚形成的多于正常数目的牙或者牙胚样结构，是一种常见的牙齿发育异常，可以是某些综合征的口腔表现，在临床上也可导致许多并发症。多生牙的病因目前尚不明确，是环境和遗传因素的综合作用结果。流行病学研究表明，多生牙可以发生在乳牙列和恒牙列的任何区域，上颌前牙区多生牙发病率最高，恒牙列发病率为1.5%～3.5%，乳牙列发病率为0.3%～0.8%。多生牙的发生具有较高的性别倾向，以男性多见，男女发生比例在（1.1～4.5）∶1。多数多生牙患者常在替牙列期就诊。

上颌前牙区多生牙由于萌出和埋伏位置不同，可对邻近结构产生影响，临床上常见情况如下：①邻牙萌出异常（阻生或迟萌、异位萌出等）（图9-1A）；②邻牙牙根发育异常或吸收；③牙列拥挤或出现异常牙间隙，严重的错𬌗畸形还可能导致龋病、牙周病、创伤的发生；④上颌前牙区多生牙阻生时偶发囊肿（图9-1B）。上颌前牙区多生牙的临床并发症中，邻牙延迟萌出是最常见的，其次是邻牙异位萌出、牙列拥挤、牙列间隙以及邻牙牙根吸收。但也有学者认为上颌前牙区多生牙最常发生的并发症是中切牙出现异常牙间隙。因此，上颌前牙区多生牙的及时诊断与治疗极为重要。

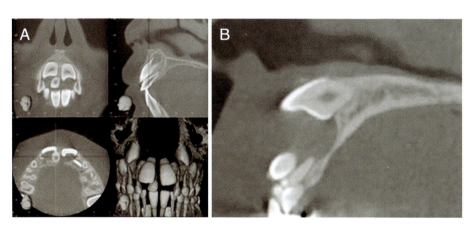

图9-1 上颌前牙区多生牙

注：A，多生牙阻碍切牙正常萌出，中切牙之间出现异常牙间隙；B，上颌前牙区多生牙阻生，可见牙瘤伴囊肿形成。

二、影像学检查

术前应通过影像学检查来明确多生牙的数目、大小、形状，并了解邻牙牙根、牙胚发育情况，清楚多生牙与邻牙牙根、牙胚、周围解剖结构的位置关系，以合理地设计手术入路，并估计术中最小去骨量。临床可选择的影像学检查方法有全景片和CBCT等。二维影像由于投照方式和成像原理存在解剖结构重叠、变形、失真等弊端，因而无法判断多生牙的

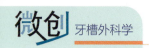

空间位置及其与相关正常牙的关系。所以我们建议选择CBCT来了解上颌前牙区多生牙阻生的状况，避免术中损伤邻牙及邻近正常解剖结构。

多生牙的诊疗需要早期的临床和影像学检查进行精确的诊断、定位，从而根据其类型、位置、邻牙发育、并发症等情况确定合适的手术时机和手术方式。

三、上颌前牙区萌出多生牙

上颌前牙区已萌出的多生牙一般需要拔除，为尚未萌出的恒牙留出正常间隙，或使发生错位的牙齿能够自行调整，避免恒牙的迟萌和异位。当多生牙与正常牙形态相似、难以辨别且均为健康的牙齿时，可结合牙列整体情况，与正畸医生配合制订拔牙方案。但若邻牙缺失，位于牙弓内且通过适当处理能行使功能，对缺失邻牙的修复有所帮助的多生牙应予保留。

四、上颌前牙区埋伏多生牙

（一）适应证
上颌前牙区埋伏多生牙由于其数目、埋伏位置等情况各异，在结合临床检查以及影像学检查后，对可能产生的并发症做出预判，从而制订相应的治疗计划。

1）当埋伏多生牙距离相邻恒牙牙胚或牙根较近时，原则上应预防性拔除。但如果拔牙可能损伤恒牙牙胚或手术对邻牙牙根的影响大于多生牙本身，应推迟牙拔除术。

2）已经引起临床并发症的多生牙，或者与某些综合征相关，确认无保留价值时应予拔除。

3）对位于牙弓内但尚未引起并发症的多生牙，如果通过适当的临床处理使其能够替代缺失、缺损的恒牙行使相关功能，并且符合美观要求，或者是可以帮助修复缺失、缺损的邻牙，则可以考虑保留。

4）对于埋伏较深但不伴有并发症、不影响邻牙位置、不影响正畸治疗的多生牙，可暂时不做处理，必要时定期拍片随访。

（二）拔除时机
对于上颌前牙区埋伏多生牙拔除时机的判定，目前有两种观点：①一旦发现应尽早拔除；②在相邻牙根发育完全后拔除。我们认为，多生牙的拔除时机并不能仅根据年龄阶段确定，应结合患者影像学检查，明确多生牙的数目、位置、邻牙位置、邻牙发育情况以及对周围解剖结构的影响等相关因素综合判断。

（三）埋伏多生牙类型、局部解剖学特点与阻力分析
1.埋伏多生牙类型
埋伏多生牙可以按照其方向和形态分类。埋伏多生牙按照形态分为补充型（类似正常牙齿的形状和大小，又称附加牙）、圆锥型、结节型、牙瘤型四种类型。补充型好发于上颌侧切牙部位，圆锥型好发于上颌正中区，结节型多出现在上颌中切牙的腭侧且大多数无法萌出，牙瘤型多出现在上颌前牙区和下颌后牙区。在乳牙列中发现的多生牙通常为补充型或圆锥型，而在恒牙列中的多生牙形态变异较大。上颌前牙区埋伏多生牙按照阻生方向可分为向鼻腔方向阻生、向腭侧阻生及迁徙、水平方向阻生、向下阻生等。

微创拔牙理念要求术前应准确评估埋伏多生牙在颌骨内的位置和方向，因为其对手术方案的设计起着决定性作用，主要影响手术入路的选择、切开翻瓣的范围以及去除骨组织的方法，对减轻术后的不适症状和避免出现严重并发症至关重要。

上颌前牙区多生牙阻生类型见图9-2。

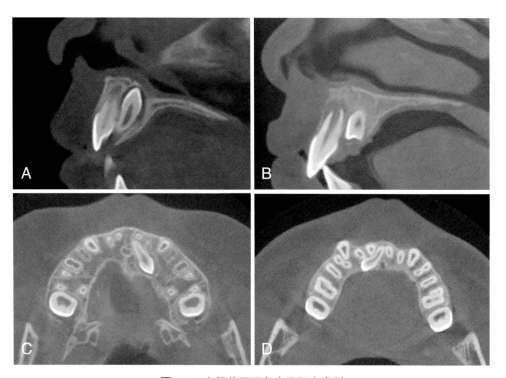

图9-2　上颌前牙区多生牙阻生类型

注：A，多生牙向鼻腔方向阻生；B，多生牙向殆方阻生；C，多生牙向腭侧阻生及迁徙；D，多生牙水平方向阻生。

2.局部解剖学特点与阻力分析

上颌前牙区埋伏多生牙多位于上前牙腭侧，上颌前牙牙体长轴向唇侧倾斜，与颌骨前端牙槽突的倾斜方向一致，因此腭侧有更多的生长空间。上中切牙的切牙乳头深面、两尖牙连线的交点上有切牙孔，向后上通入切牙管，管内有鼻腭神经、血管通过，位于上颌正中区的多生牙常与切牙管关系密切，甚至位于切牙管内。上颌骨内侧面下部水平向内侧突出，即腭突，腭突参与构成鼻腔底部和口腔顶部的大部，部分多生牙可以水平方式突入腭部水平板，也可向鼻腔方向阻生，与鼻腔仅有一层黏膜相隔。此外，埋伏多生牙也可与邻牙牙体或牙胚紧密相邻，如突出于相邻切牙之间。

拔除上颌前牙区埋伏多生牙时常需去除来自周围骨的硬组织阻力及颌骨表面覆盖的软组织阻力。硬腭前部腭皱襞坚韧致密，可通过切开翻瓣解除，要将黏骨膜作为一整层从骨面分离。周围骨的硬组织阻力是拔除多生牙的主要阻力，根据埋伏深度、位置、方向设计最少去骨量。去骨时要由浅到深分层去骨，显露多生牙牙面后再逐步扩大去骨范围以充分暴露牙体组织，消除阻力。去骨过程中要注意检查，避免损伤邻牙，尽可能地保留邻牙牙

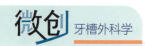

或恒牙胚，若多生牙邻近恒牙，则考虑距恒牙牙槽嵴顶2~3mm处分次少量去除牙冠表面骨质开窗，直至暴露多生牙牙体组织，根据多生牙松动程度逐步去除腭侧向骨阻力（图9-5B）。去骨时应注意牙齿颜色等信息，与邻近牙齿的牙根相鉴别，一定注意勿伤及邻牙牙根。

（3）增隙、挺出多生牙：去除多生牙体腭侧向骨阻力致多生牙腭侧向或下颌向脱位，使用牙挺在周围增隙并挺松多生牙，必要时使用上颌根钳旋转拔除患牙。儿童患者因骨质相对松软，大多可通过适当的旋转拔除倒置多生牙（图9-5C、图9-5D）。

（4）拔牙窝处理：埋伏多生牙在拔牙过程中如涉及分牙，可能会有牙体碎片粘连于牙囊组织；在清理牙槽窝的过程中，尽可能清除牙槽窝内的牙囊组织，以防止残留的牙碎片及牙囊组织置于牙槽窝内引起术后感染、囊肿甚至肿瘤等相关并发症发生。生理盐水冲洗骨创（图9-5E），将黏骨膜瓣复位（图9-5F）。此外，上前牙区术后缝合建议先对位上颌两个中切牙之间的牙龈乳头，使牙龈乳头能再次更好复位并对准面中线，然后缝剩余切口。缝合后必要时以局部干棉纱球压迫止血。

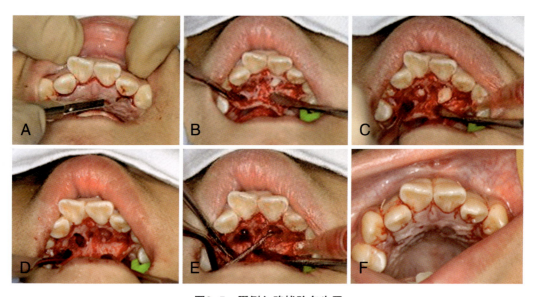

图9-5 腭侧入路拔除多生牙

注：A，沿13~23腭侧牙龈缘切口，沿骨面翻开全厚瓣；B，去骨暴露埋伏多生牙；C，去除牙阻力；D，整体或者分牙后取出多生牙；E，清理拔牙创；F，黏骨膜瓣复位，间断缝合。

2）唇侧入路病例。

（1）确定多生牙位置及手术入路：CBCT显示，患者上前牙区11~21牙之间存在一颗朝向鼻腔方向埋伏阻生的多生牙，且牙体位于中切牙牙根偏唇侧，故选择唇侧入路拔除多生牙（图9-6A）。

（2）切口设计、翻瓣：在唇系带旁2mm处做纵向平行切口，切开后骨膜下翻瓣，以暴露术区为准（图9-6B）。

（3）去除骨阻力：涡轮机去除牙冠表面骨质，撬起骨块后显露多生牙牙冠，可见其外周有牙囊组织包绕（图9-6C）。

（4）增隙、挺拔多生牙：使用牙挺在多生牙周围增隙，注意保护相邻恒牙牙根。如多生牙整体脱位困难，考虑通过分牙的方式把牙分为多段拔除，消除冠根向阻力（图9-6D）。

（5）拔牙窝处理：拔牙窝内的牙囊组织及碎片处理同前文所述（图9-6E）。缝合切口时避免过度牵拉上唇增加组织张力（图9-6F）。

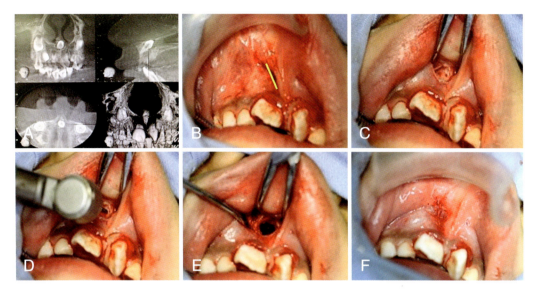

图9-6　唇侧入路拔除多生牙

注：A，CBCT显示多生牙埋伏阻生偏唇侧；B，上唇系带旁纵向切口；C，翻开黏骨膜瓣暴露术区；D，去骨暴露牙冠，分冠后拔除多生牙；E，清理冲洗拔牙窝；F，间断缝合黏骨膜瓣，关闭切口。

（六）风险提示和术中注意事项

1）紧邻邻牙牙根，术中如去骨过多容易对邻牙造成损伤。尤其是恒牙未萌出时，因侧切牙的牙胚居于腭侧，容易在去骨过程中损伤或被误判为多生牙。

2）暴露时通过鼻腭神经管、多生牙的位置（倒置时先发现牙根，正向时先发现牙冠）、颜色与邻近恒牙相鉴别，避免损伤邻近牙牙根。

3）高位埋伏阻生，毗邻鼻腔，拔除过程中存在牙齿误入鼻腔的风险。去骨时尽量减少去骨或靠腭侧向去骨，避免与鼻腔相通。使用牙挺时控制力量，避免将多生牙推入邻近窦腔。

4）多生牙常伴有牙囊，体积较大，占据整个牙槽突空间，其唇侧骨板尤其薄，术中如用力过大或操作不当，易造成唇侧牙槽骨的薄弱区域折断，尽可能保留牙槽骨外形。

5）注意避免口鼻瘘。对于高位阻生，易造成口鼻交通的患者，术中妥善处理避免形成口鼻瘘。术后亦需积极抗感染。

（七）术后医嘱

1）术后仔细交代注意事项对拔牙后牙槽窝愈合及减轻并发症具有至关重要的作用。局部麻醉拔牙后嘱使用纱球压迫止血约30分钟，没有活动性出血即可，过久纱球压迫有增加伤口感染的风险。

2）如切口仍有活动性出血，则需继续压迫止血或由医生处理。口水为鲜红色或有血丝在术后2～3天内均为正常现象。

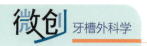

胶海绵或胶原蛋白海绵。

6）缝合：目的是将组织瓣复位以利于伤口愈合，防止术后伤口出血，缩小创面，保护血凝块。注意缝合不可过紧。缝合时先缝合组织瓣标志性解剖部位，如牙龈乳头，以便于组织瓣对位缝合。缝合完成后局部以棉球压迫止血。

▶ 六、风险提示和术中注意事项

1）上颌阻生切牙大多与上颌窦无密切关系。部分高位阻生牙与上颌窦密切相关时，拔除过程中可能会造成上颌窦穿通。若穿通孔直径<7mm，可按拔牙后常规处理，使其自然愈合。若穿通孔直径≥7mm，需用邻位组织瓣关闭穿通口，建议48小时内关闭穿通孔，避免演变为上颌窦炎或上颌窦瘘。

2）对于部分高位阻生上颌切牙，使用唇侧切口时，术后可能出现上唇肿胀，一般可予以糖皮质激素类药物减轻肿胀，同时口服抗生素预防术后感染。与邻牙关系密切时，拔除后邻牙可能会出现松动、疼痛等症状，需要密切观察，必要时进行相关治疗。

3）紧邻切牙管时，术后可能会出现腭侧感觉异常，恢复时间因人而异。

4）若阻生切牙埋伏位于颌骨深部，骨阻力大，去除骨组织较多时，可能会造成唇部塌陷，影响美观，后期需要骨组织增量手术改善。

5）注意事项：

（1）注意患者的全身情况，尤其对于有牙科恐惧的患者，以免发生晕厥等不良反应。若患者出现不适，应及时停止手术，尽快处理。

（2）术区暴露充分，保护邻近软组织，避免牙龈撕裂。使用涡轮机、牙挺等器械时应保持良好支点，避免刺伤、缠卷软组织，造成损伤。

（3）拔出阻生牙的过程中不可使用暴力，避免唇侧骨板折断。开窗位置尽量远离邻牙，术中随时感觉邻牙是否有关联性动度，防止损伤邻牙牙根。

（4）避免鼻腔或上颌窦穿通。阻生切牙位置低，与鼻腔或上颌窦邻近时，看清术区再操作，避免盲目操作导致牙或牙根进入。

（5）关闭创口仅对位缝合即可，不宜过紧，以利于渗出物的排出。

▶ 七、医嘱

1）手术当天不要刷牙、漱口，术后2小时可进食温软食物，避免使用吸管，避免反复吮吸术区，多休息，减少说话次数，以免牵拉伤口。

2）由于术中软组织和骨组织均受到不同程度的损伤，组织产生的活化物质刺激神经末梢引起疼痛，疼痛会逐渐减轻，若疼痛造成严重不适，可口服NSAIDs。

3）术后2～3天口内有少许血丝是正常的，若有大量血凝块或流血不止，可咬棉纱球，及时到医院诊治。

4）阻生牙的拔除均需翻瓣，一般会引起肿胀，并在2～3天内达到高峰，随后逐渐减轻，术后48小时内可适当冷敷，48小时后热敷，创面较大的患者可服用消肿类药物。

5）术后注意口腔卫生，适当口服抗生素。

第三节　上颌尖牙埋伏阻生的微创拔除技术

一、上颌尖牙埋伏阻生的流行病学

上颌尖牙是除上、下颌第三磨牙外最易发生阻生的牙齿，占上颌阻生牙的92.4%，占所有阻生牙的73.2%。其发生率约为28.1%，好发于女性，约85%发生于腭侧，15%发生于唇侧，单侧多发（92%），多数为骨内埋伏阻生（图9-8）。发育过程中，恒尖牙的牙冠位于乳尖牙牙根舌侧，乳尖牙的位置改变、龋坏、早失等，都能影响恒尖牙牙胚的生长发育并使其位置或萌出路线发生改变，加之其萌出距离长，导致萌出时间晚，萌出间隙易缺失而造成阻生，并且随着生长发育，颌骨密度增加以及腭侧黏骨膜瓣致密而厚均可导致上颌尖牙阻生。

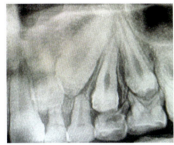
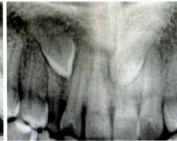
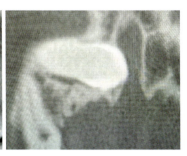

图9-8　阻生尖牙

二、适应证

阻生尖牙拔除适应证：①阻生尖牙发育畸形，牙根极短，严重弯根，牙根有根内或根外吸收；②根骨融合或粘连或并发含牙囊肿；③可能或已经造成邻牙牙根吸收或松动；④尖牙位置极度异常，如阻生位于中切牙和侧切牙牙根之间，正畸牵引累及邻牙；⑤阻生尖牙引起病理性改变（如囊肿伴感染、肿瘤等）；⑥患者除阻生牙外，其余牙齿排列整齐，咬合功能良好，患者拒绝正畸治疗等。

一般来说，对于替牙期患者，更推荐尽可能将阻生尖牙通过正畸牵引的方式牵引至牙弓内，仅在正畸难度较大或患者拒绝正畸治疗时拔除。对于20岁左右的年轻人来说，阻生尖牙可能通过正畸牵引至牙弓正常位置；而对于30岁以上的人来说，正畸牵引的失败风险相对较高，外科拔除可能是更好的选择

三、局部解剖

上颌阻生尖牙可分为五类：第Ⅰ类，阻生尖牙位于腭侧，可呈水平位、垂直位或半垂直位；第Ⅱ类，阻生尖牙位于唇侧，亦可呈水平位、垂直位或半垂直位；第Ⅲ类，阻生尖牙位于腭及唇侧，如牙冠在腭侧而牙根在唇侧；第Ⅳ类，阻生尖牙位于牙槽突，多为垂直

位,在侧切牙和第一前磨牙之间;第Ⅴ类,无牙颌的阻生尖牙。根据阻生尖牙的位置可选择唇侧入路、腭侧入路或联合入路。低位阻生尖牙一般选择前庭沟弧形瓣,注意使切口位于骨面上,龈瓣顶凸向牙槽嵴顶。唇侧中高位阻生者可选择龈缘连续瓣或联合垂直切口形成角形瓣/梯形瓣。腭侧切口通常选择龈缘连续瓣,不做垂直切口。

四、麻醉

麻醉方式同上颌阻生切牙,腭侧入路时应补充腭前神经阻滞麻醉。

五、手术方法

1)定位患牙:对于上颌骨埋伏阻生尖牙是否需要拔除,术前的影像学资料分析尤为重要,其拔除与否涉及正畸治疗的效果与时间,因此,正确有效的术前设计必须以准确的影像学定位为基础。一般术前需进行CBCT定位患牙,综合分析以确定其在牙槽骨中的位置、邻牙阻力、牙根形态和弯曲度,并分析其与鼻底及上颌窦的关系。患牙的定位是决定手术入路的关键,选择微创的手术方式。

2)切口设计:切口是根据阻生尖牙位于颌骨的位置决定的,本书主要阐述唇侧入路的切口设计。中高位阻生尖牙:可选择袋型、三角形和梯形切口,沿术区牙龈缘切开翻瓣以暴露术区牙槽骨(图9-9)。低位阻生尖牙:可选择牙槽嵴弧形切口。

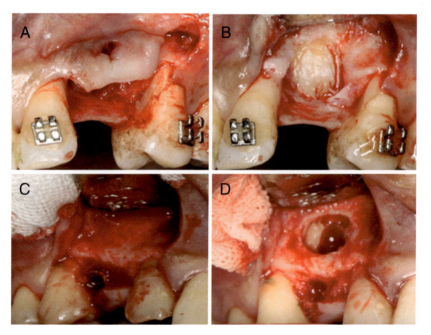

图9-9 不同翻瓣术式

注:A、B,23牙埋伏阻生,唇侧角形瓣入路;C、D,13牙埋伏阻生,唇侧梯形瓣入路。

3）去骨：同阻生切牙拔除。用钻去除覆盖牙冠的骨组织，显露牙冠的最大周径。

4）分割/拔除患牙：对于去骨后无法直接挺出或钳出的牙齿，尽量垂直于牙体长轴切割，分解牙体，去除冠方牙体脱位阻力，挺松患牙，将牙体向牙冠方向撬动。对仍然无法顺利拔除的患牙，选择再次切割剩余牙体组织，沿牙体长轴多次垂直将牙体分段后拔除。术中应注意保护邻牙、上颌窦及鼻底等毗邻的重要解剖结构。

5）清理拔牙窝、缝合：认真清理拔牙窝，注意去净牙囊组织及残留牙碎片、骨碎片，修整周围牙槽骨，拼对分割取出的牙体组织，检查阻生牙是否完整。需彻底清除牙囊组织，精准对位缝合。

❯ 六、风险提示和术中注意事项

风险提示和术中注意事项同上颌阻生切牙。对于阻生牙与邻牙、上颌窦及鼻底关系密切的情况，应告知患者术前有损伤及牙体组织移位至邻近窦腔的风险。手术拔除阻生牙可能出现的并发症包括牙根断裂、牙槽骨损伤和相邻牙齿的损伤。

❯ 七、医嘱

常规医嘱，同上颌阻生切牙。

主要参考文献

[1] 蒋备战, 王佐林. 儿童上颌前牙区埋伏多生牙的临床分型与治疗[J]. 口腔颌面外科杂志, 2007(1):65-67.

[2] 王镶珊, 胡荣党. 上颌埋伏阻生中切牙的影像学分类[J]. 上海口腔医学, 2012, 21(2):185-189.

[3] Alzoubi H, Alharbi A A, Zafar D J F M S. Frequency of impacted teeth and categorization of impacted canines: a retrospective radiographic study using orthopantomograms[J]. EJD, 2017, 11(1):117-121.

[4] 钟燕雷, 曾祥龙, 贾绮林, 等. 上颌尖牙埋伏阻生的临床分析[J]. 中华口腔医学杂志, 2006(8):483-485.

[5] 李宜宸, 陈林, 李硕光, 等. 上颌阻生尖牙诊断与治疗的研究进展[J]. 口腔医学, 2017, 37(2):188-192.

[6] 张凌鹏, 于鸿滨, 夏志刚, 等. 微创拔除上颌骨埋伏阻生尖牙临床分析[J]. 中国现代医药杂志, 2015, 17(5):50-52.

（刘显）

第十章

上颌前磨牙区埋伏牙
微创拔除技术

上颌前磨牙区埋伏多生牙的微创拔除

一、上颌前磨牙区多生牙的流行病学

多生牙在恒牙列的发生率在1%～3%，在乳牙列为0.2%～0.8%，单发性多生牙最常见；男性发病率高于女性，男女性别比为（1.18～4.5）∶1。多生牙发生率存在地区差异，亚洲人群相对好发（2.7%～3.4%）。多生牙很少发生在上颌前磨牙区。Ma等对当地就诊的18861例6～17岁儿童青少年的CBCT检查结果进行分析，筛查出1984例非综合征型多生牙患者，共2768颗多生牙，发现上颌前磨牙区多生牙42颗，占口内多生牙的1.52%。此项研究中，前磨牙区多生牙以牙胚型、偏腭侧、垂直向阻生多见。由于上颌前磨牙区多生牙发生率低，位置特殊，对于临床医生来说，文献多以病例报告为主，而且手术操作相对困难，故可参考的拔除经验较少。

二、适应证

多生牙尤其是埋伏多生牙常与邻近组织关系密切，多达76.8%的多生牙病例会出现以下并发症：①影响其他牙齿的正常萌出，最常造成相邻恒牙的迟萌或阻生；②影响其他牙齿的正常排列，造成邻近牙齿的拥挤、异位萌出和扭转，还可以造成严重的错殆畸形，严重者可能导致殆创伤或牙周病；③压迫邻牙牙根，造成邻牙牙根吸收；④完全埋伏于骨组织内的多生牙可能形成牙源性囊肿或肿瘤（常见含牙囊肿）；⑤引起不明原因的神经痛，甚至是三叉神经痛。患者常以恒牙迟萌或牙间隙异常、牙列不齐为主诉就诊，通过影像学检查确诊。

目前多生牙的治疗方法主要有两种：一是手术拔除，二是保留观察。若前磨牙区多生牙出现上述症状或存在可能引起上述症状的风险，且全身及局部均无拔牙禁忌证，就存在拔除或预防性拔除多生牙的必要性。

目前国际上并没有统一的观点明确最佳的多生牙拔除时间，早期拔除的优点在于年龄较小患者邻牙牙根尚未发育完全，骨质相对较疏松，手术时所需去骨量较少，拔除时对邻近恒牙损伤较小，手术操作相对简单。但是若年龄小的患者无法配合手术，可能需要在镇静或全身麻醉下进行手术。也有观点提出，若过早拔除多生牙，手术对邻牙牙根的影响大于多生牙本身，但迄今为止没有相关文献明确证明邻牙牙根损伤与拔除多生牙间的因果关系。美国儿童牙科学会建议至少等邻牙牙根发育完成2/3以上再拔除多生牙，从而避免对恒牙根发育的影响。Omer等认为在6～7岁时拔除多生牙，造成相邻恒牙牙根发育停止的可能性最小，且造成邻牙牙根吸收等发育缺陷的可能性也小，因此建议可在该年龄阶拔除多生牙。然而本书作者认为，在不影响颌骨发育的前提下，或对颌骨发育影响相对较小的前提下，可早期拔除。通常埋伏位置高于邻牙牙根，埋伏牙牙体长轴和邻牙牙体长轴形成的畸形角度小于90°时可以即刻拔除，位于邻牙牙根的高位埋伏多生牙或是畸形角度大于90°时建议延期处理。

而当埋伏多生牙外科手术拔除困难，且无明显并发症，不妨碍恒牙的移动时，可暂时

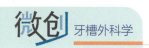

不予处理，但要做好每半年到一年1次的随访观察，若在随访过程中出现上述风险，应及时处理。

前磨牙区埋伏牙与多生牙相似，拔除时间的选择并不能单纯根据年龄段确定，最终采取何种治疗方法取决于患者的依从性、可接受性和多生牙本身及其手术拔除过程对相邻牙齿及周围解剖结构的影响。

❯ 三、局部解剖

多生牙术前的临床检查和影像学检查对其拔除方式的确定起关键作用，应明确多生牙在颌骨内的位置、牙体的形态、与邻牙及重要解剖结构的位置关系，全面了解多生牙的三维位置。

就临床检查而言，检查埋伏多生牙区域内的恒牙情况如恒牙的萌出、移位或阻生，有无唇腭向或近远中向倾斜，牙体长轴有无扭转，邻牙间有无异常间隙等，牙周组织状况如在颊侧或腭侧牙槽突表面有无膨隆、埋伏多生牙区域内有无瘘管，初步定位手术入路。

影像学检查一般包括全景片和CBCT，建议先拍摄全景片了解多生牙数目及其与周围解剖结构的关系，但多生牙在全景片上常常会有失真现象，必要时行CBCT了解其三维空间的关系。CBCT可清楚地显示多生牙在矢状位、冠状位和水平位上的位置，而且可以进行三维重建。

CBCT可以显示骨内埋伏多生牙的数目、大小、形态、生长方向及牙根弯曲程度。多生牙常按照形态分为补充型（类似正常牙齿的形状和大小，又称附加牙）、圆锥型、结节型、牙瘤型四种类型。在乳牙列中发现的多生牙通常为补充型或圆锥型，而在恒牙列中的多生牙形态变异较大，上颌前磨牙区多为补充型。按照生长方向，多生牙分为正置多生牙、倒置多生牙、横向多生牙，前磨牙区正置阻生多生牙常见。

CBCT可以定位多生牙在牙槽骨内和在牙列中的位置。多生牙多为完全埋伏，前磨牙区多生牙主要通过冠状位测量其对应唇腭侧骨质厚度，可分为偏颊侧、偏腭侧，现有病例报道中以偏腭侧居多，腭侧骨板较薄，骨阻力较小，根据其埋伏位置选择腭侧入路。对于与邻牙关系密切的多生牙，影像学检查可以帮助了解邻牙牙根、牙胚发育情况，清楚埋伏牙与相邻恒牙胚和牙根的距离或嵌入关系。根据埋伏多生牙与相邻恒牙的位置关系，前磨牙区多生牙可分为三种类型：①Ⅰ型，多生牙位于相邻恒牙的冠方；②Ⅱ型：多生牙位于相邻恒牙的体部；③Ⅲ型，多生牙位于相邻恒牙的根方。Ⅰ型更易对邻近恒牙造成继发影响，前磨牙区多见Ⅱ型和Ⅲ型，随着埋伏位置的加深，手术拔除难度加大。通过影像学检查测量多生牙对应唇腭侧骨质厚度、与邻牙的相对位置以确定手术入路，估计术中去骨量，便于术前准确设计。

少数前磨牙区多生牙可能与上颌窦或骨皮质邻近，拔除时需避免窦壁等重要解剖结构的损伤。

埋伏多生牙拔除阻力包括邻牙阻力、骨阻力、软组织阻力等。牙冠部阻力来自冠部上方的黏膜组织，解除方法是切开分离软组织。骨阻力来源于包绕牙冠的骨组织，通过分切牙冠或去骨的方法解除。正常根尖、根尖未发育完成者根部阻力小，根尖有弯曲者根部阻力较大，通过分根或增隙去除。邻牙阻力是拔除埋伏多生牙时相邻关系密切牙齿产生的妨碍脱位运动的阻力，与埋伏牙和邻牙的接触程度和埋伏位置相关，通过分冠解除。微创拔除术中，常需对埋伏多生牙牙冠、牙根畸形所形成的牙体、骨组织倒凹做解阻处理，构成拔出通道。对埋伏多生牙做分体解阻拔除，采取分根分冠等方式去除阻力。基于微创外科和功能外科的原则，不能损伤恒牙牙根及根尖组织，尽量保护周围软硬组织。

14牙与15牙间多生牙见图10-1。多生牙分型见图10-2。

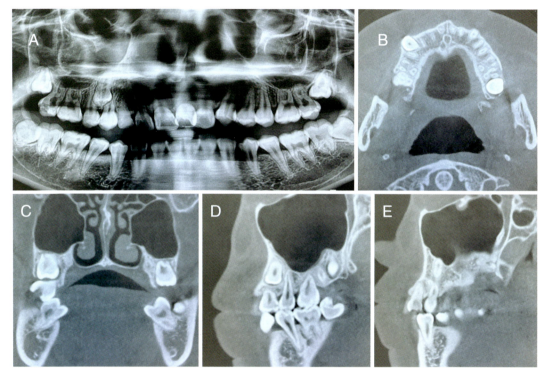

图10-1　14牙与15牙间多生牙

注：全景片（A）显示14牙、15牙间多生牙；水平位（B）及冠状位（C）CBCT显示14牙、15牙根1/3处多生牙，位于颊侧；矢状位（D、E）CBCT显示14牙牙根弯曲。

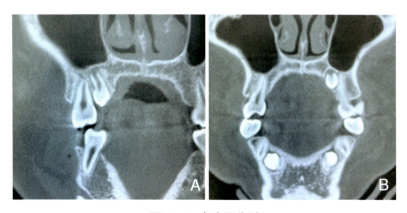

图10-2　多生牙分型

注：A，Ⅱ型；B，Ⅲ型。

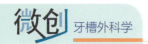

四、麻醉

拔除上颌前磨牙区多生牙时使用4%阿替卡因肾上腺素注射液，一般采用常规卡局式注射器行颊腭两侧局部浸润麻醉或行阻滞麻醉，注射针头为30G，颊侧注射0.9mL，腭侧注射0.4mL，注射速度不超过1.3mL/min（注射1.3mL局部麻醉药时间不少于1分钟）。麻醉5分钟后进行牙拔除术。也可以用STA计算机控制口腔无痛局部麻醉仪进行麻醉注射，注射速度为0.3mL/min。对埋伏较深、位置较高的多生牙可采用眶下神经和腭大神经阻滞麻醉。临床上可用含1∶100000肾上腺素的2%利多卡因进行阻滞麻醉。多生牙儿童患者无法配合手术，可能需要在镇静或全身麻醉下进行手术。

五、手术方法

基于微创外科和功能外科的原则，在CBCT引导下施行上颌前磨牙区完全骨内埋伏多生牙拔除术。术前CBCT见图10-3。

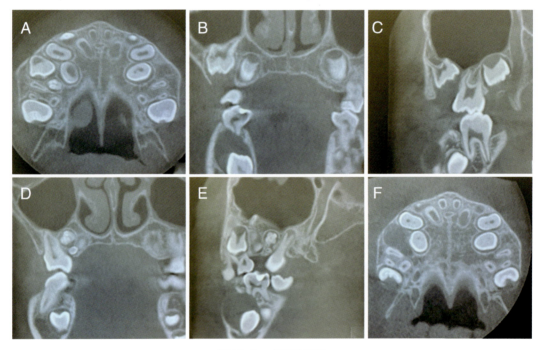

图10-3 术前CBCT

注：A，水平位显示14牙远中、15牙颊侧存在多生牙，15牙、16牙中间及多生牙腭侧存在牙瘤；B，冠状位显示多生牙高位埋伏于15牙颊侧，牙根与上颌窦关系密切；C，矢状位显示多生牙牙冠斜向远中；D、E，冠状位和矢状位显示上颌前磨牙区存在牙瘤；F，术后CBCT水平位显示拔牙创硬组织损伤小。

（一）术前准备

向患者介绍手术相关情况，注重术前向患者解释多生牙危害及拔除的必要性，根据解剖学特点讲解术中及术后并发症，安抚患者情绪，以达到患者术中充分配合的目的。患者知情同意并签署知情同意书。

微创拔牙器械准备：45°反角高速涡轮机及专用切割针或种植机、大（小）骨膜分离器、颊拉钩、增隙器、牙挺或微创拔牙刀、刮匙、持针器、剪刀、刀柄（片）、小头吸引器等。

患者术前可使用0.1%氯己定溶液含漱，再次消毒局部麻醉及牙拔除术设计区域。可以使用0.5%的碘伏消毒口内术区。口周皮肤使用1%碘伏，从术区中心开始，逐步向四周环绕涂布。

（二）治疗体位选择

患者取仰卧位，大张口时上颌颌平面与地面成45°角，常规消毒铺巾，根据医生身高调整椅位高度，手术时医生位于患者右前方，手肘应与术区位于同一水平或略低。

（三）局部麻醉

见上文"四、麻醉"所述。

（四）切开翻瓣

根据多生牙的位置，设计唇侧切口或腭侧切口。对于上颌前磨牙区偏腭侧多生牙，设计腭侧龈缘线形切口，于术区旁1～2个牙位处沿龈缘切开，位置较深者，切开范围可相应扩大。对于偏颊侧多生牙，于术区旁1～2个牙位设计袋形切口，若埋伏位置较深，可以设计角形切口或梯形切口，也可设计为前庭沟弧形瓣。切开后骨膜下翻瓣，以暴露术区为准，精准控制翻瓣范围，尽量减小创伤。

（五）开窗去骨

准确判断多生牙的位置和方向，在多生牙牙冠表面投影部位，设计椭圆形窗口，在微创原则下用涡轮机或其他微创器械去除牙冠表面骨质开窗，精准控制去骨范围，保留重要解剖结构，撬起骨块后部分显露多生牙牙囊或牙冠外形高点。去骨时要由浅及深分层去骨，显露多生牙牙面后再逐步扩大去骨范围以充分暴露牙冠，消除阻力。去骨过程中要注意检查，通过术前CBCT显示的多生牙位置、牙齿颜色等信息与邻近牙齿的牙根相鉴别，避免邻牙损伤，尽可能地保留邻牙牙根周围骨质。

（六）拔除多生牙

使用涡轮机或其他微创器械于多生牙颈部或牙冠最大周径处分牙，冠部体积较大时采用倒T形分割，挺出牙冠，并配合使用牙科探针将剩余牙体组织取出。若牙根有弯曲在分牙后分块挺松拔除多生牙。对于牙齿体积较大、形态复杂的多生牙，应多分牙，尽量减少去骨量。刮净牙囊组织。

（七）拔牙创处理

清理牙槽窝，用生理盐水冲洗骨创，将黏骨膜瓣复位，严密对位缝合牙龈。术后骨腔内可填入明胶海绵，以减少血肿的形成，促使伤口早期愈合。

🔸 六、风险提示和术中注意事项

1）紧邻邻牙牙根，术中如去骨或脱位方式不当，可能对邻牙造成损伤。暴露时通过多生牙的位置、颜色与邻近牙根相鉴别，避免损伤邻近牙牙根。

2）低位埋伏阻生，毗邻上颌窦，拔除过程中存在牙齿误入上颌窦的风险。去骨时尽量

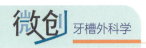

减少去骨量，避免与上颌窦相通。使用牙挺时控制力量，避免将多生牙推入邻近窦腔。

3）伴有牙囊，体积较大，占据整个牙槽突空间，其唇侧骨板尤其菲薄，术中如用力过大或操作不当，易造成唇侧牙槽骨骨折。

▶ 七、医嘱

同第九章第一节。因为创面不在牙弓上，腭侧入路压迫纱球要偏大一些。

第二节　上颌埋伏前磨牙的微创拔除

▶ 一、上颌埋伏前磨牙的流行病学

上颌前磨牙埋伏是指上颌前磨牙超出萌出年龄而仍在颌骨组织内未能萌出，且没有迁徙倾向。上颌阻生前磨牙是指因为颌骨、邻牙或纤维组织阻挡而位于黏膜或骨内，不能萌出到牙弓中正常位置的牙齿，本身有自我萌出能力。第三磨牙和上颌恒尖牙阻生或埋伏最为常见，因此目前国内外学者对埋伏阻生牙的研究主要集中在第三磨牙和尖牙，对前磨牙的埋伏阻生研究甚少。国内外调查资料表明，前磨牙埋伏在自然人群中的患病率为0.5%～2.2%，以下颌骨发生率较高。第二前磨牙阻生患病率较第一前磨牙高，因其萌出较晚，可能没有足够的空间。前磨牙阻生的可能原因包括萌出空间不足、牙胚异位、乳磨牙滞留、牙瘤、多生牙等。严重阻生的前磨牙常向近远中和（或）唇腭侧倾斜，在上颌阻生的前磨牙通常腭倾。临床埋伏或阻生前磨牙以女性多见。

▶ 二、适应证

埋伏牙是正畸患者中常见的一种错𬌗畸形，常引起牙列不齐、邻牙倾斜、咬合障碍，可能导致邻牙龋坏、食物嵌塞、牙周炎，影响口腔功能和美观，埋伏前磨牙还可能发生囊性病变，合并感染时还可引起疼痛，随着囊肿体积增大，压迫周围的骨质还可引起病理性骨折，对患者颜面部美观及功能产生更大程度的危害。

上颌埋伏前磨牙治疗方案的选择取决于患者的年龄、埋伏角度、可用空间、邻牙的状态（包括保留的乳磨牙）和患者的治疗态度。对于埋伏牙长轴与邻牙牙体长轴所成角度小于或等于90°的患者，有自发性萌出可能性的患者，建议保守治疗，手术暴露阻生前磨牙后正畸牵引萌出。然而，在严重阻生的情况下，阻生的前磨牙与邻牙的牙根位置不佳，邻牙处于埋伏牙潜在牵引路径上，或倾斜角度在90°～180°时，正畸牵引通常是不可能的，此时考虑拔牙后正畸间隙关闭或自体移植。上颌阻生的前磨牙如果不能通过手术助萌、正畸、移植等方法恢复其在牙弓内的位置，则应将其拔除。通常建议患者先于正畸科就诊，制订正畸治疗方案，确定需要减数拔牙后再转诊外科处理。在极少数情况下，埋伏前磨牙与含牙囊肿的发展有关，或可能导致第一磨牙牙根的吸收，有此类病理改变的埋伏牙应拔除。

❯ 三、局部解剖

正确诊断和定位上颌埋伏前磨牙是对其进行正确治疗和预后判断的必要前提。由于埋伏牙位于颌骨内，无法直接观察到，给临床定位诊断带来一定困难。应用CBCT数据进行埋伏牙及其相邻组织结构的三维影像重建，对埋伏牙的诊断和定位准确性极高，也为埋伏前磨牙及其周围解剖结构的三维形态学研究和埋伏前磨牙立体影像学分型的建立奠定了基础。

埋伏上颌前磨牙及其周围解剖结构见图10-4。

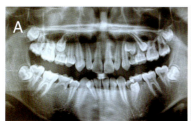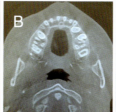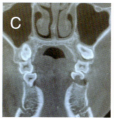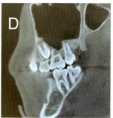

图10-4　埋伏上颌前磨牙及其周围解剖结构

注：全景片（A）显示55牙、64牙、65牙滞留，15牙、24牙、25牙阻生；CBCT显示上颌前磨牙阻生的水平位（B）、冠状位（C）、矢状位（D）三维位置。

上颌第一前磨牙正常在10～11岁开始萌出，12～13岁牙根发育完成，萌出到正常位置。上颌第一前磨牙牙根为扁根形，多数在根中部或根尖部分为颊、腭两根。上颌第二前磨牙10～12岁开始萌出，12～14岁牙根发育完全，牙根多不分叉，为扁形单根。上颌前磨牙根周骨质较厚，颊侧骨板较薄。

阻力包括邻牙阻力、骨阻力、软组织阻力等，采取分根分冠等方式去除阻力，尽量保护周围软硬组织。视野不清楚时可以选择翻瓣术，以便更加清晰地暴露术区。必要时可以选择去骨。

❯ 四、麻醉

同本章第一节。

❯ 五、手术方法

基于微创外科和功能外科原则，在CBCT引导下施行上颌阻生前磨牙拔除手术。

（一）术前准备

同本章第一节。

（二）治疗体位选择

患者取仰卧位，大张口时上颌平面与地面成45°角，常规消毒铺巾，根据医生身高调整椅位高度，手术时医生位于患者右前方，手肘应与术区位于同一水平或略低。

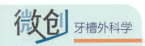

（三）局部麻醉

同本章第一节。

（四）切开翻瓣

根据阻生牙牙冠位置，设计颊侧切口或腭侧切口。因上颌阻生前磨牙偏腭侧多，设计腭侧龈缘线形切口，于术区旁1~2个牙位处沿龈缘切开，不建议在腭侧做垂直附加切口，垂直切口容易损伤腭大动脉，出血较多，缝合也比较困难。对于偏颊侧的阻生前磨牙，于术区旁1~2个牙位设计龈沟内水平切口，若埋伏位置较深，可以设计角形切口或梯形切口，也可做前庭沟弧形切口。切开后骨膜下翻瓣，以暴露术区为准，精准控制翻瓣范围，暴露腭侧或颊侧骨面，降低术后的不适程度。

（五）开窗去骨

准确判断阻生牙位置和方向，若为黏膜下部分阻生，可以在不去骨的情况下分牙，无需翻瓣及去骨，尽量保护牙周组织。若为完全骨内埋伏的前磨牙，在微创原则下用涡轮机或其他微创器械去除牙冠表面骨质开窗，精准控制去骨范围，保留重要解剖结构，去除骨块后部分显露阻生牙部分牙冠。去骨时要由浅及深分层去骨，显露阻生牙牙面后再逐步扩大去骨范围以充分暴露牙冠，消除阻力。去骨过程中要注意检查，通过术前CBCT显示的阻生牙位置、牙齿颜色等信息与邻近牙齿的牙根相鉴别，避免邻牙损伤，尽可能地保留邻牙牙根周围骨质，不暴露邻牙牙根。

（六）拔除阻生牙

使用涡轮机或其他微创器械于阻生牙颈部或牙冠最大周径处分牙，冠部体积较大时采用倒T形分割，挺出牙冠，去除冠部阻力后挺出牙根，牙钳钳出剩余牙体组织。若牙根有弯曲在分牙后分块挺松拔除阻生牙。应多分牙，尽量减少去骨。注意涡轮机分根时局限于牙体内，保护周围骨组织，最大限度地减少出血，保持术野清晰。刮净牙囊组织。刮除牙槽窝内残余牙齿碎片。

（七）拔牙创处理

清理牙槽窝，用生理盐水冲洗骨创，将黏骨膜瓣复位，严密对位缝合牙龈。术后骨腔内可填入明胶海绵，以减少血肿的形成，促使伤口早期愈合。整体牙周软硬组织保持完整，控制整个拔牙过程的创伤，保护邻牙。

❯ 六、风险提示和术中注意事项

同本章第一节。

❯ 七、医嘱

同本章第一节。

主要参考文献

[1] 吴勇志, 尧可, 陈思宇, 等. 多生牙及其诊断治疗[J]. 国际口腔医学杂志, 2020, 47(3):311-317.

[2] Anthonappa R P, Omer R S, King N M. Characteristics of 283 supernumerary teeth in southern Chinese children[J]. Oral Surg Oral Med Oral Pathol Oral Radiol Endod, 2008, 105(6):e48-e54.

[3] Ma X, Jiang Y, Ge H, et al. Epidemiological, clinical, radiographic characterization of non-syndromic supernumerary teeth in Chinese children and adolescents[J]. Oral Dis, 2021, 27(4):981-992

[4] Altan H, Akkoc S, Altan A. Radiographic characteristics of mesiodensinanon-syndrom in pediatric population in the Black Searegion[J]. J Investig Clin Dent, 2019, 10(1):e12377.

[5] Omer R S, Anthonappa R P, King N M. Determination of the optimum time for surgical removal of unerupted anterior supernumerary teeth[J]. Pediatr Dent, 2010, 32(1):14-20.

[6] 沈燕, 石羽, 周建国, 等. 178例儿童埋伏多生牙拔除难度的临床分级[J]. 中国口腔颌面外科杂志, 2018, 16(3):259-262.

[7] 何三纲. 口腔解剖生理学[M]. 8版. 北京: 人民卫生出版社, 2020.

（刘显）

第十一章

下颌前牙与前磨牙区
埋伏牙微创拔除技术

第一节　下颌埋伏尖牙拔除

一、下颌埋伏尖牙的解剖学特点

下颌埋伏尖牙的发生率与上颌相比较低，发生者多因牙列拥挤或者萌出方向不正，无法自行萌出，形成阻生。阻生尖牙的发生与尖牙倾斜角度和阻生尖牙的垂直高度有关系，倾斜角度越大，与侧切牙牙根重叠面积越大，阻生牙距𬌗平面距离越高，阻生发生概率越大。下颌埋伏尖牙存在潜在危害，如牙囊吸收不完全形成囊性病变，邻近恒牙移位、异位萌出，造成咬合紊乱、牙列拥挤等。因此需要外科方式拔除引起上述临床问题的牙齿。如决定拔除，我们常需要考虑：①部分埋伏尖牙位置低，术野受限，操作难度较大；②部分尖牙紧邻附近恒牙牙根，术中易造成损伤；③少数埋伏尖牙毗邻颏孔，术后易出现颏神经功能障碍；④部分尖牙埋伏贯穿整个下颌骨体，拔除有骨折风险。术前应通过影像学检查确定阻生尖牙在颌骨内的具体位置，从而决定手术入路、翻瓣方式、去骨位置、去骨量以及如何分割尖牙，合理解除拔牙阻力，避免损伤邻牙及周围重要解剖结构。

二、下颌埋伏尖牙的阻力分析

1）邻牙阻力：邻牙阻力是在拔除埋伏尖牙时产生的妨碍脱位的主要阻力，具体应视邻近恒牙与埋伏尖牙的接触程度与自身位置而定（图11-1A）。判断邻牙阻力大小，除依据X线片显示的各牙相抵的紧密程度外，亦与牙位高低、牙根长短有关。解除邻牙阻力可采取分冠与去骨的方法。

2）冠部阻力：冠部阻力可分为软组织阻力与骨阻力。①软组织阻力来源于埋伏尖牙上方覆盖的龈瓣，解除软组织阻力的方法是切开与剥离。②冠部骨阻力应根据临床所见尖牙位高低与骨覆盖多少进行判断，主要是牙冠外形高点以上的骨质（图11-1B）。解除冠部阻力传统上主要采取去骨法，按照微创理念，目前常联合采用分冠方法达到减除冠部骨阻力的目的。

3）根部阻力：根部阻力主要依靠X线片进行判断。下颌阻生尖牙多为略扁的圆根，阻力大小与牙根形态、根尖形态、根周骨组织形态有关（图11-1C）。牙根阻力以长根、U形根、牙颈部倒凹大者阻力较大；根尖区以根尖弯曲、根尖肥大者阻力较大；埋伏较深者，牙根埋伏在下颌骨骨皮质内。去除根部骨阻力的方法有分根、去骨与增隙，有时单一方法创伤较大，术中应综合利用各种方法以减少不必要的创伤，缩短手术时间，减少手术并发症。

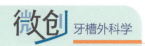

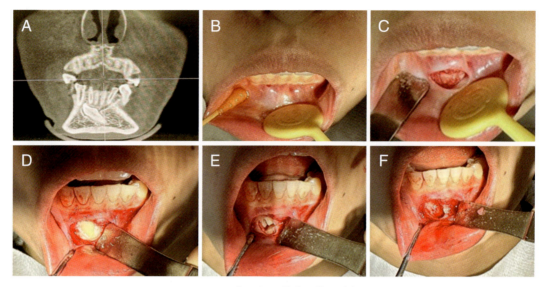

图11-3　右下颌埋伏尖牙拔牙案例

注：A，右下颌尖牙骨内埋伏阻生；B，术区消毒后局部麻醉；C，弧形切口；D，暴露骨面开窗；E，分牙；F，拔牙创。

第二节　下颌埋伏前磨牙拔除

❯ 一、下颌埋伏前磨牙的解剖学特点

下颌埋伏前磨牙的解剖学特点基本同下颌埋伏尖牙，但有时埋伏位置更加毗邻下颌尖牙牙根与颏神经，拔除时应特别注意。

❯ 二、下颌埋伏前磨牙的阻力分析

下颌埋伏前磨牙拔除的阻力分为邻牙阻力、冠部阻力与根部阻力，基本内容同下颌埋伏尖牙。

❯ 三、适宜下颌埋伏前磨牙的翻瓣术

基本同下颌埋伏尖牙。

❯ 四、下颌埋伏前磨牙的拔除技巧

基本同下颌埋伏尖牙，应特别注意的是：

1）翻瓣一定是全厚瓣、暴露术区即可，不宜过于靠近前庭沟底，以免激惹颏神经。

2）去骨时，暴露埋伏前磨牙牙冠外形高点即可，不宜去骨过多，以免导致邻牙牙根暴露，甚至损伤颏神经。

3）截分牙冠的时候注意体会落空感和深度，切割范围尽量保持在牙体之内，防止磨穿舌侧骨板，引起舌侧口底血肿。

4）插挺时注意保护邻牙牙根，特别是下颌尖牙的牙根通常较长且粗大，应更为注意防止其牙根受力。

第三节　下颌前磨牙区埋伏多生牙拔除

❯ 一、下颌前磨牙区埋伏多生牙的解剖学特点

下颌前磨牙区埋伏多生牙的解剖学特点基本同下颌埋伏尖牙。应特别注意的是，大部分多生牙牙体较小，术前应根据CBCT精确定位，确定多生牙在颌骨内的具体位置，从而选择手术入路。找到埋伏多生牙后，合理解除拔牙阻力，同时避免损伤邻牙牙根及周围重要解剖结构。

❯ 二、下颌前磨牙区埋伏多生牙的阻力分析

下颌前磨牙区埋伏多生牙拔除的阻力分为邻牙阻力、冠部阻力与根部阻力，基本内容同下颌埋伏尖牙。

❯ 三、适宜下颌前磨牙区埋伏多生牙的翻瓣术

基本同下颌埋伏尖牙。值得注意的是，我们在选择切口位置时，应根据对下颌前磨牙区埋伏多生牙的定位、冠颈根部大小、形态，以及与邻牙根部的毗邻关系，选择在多生牙容易脱位拔除的一侧翻瓣。

❯ 四、下颌前磨牙区埋伏多生牙的拔除技巧

同下颌埋伏尖牙。术前应认真分析CBCT，做到精准定位，微创拔除。同时注意鉴别恒牙与多生牙的牙体形态，防止误伤恒牙。

❯ 五、下颌前磨牙区埋伏多生牙的拔除并发症及处理

基本同下颌阻生尖牙、阻生前磨牙。

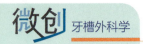

主要参考文献

[1] 邱蔚六. 口腔颌面外科理论与实践[M]. 北京: 人民卫生出版社, 1998.

[2] 邱蔚六. 邱蔚六口腔颌面外科学[M]. 上海: 上海科学技术出版社, 2008.

[3] 胡开进, 潘剑. 牙及牙槽外科学[M]. 北京: 人民卫生出版社, 2016.

[4] 胡开进. 口腔外科门诊手术操作规范[M]. 北京: 人民卫生出版社, 2013.

[5] Agastra E, Saettone M, Parrini S. Impacted permanent mandibular canines:epidemiological evaluation[J]. J Clin Med, 2023, 12(16):5375.

[6] Chapokas A R. The impacted maxillary canine:a proposed classification for surgical exposure[J]. Oral Surg Oral Med Oral Pathol Oral Radiol, 2012, 113(2):222-228.

（刘济远）

第十二章

上颌阻生第三磨牙
微创拔除技术

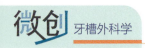

第一节　上颌阻生第三磨牙概述

➤ 一、上颌阻生第三磨牙的流行病学与分类

上颌阻生第三磨牙形态变异较大，颌面牙尖按照数目可分为双尖型、三尖型、四尖型和五尖型。在大多数情况下，其牙冠远中舌尖小或缺失，呈现三尖型外观，故该牙颊面宽而舌面窄。根据牙根数目可分为融合根、二根型和三根型。其中融合根最为常见，二根型次之，三根型最少，通常来说，上颌第三磨牙颌面牙尖越多，其牙根也越多，牙拔除术术中根周的骨阻力越大。

由于颌骨退化、发育、饮食习惯等多种因素，上颌第三磨牙发生、发育及萌出的时间较晚，常呈现异位生长的特征，最常见的异位是颊向位。错位生长的上颌第三磨牙常表现为颊侧错位或伸长，由于牙槽窝远中骨质较疏松，拔除融合根或单根的上颌第三磨牙一般并不困难。对于多根牙，拔除阻力主要在于根周骨阻力；而对于错位但未萌出的上颌第三磨牙，其阻力与萌出方向、黏膜或骨质覆盖程度、牙冠及牙根大小与形态、邻牙位置等密切相关，拔除过程常较为困难。

上颌阻生第三磨牙可以根据深度、与第二磨牙长轴之间的关系、与牙弓之间的关系、与上颌窦的关系分为多种不同的类型。

（一）按第三磨牙在上颌骨内的深度分类

为方便理解并与下颌阻生第三磨牙难度分类保持一致，本书根据第三磨牙在上颌骨内的深度及与第二磨牙的位置关系将其分为低位第三磨牙、中位第三磨牙和高位第三磨牙。

低位第三磨牙：第三磨牙的牙冠最低部位低于第二磨牙的颈部或与之平齐，即阻生位置深在。

中位第三磨牙：第三磨牙的牙冠最低部位在第二磨牙的咬合面和颈部之间。

高位第三磨牙：第三磨牙的牙冠最低部位稍低于第二磨牙的咬合面或与之平齐，即阻生位置表浅。

（二）按第三磨牙长轴与第二磨牙之间的关系分类

根据上颌第三磨牙长轴与第二磨牙长轴之间的关系，参照Winter分类可以将其分为垂直阻生、近中阻生、远中阻生、水平阻生、倒置阻生、颊向阻生、舌向阻生。其中，垂直阻生占60%，远中阻生占25%，近中阻生占15%。其他比较少见。

（三）按阻生牙与牙弓之间的关系分类

按阻生牙与牙弓之间的关系，可分为颊侧错位、舌侧错位、正中位。其中，由于上颌结节处骨质疏松薄弱，阻力小，颊向阻生及颊侧错位的情况最为常见。

（四）根据阻生牙与上颌窦的关系分类

根据阻生牙与上颌窦的关系，可分为：①与窦接近（SA），阻生牙与上颌窦之间无骨质或仅有一薄层组织；②不与窦接近（NSA），阻生牙与上颌窦之间有2mm以上厚度的骨质。

二、上颌阻生第三磨牙的毗邻结构

上颌阻生第三磨牙牙根或整个牙齿位于骨质较为疏松的上颌结节内。其上方紧邻上颌窦，上颌第三磨牙低位埋伏阻生时第三磨牙的近中冠根常贴在上颌窦壁或位于上颌窦内。上颌第三磨牙上后方为翼下颌间隙，远中及颊侧骨壁薄弱。近中为上颌第二磨牙。

若向上用力插入牙挺，挺刃位置不当，未能进入患牙牙周间隙而直接作用于患牙，可能将患牙推入上颌窦或间隙。骨阻力较大时，特别是骨粘连时，术中暴力操作可能导致患牙远中骨壁或上颌结节发生骨折并可能破坏上颌窦，引起上颌窦骨壁缺损甚至穿通。术中用牙钳或用挺不当，或使用涡轮机不当，可能损伤邻牙、软组织瓣甚至口角。

三、上颌阻生第三磨牙的拔除适应证及非适应证

（一）适应证

1. 引起上颌第三磨牙冠周炎

当上颌阻生第三磨牙部分萌出时，由于上颌第三磨牙位置靠后难以清洁，阻生殆面被软组织覆盖而形成的盲袋，常成为细菌滋生的场所，出现冠周炎并导致不同程度的肿痛和张口受限。部分上颌阻生第三磨牙完全位于黏膜下，口腔检查发现第二磨牙远中存在软组织封闭欠佳或局部口腔卫生差的情况，为了避免冠周炎的发生，需预防性拔除上颌第三磨牙。

2. 上颌第三磨牙龋坏或导致邻牙龋坏

上颌第三磨牙常因口腔局部清洁措施不到位，致龋菌滋生而发生龋坏，同时错位生长的第三磨牙常因与第二磨牙间不易清洁导致第二磨牙龋坏。对于此类第三磨牙，应尽可能预防性拔除。对于已经发生龋坏的上颌第三磨牙及上颌第二磨牙，应及时拔除上颌第三磨牙，待创面恢复后尽快治疗龋坏的上颌第二磨牙。

3. 上颌第三磨牙引起食物嵌塞

非正位萌出的上颌第三磨牙无法建立正常咬合关系而导致错殆或与邻牙的邻接关系不良，常常导致食物嵌塞，长期的食物嵌塞可能导致第二磨牙与第三磨牙的牙周炎。应尽早拔除此类上颌第三磨牙，从而恢复第二磨牙的牙周健康。

4. 上颌第三磨牙萌出过程中导致邻牙牙根吸收

上颌第三磨牙萌出压力可能导致上颌第二磨牙牙根吸收，在第三磨牙尚存在萌出趋势时尽早拔除，可有效避免第二磨牙出现错位、牙根吸收等问题。

5. 上颌第三磨牙导致牙源性囊肿或肿瘤

牙源性囊肿或肿瘤来自牙源性上皮或滤泡，埋藏在牙槽骨中的阻生牙与滤泡同时存在，如果滤泡发生病变有可能发展为牙源性囊肿或肿瘤，如上颌窦牙源性囊肿、含牙囊肿等。如发现滤泡发生囊性病变应尽早拔除。

6. 无对颌牙而伸长

上颌第三磨牙已萌出，而同侧的下颌第三磨牙缺如，或下颌第三磨牙因阻生而无法萌出时，上颌第三磨牙无法建立咬合关系，由于缺失对颌牙的对抗作用，上颌第三磨牙可能向殆方伸长，若伸长超出殆平面，可能会导致局部自洁作用减弱、咀嚼时咬颊黏膜或下

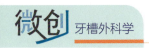

颌牙龈，甚至导致颞下颌关节紊乱。对于此类无对颌牙的上颌第三磨牙，应尽早预防性拔除。

7. 咬颊或摩擦颊黏膜

颊向生长的上颌第三磨牙，若因龋坏或折裂等出现牙尖缺损，会导致原本光滑的牙尖变得粗糙甚至尖锐，在咀嚼时，粗糙的牙尖表面反复摩擦颊黏膜，易导致局部颊黏膜受损。若上颌第三磨牙与对颌下颌第三磨牙建立了偏颊侧的咬合关系，易引起咀嚼时咬伤颊黏膜，出现创伤性溃疡。对于此类上颌第三磨牙应及时拔除。

8. 其他治疗需要

因正畸治疗需要后推上颌第一磨牙、第二磨牙时，需要在正畸治疗前拔除阻生的上颌第三磨牙。上颌第三磨牙持续的前移力量导致其他牙移动或其本身错位萌出，还可能造成创伤𬌕；或其本身妨碍下颌喙突运动，影响颞下颌关节，此时应及时拔除上颌第三磨牙。此外，上颌第三磨牙妨碍义齿的制作及戴入时也应拔除。

（二）非适应证

1）正位萌出达邻牙𬌕平面，经切除远中覆盖的龈瓣后，可暴露远中冠面，并可与对𬌕牙建立正常咬合关系。

2）当上颌第二磨牙已缺失或无法保留时，如上颌第三磨牙近中倾斜角度不超过45°，可保留作为修复基牙。

3）当上颌第二磨牙牙周骨质缺损过多，若拔除上颌第三磨牙可能导致上颌第二磨牙严重松动时，可同时保留邻牙和阻生牙。

4）上颌第二磨牙拔除后，如上颌第三磨牙牙根未完全形成，可自行迁移替代上颌第二磨牙或可通过正畸治疗牵引替代上颌第二磨牙，从而与对颌牙建立正常咬合。

5）完全埋藏于骨内的无症状上颌第三磨牙，与邻牙牙周无相通，可暂时保留观察。成年患者（通常超过35周岁），如没有其他疾病的表现且影像学检查见到阻生牙周围无明显骨吸收表现，可保留观察。

6）上颌第三磨牙根尖未发育完成，拔除后可移植于其他缺失牙齿处。

7）拔除上颌第三磨牙可能导致周围神经、牙齿或原有修复体的损伤；拔除上颌第三磨牙导致上颌窦穿通的风险大于获益。此类情况可将其留在原位观察。

第二节　上颌阻生第三磨牙拔除

一、拔除上颌阻生第三磨牙的麻醉方式

（一）上牙槽后神经阻滞麻醉

上牙槽后神经阻滞麻醉也称为上颌结节阻滞麻醉，麻醉范围包括上颌磨牙（不包括上颌第一磨牙近中颊根）的牙髓及颊侧牙龈、牙周膜和牙槽骨。其注射方法包括口内注射和口外注射。其中口内注射较常用。

上牙槽神经分布见图12-1。

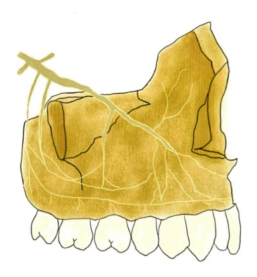

图12-1　上牙槽神经分布

麻醉成功的指征：上颌第一磨牙（近中颊根除外）至第三磨牙远中牙龈麻木感，部分患者也可反映无麻木感；使用器械轻微刺激局部组织无疼痛反应。

（二）腭前神经阻滞麻醉

注射方法：患者头后仰，大张口，暴露穿刺位点，先用棉签探查上颌第二磨牙腭侧黏膜组织，找到凹陷处后，在凹陷处稍前方缓慢进针0.4～0.6cm至抵达骨面，后退注射针0.1cm，回抽无血后，缓慢注射局部麻醉药0.5mL，同时可观察到周围黏膜组织发白。需要注意此处黏膜较为致密，推注麻醉药时压力较大，患者容易感觉不适，可在注射时控制注射速率在0.4 mL/30s内。

麻醉区域：同侧硬腭的后部及其表面覆盖的腭黏膜，向前到第一前磨牙，向内到腭中线。

麻醉成功的指征：同侧硬腭后部牙龈有发紧和麻木感，使用器械检查无疼痛反应。

常见并发症：注射点疼痛、水肿、血肿。若发生局部组织坏死，需对症治疗。

（三）浸润麻醉

1）颊侧浸润麻醉：用手指或棉签等牵拉工具绷紧局部软组织，充分显露注射区域，在第二磨牙对应区域口腔前庭沟黏膜转折处进针，于黏膜下回抽无血后注射麻醉药0.5～2.0mL。

2）腭部浸润麻醉：行腭部浸润麻醉时，进针点位于距牙龈缘5～10mm内，于黏膜下回抽无血后注射麻醉药0.5mL。该方法可达到与腭部神经阻滞麻醉相似的效果，并可有效避免因阻滞麻醉进针点靠后而导致患者恶心、呕吐等不适。

二、拔除上颌阻生第三磨牙的术前评估要点

（一）阻生上颌第三磨牙冠方覆盖组织的性质

根据阻生上颌第三磨牙冠方覆盖组织的性质可将其分为黏膜下、部分骨埋伏、完全骨

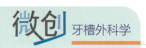

埋伏，手术的难度随着埋伏深度的增加而加大。

（二）阻生上颌第三磨牙牙体长轴朝向

上颌第三磨牙异位、阻生十分常见，颊侧错位或颊向位最为常见。由于上颌第三磨牙牙槽窝远中骨质较为疏松，且上颌结节后方是游离端，用挺推动牙齿向阻力较小的远中及远颊脱位较容易，此类上颌第三磨牙的拔除一般并不困难。

上颌近中位阻生第三磨牙的拔除比较困难。第三磨牙倾斜角度不同，邻牙所产生的阻力亦不同，尤其是中、高位近中倾斜角度较大的阻生第三磨牙和近中水平位阻生第三磨牙，邻牙阻力较大，限制了其向远中及殆方脱位，拔除近中阻生患牙时，可采用分冠法解除邻牙阻力后拔除。拔除水平阻生患牙时，需去除较多骨质后显露患牙，再将患牙分割成若干块后分块拔除，必要时根据牙齿具体位置，采取先脱位牙根，再脱位牙冠的拔除方法。

（三）牙体周围骨密度

牙根尚未完全发育或较为年轻的患者骨质可压缩性相对较好，第三磨牙冠周滤泡间隙及根周牙周膜间隙相对较大，拔除牙齿骨阻力较小。中年患者骨质可压缩性较差，第三磨牙冠周滤泡间隙及根周牙周膜间隙相对较小，甚至出现明显的牙骨质增生或牙骨粘连，拔除阻力较大。若上颌第三磨牙根尖长期存在慢性炎症，第三磨牙已发生骨粘连，根部的阻力明显增大，拔除此患牙的难度也相应增大。

（四）牙根形态及数目

若上颌第三磨牙为双根牙，且牙根的分叉较高，分叉度较大，其根部的阻力往往较大，此类第三磨牙往往不能完整挺出，需将此类第三磨牙沿正中分开，形成多个单根后分别挺出。对于多根的第三磨牙以及肥大根的第三磨牙，根部的阻力往往使得第三磨牙松动后也不易脱位，临床中常在根部牙槽骨去骨的基础上将多根牙转化为单根牙后拔除。

根尖有弯曲的第三磨牙往往给第三磨牙的拔除带来额外的困难，特别是在根尖区出现明显的弯曲，且弯根脱位方向与第三磨牙的脱位方向不一致时牙齿脱位难度较大。此时需将第三磨牙旋转一定的角度或进一步对牙根进行分块才能将牙根完全取出。

（五）阻生上颌第三磨牙与上颌第二磨牙的邻接关系

近中阻生或水平阻生的上颌第三磨牙，其牙冠常低于第二磨牙的远中殆面，即第二磨牙产生了对第三磨牙萌出的阻力。垂直阻生的第三磨牙，若其牙冠殆面低于第二磨牙远中外形高点，第二磨牙也对第三磨牙产生阻力。对于有邻牙阻力的上颌第三磨牙，常通过分冠的方法拔除，即将与邻牙邻接的部分牙冠分开，解除邻牙的阻力。对于阻生深度较浅且存在相对较小邻牙阻力的第三磨牙，可通过远中去骨降低旋转支点的方式，将第三磨牙挺出。

（六）阻生上颌第三磨牙与上颌窦底的关系

为避免牙拔除术术中对上颌窦的损伤，除避免去骨、增隙及挺拔过程中对窦底的破坏外，还要避免器械直接作用于牙体而用力将牙体推入上颌窦的情况。少数上颌阻生第三磨牙埋伏的位置较高，邻近或进入上颌窦内，并且引起上颌窦症状，必须通过手术将阻生第三磨牙从上颌窦中取出。拔除此类上颌第三磨牙时，可经上颌前庭沟处切开入路，用高速的涡轮钻磨除上颌窦前壁的骨壁，显露上颌窦黏膜后，用骨膜分离器钝性掀起上颌窦黏膜并注意对上颌窦黏膜的保护，然后在窦底位置拔除埋伏于窦内的上颌阻生第三磨牙。

（七）牙囊滤泡

当牙囊滤泡存在时，牙囊滤泡的空间大，所需的骨移除量减少，牙齿相对容易拔除。

❯ 三、拔除上颌阻生第三磨牙的翻瓣设计

上颌阻生第三磨牙位置偏远中，上颌骨与颊肌及颊部黏膜间空间相对较小，术野和手术操作区域较为局限，特别是低位完全骨埋伏的患牙。但是上颌阻生第三磨牙区域在解剖上为黏骨膜覆盖于骨面，无知名血管及神经在表面走行，因此可采用袋形切口或三角形切口暴露术区。

对于高位阻生患牙，可采用袋形切口。袋形切口起于上颌结节前面稍偏颊侧，向前至第二磨牙的远中，再沿着第二和第一磨牙牙龈沟向前延伸。对于中低位的上颌第三磨牙，可采用三角形切口，即在第二磨牙近中或远中颊侧附加松弛切口，有利于骨膜的剥离和翻起，同时也可避免牙龈组织的撕裂。

翻瓣时可适当扩大范围，避免因为翻瓣范围不足导致黏骨膜瓣挫伤甚至撕裂。翻瓣后主张使用颊拉钩牵拉并妥善固定黏骨膜瓣，以利于暴露术区，避免对瓣的损伤。

❯ 四、不同类型上颌阻生第三磨牙阻力分析

妨碍上颌阻生第三磨牙脱位的阻力主要有以下几个方面：一是邻牙阻挡，即邻牙阻力；二是牙槽骨和冠部软组织不同程度地阻挡，即冠部阻力；三是由于第三磨牙萌出比较晚，萌出过程中受阻，牙根的发育出现变异和畸形而形成根部阻力。

邻牙阻力是指在上颌第三磨牙挺出的过程中，牙冠抵在第二磨牙的远中而不能用牙钳拔除或牙挺挺出的阻力，多见于近中和水平位阻生的上颌第三磨牙。近中阻生的第三磨牙近中牙尖抵触于第二磨牙远中牙颈部者，挺出时邻牙阻力较大，常需要去除受阻部位牙尖才能挺出。水平位阻生的第三磨牙殆面抵触于第二磨牙远中面外形高点以下时，挺出时的阻力主要来自邻牙，需要去除受近中阻挡的牙冠以解除邻牙阻力。判断邻牙阻力的大小，除了依据X线片显示的两牙位置的紧密程度外，还需结合牙位置高低、牙根长短综合考量。

冠部阻力可分为软组织阻力和骨阻力。软组织阻力是指龈瓣覆盖部分或全部第三磨牙冠部（常见于垂直位第三磨牙）或冠颈部（常见于前倾位第三磨牙）。软组织阻力通常比较容易判断。若冠部龈瓣覆盖不多，常无阻力或阻力很小，拔牙时不需要切开。但龈瓣覆盖超过冠部一半者常有阻力，拔牙时需要将远中牙龈切开避免撕裂。通常来说，软组织阻力在拔牙用挺的过程中并不足以阻碍牙齿的脱位，将其剪开、切开或切除是为了术中暴露第三磨牙并防止软组织撕裂伤。骨阻力主要取决于临床所见的牙位高低和骨覆盖面积。高位阻生的上颌第三磨牙冠部常无骨组织覆盖而无骨阻力，低位阻生的上颌第三磨牙冠部大部分被骨组织覆盖而有骨阻力。

根部阻力也叫根部骨阻力或牙根阻力。根部阻力主要根据X线片分析，阻力大小与牙根数目、牙根形态、根尖形态、根周骨组织情况有关。多根牙、特长根、U形根、牙颈部倒凹大者牙根阻力较大。根尖区以近中弯曲、多向弯曲、根尖肥大者牙根阻力较大。单根牙、多根牙且根分叉不大者、融合根、超短根、锥形根阻力较小。若根尖区向远中弯曲、无弯

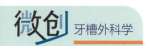

曲或根尖未形成，则阻力也较小。骨质增生和牙根有骨粘连者根周骨阻力较大，根周骨质疏松、有炎症性骨吸收者根周骨阻力较小。

近中位（包括近中倾斜和水平位）第三磨牙的拔除比较困难，尤其是中、低位近中倾斜角度较大的阻生第三磨牙，其具体方式如下。

（一）上颌高位近中倾斜阻生第三磨牙

第三磨牙位于牙弓内，仅有近中牙尖抵触于邻牙远中，大部分牙冠已露出牙龈并暴露于口腔内。此类第三磨牙可能因远中龈瓣覆盖而存在少许软组织阻力，一般可直接用挺拔法或软组织切开后挺拔。

（二）上颌中、低位近中倾斜阻生第三磨牙

上颌前倾位阻生第三磨牙如果倾斜角度不大，其冠部可完全被牙龈覆盖，近中牙尖阻挡于邻牙远中牙颈部，切开牙龈或翻瓣后，用较细的直挺试挺，以探查邻牙阻力大小。如阻力不大，也可以直接用挺拔法挺出；如阻力较大，在近中颊侧制备支点试挺，需注意邻牙的感知与保护。上颌前倾位阻生第三磨牙如倾斜角度较大，则既有骨阻力又有邻牙阻力。对于此类上颌阻生第三磨牙，需要去除覆盖咬合面及牙冠远中的骨阻力并分冠后方能挺拔。

（三）上颌水平位阻生第三磨牙

上颌近中水平位阻生第三磨牙无论位置高低，邻牙阻力都较大。中、低位近中水平阻生第三磨牙既有邻牙阻力又有骨阻力，拔牙时需要磨除覆盖第三磨牙冠、去除颈部骨阻力及第三磨牙近中邻牙阻力方能挺出。与下颌第三磨牙后方强大的下颌升支相比，上颌第三磨牙远中骨质较疏松且后方是游离端，骨阻力较小，因此，近中冠部阻力去除后，一般先挺拔远中牙根部分，再挺拔近中牙冠，若近中冠较大也可分块挺出。

五、上颌阻生第三磨牙的拔除方式

拔除上颌第三磨牙时，术野狭小，暴露空间有限且光源不易进入，手术操作较为困难。尤其是患者大张口时，颊侧肌肉与上颌骨外侧间隙进一步减少，导致术区被完全遮挡。因此在拔除上颌第三磨牙时，应嘱患者放松口周及颊部肌肉，适度张口以能充分暴露术区又不至于对患者口角产生太大刺激为宜。

对于上颌第三磨牙颊侧及远中已有暴露者，常用挺拔法拔除。而对于骨埋伏位置较低、牙根肥大、弯曲、根分叉大，或与邻牙接触紧密者，则需翻瓣、去骨、分牙等方式拔除。因此，在术前需要充分借助口腔专科检查及X线检查结果，明确上颌第三磨牙牙体大小、冠根形态、埋伏深度、邻牙阻力等情况，拟订拔牙方案。

（一）上颌高位近中阻生第三磨牙拔除

上颌高位近中阻生第三磨牙牙冠最低部位低于或平齐于邻牙咬合面，大部分牙冠在口内可见，仅近中牙尖抵在邻牙远中牙颈部，可直接用涡轮钻磨除牙冠近中受阻部位，解除邻牙阻力后即可挺出（图12-2）。

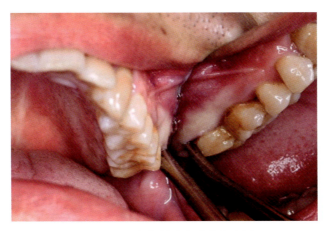

图12-2　牙挺挺拔上颌高位阻生牙

（二）上颌中位近中阻生第三磨牙拔除

上颌中位近中阻生第三磨牙的牙冠最低部位在邻牙外形高点与牙颈部之间，部分远中牙冠口内可见，用涡轮钻直接在外露的牙冠上横断，分出近中牙冠，然后用根尖挺挺出牙冠。如挺出牙冠时仍受邻牙的阻挡，可以再纵断牙冠将其分成颊、腭两瓣后挺出。用窄直挺从颊侧近中插入将牙根挺松，必要时增隙后挺松，最后挺出。在挺出脱位时如牙龈阻力大，为避免牙龈撕伤，可在切开远中牙龈翻瓣后挺出。

上颌中位近中阻生第三磨牙倾斜角度不大时，牙冠部分被牙龈覆盖，近中牙尖阻挡于邻牙远中牙颈部，切开牙龈或翻瓣后可用较细的直挺试挺，以探查邻牙阻力的大小，如阻力不大也可直接用挺拔法挺出。

（三）上颌低位近中阻生第三磨牙拔除

上颌低位近中阻生第三磨牙近中牙尖抵触于邻牙根部，位置较低，倾斜角度较大，且完全被牙龈和骨覆盖，拔牙时需切开牙龈翻瓣、去骨。如阻力较大不能直接挺拔，用涡轮钻横断造成阻力的部分，然后再分别挺出牙冠和牙根。

（四）上颌低位水平位阻生第三磨牙拔除

上颌低位水平位阻生第三磨牙由于第三磨牙长轴呈水平状抵触于邻牙远中面，并且完全埋伏于牙槽骨内，拔除时需切开牙龈、翻瓣和去骨。牙龈切口从上颌结节远中开始，向近中切至第二磨牙的远中面直到龈颊沟附近，需要用涡轮钻将第三磨牙分成牙冠和牙根，分块挺出，必要时可先脱位牙根，再视阻力情况完整或分块挺拔牙冠。

六、上颌阻生第三磨牙拔除后的创面处理

（一）清理牙槽窝

牙拔除术术后术区常存在软垢、牙结石、牙及骨碎屑、肉芽组织、残余牙囊等，其对创面愈合会产生直接影响，因此牙拔除术术后应首先用生理盐水对拔牙窝进行清洗并彻底清理拔牙时产生的碎片或碎屑，并配合使用刮匙刮除残余牙囊和炎性肉芽组织，但不可过度搔刮牙槽窝，以免损伤残留在牙槽骨壁上的牙周膜而影响伤口愈合、增大局部骨创伤或

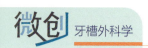

导致上颌窦穿通。对于上颌第三磨牙根方的肉芽组织，X线检查显示为三角形的低密度区域，如探查为脆弱松软、易出血的炎性肉芽组织，应予以刮除；如探查为韧性、致密的纤维结缔组织，不必强行刮除。低位阻生的牙冠常有牙囊包绕，多与牙龈相连，为避免形成残余囊肿，应将其去除。

（二）缩小拔牙创，复位牙槽窝

在拔除根分叉较大、牙根弯曲程度大、根端牙骨质增生肥大的上颌第三磨牙时，必然导致牙槽窝的扩大。若扩大的牙槽窝得不到复位，导致局部创面过大，势必加重局部炎症反应和疼痛。在拔牙创轻度扩大的情况下可用示指将扩大的牙槽窝骨壁恢复到正常位置。当拔牙创明显扩大时，特别是颊腭侧骨壁均有扩展的情况下，应以示指和拇指做颊舌向压迫将其复位至正常位置。在对拔牙创行压迫复位前，术者应凭借手指的触诊了解拔牙创颊舌侧壁向外扩展的情况，并确定复位的程度，避免因用力过大而出现额外损伤。

（三）修整牙槽嵴

修整过高过锐的牙槽嵴以及过于锐利的骨缘，特别是牙槽窝颊侧骨边缘，取出游离的骨折片，以免妨碍伤口愈合并引起疼痛。

（四）置入止血材料（必要时）

为预防出血和感染，必要时可在牙槽窝内放止血材料。当发生上颌窦穿通时，可在充分冲洗创面的前提下，填充胶原海绵等材料，必要时制备软组织瓣严密关闭创面。

（五）缝合

软组织瓣的妥善缝合复位可起到促进愈合、防止术后出血、缩小拔牙创、避免食物进入、保护血凝块的作用。为方便引流，避免过度肿胀，在上颌窦未穿通或穿通风险不大时，缝合不宜过于严密。缝合时注意先缝合组织瓣的解剖标志点，如切口的切角和牙龈乳头，防止因拔牙后解剖结构发生变化而导致组织瓣移位，最终影响创面愈合和第二磨牙的牙周健康。

（六）医嘱

在缝合完成后用消毒棉卷覆盖拔牙创并嘱患者适当咬紧半小时，有助于防止在血凝块形成前唾液进入拔牙创，若半小时后仍出血，及时做止血处理。复杂的阻生牙拔除后，常有肿胀、疼痛、开口困难、吞咽疼痛等现象，拔除后可立即给予冰袋冷敷，待局部渗血停止后停止冰袋冷敷，不可过度冷敷导致冻伤。部分患者视情况可给予消肿、镇痛药物，症状一般在3～5天消退。

若拔牙时发生鼻腔、上颌窦穿通，患者可能出现鼻出血、咳痰有血，漱口、饮水时有液体进入鼻腔，并可伴有鼻塞、鼻腔充血、呛咳等症状，需嘱患者注意：

1）勿剧烈运动，切忌擤鼻和用力漱口，不要用吸管，禁止吸烟饮酒，尽量避免打喷嚏，以免破坏口鼻腔压力平衡。

2）适当延长拆线时间至术后10～14天。

3）根据术前上颌窦及牙根周围炎症的情况，口服抗生素3～5天。鼻腔分泌物较多时应使用滴鼻剂减轻鼻腔充血，保持窦内分泌物引流通畅。

主要参考文献

[1] 胡开进. 牙及牙槽外科学[M]. 北京: 人民卫生出版社, 2016.

[2] 鲁大鹏. 第三磨牙外科学[M]. 北京: 人民卫生出版社, 2012.

[3] 罗顺云. 阻生第三磨牙拔除术临床实用图解: 涡轮钻法[M]. 北京: 人民卫生出版社, 2015.

[4] 吴煜农. 复杂牙拔除技术[M]. 南京: 江苏科学技术出版社, 2007.

[5] 刘磊. 阻生牙拔除术[M]. 北京: 人民卫生出版社, 2009.

[6] 华成舸. 上牙槽后神经阻滞麻醉相关问题探讨[J]. 国际口腔医学杂志, 2019, 46(5): 497-502.

[7] Korbendau M, Korbendau X. 阻生第三磨牙拔除临床指南[M]. 陈江, 主译. 北京: 人民军医出版社, 2006.

[8] 胡开进. 标准牙拔除术图谱[M]. 北京: 人民卫生出版社, 2010.

[9] 贾森, 胡开进, 马洋, 等. 拔牙导致上颌窦穿孔 (瘘) 覆盖及充填材料的选择及应用[J]. 中国实用口腔科杂志, 2017, 10(10):590-592.

（王了）

第十三章

下颌阻生智齿微创拔除技术

一、下颌阻生智齿（下颌阻生第三磨牙）的流行病学

阻生牙是指由于邻牙、骨或软组织的阻碍而只能部分萌出或完全不能萌出，且以后也不能萌出的牙。最常见的阻生牙是上、下颌第三磨牙，其次是上颌尖牙和下颌第二前磨牙。由于第三磨牙是最后萌出的牙齿，因此最容易因萌出空间不足而导致阻生。因下颌第二前磨牙是在尖牙和第一磨牙之后萌出，上颌尖牙是在侧切牙和第一前磨牙之后萌出，如果萌出空间不足，也会导致阻生。在流行病学上，下颌第三磨牙比上颌第三磨牙更常阻生，在女性中比男性更常见，比例约为3:2。双侧比单侧更常见。不同种族群体中受阻下颌第三磨牙的发生率也有所不同。

下颌阻生智齿的拔除是口腔颌面外科常见的手术之一。一般来说，这些手术并不会遇到太大的困难，但有时会导致一些并发症。文献报道第三磨牙拔除术术后并发症发生率为4.6%～30.9%。术中并发症包括出血、邻近牙齿损伤、周围组织损伤、牙齿移位到邻近间隙、上颌结节或下颌骨骨折。术后并发症包括肿胀、疼痛、口裂、长时间出血、干槽症、感染和下牙槽神经或舌神经的感觉改变。

阻生牙拔除难度随着年龄的增长而增加，如果延迟拔除，不但会破坏其周围组织和引发各种疾病，如牙体龋坏、邻牙牙根及牙周骨质吸收、第三磨牙冠周炎、牙列拥挤、边缘性骨髓炎、含牙囊肿等，还会增加拔牙时损伤相邻重要解剖结构的风险。由于年轻患者能更好地耐受手术，术后恢复速度及牙周组织的愈合质量好于高龄患者，操作相对简单，并发症少，避免因阻生牙导致的局部病变等，因此在没有拔牙禁忌证的情况下，所有阻生牙均应早期、及时拔除。

二、下颌阻生智齿的危害

1）邻牙龋坏：第二、第三磨牙之间不易清洁，以至于常有食物碎屑存积，时间久了可导致第二磨牙远中发生龋坏。发生龋坏后若未及时发现加以治疗，则可能持续发展导致牙髓炎甚至根尖周炎、颌骨骨髓炎等。浅的龋坏多无症状，深的龋坏表现为冷热刺激痛和食物嵌塞痛。若引起牙髓炎，可能导致自发痛等。

2）邻牙牙根吸收：智齿的萌出会造成邻牙牙根破坏吸收而导致牙齿松动、咬合乏力等症状。

3）牙槽骨吸收：阻生智齿会给患者带来牙周炎。智齿炎症时会出现牙齿周围软组织的肿胀、疼痛等，并且可能会伴有面部肿胀等，部分患者可出现不可逆的并发症，如因牙周炎而造成邻牙龋坏、远中骨吸收等。

4）智齿冠周炎：部分阻生牙与周围组织间常形成一盲袋，食物碎屑及口腔中的细菌易集纳于此，由于盲袋内温度、湿度适宜细菌繁殖，且有限的空间难以清洁，容易导致牙龈发炎，这可能导致牙龈疼痛或其他症状。

5）颞下颌关节紊乱：有学者研究发现，大多数颞下颌关节紊乱患者拔除阻生智齿后，

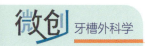

关节症状可以得到不同程度的改善，这说明阻生智齿是颞下颌关节紊乱的重要致病因素之一。事实上已有研究表明下颌第三磨牙伸长会造成下颌后退殆干扰，从而导致颞下颌关节紊乱。下颌第三磨牙低位前倾阻生可以使下颌第二磨牙抬高，导致后牙Spee曲线曲度过大，从而造成前伸殆后牙殆干扰。下颌第三磨牙伸长也会造成前伸殆后牙殆干扰。此外，下颌从牙尖交错位向后做后退咬合的过程中，可以使咀嚼压力得到缓冲，对颞下颌关节起到保护作用，如果这个过程存在殆干扰，会引起颞下颌关节的损伤。

6）牙列拥挤：水平阻生或者前倾阻生的阻生牙的压力使其前方的磨牙及前磨牙向近中方向移动，使得前牙发生拥挤现象，或使得已经排齐的前牙发生拥挤。

7）颌骨囊肿：埋伏阻生牙牙冠周围牙囊吸收不完全，可能引发牙源性囊肿，比如含牙囊肿、角化囊肿，甚至成釉细胞瘤，需要手术治疗，严重时甚至需要下颌骨节段切除，严重影响患者的生活质量。

8）邻近软组织创伤：颊侧倾斜的智齿可能在牙齿咬合过程中反复咬颊，长期以来可能引起创伤性溃疡，甚至产生癌变。舌侧倾斜的智齿牙尖可能引起舌缘的创伤性溃疡，如果溃疡迁延不愈，存在舌部癌变的可能性。

三、下颌阻生智齿的拔牙适应证与禁忌证

关于阻生智齿的拔除适应证，教科书多主张仅拔除有症状的或已经引起病变的阻生智齿，而对于无症状的、骨内埋伏较深的阻生智齿是否应该拔除则主张不一。临床上所见到的下颌阻生智齿能正常萌出并有正常咬合关系的仅占少数，多数阻生智齿有盲袋与口腔相通，盲袋可因长期积存食物而产生慢性炎症，因此不论是急性还是慢性冠周炎，常常都难以彻底治愈。前倾位或水平位阻生智齿与邻牙间的骨组织绝大部分会发生牙间骨吸收或引起第二磨牙远中龋坏，如果等到出现症状后再拔阻生智齿，往往为时已晚。因此，正位的阻生智齿如果经常发生冠周炎，应予以拔除。对于前倾位和水平位阻生智齿，无论有无自觉症状，目前观点建议预防性拔除。

拔除的时机由医生基于患者阻生牙类型、症状、拔除风险等因素和患者沟通后提出，患者自行决定是否拔除。通常情况下，在智齿的根部完全形成之前，即青少年或成年初期拔牙可能会更容易，可减少并发症的风险。

（一）适应证

1）引起冠周炎反复发作的阻生智齿。

2）本身已经龋坏的阻生智齿，或引起邻牙龋坏的阻生智齿。

3）因正畸需要拔除的阻生智齿。

4）阻生智齿已经引起其他病变或有潜在引起其他病变的风险，如囊肿、肿瘤等。

5）引起邻牙牙根吸收的阻生智齿。

6）因不明原因疼痛，需要拔除压迫下牙槽神经管的阻生智齿明确诊断。

7）青少年因预防牙列拥挤而预防性拔除的异位阻生智齿。

8）与邻牙间形成食物嵌塞的阻生智齿。

9）对在萌出期间可能引起其他并发症的阻生智齿可预防性拔除，如备孕期女性可预防性拔除阻生智齿，预防妊娠期因激素变化导致智齿冠周炎。

10）长期咬颊部黏膜或者咬舌的智齿。

（二）禁忌证

临床上拔除阻生智齿的患者多数为青壮年，但也不乏中老年患者。有的患者还伴有一些全身性疾病。近年来青少年中造血系统疾病（如白血病）患者增多，应予以警惕。阻生智齿拔除的禁忌证是相对而言的，患者是否可以拔牙应根据以下因素综合评估：①患者在拔牙时的全身状况、精神状态；②智齿拔除的难易程度；③拔牙器械和设备条件（包括急救设备）；④医生的拔牙经验、技术水平以及患者对医生的信任度等。全身情况评估在前面章节有介绍，此处仅列出阻生智齿局部的相对不考虑拔除的情况。

1）正常萌出且与对颌智齿有良好咬合关系的正位智齿。

2）切除冠部龈瓣后与对颌牙可建立正常咬合关系的智齿。

3）可代替第二磨牙与对颌牙建立良好咬合关系的智齿。

4）可作为牙移植供牙的智齿：在第一或者第二磨牙龋坏严重无法保留需要拔除时，若智齿形态、位置良好，可作为牙移植供牙，则暂缓拔除。

四、下颌阻生智齿拔除的风险

1）涡轮钻磨伤邻牙：用涡轮钻分牙时，尤其是用车针纵断下颌阻生智齿牙冠时，若用钻的姿势及角度不正确，则容易磨伤邻牙远中面。

2）邻牙松动、脱落：若邻牙存在松动、龋坏或根尖周病变等情况，可能在挺拔阻生智齿时使邻牙脱落或损伤。因此，在拔除阻生智齿前，需要全面了解邻牙的情况，以及邻牙周围甚至邻牙以外的牙齿的情况，充分考虑在受力时可能出现的后果，以便采取不同的措施避免损伤邻牙。

3）损伤邻牙修复体：用牙挺拔牙时，邻牙可能会存在受力情况，在挺出牙冠和牙根时，邻牙难免不同程度地受力，故当邻牙远中为大充填体、烤瓷冠或戴有正畸附件时，应改变拔牙方法，变换常规的插挺位置，调整用力大小及用力方向，甚至采取多次分牙等方法以保护邻牙，避免邻牙受力过大导致损伤邻牙的修复体或正畸附件。

4）对颌牙损伤：对颌牙常因牙钳撞击而损伤，多发生于发力无保护措施时。所以术中应注意保护对颌牙并控制用力及牙齿脱位方向，待牙充分松动后再牵引，并注意左手的保护位置。

5）邻近软组织损伤：使用高速涡轮钻时，若保护隔离不当，会缠卷邻近软组织导致软组织损伤，引起组织的出血、肿胀、疼痛，甚至感染。挺拔阻生智齿时，邻近软组织损伤常见于牙挺使用时支点不牢、用力过大、保护不到位导致器械滑脱，刺伤腭、口底、舌等邻近软组织。因此操作时需保持可靠的支点，使用有控制的力道，进行稳妥有效的保护，同时避免过度牵拉。

6）牙龈损伤：牙龈损伤多为撕裂伤，主要发生于舌侧骨板粘连者或舌侧牙龈分离不彻底、牙与牙龈仍有连接的情况，牙龈随牙拔出而发生撕裂。使用牙挺时动作幅度过大亦可造成牙龈撕裂。牙龈撕裂后组织内的血管破裂发生出血是牙拔除术术后出血的主要原因之一。为避免牙龈损伤，要按规范操作，发现牙龈与患牙仍有粘连时应及时分离，已撕裂的牙龈应复位缝合。

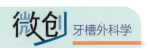

7）出血：横断牙冠时可突然出现涌血不止，此时牙齿未拔除，止血较为困难。可用浸润肾上腺素的小纱球填塞于裂隙内，上面置纱球并嘱患者咬紧，数分钟后缓慢撤出纱球即可将血暂时止住，继续完成手术。如出血不止又无法止血，可在吸引器的帮助下，迅速钻开牙齿尽快将其拔除后止血。术后应严密缝合，防止再次大出血。

8）钻针折断：钻针有时会发生折断（尤其是裂钻），如发现钻针折断，首先应清理术野寻找断针，如无法确定断针位置，应立即通过CBCT定位，取出断针，以免日后发生感染。

9）下颌骨骨折：下颌骨骨折较为罕见，常由用力不当、暴力操作引起。埋伏位置极深的阻生牙，或者伴有囊肿、骨质疏松、甲状旁腺功能亢进的病理状态下，更容易发生。

10）牙根或牙齿移位：断根移位通常是由于取根过程中盲目操作，器械顶在断根的断面上，并向根尖方向施力造成的，易发生断根移位的部位多是解剖上的薄弱点。移位后的断根成为组织内的异物，原则上应取出。手术过程中应注意保持术野清晰，避免盲目暴力的操作，预防断根移位。

11）神经损伤。

（1）下牙槽神经损伤：下牙槽神经管与下颌阻生智齿关系密切，这是拔牙时下牙槽神经容易受损伤的主要原因。下颌阻生智齿可与下牙槽神经管接触，呈切迹、压痕或包绕下颌管。因此，拔除下颌阻生智齿偶尔可发生下牙槽神经损伤，亦可发生舌神经损伤，神经损伤后患侧下唇或舌体有麻木感。下牙槽神经损伤多数发生在拔牙较困难时，亦与拔牙方法、拔牙技术有关。下颌智齿牙根包绕下牙槽神经管或下牙槽神经管穿过牙根也有可能导致下牙槽神经损伤。临床上，下牙槽神经损伤也可发生在掏取断根和搔刮牙槽窝时，根尖挺、刮匙等器械直接损伤下牙槽神经管。用涡轮钻微创拔除下颌低位阻生智齿，在横断牙冠时，牙钻可能直接磨伤或产热灼伤下牙槽神经管而导致下牙槽神经损伤。为预防下牙槽神经损伤，术前应仔细观察X线片，了解牙根与下牙槽神经管的关系。术中操作应轻柔，尽量减小对根尖方向上的施力。深部取根要避免盲目操作。对于拔除低位阻生智齿，横、纵断牙冠时切勿磨穿牙体，以免伤及下牙槽神经管，应采用多分牙的方法拔除，用牙挺挺出被分开的牙块和搔刮牙槽窝时应仔细操作，避免器械损伤下牙槽神经管。神经如已受损，术后应给予预防水肿、减压的药物如地塞米松，以及促进神经恢复的药物如维生素B$_{12}$等。下牙槽神经损伤多可在半年内恢复，但也有少部分不能恢复。

（2）舌神经功能障碍：舌神经功能障碍在拔除下颌阻生智齿时可发生，主要见于舌侧骨板骨折或者探查取出咽旁间隙移位牙体组织的病例。了解局部解剖结构，轻柔操作，可有效避免损伤。

第二节　下颌阻生智齿拔除常用翻瓣方式

▶ 一、三角瓣

在信封瓣的近中或者远中辅以垂直向的松弛切口（从口腔前庭沟至龈乳头），即为三角瓣，呈L形（图13-1A）。三角瓣有足够的血供，能进行良好的复位，也便于进行各种改良，可在不延长龈沟内切口的情况下，获得更多的根方术野，尤其适合后牙的拔除。其缺点在于破坏附着龈、垂直切口缝合困难以及向近中延伸困难。

二、信封瓣

切口通常位于牙齿颈缘颊侧或者舌腭侧龈沟内，没有垂直向的松弛切口，延伸切口可至磨牙后垫区域，有效暴露手术创面，主要显露牙槽嵴顶及邻近区域，且缝合较为容易（图13-1B）。与其他类型的软组织瓣相比，信封瓣张力相对较大，应注意预防牙龈缘的撕裂，且信封瓣为口小底大的结构，使用涡轮钻分牙可能造成皮下气肿，延伸切口偏向舌侧，可能引发舌神经血管束损伤。

三、远中三角瓣

远中三角瓣与信封瓣设计的主要区别在于：远中三角瓣的远端松解切口沿下颌骨外斜线向颊侧前庭倾斜，长度约5mm（图13-1C）。远中三角瓣术野暴露程度取决于颊部延伸切口以及龈沟切口长度。远中三角瓣易于缝合，暴露清楚，易于延伸。唯一的缺点在于磨牙后垫区附着颞肌的前束肌腱，远中颊侧切口可能引起张口受限。

四、梯形瓣

在信封瓣的近中和远中各做一个垂直松弛切口至颊侧前庭沟，即为梯形瓣。此瓣暴露术野范围大，特别是根方术野，并且没有宽度限制，能很好地原位复位（图13-1D）。

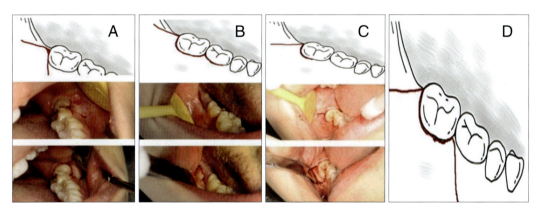

图13-1　下颌阻生智齿拔除常用翻瓣方式

注：A，三角瓣；B，信封瓣；C，远中三角瓣；D，梯形瓣。

五、其他

除了三角瓣、信封瓣、远中三角瓣和梯形瓣外，还有几种可用于下颌第三磨牙拔除的皮瓣。

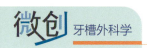

1）改良三角瓣：这是三角瓣的一种改良方法，适用于皮瓣反折空间有限的情况。从第二磨牙远侧到第三磨牙远侧做一个垂直切口，然后将切口水平延伸到第三磨牙的远侧。

2）舌侧瓣：沿下颌的舌侧做一个切口，然后将皮瓣分离以暴露下颌第三磨牙。当第三磨牙位于下颌骨的舌侧板附近时，这种设计可以更好地暴露阻生牙。

3）颊脂垫瓣：使用部分颊脂垫作为带蒂皮瓣来覆盖手术部位，特别适用于存在大型骨缺损或暴露下颌神经的情况。

每种皮瓣设计都有其优点和缺点，选择哪种皮瓣取决于患者的解剖结构以及外科医生的经验和偏好。

第三节　下颌阻生智齿拔除

拔除阻生智齿较拔除其他牙齿更复杂的原因很多。妨碍智齿脱位的阻力主要有以下几点。

1）邻牙阻力：在牙齿挺出过程中，阻生智齿牙冠抵于第二磨牙远中而不能用牙钳拔除或用牙挺挺出者。邻牙阻力多见于前倾位和水平位阻生智齿。

2）冠部阻力。

（1）冠部软组织阻力：龈瓣覆盖部分或全部智齿冠部（常见垂直位智齿）或冠颈部（常见前倾位智齿）。软组织阻力对拔除智齿的阻碍并不像骨阻力那样大，而且很容易判断。冠部远中龈瓣覆盖不多者常无阻力，拔牙时不需切开。龈瓣覆盖超过冠部一半者常有阻力，拔牙时需将远中牙龈剪开避免撕伤。事实上软组织阻力在拔牙用挺过程中并不足以阻碍牙齿脱位，将其剪开、切开或切除是为了术中暴露智齿并防止软组织撕伤。

（2）冠部骨阻力：冠部有无骨阻力主要应根据临床所见牙位高低和骨覆盖多少判断。高位阻生智齿冠部常无骨组织覆盖而无骨阻力；低位阻生智齿冠部大部分被骨组织覆盖，因而有骨阻力。垂直位阻生智齿冠部骨阻力多在智齿远中，前倾位和水平位阻生智齿冠部骨阻力多在智齿近中和颊侧。舌向位阻生智齿已部分萌出于软组织者，冠部常无骨阻力；远中倾斜位或颊向阻生智齿的冠部骨阻力分别在远中和颊侧。

3）根部阻力：主要根据X线片分析，根部阻力大小与牙位、牙根数目、牙根形态、根尖形态、根周骨组织情况有关。多根牙、根分叉过大、特长根、U形根、牙颈部倒凹大者牙根阻力较大。根尖区以近中弯曲、多向弯曲、根尖肥大者阻力较大。单根牙、根分叉不大者、合并根、融合根、特短根、锥形根阻力较小。若根尖区向远中弯曲、无弯曲或根尖未形成，则阻力较小。根周骨阻力以骨质增生和牙根有骨粘连者较大，根周骨质疏松、有炎症性骨吸收者根周骨阻力较小。

综上所述，拔牙时的阻力主要为邻牙阻力、冠部阻力、根部阻力。有的阻生智齿可同时存在邻牙阻力、冠部阻力、根部阻力。

阻生智齿拔除虽然情况比较复杂，但还是有一定规律可循。术前一定要进行阻力分析，根据阻力情况设计拔除的方法。总之，正确分析阻生智齿的阻力来源，采取适宜的拔除方法，可以避免手术盲目去骨，减少不必要的手术创伤，缩短手术时间，减少手术并发症。

❯ 一、下颌前倾阻生智齿阻力分析和拔除

临床上所见的前倾位阻生智齿，多数为中、高位，阻生智齿牙长轴向前倾斜，近中牙尖抵触于邻牙远中，即为前倾阻生。阻生智齿牙位高低不同，埋藏在骨内的深度以及与邻牙远中接触的部位也不尽相同。因此，前倾位阻生智齿可以同时存在邻牙阻力和远中骨阻力。

（一）挺拔法

在临床工作中，一些前倾阻生智齿可直接用挺拔法顺利挺出，而有些则挺出困难。原因在于阻生智齿近中尖与邻牙抵触的部位高低不同。与邻牙接触点在最大周径以上或平齐时，可直接挺出；与邻牙接触点在最大周径以下时，则需要去除阻生智齿近中阻力，方能挺出。

（二）涡轮钻分牙拔除法

前倾阻生智齿冠部仅有近中牙尖阻挡于邻牙远中者，若根分叉不大、根部无骨阻力或阻力不大，磨除近中牙尖即可用挺除术挺出。如果前倾阻生智齿既存在邻牙阻力又存在冠部骨阻力，则需磨除阻生智齿近中牙冠来解除邻牙阻力，去除覆盖咬合面上方的骨组织以解除骨阻力。去骨的量不宜过多，暴露阻生智齿咬合面或牙冠最大周径即可。少数畸形根、肥大根、根弯曲、根骨粘连的阻生智齿，存在牙根阻力，则需要采用涡轮钻分根法来拔除。

左下颌前倾高位阻生智齿拔除见图13-2。

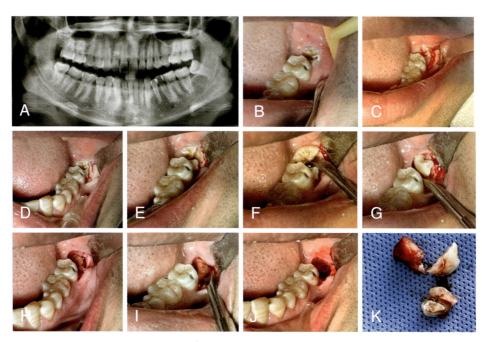

图13-2　左下颌前倾高位阻生智齿拔除

注：A，术前全景片；B，口内检查；C，翻瓣；D，暴露牙冠；E，切冠；F，挺松牙冠；G，挺出牙冠；H，牙根；I，挺出牙根；J，处理创口；K，拔除的牙体组织。

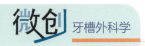
> 二、下颌水平阻生智齿的阻力分析和拔除

拔除下颌水平阻生智齿，关键在于解除三大阻力，即邻牙阻力、骨阻力和牙根阻力。

利用涡轮钻横行分割，使阻生智齿的牙冠和牙根分离，用牙挺挺出牙冠，首先消除了邻牙阻挡，同时也为牙根前移创造了间隙，多数情况下，挺牙根向前移动，再向上挺撬时，自然避开骨阻力而使其脱位。如果存在骨阻力，则去骨以暴露阻生智齿远中冠至外形高点线以下即可，但仍以多分牙为主。对存在牙根阻力的少数畸形根如肥大根、根弯曲、根骨粘连，需要采用涡轮钻分根法来拔除。

下颌水平高阻生智齿远中牙冠已露出牙龈，麻醉后直接在外露的牙冠上分牙并横、纵断牙冠，去除冠阻力后，挺牙根向前方的间隙内移动再向上挺出。

下颌中位水平位阻生智齿仅远中牙冠部分萌出于牙龈，有时完全埋伏于龈下。远中牙冠露出牙龈者，麻醉后直接在外露的牙冠上分牙并横、纵断牙冠。完全龈埋伏时需切除牙龈后再分牙拔除。

对于下颌低位水平阻生智齿完全骨埋伏阻生，术中需切除覆盖阻生智齿冠、颈部上方牙龈，去骨暴露阻生智齿，其余步骤同下颌中位水平阻生智齿拔除。

左下颌水平阻生智齿拔除见图13-3。

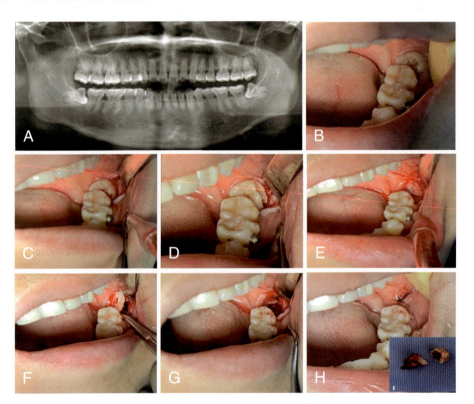

图13-3 左下颌水平阻生智齿拔除

注：A，术前全景片；B，口内检查；C，翻瓣；D，分冠；E，取出牙冠；F，挺出牙根；G，处理创口；H，缝合伤口。

三、智齿牙胚的阻力分析和拔除

下颌阻生智齿牙胚完全埋伏于骨内，牙根多尚未发育完全，拔牙时需要切开去骨。牙齿在牙槽窝内呈非固定状态，易在拔除时转动，用钻分牙拔除，能在很大程度上减少去骨量，降低拔牙难度的同时也减少了对患者的创伤。

临床上，下颌阻生智齿牙胚的拔除常见于青少年正畸患者。由于阻生智齿完全埋伏于骨内，因此同时存在软组织阻力和骨阻力，有时亦存在邻牙阻力。手术设计采用三角形切龈，利用涡轮钻去除覆盖在牙冠部上方的牙槽骨，开窗显露牙胚，再将牙胚分切成几部分后分块取出即可。

智齿牙胚的拔除见图13-4。

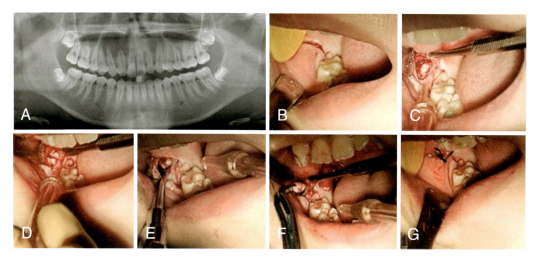

图13-4　智齿牙胚的拔除

注：A，术前全景片；B，翻瓣；C，去骨开窗显露智齿牙胚；D，分割牙胚；E，牙挺离断牙胚；F，分块取出牙胚组织；G，缝合伤口。

四、垂直阻生智齿的阻力分析和拔除

下颌垂直阻生智齿大多数为高位，牙根常并拢且根尖弯向远中，拔除时用力方向与挺拔法的方向一致，拔牙时不需转动很大角度，因此容易用牙挺、牙钳拔除。

如果下颌垂直阻生智齿的冠部存在阻力，拔除此类阻生智齿时往往需要对阻生智齿的牙冠进行分冠操作，解除冠部阻力，使其能够顺利被拔除。低位垂直阻生智齿伴骨埋伏者需用去骨法拔除。垂直位偶尔有根尖相对弯曲（如牛角形）、相离弯曲（如"八"字形）、牙根肥大、牙颈部倒凹大者，牙根阻力很大，此时需要解除根部阻力后分别挺出牙根。

（一）挺除术

下颌垂直高位阻生智齿如果颌面高度与邻牙一致，牙根并拢或根尖弯向远中，则牙根阻力不大，不需转动很大角度，常用牙挺、牙钳拔除。

　　用挺时应尽量以两牙间牙槽嵴为支点，但在用挺开始阶段，邻牙会成为支点而受力，因此应把左手拇指置于邻牙与阻生智齿舌侧，边挺动阻生智齿边感受邻牙受力大小，并防止牙挺滑脱伤及邻近组织，同时其余手指扶住下颌以固定。

　　用挺开始时以楔力为主，同时转动牙挺以帮助楔入，向近远中交替转动牙挺，边转动边进，待牙挺深入牙槽窝后牙齿已被逐渐挺松，再用牙挺的下刃顶住牙颈部，以单纯杠杆的力向上撬出牙齿，在牙齿松动后亦可换牙钳拔除。若根部阻力较大，挺拔、钳拔均无效，可从颊侧插挺向舌侧挺出。

（二）牙钳拔除术

　　部分下颌垂直高位阻生智齿因根部骨阻力很大（如根分叉过大、根端肥大、牙根过长、根尖相互弯曲等），经上述方法牙齿已挺松，但不能继续挺出或拔出，可再用牙钳试拔。因牙钳向上力量很大，当用力握钳做颊舌向摇动并向上提起牙钳时，常能将阻力很大的牙齿拔出。用牙钳拔牙过程中，应注意防止钳喙向阻生智齿与邻牙间滑动，以免损伤邻牙。

（三）涡轮钻牙拔除术

　　垂直阻生智齿有时会有根部骨阻力和冠部骨阻力，需要用涡轮钻来分割牙冠及去骨。对少数畸形根、肥大根、根弯曲、根骨粘连，存在牙根阻力时，需要采用涡轮钻分牙来"化整为零，各个击破"，可避免复杂掏根，降低拔牙难度。

　　涡轮钻的分牙部位是由智齿阻生情况来决定的。若根分叉大或根肥大、呈"八"字形，则从正中分根后分别挺出；若根弯向远中，远中冠部骨阻力大则应钻除远中牙冠；若根弯向近中，则钻除近中牙冠，从远中挺向近中脱位。若阻生智齿是垂直低位阻生，由于阻生智齿不但有牙龈阻碍还有骨埋伏，拔除时需切除覆盖阻生智齿表面的牙龈，钻除智齿表面或部分颊侧骨质，然后挺出或分牙后挺出。

　　垂直低位阻生智齿因冠部完全被牙龈覆盖，大部分或完全被骨组织覆盖，切开牙龈后还需用钻去除牙冠上方骨质，去骨量以暴露牙冠为宜，然后试挺，先从近中插挺向远中挺动，再从颊侧向舌侧试挺，试挺的过程中应仔细感觉阻力大小以及阻力来自何处（远中冠阻力、根阻力）。如冠部骨阻力大，拔除时用涡轮钻磨除远中部分牙冠或采用涡轮钻磨除远中牙冠周围少许骨质。若冠部阻力去除后仍挺不出，应参照X线片视牙根形状采取不同的方法解除根阻力或骨阻力拔除。对于牙根呈"八"字形、阻力在根部者，可用分根法；对于根骨粘连者，可用少量去骨的方法拔除。

　　下颌垂直颊侧低位阻生智齿拔除与垂直低位阻生智齿拔除相似，不同之处是由于阻生智齿偏移颊侧，因此仅做三角形牙龈切除不足以暴露阻生智齿牙冠部，还需在颊侧做一附加小切口，然后去骨、分牙拔除。

主要参考文献

[1] 邱蔚六. 口腔颌面外科理论与实践[M]. 北京: 人民卫生出版社, 1998.

[2] 邱蔚六. 邱蔚六口腔颌面外科学[M]. 上海: 上海科学技术出版社, 2008.

[3] 胡开进, 潘剑. 牙及牙槽外科学[M]. 北京: 人民卫生出版社, 2016.

[4] 胡开进. 口腔外科门诊手术操作规范[M]. 北京: 人民卫生出版社, 2013.

[5] 耿温琦, 王收年. 下颌阻生智齿[M]. 2版. 北京: 人民卫生出版社, 2008.

[6] 刘济远, 刘畅, 潘剑, 等. 远中三角瓣在下颌阻生第三磨牙拔除术中的应用[J]. 华西口腔医学杂志, 2021(5):598-604.

[7] 张国权, 张国志, 翁汝涟, 等. 龈缘封套瓣用于拔除下颌阻生第三磨牙[J]. 中华口腔医学研究杂志 (电子版), 2010, 4(6):604-607.

[8] 周宏志, 胡开进, 秦瑞峰, 等. 下颌阻生第三磨牙拔除难度预判[J]. 口腔医学研究, 2009, 25(3):327-329.

（刘济远）

第十四章

牙拔除术并发症

牙拔除术并发症包含术中并发症和术后并发症。并发症的发生与患牙及其相邻组织解剖结构、患者局部及全身生理和病理情况，以及手术医生的操作技术水平和临床经验等密切相关。了解拔牙过程中可能发生的术中并发症和术后并发症及其产生原因，对于预防和治疗牙拔除术并发症具有重要的意义。

　　牙拔除术并发症可通过术前、术中充分评估准备，尽可能避免。术前详细、全面了解患者的既往史和目前全身健康状况，做好术前辅助检查（如影像学检查和必要的实验室检查）；对于伴有基础疾病的患者，必要时可联系相应科室会诊评估手术风险；术前向患者和家属解释病情，介绍手术过程和术中、术后可能出现的并发症，征得患者和家属的知情同意，并依此制订详尽的手术方案，将并发症发生率降到最低；同时，术中必须遵循外科的基本原则，敏锐地观察和及时发现并处理术前未考虑到的情况，根据具体情况及时妥善处理。

第一节　术中并发症

❯ 一、邻牙损伤

　　邻牙损伤多由拔牙器械选择不当或使用方法不当造成。操作过程中建议选择合适的牙钳、牙挺，掌握牙钳、牙挺的正确使用方法是避免邻牙损伤的关键。牙弓拥挤及邻牙牙体病变也会增加损伤的风险。如图14-1A所示，因正畸减数要求拔除左下第二前磨牙，操作过程中，牙钳钳喙长轴未与牙长轴平行，牙钳颊舌向摇动易损伤邻牙或对颌牙。如图14-1B所示，左上第二磨牙27牙烤瓷冠修复后，在拔除28牙时，避免以邻牙为支点，同时术中要仔细保护好27牙全冠，避免27牙烤瓷冠破损或脱落。对于邻牙有大面积充填体或已行全冠修复者，术前应告知其修复体脱落及邻牙牙体损伤的可能性。

❯ 二、对颌牙损伤

　　常发生于对颌前牙及前磨牙拔除术术中，当使用过大的向上脱位力而未加以保护时，牙钳在牙脱位的瞬间损伤对颌牙。可通过充分摇动患牙，松动后再行牵引，并注意左手的保护位置避免对颌牙损伤。如图14-1C所示，慢性牙周炎拔除左下颌侧切牙过程中，牙钳钳喙长轴未与牙长轴平行，拔除过程中牙钳易滑动损伤邻牙或对颌牙。

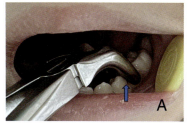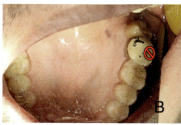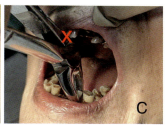

图14-1　牙拔除术术中邻牙及对颌牙的保护

　　注：A，牙钳放置位置不正确，会伤及邻牙；B，邻牙全冠修复后，要特别注意保护；C，牙钳拔除下颌前牙时要保护上颌前牙。

三、黏膜损伤

牙拔除术术中拔牙器械有可能对周围软组织造成医源性损伤。

不当使用大骨膜分离器或长时间牵拉口角及拔除上颌后牙时过度牵拉会导致口角损伤。大骨膜分离器放置时应使用宽面牵开口角，拔除上颌后牙时，牵开口角后可嘱患者减小张口度，以增加口角牵拉度，更好地暴露术野，避免口角损伤。

上腭黏膜损伤多见于拔除上颌牙残根、下颌阻生牙时，由于牙挺使用过程中支点不牢、用力过大、保护不到位所致（图14-2）。操作时应保持可靠的支点，使用有控制的力，左手增加稳妥有效的保护。牙挺所致的伤口多为穿刺伤且较深，可视出血情况酌情缝合或直接压迫止血。

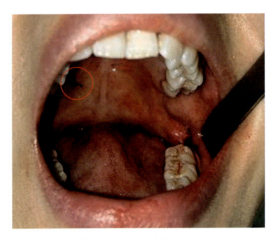

图14-2 牙挺滑脱损伤

注：拔除左下颌38牙过程中，牙挺滑脱导致右上腭黏膜损伤。

牙龈分离不彻底导致牙齿脱位时造成牙龈撕裂，安置牙钳时将钳喙置于牙龈外侧可挤压损伤牙龈。放置牙钳前应使用牙龈分离器充分分离牙龈，并将钳喙置于牙龈与牙之间。牙龈撕裂可出现持续性渗血，影响术野，应及时复位缝合。在拔牙过程中，在使用高速涡轮钻时，操作手支点不牢、钻针仍在旋转时进出患者口腔、左手口镜未行有效保护，可能导致钻针损伤舌部、口底及舌侧黏膜。同时使用牙挺等拔牙器械时，动作粗暴或滑脱亦会导致口底黏膜损伤。较深的损伤可导致口底间隙感染，应酌情清创，保持口腔清洁，术后用抗生素预防感染。

四、牙槽骨损伤

拔除阻生牙及埋伏牙时，需要视情况使用高速涡轮钻去骨、分牙及增隙。过多的磨除牙槽骨虽可改善术野、有利于拔牙进程，但会导致牙槽骨的不必要损伤，以及术后出血、肿胀、疼痛等并发症，同时过度骨创伤还可能损伤颌骨内重要解剖结构，如下牙槽神经等，造成患者术后功能异常。在遵循微创拔牙理念的前提下，我们推荐术前仔细评估，制定恰当的手术入路，术中分牙时推荐钻针尽可能在"牙内"作用，以"正常作用力能够挺松患牙"为标准增隙，尽可能减少术中牙槽骨的损伤，最大限度地保留牙槽骨组织。图14-3所示为牙及骨分界不清，导致部分牙体残留，同时过度去除牙槽骨。

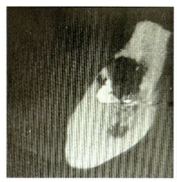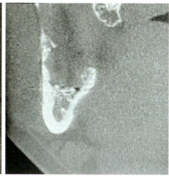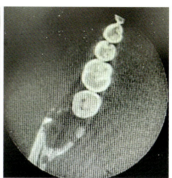

图14-3　牙槽骨去除过多

五、骨折

拔牙所致的颌骨骨折常见类型为牙邻近的上下颌骨牙槽突骨折，下颌骨骨折较少见，多因拔牙用力不当、牙根与牙槽骨粘连或牙根形态异常所致，多见于上颌结节、上颌前磨牙颊侧骨板、上前牙唇侧骨板、下颌前牙唇侧骨板及下颌第三磨牙舌侧骨板，可引起牙槽骨丧失增加、术后出血、较严重的肿胀及疼痛等。发生牙槽突骨折后，若骨折片与牙根仍粘连，应分离黏骨膜瓣后再取出患牙，保留具有黏骨膜滋养的骨片。若牙拔除后检查见牙槽骨折断，应视骨膜附着情况酌情取出或复位骨片，修整锐利边缘后缝合。下颌骨骨折多发生于暴力拔除下颌第三磨牙时，操作中切忌使用突然的暴力，一旦发生下颌骨骨折，应尽早按颌骨骨折处理原则处置。

六、术中出血

牙拔除术术中的出血常由牙龈撕裂、翻瓣位置不当、高速涡轮钻缠卷周围软组织及牙槽骨去骨时累及牙槽骨内无名小动脉等所致。少见情况下，在拔除低位埋伏阻生第三磨牙时，由于牙根紧贴或突入下牙槽神经管，牙齿脱位后下牙槽血管破裂可见十分明显的搏动性出血。颌骨血管瘤患者拔牙可发生意外大出血，患者常无明显体征，术前应拍X线片排除血管瘤并确定根尖与下颌神经管关系。如根尖和下颌神经管距离较近，使用涡轮钻时应避免磨切过深，用牙挺也尽量避免向根方用力。出血明显时常影响术野，对于出血区域，可压迫止血，待改善后再操作或择期操作。图14-4显示的是患者38牙拔牙后即刻

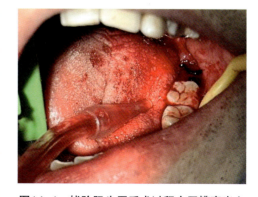

图14-4　拔除阻生牙手术过程中牙槽窝出血

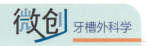

牙槽窝出血，缝合后仍有活动性出血。对于该类患者可考虑使用止血材料，如明胶海绵、碘仿纱条等填塞缝合止血。

七、牙体组织移位

牙体组织移位多为牙体或断根移位，少部分为器械折断后移位。牙体组织移位多发生于解剖薄弱点如舌侧咽旁、上颌窦、下牙槽神经管等处。移位后的牙体组织成为异物，原则上应取出，图14-5A、图14-5B为舌侧软组织间隙移位。图14-5C、图14-5D为上颌窦移位影像学检查结果。预防牙体组织移位的关键在于尽可能直视下操作，避免使用暴力，必要时使用左手感受力量并保护术区。如牙体组织不慎移位，切忌盲目探查，或试图用持针器或大弯血管钳盲探夹患牙，此行为极易将牙推入更深位置。移位到咽旁的牙齿可能与周围重要解剖结构密切相关，如神经、血管等，应先行影像学检查了解情况，根据影像学检查结果，翻瓣，暴露并去除舌侧骨板，并在直视下取出移位牙。移位到上颌窦的牙齿可以使用内镜定位并提供光源取出（如图图14-5E、图14-5F）。如无取出把握，应尽快请上级医生会诊或转诊上级医疗机构。

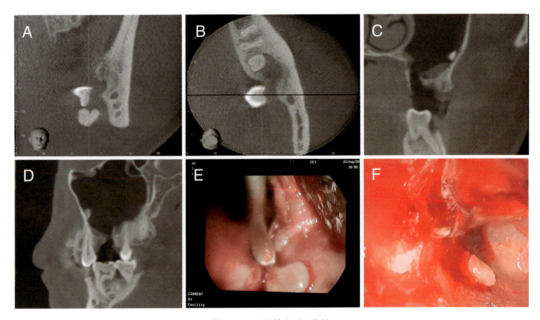

图14-5　牙体组织移位

注：A，牙体组织移位至舌侧软组织间隙冠状位CBCT；B，水平位CBCT；C，牙根移位进入上颌窦冠状位CBCT；D，矢状位CBCT；E、F，内镜辅助定位进入上颌窦内的牙根。

八、皮下气肿

皮下气肿的发生多与涡轮钻喷射气体有关。操作过程中反复牵拉已翻开的组织瓣，高速涡轮钻切割牙体时喷射的气体进入软组织间隙。皮下气肿多表现为颊部、下颌下及颏部局部肿胀，压痛轻微，可有捻发音，影像学检查显示患区气腔表现（图14-6）。皮下气肿一般不做特殊处理，可自行吸收，较明显的气肿则需要积极抗感染治疗。

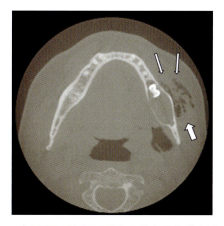

图14-6　含牙囊肿阻生牙拔除术术中拍片发现皮下气肿

九、神经损伤

拔牙损伤的神经包括鼻腭神经、颊神经、颏神经、舌神经、下牙槽神经等。鼻腭神经损伤和颊神经损伤常可迅速恢复，或一般不产生较多功能影响。图14-7所示是上颌前牙多生埋伏牙拔除过程中鼻腭神经位置。鼻腭神经伴行鼻腭动静脉血管，拔牙过程中尽量避免损伤该区域结构，以免影响术野。颏神经损伤多发生在下颌前磨牙手术时，常因翻瓣或器械过分触压、牵拉引起。如果颏神经未被离断，神经功能多可在数月后恢复。如已被离断，则常导致下唇及颏部出现麻木等感觉异常，且神经功能不易恢复。

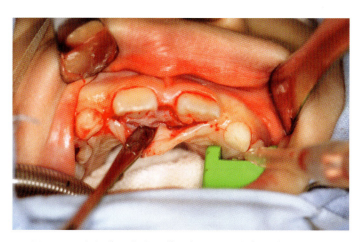

图14-7　上颌前牙多生埋伏牙拔除过程中鼻腭神经的位置

舌神经损伤多与下颌磨牙拔除密切相关。舌神经位于磨牙后区下颌骨舌侧，常紧贴于下颌舌侧骨板。牙拔除术中任何损伤下颌后牙舌侧黏骨膜或导致舌侧骨板折断的情况均可能损伤舌神经。舌神经被切断后再生困难且功能不易恢复。在下颌磨牙区，尤其是下

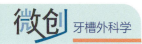

颌第三磨牙区手术时，切口设计应尽量靠颊侧。使用涡轮钻分牙时舌侧可留有少量牙体组织，防止舌神经损伤。若舌侧骨板折断需摘除，分离骨板时应注意保护黏骨膜。

下牙槽神经损伤多与下颌阻生智齿拔除密切相关。据统计，90%下牙槽神经损伤是由下颌阻生智齿拔除导致。下牙槽神经损伤可能表现为下唇及颏部皮肤麻木、肿胀等感觉异常，亦可能表现为"烧灼"或"麻刺感"等不适。避免下牙槽神经损伤的关键在于充分评估：术前需行影像学检查了解患牙与神经管的关系，充分评估神经损伤的风险，征得患者及家属同意后方可进行手术。术中使用涡轮钻去骨时应避免磨切太深，防止损伤下牙槽神经。使用牙挺或根尖挺时尽可能侧向用力，减少往根尖方向施力。若较深部位去骨，损伤神经管结构风险较大，可考虑用超声骨刀去骨、增隙。若折断牙根较深，应充分评估残根保留与神经损伤风险的获益-风险比，必要时可留置不取。对于考虑神经损伤的患者，术后可给予预防水肿减压药物和神经恢复辅助药物，如地塞米松、维生素B_1、维生素B_6、维生素B_{12}等，必要时术后根据临床表现选择局部理疗。

▶ 十、口腔上颌窦穿通

口腔上颌窦穿通多发生于拔除上颌磨牙或前磨牙时，尤其是上颌窦位置较低，牙根与窦底仅有一薄层骨板相隔。口腔上颌窦穿通可引起上颌窦感染、上颌窦瘘以及上颌牙或牙根异位等并发症。拔除上颌磨牙前，应行影像学检查了解上颌窦底与牙根的关系。牙拔除术术中发生上颌窦穿通的典型表现为手术过程中器械出现"落空感"，主要包括：①使用牙挺楔入时，突然落空，同时可伴随牙根消失；②使用刮匙时，突然落空，不能探及牙槽窝底壁。穿通后患者可能出现鼻出血或咳痰有血，患者常见主诉为漱口、饮水时有液体进入鼻腔，并可伴有鼻塞、鼻腔充血、呛咳等呼吸道症状。

当怀疑发生口腔上颌窦穿通时，基本的检查方法是鼻腔鼓气（捏鼻开口鼓气）法，检查口腔内是否有异常漏气通道；在术中也可使用生理盐水冲洗拔牙窝，观察患者是否有呛咳或感到鼻腔有液体流出；也可根据具体情况，做CBCT等影像学检查，从而确定穿通部位、穿通口的大小。

上颌阻生第三磨牙拔除术术后口腔上颌窦穿通见图14-8。

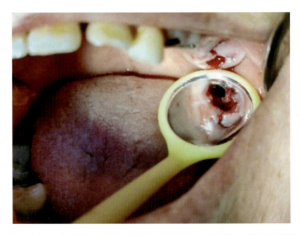

图14-8　上颌阻生第三磨牙拔除术术后口腔上颌窦穿通

对于口腔上颌窦穿通建议在48小时内关闭穿孔，避免其演变为更严重的上颌窦瘘或继发上颌窦炎。在处理过程中首先应去除移位牙或牙根，当上颌窦健康时可根据穿孔直径处理。

1）穿孔小，直径2mm左右：拔牙后常规处理即可，确保牙槽窝内有形成良好的血凝块，也可通过缝合颊腭侧牙龈来缩小拔牙窝创口而保护牙槽窝内的血凝块，待其机化。必要时可以置入可吸收材料，辅助封闭穿通孔，稳定血凝块。

2）穿孔中等，直径2～6mm：建议缝合颊腭侧牙龈后留长缝线末端，在拔牙窝创口表面填碘仿纱条，荷包样交叉打结固定碘仿纱条，同时彻底关闭创口，从而充分保护牙槽窝内血凝块，待其自然愈合。切忌将纱条或其他不可吸收材料置于拔牙窝内，干扰血凝块正常形成，导致穿通口无法自行愈合。也可置入可吸收生物材料，辅助封闭穿通孔，稳定血凝块。

3）穿孔较大，且拔牙窝内血凝块不稳定：可通过在牙槽窝内置入可吸收生物材料，填塞封闭穿通口，辅助封闭穿通孔，稳定血凝块，同时妥善缝合牙龈，固定充填物，通过机体吸收生物材料和自身组织替代愈合的方式封闭交通口。

4）穿孔过大，不能自行愈合：可采用各种组织瓣（如颊黏膜推进瓣、腭黏膜旋转瓣、舌瓣、颊脂垫瓣）和生物材料（如自体骨、异种组织、人工合成材料）修复。

如上颌窦穿通时已存在慢性上颌窦炎症，或穿孔后未及时关闭，发展为慢性上颌窦炎，此时穿通部位有较多脓性分泌物流出，穿通口不能闭合，即成为口腔上颌窦瘘。其可表现为有咸味甚至臭味液体流入口腔，漱口、饮水、进食时会有液体进入鼻腔。并发上颌窦炎时，还可能伴发头面部钝痛、鼻涕增多等症状。临床检查可见穿通瘘口有炎性肉芽组织和脓性分泌物，周围黏膜红肿，鼻腔鼓气会有气流喷出。如图14-9所示，阻生牙拔出术后，牙槽窝与上颌窦底相通，上颌窦内黏膜增生。

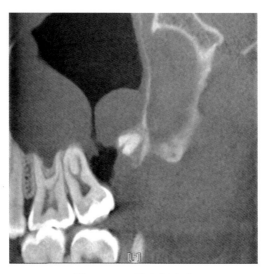

图14-9　口腔上颌窦瘘

口腔上颌窦瘘的处理：首先控制上颌窦炎症，并根据专科检查、血常规、影像学检查等评估和诊断上颌窦炎症状以及穿通瘘口情况。对于急性上颌窦炎，要给予抗感染治疗；可对脓性分泌物进行细菌培养及药敏试验，有针对性地选用抗生素；可开具含血管收缩剂

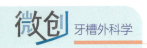

的滴鼻液，减轻局部肿胀，改善症状；口腔瘘口以生理盐水冲洗，待炎性渗出液减少至消失后，可行手术修复瘘口。对于慢性上颌窦炎，应保留拔牙窝引流口，以充分引流上颌窦内分泌物，并辅以适当的抗生素治疗。待炎症消退后，设计黏膜转瓣手术封闭穿通瘘口。

十一、颞下颌关节损伤或脱位

拔牙过程中可能发生颞下颌关节损伤或脱位。颞下颌关节损伤多因张口过大、时间过长，劈冠、凿骨振动引起。表现为颞下颌关节区不适、疼痛，甚至张口受限。症状常较轻微，可行局部理疗或热敷，1～2周后常可恢复。颞下颌关节脱位的患者多有习惯性脱位病史或髁突短小的解剖学特异性，如图14-10为拔牙过程中右侧颞下颌关节脱位X线及CBCT检查结果。拔牙过程中患者大张口导致关节脱位发生后，根据手术进程可选择立即复位并用绷带做暂时固定后继续拔除，或择期手术。复位后的患者可使用弹性绷带并限制下颌运动，嘱进软食并避免大张口。预防措施是倡导微创拔牙，严禁暴力拔牙，术前正确评估手术难度，规划手术方法，合理安排手术时间。

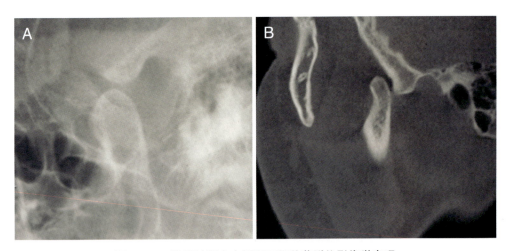

图14-10 拔牙过程中右侧颞下颌关节脱位影像学表现

注：A，关节X线片；B，关节CBCT。

十二、器械分离

器械分离多指拔牙过程中因意外造成的牙科器械如车针、根尖挺等断裂并留在牙体内或周围组织中的情况，多会引起局部肿胀、疼痛、感染等问题。器械异物进入组织后，常沿阻力较小的组织间隙运行，尤其是颌面部存在不可控互动，造成迂回曲折的伤道。发生器械断裂后，在肉眼无法判断断裂异物位置的情况下，切忌盲目操作，可先行影像学检查确定异物位置、数量及其与周围组织的关系，然后正确设计手术入路，避免将异物推入更深的位置或造成更大的创伤。图14-11显示下颌阻生智齿拔除术中器械断裂并进入下颌颊侧间隙的影像学定位，以及择期取出的口内照片。

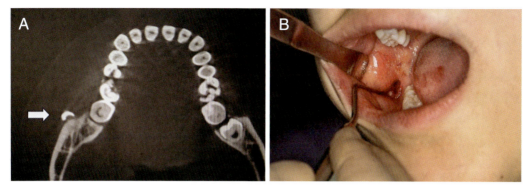

图14-11　断裂拔牙器械颊侧异位的影像学定位（A）及口内照片（B）

第二节　术后并发症

一、疼痛及肿胀

疼痛是牙拔除术术后最常见的并发症，多与手术创伤、炎性反应、感染等因素有关。疼痛在局部麻醉药作用消退后当天即可出现，2～3天急性期后逐渐减轻，多为钝痛，疼痛程度不剧烈，可与干槽症相鉴别。肿胀多与手术创伤较大、缝合过紧等因素有关，可分为炎性水肿、血肿、气肿、脓肿或蜂窝织炎。最常见的为炎性水肿，术后2天左右达到高峰，随后逐渐缓解，如伴有感染，可有间隙感染的风险（如图14-12）。微创拔牙是减少术后肿胀的理想方法。手术切口尽可能小，必要时也尽可能不设计越过前庭沟底的切口；术后缝合不宜过紧；对完全埋伏的阻生牙或埋伏牙应视情况放置引流条；术后给予地塞米松等药物，可减少炎性渗出。

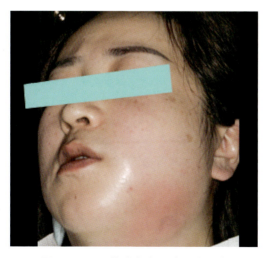

图14-12　牙拔除术术后肿胀伴感染

▶ 二、干槽症

干槽症多发生于下颌后牙拔除术术后，尤其是下颌阻生第三磨牙拔除术术后易发生，发病率为1.0%～37.5%。临床表现为拔牙后2～3天出现剧烈疼痛，伴或不伴口腔异味，并可向耳颞部、下颌区或头顶放射，一般镇痛药物不能缓解，拔牙窝内可能有部分或全部血凝块溶解，牙槽窝空虚（图14-13）。干槽症病因不明，普遍认为与创伤、感染、炎症及解剖结构相关，但解剖因素和创伤因素仍是主要因素。通过彻底的清创及隔离外界对牙槽窝的刺激，以达到迅速镇痛、促进愈合的目的。临床处理以"镇痛"为核心，待牙槽窝自行愈合。常在局部麻醉后彻底清创，或仅使用低温生理盐水冲洗，部分医生将碘仿纱条蘸取丁香油或明胶海绵蘸取丁香油置入拔牙窝，以期达到镇痛、隔绝外界刺激、促进创口愈合的目的。预防干槽症的方法：术中减少手术创伤，保护血凝块；术后正确使用抗生素；嘱患者保持必要的口腔卫生及充分休息。

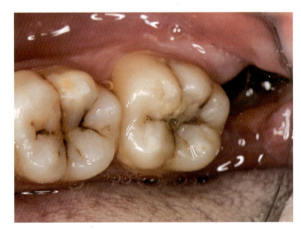

图14-13　干槽症内牙槽窝空虚

▶ 三、伤口感染

口腔颌面部具有较强的抗感染和损伤修复能力，常规牙拔除术术后急性感染少见，多为牙石、牙片、骨片等异物和残余肉芽组织引起的感染。患者常自述拔牙数天后疼痛不能减轻反而加重，口内存在异味，临床检查可见伤口愈合不良，有污秽肉芽组织增生，伤口周围软组织充血肿胀（图14-14），可有脓液溢出。应与干槽症相区分，干槽症以镇痛为主，刮治和使用抗生素没有明显效果。处理方法：局部麻醉下彻底搔刮去除牙槽窝内炎性肉芽组织、残留的异物等，使牙槽窝重新充盈新鲜血凝块，术后继续服用抗菌药物3～5天。预防伤口感染的方法：术前可用氯己定等漱口液，对于口腔卫生差的患者可提前进行全口洁治后再拔牙；术中应遵循无菌操作，规范手术流程，减少或避免损伤软组织或骨组织；拔牙后仔细清理拔牙创，检查有无残片、牙结石等异物残留于牙槽窝内，若邻牙存在牙结石，应同期刮除牙结石以免掉入拔牙窝，术区炎性肉芽组织、囊肿囊壁、牙囊等均应一并清除。对于牙拔除术术区存在感染或有系统疾病的患者，可预防性使用抗生素。

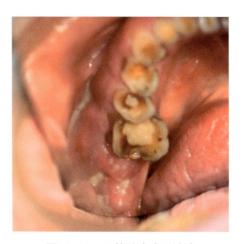

图14-14　牙拔除术术后感染

四、间隙感染

口腔颌面部间隙感染是口腔颌面部常见的疾病之一，主要是颜面、颌周及口咽区软组织感染引起的疾病，牙源性途径是口腔颌面部感染的主要来源。口腔颌面部间隙感染发病急、进展快，治疗不及时可引起多间隙感染，严重时可引起肺炎、脑脓肿、败血症等严重并发症，导致患者死亡。临床中牙拔除术术后颌面部间隙感染一般发生于手术创伤大、术后肿胀明显的患者，常见于下颌第三磨牙拔除术术后。当患牙处在急性炎症期或术中处理不当时，易引起颌面部间隙感染（图14-15），尤其是咽峡前间隙感染。治疗间隙感染的原则：根据脓肿形成情况或蜂窝织炎感染范围，及时切开引流，早期做细菌培养和药敏试验，更换敏感抗生素，直至无明显脓性分泌物，同时使用广谱抗菌药物和抗厌氧菌药物进行全身抗感染治疗。

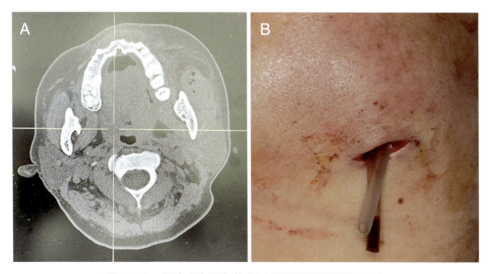

图14-15　间隙感染影像学（A）和切开引流置管（B）

五、张口受限

单纯性张口受限主要见于下颌阻生牙拔除，由拔牙时颞肌及翼内肌受创及创伤性炎症激惹产生反射性肌痉挛所致，可用热毛巾进行局部热敷或理疗，配合张口训练，一般术后1~2周即可恢复。如果患者拔牙前有颞下颌关节紊乱病史，那么牙拔除术术后就极有可能加重关节疾病（主要由拔除下颌牙时关节和咀嚼肌受力引起，也可由拔牙时间长引起）。除此以外，牙拔除术术后继发的间隙感染、颞下颌关节病发作也可引起张口受限，应予以鉴别并行相应对因处理。预防方法：翻瓣时切口大小适度，可减轻磨牙后区损伤。

六、术后出血

术后出血是经常能遇到的牙拔除术并发症，其定义为拔牙后出血持续超过8~12小时，发生率为0~26%，可分为原发性出血和继发性出血。原发性出血经常规止血处理后仍异常出血，一般可见拔牙创及口腔出现大的血凝块或较多新鲜的出血。继发性出血则是患者吸吮、刷牙等刺激伤口进而导致再次出血或者由于全身因素影响凝血过程而出现出血。临床上原发性出血多见。对于拔牙后出血就诊的患者，首先应了解患者全身情况，评估出血量，测量脉搏、血压等生命体征，对出血量大者或反复出血者行相关血液学检查，以排除全身因素。拔牙创局部处理需在局部麻醉下进行，首先去除果冻状血凝块，检查拔牙创的出血是来自软组织还是骨组织。若来自骨组织，可用明胶海绵等止血材料填塞出血点。若来自软组织，缝合是主要的处理措施。对于广泛渗血的患者，可在拔牙窝内置入碘仿纱条，缝合后压迫止血，一周后更换纱条，至骨面有肉芽组织生长为止。血液流入邻近间隙后可形成瘀斑或血肿，一般可不做处理，较大血肿应使用抗菌药物预防感染。术后出血预防方法：术前仔细问诊，术前进行影像学检查，根据患者全身情况、局部情况以及拔牙难度进行分析，合理进行手术设计；术中尽量通过局部处理来止血；术中避免或减少软硬组织创伤，仔细清理拔牙窝，彻底去除炎性肉芽组织，术区牙龈缝合止血，控制缝合松紧度，避免缝线过早脱落；术后根据患者术前全身情况以及术中操作，对症应用抗菌药物，避免术后感染。

拔牙后出血处置前（A）与止血后（B）见图14-16。

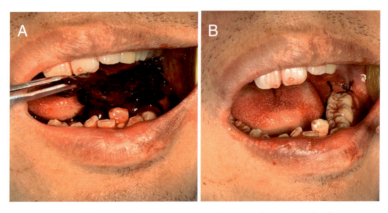

图14-16　拔牙后出血处置前（A）与止血后（B）

主要参考文献

[1] Kuśnierek W, Brzezińska K, Nijakowski K, et al. Smoking as a risk factor for dry socket: a systematic review[J]. Dent J (Basel), 2022, 10(7):121.

[2] Bouloux G F, Steed M B, Perciaccante V J. Complications of third molar surgery[J]. Oral Maxillofac Surg Clin North Am, 2007, 19(1):117。

[3] Kumbargere N S, Prashanti E, Aggarwal H, et al. Interventions for treating post-extraction bleeding[J]. Cochrane Database Syst Rev, 2018, 3(3):CD011930.

[4] 潘剑, 华成舸. 口腔外科诊疗与操作常规[M]. 北京: 人民卫生出版社, 2018.

（刘显）

第十五章

自体牙移植

第一节　自体牙移植概述

　　自体牙移植是将同一个体口腔内埋伏、阻生、错位或异位萌出的无功能牙齿通过外科手段移动或移植于另一牙位上，供体牙在新的牙位上生长发育或存活，以替代缺失牙的生理功能，改善语音功能、牙弓形态，有助于牙列美观和正常牙颌面发育，恢复咀嚼功能和牙列完整性，修复牙列缺损的外科治疗方式。

　　临床上常见上下颌第一或第二磨牙因龋坏、折裂或其他因素无法通过治疗而保留，拔除后，将同侧或对侧无功能的第三磨牙移植于第一或第二磨牙受植区，以取代缺失牙的生理功能。亦可见将正畸治疗拔除的前磨牙、异位萌出的前磨牙、畸形过小上颌第三磨牙以及牙弓外的额外牙移植于前牙区，存活后再通过牙冠改形修复、烤瓷贴面或桩冠修复而恢复前牙区的美观和功能。此外，临床上亦可见尖牙阻生，通过完整拔除尖牙，移植于正常牙弓内位置，以恢复牙弓完整性以及尖牙区的美学和咀嚼功能。

❯ 一、自体牙移植的优点

　　1）自体牙移植对受植区的软硬组织量要求不如种植严格，多数情况下在拔除病灶牙的同时可行即刻移植，治疗周期较种植短，费用也较低，故自体牙移植具有经济实惠、适应证广的特点。

　　2）自体牙移植是一种固定修复方式。对于患者口腔内存在先天、后天缺失牙或患牙需要拔除后修复，利用无功能或有潜在致病风险的阻生牙作为供体牙植入，可以说是变废为宝、一举两得的理想选择。

　　3）对于颌骨处于生长发育期的青少年，使用牙根未完全发育的供体牙移植，移植牙牙根可继续发育，同时牙周膜组织可诱导牙槽骨垂直向生长。故对于年轻恒牙缺失而不适合种植修复的患者，自体牙移植可以说是一种理想的修复方式。

　　4）移植牙愈合后，牙周膜发生再附着或新附着，牙周膜的再生可有效保持移植牙处良好的本体感受。

　　5）作为同一个体天然牙移植，避免了异种或异体移植牙存在的免疫排斥反应和生物相容性问题。

❯ 二、自体牙移植的不足之处

　　1）自体牙移植适应证的选择存在一定局限，如患者口腔内无阻生牙、错位牙、正畸需要拔除的健康无功能牙，无与受植区牙槽窝匹配的供体牙，供体牙无法完整拔出，患者全口严重慢性牙周炎等，决定了自体牙移植并不适合多数患者。

　　2）虽然目前的医疗技术水平不断提高，手术失败率不断降低，但自体牙移植的远期效果尚不如种植牙确切。

　　自体牙移植利用患者自身天然无功能牙替代患牙，发挥美学和咀嚼功能，为患者牙缺失后的修复和缺牙区的间隙关闭提供了一种理想的选择方案。

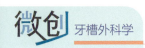

第二节　自体牙移植的历史和发展

牙移植术可追溯到古埃及时代，埃及王将奴隶的牙移植于自己的牙槽骨内，以恢复美观和功能。我国的牙移植术早在宋朝的《太平圣惠方》和《圣济总录》中就有相关记载。1594年，法国医生Amboise Para最早报道了牙移植术。一直到18世纪下叶，牙移植术流行于欧洲贵族或富人中，且均为不同人之间的异体牙移植。受限于当时的技术水平及对异体器官移植的认识，当时的牙移植术存在组织相容性抗原不匹配，机体出现排异反应，移植牙常出现牙根吸收而脱落的问题，导致移植成功率低。同时，移植的异体牙还存在传染性疾病传播的风险。异体牙移植逐渐淡出历史舞台。

最早的自体牙移植始于20世纪50年代。美国医生Apfel将阻生的未完全发育的第三磨牙移植到第一磨牙缺牙区，获得成功。随后出现了发育完全的第三磨牙、前磨牙、阻生尖牙甚至牙胚的自体牙移植。但因对移植牙愈合机制的理解不足和技术手段不成熟，移植牙发育不良或牙根吸收，牙移植术成功率不高。

丹麦医生Andensen于1980年发表了关于牙周膜创伤的文章，后续又发表了一系列自体牙移植病例随访研究文章，详细阐述了移植牙牙周组织愈合、牙髓愈合以及牙根发育的临床观察结果。随后出现了大量自体牙移植相关临床基础研究，逐渐形成了"牙移植后牙周膜愈合"的理论，为自体牙移植提供了理论基础。

随着人们对自体牙移植的认识不断深入以及口腔医疗技术水平的提高，自体牙移植的存留率达到70%～100%，手术的成功率达到50%～97%，自体牙移植成为修复牙缺失的理想的可选方案。

第三节　自体牙移植的组织学基础和应用解剖

自体牙移植的组织学基础是牙体组织和牙周组织创伤后的修复和再生。牙移植过程中，涉及受植区和供牙区口腔黏膜、牙龈、牙周组织、牙槽骨和牙体组织的损伤。受植区拔牙时，牙龈撕裂，牙周膜断裂，牙槽骨微骨折，部分牙槽嵴顶缺损。预备受植区牙槽窝时，可能需要翻瓣，去除牙槽中隔。拔除供体牙时，主要涉及供体牙牙髓的血管神经离断、牙髓组织缺血以及牙周膜断裂。

口腔黏膜的愈合以瘢痕形成为主，瘢痕组织缺乏血管，可能影响局部血供，故牙移植术中应尽可能减少口腔黏膜损伤。

牙龈组织通过约1mm的结合上皮和约1mm的结缔组织组成的软组织紧密附着于釉牙骨质界，对牙齿起到封闭和保护作用。釉牙骨质界位于牙槽嵴顶冠方约1mm，结合上皮位于釉牙骨质界冠方约1mm，牙移植术后结合上皮细胞重新附着于釉牙骨质界。移植牙牙龈组织的愈合与植入牙深度密切相关。植入过深会导致结合上皮细胞附着向根尖迁移，导致牙槽骨高度降低；若植入过浅，易导致牙周袋的形成。故理想的植入深度应使供体牙釉牙骨质界高于牙槽嵴顶约1mm。

牙周膜是连接牙骨质与牙槽骨的致密结缔组织，其组成包括牙周膜纤维、牙周血管、牙周神经、成牙骨质细胞、牙周成纤维细胞、成骨细胞、Malassez上皮剩余及基质蛋白。供体牙拔除后，短时间内植入受植区牙槽骨内，牙周膜发生再附着和新附着。供体牙植入天然异位受植区牙槽窝时，牙周膜内成纤维细胞合成纤维组织，受植区牙槽窝与供体牙牙根牙周膜主纤维融合，再附着于牙根表面。当供体牙植入手术预备的受植区牙槽窝内时，人工牙槽窝内无牙周膜纤维残留，经更长时间愈合，亦可形成新的牙周膜附着于牙根表面。

牙移植术后，牙周膜干细胞分化为成骨细胞，可诱导移植牙周围形成新的骨质，形成固有牙槽骨，为移植牙发挥咀嚼功能提供有力支撑；同时可诱导牙槽骨垂直向生长，保存牙槽嵴高度。

供体牙移植后，愈合过程中牙根表面可发生浅表的暂时性吸收，若手术过程中注意保护牙周膜，损伤轻微的情况下，这种浅表性吸收将由牙周膜的成牙骨质细胞新形成的牙骨质修复。供体牙牙周膜部分缺失或损伤后，暴露的牙骨质被破骨细胞吸收，同时牙髓细菌或坏死组织侵袭牙骨质，导致牙根发生炎性吸收。若移植过程中牙周膜广泛缺失，牙根将被周围骨组织替代，发生根骨固连。

综上所述，牙周膜的存在和活力保持对移植牙的愈合起到关键作用，为牙周组织、牙槽骨和牙体组织的修复再生提供保障。因此在牙移植术中保护牙周膜、避免损伤对移植牙预后至关重要。

年轻恒牙根尖区的Hertwig上皮根鞘决定牙根的继续生长发育。未发育完全的供体牙，移植术后Hertwig上皮根鞘内的毛细血管从根尖孔再次长入牙髓腔，使牙髓血管再生。其中的上皮增殖决定牙根的生长。因此将根未发育完全的年轻恒牙作为供体牙时，牙移植手术中应注意保护Hertwig上皮根鞘，保障移植牙在新的牙槽位点上进一步发育。

第四节　自体牙移植的术前评估和准备

❯ 一、自体牙移植的适应证

1）有残根、残冠、外伤、龋坏、隐裂、根尖周炎等无法通过口腔治疗而留存，需要予以拔除的牙。

2）受植区患牙已经拔除或自然脱落，或先天性牙缺失。

3）受植区牙槽骨高度和宽度足够，骨密度正常，足够容纳供体牙牙根植入。

4）口腔内存在形态完整、健康的无功能阻生牙、埋伏牙、错位牙，牙根发育在Moorrees 4期以上（牙根发育至根长的2/3以上）。

5）受植区近远中及颌间距充足，足够或接近容纳供体牙牙冠植入。

6）患者全身状态良好，局部口腔卫生条件良好，无全口慢性牙周炎。

7）年龄无限制，以青少年和青壮年为主。

8）无精神疾病，具有良好的依从性，可遵医嘱并可积极配合定期复诊者。

❯ 二、自体牙移植的禁忌证

1）伴有严重的系统疾病，无法耐受移植手术者。

2）伴有严重的口腔疾病或系统疾病，可能影响移植牙预后效果者，尤其是重度牙周炎

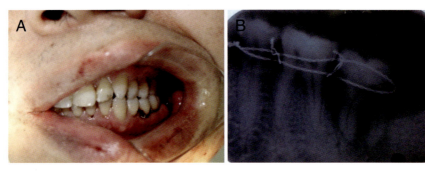

图15-6　结扎丝"8"字结扎固定

注：A，口内相；B，根尖片。

第六节　自体牙移植的并发症

　　自体牙移植手术包括牙拔除术和移植手术两部分操作，因此除牙拔除术的并发症外，亦可发生移植手术的相应并发症。对于可能出现的术中、术后情况及处理预案，术者应该有充分的准备，并在术前与患者进行充分的交流，获得患者的理解和支持，避免不必要的医患矛盾。

❯ 一、术中供体牙断根

　　供体牙的完整拔出，对于牙移植手术的成败至关重要。术中供体牙断根是移植手术无法继续的重要原因之一，也是最常见的术中并发症。

　　牙根弯曲、牙根过细、根分叉过大等牙根形态异常，拔出时过度使用撬力，脱位方向不正确，用力过大等均可造成牙根断裂。

　　术前的影像学检查（尤其是CBCT）对供体牙牙根情况的评估、充分的手术方案设计、手术过程中选择楔力挺松供体牙后再钳夹拔出、控制脱位方向与牙根弯曲方向一致、适当去除牙根部骨阻力等措施，对避免术中供体牙断根的发生有积极的作用。

　　断根后，在供体牙符合条件可移植的情况下，可采取截根术、根尖封闭和根管倒充填后，继续行移植手术；否则只能放弃。

❯ 二、下唇麻木

　　牙移植过程中无论是供体牙拔出还是受植区牙槽窝预备，若损伤下牙槽神经或颏神经均可发生对应区域的感觉功能障碍。也有部分患者因移植后早期受植区牙槽窝底部根尖区炎症刺激，可出现短暂下唇麻木。

　　术前需对供体牙牙根长度和受植区牙槽骨高度进行准确测量，移植牙就位道设计和匹配过程中需尽可能避开下牙槽神经血管束和颏神经。涉及颏孔区的手术如需翻瓣，操作过程中应注意保护颏神经，软组织瓣的深度应该将骨膜下连同上方肌肉、黏膜一并掀开保护。

若出现下唇麻木症状，可及时给予甲钴胺改善周围神经传导，给予维生素B$_1$及其衍生物营养神经，给予地塞米松缓解局部水肿。对于早期移植后暂时性下唇麻木患者，通过糖皮质激素治疗及随后的根管治疗，根尖区炎症逐步消退后，有望恢复。

❯ 三、上颌窦穿通

上颌磨牙区的牙移植手术过程中，若上颌窦底位置较低，在拔患牙和供体牙以及受植区牙槽窝的预备过程中均可发生上颌窦穿通。

术前的精确测量和手术方案的设计至关重要。对于上颌窦底至牙槽嵴顶骨量不够的患者，可考虑行上颌窦提升术，以增加骨量，利于移植牙的固位和稳定。

供体牙拔出过程中发生的上颌窦穿通，其处理原则同牙拔除术。当穿孔直径≤2mm时，可通过有效药物控制感染，术后7～10天自然愈合；对于较大穿孔（2～6mm），拔牙创附加缝合，同时积极配合使用抗生素和鼻腔减充血剂，以获得良好愈合；若穿孔直径≥7mm，则需邻近软组织瓣滑行封闭穿通口。

第七节　自体牙移植的后期治疗

❯ 一、根管治疗

牙根发育完全的移植牙，多数不能重新建立牙髓血运，牙髓发生坏死，进而导致牙根发生炎性吸收。为有效控制根尖炎症，预防根尖吸收的发生，一般在移植术后2～4周，移植牙已获得一定的初期稳定性时完成根管治疗（图15-7）。因为此时移植牙牙髓虽然坏死，但炎症尚未延续到根尖区域，及时的根尖封闭可以避免术后牙髓感染造成的牙根吸收。

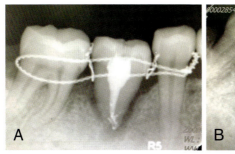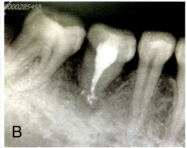

图15-7　牙移植后根管治疗

注：A，术后2周完成根管治疗；B，术后6个月根尖炎症消失，固有牙槽骨形成。

根据术者的临床技术和经验，也可以在保护好牙周膜的前提下，完成体外的一次性根管充填，甚至可以只行玻璃离子或MTA等材料根尖区充填，封闭根尖，避免炎症蔓延。对于根尖封闭后的患者，应密切监控牙髓炎症扩散情况，若发现有向根尖区蔓延的迹象，及

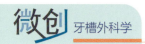

时完成根管治疗。

少部分牙根发育完全的年轻恒牙，存在牙髓血运重建的可能，对于此类无症状的移植牙，需要密切监测牙髓活力（每月至少1次），一旦发现牙髓坏死迹象，应及时行根管治疗。

牙根未发育完全的移植牙发生牙髓再血管化的概率较大，一般建议定期随访（随访时间一般为术后1个月、2个月、3个月、6个月、12个月、18个月、24个月，此后每年1次），监测牙髓活力的变化；同时行影像学检查，监测牙根发育情况。对于此类患者，不建议过早行根管治疗，以免丧失牙髓再愈合的机会（图15-8）。

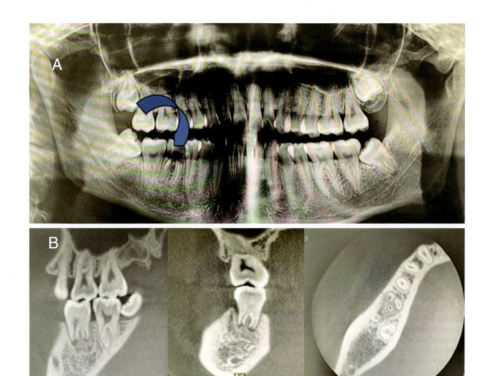

图15-8　18牙移植于46牙位，年轻恒牙，根尖孔未闭合，未行根管治疗

注：A，术前全景片；B，术后6个月，CBCT示根尖继续发育，根尖孔未闭合，牙髓活力正常。

❯ 二、修复治疗

移植牙牙冠形态、邻牙和对颌牙邻接关系、咬合关系与原有的患牙（受植区患牙）难以完全匹配。故移植牙成功后，往往需要行冠修复改形，以恢复原有的牙弓完整性、美观和咀嚼功能，同时对移植牙行根管治疗后，牙体组织失去滋养，牙体组织变脆，冠修复还具有一定的保护作用。此外，成功的移植牙还可作为邻近牙缺失义齿修复的基牙，起到支撑作用。

无论是冠修复还是作为基牙，均需要移植牙有较为理想的稳定性，一般建议至少3个月后，待牙槽骨组织愈合改建完成后，再酌情行进一步修复治疗。

三、正畸治疗

牙移植术后，牙周膜发生再附着愈合，约2周后多数主纤维基本愈合，而6周后可见牙槽骨内固有牙槽骨开始重新形成。对于供体牙植入位置不理想或移植牙纳入正畸治疗方案内的病例，可于术后4～6周后进行正畸治疗。

第八节　自体牙移植的预后

自体牙移植手术成功与否应在随访1年后进行综合评判。结合国内外专家意见，依据《自体牙移植术规范化操作流程中国专家共识》，自体牙移植的成功标准如下。

未完全发育牙移植成功标准：牙周膜愈合且没有牙根进展性内、外吸收，牙龈愈合且没有牙周袋形成，牙髓愈合，牙根继续形成并有正常牙槽骨支持。

完全发育牙移植成功标准：牙龈、牙周膜和牙槽骨愈合，并得到完善的根管治疗。

成功的牙移植手术：移植牙临床检查牙动度在正常生理范围内，叩诊音正常，无附着丧失（无牙周袋形成），无炎症，无不适，能发挥正常或接近正常的咀嚼功能。影像学检查可见正常宽度的牙周膜间隙，无进展性牙根吸收，牙槽骨边缘可见骨白线。

影响自体牙移植预后的因素包括供体牙牙周膜健康状况、供体牙离体时长、受植区牙槽窝预备方式、移植牙固定时间、患者年龄以及患者的依从性等。

健康完整的牙周膜是自体牙移植手术成功的关键。供体牙牙周膜可能因疾病或拔出过程中的机械创伤而丧失。因此在术前应对适应证的选择严格把控，对于拟作为供体的牙的牙周情况进行充分评估，拔出过程中严格遵循微创原则，将牙周膜损伤降低到最低。

供体牙离体时间越长，牙周膜组织活性越低。在口腔外干燥环境下，30分钟后约一半的牙周膜坏死，超过120分钟，大部分牙周膜细胞失去活性。因此，在自体牙移植过程中，应尽量减少供体牙离体时间。目前采用3D打印供体牙树脂模型预备牙槽窝，可将供体牙离体时间控制在1分钟以内，有效提高了牙槽窝预备效率，提高了手术成功率。同时需注意的是，为保持离体牙牙周膜活性，时刻保持牙根表面的湿润非常重要。一般采用生理盐水（或专用缓冲液）浸泡、湿敷，预防牙周膜干燥失活。

受植区牙槽窝预备方式分为天然牙槽窝预备和人工牙槽窝预备两种。从预后来看，两者愈合方式存在差异，但均可获得满意的远期移植效果。在预备工具的选择上，有条件的情况下可采用种植机预备，可尽量减少因高速涡轮钻去骨时高温产热对牙槽骨的热损伤。当然，无论用何种器械进行牙槽窝预备，均需注意术中的冷却，避免牙槽骨受热。

移植牙固定的时间不宜过长，一般缝线固定7～10天，树脂纤维夹板、个性化预成牙弓夹板或钢丝结扎固定4～8周即可。移植牙的愈合需要一定的生理刺激，固定时间过长，抑制轻度的小幅度运动，不利于牙髓和牙周组织的愈合，同时不利于牙菌斑的控制，增加牙周感染的风险。

患者年龄一般无明显影响，但年龄较大者，牙周情况相对较差，口腔清洁习惯亦不容易保持，故多选择青年或青壮年患者行自体牙移植。

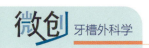

患者的依从性也是自体牙移植成功与否的重要影响因素之一，一般在术后3~6个月愈合关键期，患者应及时复查随访，发现问题及时处理。术后医嘱的执行情况、术后治疗的时效性、口腔卫生的维护是患者依从性的重要考量因素。获得患者的积极配合，医患共同努力是获得满意治疗效果的重要保障。

第九节 自体牙移植的前景展望

随着对移植牙愈合机制的重新认识，现代科技水平的不断提高，自体牙移植再次受到人们的关注。如今随着基础和临床研究的深入、更多新技术的发展，自体牙移植作为缺失牙修复的一种新的选择方式，具有人工修复材料所不具备的各种优势，必将让更多患者受益。

❯ 一、CBCT和3D打印技术

使用CBCT对供体牙和受植区牙槽骨、邻牙间隙宽度、颌间距等进行精确测量，指导手术方案设计；获取影像学数据，结合3D打印技术，制备供体牙树脂模型，同时可制备个性化指引导板，精准预备牙槽窝，将供体牙离体时间减到最少，保护牙周膜活性，提高牙移植手术的成功率。

❯ 二、引导组织再生技术的引入

对于骨量严重不足的缺牙区修复，一直是义齿修复的难点。自体牙移植后，虽然牙周膜可诱导牙槽骨再生，但其作用相对有限。牙移植过程中，联合应用可吸收生物膜和骨充填材料的引导组织再生技术，可为移植牙提供有效的骨量支撑，提高初期稳定性；同时生物膜的应用（膜本身或促进牙龈再生的能力）可有效封闭移植牙颈部，避免感染向根部扩散。

❯ 三、生物因子的联合使用

为促进移植牙软硬组织的愈合，提高手术成功率，目前已有学者和医生使用血小板纤维蛋白（PRF）、釉基质蛋白（EMPs）、浓缩生长因子（CGF）等联合自体牙移植，可有效减少术后早期炎症反应，促进牙周膜愈合和诱导牙周成骨，提高移植牙的初期稳定性。

❯ 四、自体牙低温冻存技术

低温冻存是指将拔除的形态完整、健康的无功能牙（上下颌第三磨牙、正畸拔除的前磨牙、错位牙或多生牙）采用低温冷冻的方法储存起来。待后期因龋坏、牙周炎、根尖周炎、外伤等导致牙缺失需修复时，将低温存储的牙作为供体牙进行自体牙移植。

虽然自体牙移植并不是缺失牙修复的首选治疗方式，但作为一种安全、有效、经济、省时和预后良好的治疗手段，为患者提供了一种理想的选择。

主要参考文献

[1] Andreasen J O, Kristerson L. Influence of root development on periodontal and pulpal healing after replantation of incisors in monkeys[J]. Int J Oral Surg, 1984, 13(4):313-323.

[2] Machado L A, do Nascimento R R, Ferreira D M, et al. Long-term prognosis of tooth autotransplantation:a systematic review and meta-analysis[J]. Int J Oral Maxillofac Surg, 2016, 45:610–617.

[3] Atala-Acevedo C, Abarca J, Martínez-Zapata M J, et al. Success rate of autotransplantation of teeth with an open apex:systematic review and meta-analysis[J]. J Oral Maxillofac Surg, 2017, 75:35–50.

[4] 月星光博. 自体牙移植术[M]. 侯锐, 周宏志, 译. 北京: 人民军医出版社, 2013.

[5] 罗顺云. 自体牙移植术临床操作图解[M]. 北京: 人民卫生出版社, 2019.

[6] 中华口腔医学会牙及牙槽外科专业委员会. 自体牙移植术规范化操作流程中国专家共识[J]. 中国口腔颌面外科杂志, 2020, 18(5):390-394.

[7] Al-Rimawi A, EzEldeen M, Schneider D, et al. 3D printed temporary veneer restoring autotransplanted teeth in children:design and concept validation ex vivo[J]. Int J Environ Res Public Health, 2019, 16:496.

[8] Curtis, J M T, Foster E C, Ananth S, et al. Autotransplantation of a surgically removed canine using a customised 3D-printed surgical template[J]. J Orthod, 2020, 47:82–90.

[9] Hürzeler M B, Quiñones C R. Autotransplantation of a tooth using guided tissue regeneration[J]. J Clin Periodontol, 1993, 20(7):545-548.

[10] Kaku M, Kamada H, Kawata T, et al. Cryopreservation of periodontal ligament cells with magnetic field for tooth banking[J]. Cryobiology, 2010, 61(1):73-78.

（伍俊）

第十六章

颌面部外科急诊处理

随着我国口腔医疗需求的不断扩大和口腔医学的迅猛发展，口腔医生在临床工作中遇到的各种口腔急危重症和口腔诊治过程中的全身急症不断增多。我国口腔急诊不仅涵盖了常规的牙科急诊如牙痛、牙外伤，还包括口腔颌面部外伤（如颌骨骨折、颌面部挫裂伤、颞下颌关节脱位等）和间隙感染等，需要医生结合多学科临床知识，迅速、准确地制订治疗计划，并规范处理口腔急症，防范口腔诊疗风险，保障患者生命安全与健康。

第一节　牙外伤的处理

❯ 一、概述

牙外伤是口腔颌面外科及口腔急诊科非常常见的疾病。牙外伤的处理涉及多学科参与，如口腔颌面外科、口腔急诊科、牙体牙髓科、儿童口腔科、修复科等。随着人们生活水平的不断提高，人们越来越多地参与体育锻炼、户外运动、郊游等，在这些活动过程中均可能发生牙外伤。以往，不论是口腔医生还是患者，对保留外伤患牙的意识都不够强，而伴随着社会经济的发展，得益于医疗技术水平的提高和多学科理念的交叉互通，涌现出了更多的方法可以尽量保留外伤患牙。因此，新时代的口腔颌面外科医生，应当具备正确处理牙外伤的能力及治疗理念，准确掌握诊断标准及规范的治疗流程，加强不同学科专科医生之间的沟通和转诊，为患者提供优质高效的医疗服务。

牙外伤是指在突然的机械外力作用下，造成牙体硬组织、牙髓或者牙周组织不同程度的急性损伤。牙外伤可单独破坏上述一种组织，也可同时累及多种组织。牙外伤主要发生在前牙，常对患者的咀嚼功能、外观、面容甚至心理造成影响，是口腔急诊及口腔颌面外科的常见病、多发病。牙外伤好发于儿童青少年，老年人群牙外伤的发生率显著低于年轻人群。

牙外伤多由外力撞击牙齿引起，暴力、运动、交通事故和摔倒成为牙外伤的主要致病因素。摔倒在儿童和老年人中常见。由于缺乏经验和身体协调性未发育完全，儿童在早期学习走路时发生牙外伤的概率较高。而体育运动是青少年牙外伤的常见原因，在参加接触性运动（如足球、篮球等）的青少年中，每年有1.5%～3.5%的人发生牙外伤。除此之外，交通事故、用牙不当、癫痫发作甚至气管插管等医源性损伤也可能会造成牙外伤。

为了便于临床诊断、拟定治疗计划、指导预后，国际牙外伤协会（International Association of Dental Traumatology，IADT）提出了牙外伤分类法。根据临床表现，牙外伤分为牙齿硬组织和牙髓损伤、牙周组织损伤、支持骨损伤及口腔黏膜损伤四大类。其中，牙齿硬组织和牙髓损伤包括简单冠折（牙釉质损伤、牙釉质折断、牙釉质-牙本质折断）、复杂冠折、简单冠根折、复杂冠根折、根折等。牙周组织损伤可进一步细分为牙震荡、半脱位、脱出性脱位、侧方脱位、嵌入性脱位、撕脱伤。支持骨损伤包括牙槽窝骨壁骨折、牙槽突骨折、颌骨骨折。口腔黏膜损伤可分为牙龈或口腔黏膜挫裂伤、挫伤、擦伤。

牙外伤是一种临床类型复杂、损伤累及多种组织、治疗方法多样的疾病，在牙外伤的急诊救治中，医生需要联合多学科的治疗理念和手段，在紧急情况下给予准确的判断，进行正确、规范的治疗，以缓解患者疼痛，减少牙齿移位，改善预后。

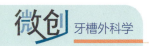

二、牙外伤的检查

充分的检查与正确的诊断是合理治疗牙外伤的前提。牙外伤常表现为涉及多个部位的复合性损伤，医生需要通过各项检查得出正确诊断，确定先后治疗顺序，给予患者预后最佳的治疗方案。牙外伤的检查可分为病史采集、临床检查和影像学检查。

（一）病史采集

检查时必须充分了解病史，为做出正确诊断、制订治疗计划做准备。一般要详细咨询全身病史和口腔病史，可参考下列内容进行病史采集：患者的姓名、年龄、性别、地址和联系方式，外伤发生的时间，外伤发生的地点，外伤发生的原因，外伤牙是否治疗过，既往是否有牙外伤史，全身健康状况等。

除了上述几个方面，在患者回答问题时，应观察患者的精神状况。患者回答问题时的反应能力反映了患者是否存在颅脑损伤及其精神状态（如醉酒、焦虑等），同时，根据患者受伤的地点、伤口深度、污染程度以及免疫接种史，评估是否需要采取破伤风预防措施（详见本章第三节）。

（二）临床检查

医生应对患者的全身情况、口腔颌面部损伤、外伤牙进行全面彻底的检查，并对情况进行及时记录。

全身情况检查：检查患者神志是否清醒、呼吸是否正常、神态表情是否淡漠、语言是否流利、肢体活动是否自如，判断患者是否存在颅脑损伤和全身器官损害，是否存在误吞或误吸的风险。如患者出现意识障碍、呼吸困难等紧急情况，应优先处理，抢救患者的生命，采取基础生命支持。

口腔颌面部检查：检查患者口腔颌面部是否有活动性出血和肿胀，判断口腔颌面部软组织的损伤程度和范围，是否有牙齿断片包埋其中；检查唇、舌系带是否撕裂；检查颌面部有无畸形，左右是否对称，比例是否协调，有无突出或凹陷，有无咬合错乱，开口度、开口型是否正常；触诊颌骨是否有异常动度。

外伤牙的检查：牙冠是否折裂及折裂的程度和走向，牙折面与牙龈关系，牙髓有无暴露，有无颜色改变；牙齿是否移位；是否存在咬合紊乱；牙齿是否存在叩痛；牙齿及牙槽骨是否存在异常动度；触诊牙槽突是否完整；牙髓活力测试；牙龈是否有活动性出血或渗血。

（三）影像学检查

所有外伤牙均需要进行影像学检查。可观察牙根是否发育完全；是否存在根折、牙根移位；牙周组织的损伤程度和牙周膜间隙是否有改变；牙槽骨是否有损伤；乳牙与继承恒牙牙胚的关系；陈旧性牙外伤是否存在牙根吸收，以及吸收方式等。

三、牙齿硬组织和牙髓损伤的处理

（一）简单冠折

冠折在恒牙外伤中发生率较高，多由摔倒造成，占各类型牙外伤的1/3左右。根据损伤的部位及程度，所采取的治疗方法及预后完全不同。

（二）牙釉质损伤

1）定义：牙釉质的不完全折裂，裂纹局限在牙釉质内，牙齿没有实质性缺损。

2）临床表现：单纯牙釉质损伤一般无自觉症状，肉眼观察往往容易忽略牙釉质表面的裂纹痕迹，但牙釉质损伤后，牙釉质折光率发生改变，当光线垂直于牙釉质裂纹照射时，光线出现强弱变化，很容易看到牙釉质裂纹的走向。因此，进行临床检查时可用一束光线照射牙齿，观察光线变化来检查牙釉质损伤。

3）影像学表现：影像学检查不易发现牙釉质裂纹，牙周膜间隙正常，牙周组织正常，但应注意观察是否存在牙根折断或移位。

4）治疗：单纯牙釉质损伤无需特殊治疗，存在咬合干扰时，可调低患牙咬合。裂纹明显时，可用流动树脂或牙釉质粘接剂封闭牙釉质表面，以免有色饮料、食品如红酒、香烟、可乐、茶和咖啡的染色。当同时伴有其他牙体、牙周组织损伤时，应优先对症治疗更为严重的症状。

5）复查及预后：单纯牙釉质损伤一般无需按时复诊，如有牙冠变色、牙齿疼痛等不适，应及时就诊。

（三）牙釉质折断

1）定义：牙齿有实质性缺损，但局限在牙釉质内，牙本质没有暴露。

2）临床表现：牙冠缺损局限在牙釉质层，未暴露牙本质，一般无自觉症状。探诊检查可以感觉牙体表面粗糙，边缘锐利，有时会划破唇、舌黏膜，温度测试一般不敏感。牙髓电活力测试有反应，但要追踪监测牙髓状态。

3）影像学表现：X线片可显示牙冠缺损程度、牙冠缺损与髓腔的关系、牙根发育阶段及根尖周组织是否正常，注意观察是否有根折。

4）治疗：对于少量牙釉质缺损，可将锐利的牙釉质边缘调磨抛光，避免刮伤口腔黏膜；牙釉质缺损较大伴有敏感时，可使用牙色复合树脂材料进行美学修复，恢复牙冠解剖形态和咬合关系，牙釉质表面精细抛光。

5）复查及预后：单纯牙釉质折断应在6～8周及1年后复诊，行X线检查（即使无临床症状或体征）评估牙周组织愈合程度，如有牙髓症状，应及时对症治疗。

（四）牙釉质-牙本质折断（未露髓）

1）定义：牙齿有实质性缺损，局限在牙釉质和牙本质，但不累及牙髓（图16-1A）。

2）临床表现：随着牙本质暴露，患牙常常会非常敏感，温度改变和咀嚼刺激时敏感加重。牙冠折断处牙本质暴露，近髓处的牙本质层过薄时呈粉红色，探诊极其敏感。温度测试敏感，牙髓活力下降，牙髓电活力测试如无反应，说明牙髓处于暂时休克状态，应定期监测牙髓状态。

3）影像学表现：X线片显示牙冠缺损接近髓腔，牙周膜影像可无改变，应观察牙根发育阶段及牙根是否有折断或移位。当怀疑唇颊软组织撕裂伤中有牙碎片或异物时，应行影像学检查。

4）治疗：应及时用药物覆盖，保护暴露的牙本质小管。不论牙本质面积暴露多少，都要进行间接盖髓治疗，以避免细菌侵入，促进牙髓康复和修复性牙本质的形成。临床上经常选择传统的盖髓材料氢氧化钙封闭牙本质小管，也可选择新型光固化硅酸钙盖髓剂TheraCal LC，再用玻璃离子临时充填。盖髓6～8周后，当有足够的修复性牙本质形成时，再

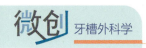

选择牙色树脂材料修复牙体缺损，精细抛光，恢复牙的生理功能及美观。当断冠完整可复位时，可采用断冠粘接复位，由于在椅旁一次性完成、操作时间比较短、可以精确地修复牙冠外形和表面形态，易获得满意的效果。

5）复查及预后：牙釉质-牙本质折断后，牙髓坏死的概率增加。因此保存活髓是首先应该选择的治疗方法，定期监测牙髓及根尖周状态，复查时间一般是在外伤后6~8周及1年，定期测试牙髓活力，通过X线检查了解根尖周及年轻恒牙的发育情况。牙髓一旦出现坏死，应及时进行牙髓治疗。

（五）复杂冠折

1）定义：牙齿折断损伤累及牙釉质和牙本质，牙髓暴露。

2）临床表现：牙冠折断达髓腔，可见牙髓暴露呈粉红色，局部可有血液渗出。探诊牙髓疼痛明显，对冷热刺激极其敏感，牙髓活力可通过探诊直观检查。

3）影像学表现：X线片显示牙冠缺损，髓腔暴露。注意观察年轻恒牙的牙根发育状态、牙根是否有折断或移位、根尖周组织是否有影响。当怀疑唇颊软组织撕裂伤中有牙碎片或异物时，应行影像学检查。

4）治疗：牙髓已经暴露的冠折，其治疗要考虑多种因素。要根据牙根发育阶段、牙髓暴露后污染程度、牙髓暴露后延迟的就诊时间来决定治疗方案。治疗方案包括直接盖髓术、活髓切断术、根尖诱导成形术、牙髓血管再生治疗或牙髓摘除术。

（1）年轻恒牙：根尖孔尚未形成，牙髓组织血运丰富、免疫力强，应去除感染，尽可能保存活髓。

a. 冠折露髓孔≤1mm，就诊时间在24小时以内：应在局部麻醉下，行直接盖髓治疗，使牙髓表面形成连续性硬组织生物屏障，促进牙根的继续发育。

b. 冠折露髓孔>1mm，就诊时间在24~72小时内：应在局部麻醉下，行活髓切断术。氢氧化钙、MTA及生物陶瓷如iRoot BP等具有优良的组织相容性和诱导作用，还具有抗菌性、边缘封闭性和低细胞毒性，可用于直接盖髓术和部分活髓切断术。

c. 牙髓严重感染：应清除感染牙髓、控制炎症，可采取牙髓血管再生治疗或根尖诱导成形术诱导牙根继续发育，获得根尖周组织愈合。

（2）根尖孔已经发育完全的恒牙：行直接盖髓术或活髓切断术预后常不理想，应摘除牙髓，行根管治疗，择期进行牙冠修复。

（3）牙外伤后，就诊时间延迟，已经造成牙髓坏死变性，牙冠变色：建议进行根管预备，控制感染后再行根管充填。观察1~2周后，进行树脂美容修复或冠修复。

5）复查及预后：年轻恒牙应尽量保存活髓，定期监测牙髓活力及根尖周状况，复查时间一般是在外伤后1个月、3个月、6个月、12个月，行影像学检查，可见修复性牙本质桥的形成，以后每半年复查1次，观察根尖周及年轻恒牙的发育情况。当牙髓出现坏死时，应及时进行牙髓治疗。对于经根管充填治疗后无症状且牙冠破坏过大的牙，应进行牙冠修复。

（六）冠根折

1）定义：折断累及牙釉质、牙本质和牙骨质，根据是否伴有牙髓暴露可进一步分为简单冠根折及复杂冠根折。

2）临床表现：牙冠的折断类型多种多样，可见典型的单一横向唇面折裂线、粉碎性折裂、纵向折裂等（图16-1B）。可伴有牙折片松动、移位，常附着于牙体或牙龈上。多伴有叩诊疼痛。如有牙髓暴露，则局部呈粉红色，探诊疼痛明显。温度测试敏感，一般牙髓电活力测试有反应。

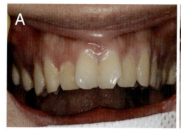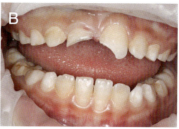

图16-1 牙折

注：A，牙釉质-牙本质折断（未露髓）；B，复杂冠根折。

3）影像学表现：X线片可显示牙冠、牙根折裂线的方向，牙髓未暴露。牙周膜可无改变。可通过CBCT，从不同平面查看和评估牙齿折裂情况。

4）治疗：复杂冠根折的治疗方案根据折裂的位置不同略有不同。

（1）应急处理：用牙弓夹板暂时性固定松动的牙冠断端，减少其活动对牙周的刺激。但是必须在外伤后几天内尽快做永久性治疗。

（2）垂直冠根折的患牙通常需要拔除，少数病例报告采用了通过粘接冠方断端减轻牙槽骨内折断部分松动的方式，但效果不确切。

（3）斜行冠根折：折断线位于冠中1/3，斜行向腭侧龈下2mm以内的冠根折。对于年轻恒牙，为使牙根继续发育完成，可行部分活髓切断术+断冠粘接术。对于牙根已经发育完全的恒牙，需要进行牙髓治疗、根管充填后，行纤维桩根管内固定及断冠粘接。

（4）恒牙冠根折达腭侧龈下2mm以上。对于剩余牙根长度足够的患牙，可拔除冠方断端，行牙冠延长术+桩核冠修复，或行牙根正畸/外科牵引延长术，待牙根再萌出后，行桩冠修复。

5）复查及预后：建议于1个月、3个月、6个月、12个月按时复诊，观察牙髓状态，同时行影像学检查，至少随诊至5年。牙髓可能在牙外伤很长时间后发生坏死，出现疼痛和牙冠变色、牙根吸收甚至牙龈脓肿。一旦发生牙髓症状，应及时采取根管治疗等相应治疗手段。

（七）根折

1）定义：牙根折断，包括根部的牙本质、牙骨质折断，根折平面的牙髓和牙周韧带受损。其按折线方向可分为水平根折、斜行根折和垂直根折。水平根折可发生于根尖1/3、根中1/3和根颈1/3。

2）临床表现：患者多自觉牙齿伸长、咬合疼痛，可见冠周牙龈出血，有时出现牙松动或移位、牙冠变长、咬合关系紊乱，可伴随牙槽突骨折。牙髓活力测试开始无反应，以后可能发生变化，要定期检测牙髓状态和牙冠颜色。

3）影像学表现：X线片是诊断根折的重要依据，也是判断损伤部位的依据。可以看到根折在不同部位的断裂线。但有些X线片的根折线并不明显，取决于投照的角度，这时可进行CBCT，获取更充分的影像学资料。

4）治疗：根折的治疗原则是减少根折断端的移位，并使其保持稳固。所以，要尽快将

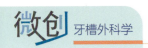

患牙断端复位，并以牙弓夹板固定4周（根折发生于根尖1/3、根中1/3），X线片检查复位效果。如果根折偏于颈部，应该延长固定时间至3～4个月。根据根折线位于牙根的不同位置，需要采取不同的治疗方法。

（1）根尖1/3根折：需调低患牙咬合，嘱患者进软食2～4周。当同时出现牙半脱位症状时，患牙可出现轻度松动、咬合不适，牙龈沟渗血。此时要行牙弓夹板固定术，以牙弓夹板固定4周，需长期追踪观察牙髓状态。若出现牙髓炎及根尖周炎症状，应及时行根管治疗。

（2）根中1/3根折：以尽量保存患牙为原则，当牙齿松动明显，牙冠向切端方向移位、不能咬合时，应在局部麻醉下复位患牙，行牙弓夹板固定术，固定患牙4周左右。调低咬合，定期复查X线片检查愈合情况。长期追踪观察牙髓状态，牙髓若有炎症或出现坏死，则需进行根管治疗。

（3）根颈1/3根折：断裂处靠近牙冠，如牙明显松动，此时应拔除折断的牙冠断端，保留牙根进行牙髓治疗后，做桩核冠修复。若牙根颈部1/3损失过多，而且剩余牙根长度足够，可考虑对牙根行正畸牵引延长，再做桩核冠修复。对于年轻恒牙，应行根尖诱导成形术后做初步牙冠修复，保持间隙，以利于牙根发育完成后进一步做桩核冠修复。老年人如伴有牙槽骨显著吸收、预后较差的情况，可考虑拔除。

（4）斜行根折：应拔除牙冠断端，如果根端不松动，可行正畸牵引，牙根移动到合适位置后，行桩核冠修复。根端损伤严重者，可拔除患牙。

（5）垂直根折：牙根纵裂至龈下，易引起牙周组织感染，多将患牙拔除。

5）复查及预后：复位根折牙齿后，通过牙弓夹板固定，提供稳定的环境，使牙根及牙槽骨愈合，并于外伤后1个月、2个月、4个月、6个月、12个月进行复查，随时监测根折牙的牙髓状态至少5年，若牙髓出现坏死症状，应及时采取根管治疗。牙髓或牙周感染严重时，应尽早将患牙拔除。

❯ 四、牙周组织损伤的处理

（一）牙震荡

1）定义：牙齿受到直接或间接外力撞击后造成的牙周膜轻度损伤，牙周膜充血或水肿，但没有松动和移位。

2）临床表现：患者自觉受外伤的牙齿变长、酸痛、咬合不适。患牙可有叩痛，无松动和移位，温度测试正常，牙髓电活力测试有反应，无牙龈沟渗血。通常没有牙体组织缺损或折断，有时可伴有牙釉质裂纹。

3）影像学表现：X线片显示患牙根尖周、牙周膜间隙正常，无显著增宽。

4）治疗：单纯牙震荡无需特殊治疗。嘱患者不要咬硬物，进软食2周，使患牙得到充分休息。必要时调低对颌牙咬合，减轻患牙负担。

5）复查及预后：监测患牙的牙髓状态，应在外伤后1个月及一年定期复查。若牙髓活力测试有反应，说明牙髓活力正常，无需处理；若牙髓活力测试无反应，或牙冠颜色改变，说明牙髓已经坏死，结合X线片检查，应立即行牙髓治疗。

（二）半脱位

1）定义：牙齿受到外伤后，造成牙周支持组织损伤，包括牙周膜纤维的撕裂、水肿或出血，患牙异常松动，但没有移位。

2）临床表现：患牙异常松动，但没有移位，叩诊疼痛，患者不能咬合，牙龈沟渗血。刚开始牙髓活力测试通常无反应，可能牙髓暂时处于休克状态，必须监测牙髓活力，判断牙髓状态。

3）影像学表现：X线片显示牙齿在牙槽窝内的位置正常，牙周间隙一般正常或轻微增宽。

4）治疗：通常不需要治疗。若患牙存在咬合创伤，应及时调低对颌牙咬合，嘱患者不要咬硬物，进软食2周，减轻患牙负担。对松动度过大的患牙，应行牙弓弹性夹板固定。

5）复查及预后：牙弓弹性夹板固定2周，应在外伤后3个月、6个月、12个月定期复查，监测患牙的牙髓状态。若牙髓活力测试有反应，说明牙髓活力正常，无需处理；若牙髓活力测试无反应，牙冠颜色改变，结合X线片检查说明牙髓已经坏死，应及时进行根管治疗。

（三）脱出性脱位

1）定义：牙齿在外力作用下，自牙槽窝向切端方向部分脱出，造成牙周膜附着破坏，根尖神经血管束完全断裂，牙髓组织损伤。

2）临床表现：临床检查可见患牙部分脱离牙槽窝（图16-2A），明显伸长，向切端移位，松动，牙龈淤血或出血，可伴有牙槽突骨折，疼痛明显。患牙的牙髓活力测试无反应。

3）影像学表现：牙齿明显移位，牙周间隙增宽，根尖部牙槽窝明显空虚，有时可见牙槽突骨折。

4）治疗：外伤后尽快复位脱出的患牙。在局部麻醉下，手法复位脱出的患牙，恢复正常咬合关系，牙弓弹性夹板固定，调低患牙咬合，嘱患者进软食2周，减轻患牙负担。

5）复查及预后：牙弓弹性夹板固定患牙2～4周。应在外伤后2周、1个月、3个月、6个月、1年、5年定期复查，监测患牙的牙髓状态，行X线片检查。若出现牙髓活力测试无反应、牙冠颜色改变、患牙叩痛明显、牙龈出现瘘管等症状，应及时行牙髓治疗。

（四）侧方脱位

1）定义：牙齿在外力作用下，偏离其长轴向侧方移位，造成牙周纤维韧带的损伤，可伴有牙槽窝的碎裂或骨壁骨折、牙髓组织损伤和咬合关系错乱。

2）临床表现：牙齿偏离其长轴，向唇侧或腭（舌）侧明显移位（图16-2B），牙齿可无明显松动，患者出现咬合紊乱。可伴有牙槽窝骨壁骨折、牙龈撕裂和出血。牙髓感觉消失，牙髓活力测试无反应。

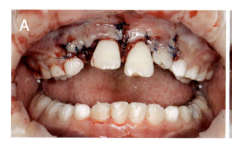
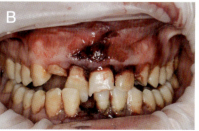

图16-2　牙脱位

注：A，脱出性脱位；B，侧方脱位。

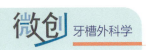

3）影像学表现：X线片显示牙根偏离中心，牙周膜间隙部分消失、部分增宽，有时伴牙槽骨骨折。

4）治疗：在局部麻醉下，将患牙手法复位至牙槽窝内，检查咬合关系是否恢复正常，行牙弓夹板固定术，调低患牙咬合，嘱患者注意保持患牙休息，勿咬硬物，减少温度刺激。

5）复查及预后：牙弓弹性夹板固定患牙4周。应在外伤后2周、1个月、3个月、6个月、1年、5年定期复查。复查时拍X线片，观察是否存在根尖炎症及牙根的外吸收，同时监测牙髓活力是否正常，观察牙冠颜色。若牙髓活力测试无反应、牙冠颜色改变、患牙叩痛明显、牙龈出现瘘管，说明牙髓已经坏死，应行牙髓治疗。

（五）嵌入性脱位

1）定义：牙齿沿长轴向牙槽窝深部移位，嵌入牙槽骨中，牙齿无松动，对牙周膜、牙槽骨、牙髓造成不同程度的损伤。

2）临床表现：临床牙冠变短，甚至全部嵌入，患牙可无明显松动、叩痛，牙髓活力、温度测试不敏感，牙髓活力测试无反应。

3）影像学表现：患牙向根尖方向移位，牙周韧带间隙部分或全部消失，可伴有牙槽骨骨折表现。

4）治疗：根据牙根发育的不同阶段、患者的年龄、牙嵌入的严重程度、牙槽骨的损伤程度来决定治疗方法。一般有三种治疗方法：自然再萌、正畸牵引和外科手术复位。

（1）牙根未发育完全的年轻恒牙：年轻恒牙的牙根未发育完全，根尖孔开放，血液循环丰富，愈合能力强，在牙周支持组织损伤不严重的情况下，采用自然再萌的方法可以减少对牙周组织的进一步损伤。但在观察周期中，如果出现牙髓症状或牙根吸收，应及时给予治疗。一般观察周期为6个月。如果在观察1个月内，嵌入的牙齿没有明显再萌的移动迹象，应该选用正畸牵引的方法使其复位。如果年轻恒牙嵌入的距离＞7mm，应考虑用外科或正畸的方法将患牙复位。

（2）牙根发育完成的恒牙：12～17岁患者的恒牙仍有自然再萌的可能，在嵌入＜7mm时，仍应首选自然再萌的方法，1个月内无明显移动迹象则选用正畸牵引的方法。嵌入＞7mm时，应首选外科手术复位的方法。对于17岁以上患者的恒牙，自然再萌的可能性很小，多首选外科手术复位或正畸牵引的方法。

5）复查及预后：自然再萌，应观察至少6个月，1个月内没有明显移动迹象，应及时调整治疗方案。正畸牵引及外科手术复位后，应采用牙周夹板固定4～8周。治疗过程中应随时监测牙髓状态，如果牙髓开始出现坏死，应及时拔除牙髓，行根管预备，用氢氧化钙糊剂暂时充填根管。牙根吸收和边缘骨丧失也是嵌入性脱位的常见并发症，应在2周、1个月、3个月、6个月、1年、5年定期复查。

（六）撕脱伤

1）定义：牙齿从牙槽窝中完全脱出，牙槽窝空虚，损伤累及牙周膜、牙龈组织，可伴有牙槽突骨折。

2）临床表现：应检查脱位牙与牙槽窝情况，脱位牙牙根是否发育完成、根面牙槽骨附着水平、牙周卫生状况、根面污染程度及颜色。检查牙槽窝内是否空虚，是否有血凝块，是否有异物及污物，是否伴有牙槽窝或牙槽骨骨折。检查牙龈是否有活动出血、肿胀或撕裂。同时，应注意询问脱位牙的储存方式及离体时间。

3）影像学表现：可见牙槽窝内空虚，牙槽窝硬骨板影像完整连续或骨折影像。

4）治疗：

（1）详细询问病史，明确患者受伤时间、地点、环境、原因，评估患者全身状况及生命体征。

（2）处理脱位牙：如患者伤后即刻将脱位牙齿复位至牙槽窝中，则仔细检查脱位牙的复位情况。若脱位牙表面存在严重污染，用生理盐水冲洗牙面；若局部清洁，不要再将脱位牙取出，只需用生理盐水清洁损伤局部。

如牙齿离体时间不足半小时，则用生理盐水冲洗脱位牙，去除表面污染物。如离体时间介于半小时到1小时之间，考虑可采用无菌纱布蘸取生理盐水轻轻擦拭牙根表面，去除坏死牙周组织。如离体时间介于1小时到2小时之间，建议纱布蘸取生理盐水擦拭牙根表面，去除坏死牙周组织，切忌用锐器刮除牙周膜组织，并于再植前对牙根表面进行药物处理。以上均为2周后行根管治疗。如离体时间超过2小时，可于体外行一次性根管治疗，纱布蘸取生理盐水去除牙周膜组织行一次根管治疗，并行牙周夹板固定。

（3）处理牙槽窝：局部浸润麻醉后，用生理盐水冲洗牙槽窝，去除折裂牙片、骨片或其他异物，可酌情去除牙槽窝内血凝块，避免血凝块影响脱位牙复位。切忌搔刮牙槽窝内壁，避免破坏过多牙周膜组织。如伴有牙槽窝骨壁骨折，可用镊子柄轻轻将其复位。

（4）拔牙钳夹持脱位牙旋转置于牙槽窝内，之后用手指轻柔向根方复位，保证脱位牙完全复位，切忌向根方施加过大压力。

（5）如有牙龈撕裂，缝合撕裂牙龈。

（6）制备牙弓夹板固定脱位牙。

（7）拍摄X线片和（或）CBCT确定复位情况。

（8）检查脱位牙咬合关系，磨除咬合干扰及早接触点。

（9）常规医嘱：全身应用抗生素，保持良好的口腔卫生，牙复位后短期内暂不用脱位牙咬合，进软食，对患牙加载轻咬合力刺激。受伤24小时内，注射破伤风抗毒素或破伤风人免疫球蛋白。外伤后2～4周酌情拆除牙周夹板，并定期复诊。

5）复查及预后：牙撕脱伤后应定期复诊。复查时间建议：1周时拍摄X线片，观察牙根愈合情况，监测牙髓活力，成年恒牙拔髓+氢氧化钙制剂根管内封药，拆除软组织缝线。2周时复诊拍摄X线片，观察牙根愈合情况，年轻恒牙监测牙髓活力，成年恒牙行根管治疗，拆除固定用牙周夹板（不伴有牙槽骨骨折者）。4周时复诊拍摄X线片，观察牙根愈合情况，年轻恒牙监测牙髓活力，伴有牙槽骨骨折者拆除牙周夹板。之后于3个月、6个月、1年、2年、5年、10年分别复诊，拍摄X线片，观察牙根情况，监测牙髓活力。

牙遭受外伤撕脱后，很有可能发生牙髓坏死、牙根外吸收、牙槽骨吸收等问题。尤其是对于就诊时患牙严重污染、口外干燥时间过长、患者自身牙周状况差的患者，勉强再植预后也较差，应向患者讲清病情及可能发生的风险，制订适合的治疗计划。

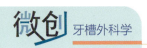

五、颌面部骨折的处理

（一）牙槽骨骨折

1）定义：牙槽窝受到外力撞击，导致牙槽窝完整性遭到破坏，从而出现牙槽窝骨壁骨折或牙槽突骨折，多发生在嵌入性脱位、侧方脱位和根折的牙外伤病例中。

2）临床表现：牙槽骨骨折片或牙槽突发生松动、移位，牙龈撕裂、出血、疼痛，同时伴有牙齿移位、松动，牙周膜和牙髓损伤，可引起咬合关系紊乱。

3）影像学表现：CBCT可以清晰地显示骨折线位置及走向。

4）治疗：局部麻醉下，手法复位脱位牙及松动、移动的牙槽骨骨折片或牙槽突，应摘除与骨膜已经分离的碎骨片，尽力复位牙槽窝骨壁的形态，恢复正常咬合关系，缝合软组织撕裂伤，最后进行牙弓夹板固定，调整咬合。

5）复查及预后：牙弓夹板固定4周，按术后1个月、2个月、4个月、6个月、12个月定期复查、追踪观察牙髓活力，至少观察至5年。

（二）颌骨骨折

1）定义：在突然的外力作用下，造成下颌骨或上颌骨的骨折，常累及牙槽骨或牙齿。

2）临床表现：患者面部肿胀、疼痛，张/闭口运动受限。口内可见骨折断端移位、牙龈台阶样移位、咬合关系紊乱，甚至牙龈撕裂出血，触诊可扪及移位的骨折线附近有台阶感、疼痛。骨折线上的牙松动或移位，累及神经者可能伴随相应区域的麻木感等神经症状。

3）影像学表现：CBCT或螺旋CT可以清晰地显示骨折线位置和走向，是否累及牙体硬组织或牙胚。

4）治疗：全身麻醉下，行颌骨骨折切开复位内固定手术，术后根据情况行颌间结扎牵引及牙弓夹板固定，恢复正常咬合关系。

5）复查及预后：分别于外伤后2周、1个月、3个月、6个月、1年定期复查，监测骨愈合情况及患牙的牙髓状态，如出现牙髓症状或相关阳性体征，应随时就诊，进行进一步治疗。

第二节　颌面部清创缝合

一、概述

口腔颌面部软组织挫裂伤是现代临床诊疗中常见的外伤类型，多由各类意外事故导致，如意外摔倒、交通事故、运动损伤、高处坠落等，患者致伤因素均较为明确。不同程度的伤口裂开是口腔颌面部软组织挫裂伤的基本特点，病情严重时会伴有颅颌面骨、神经或腺体等特殊结构的损伤。软组织在愈合过程中会有瘢痕组织形成，瘢痕过度增生甚至能够引起颌面部畸形，影响面容外观及功能。因而颌面部挫裂伤患者在承受严重躯体疼痛、功能障碍等不适的同时，心理精神状态也会受到重大影响。

软组织挫裂伤清创缝合术是颌面外科医生必备的临床基本技术，彻底的清创术可清除创口异物，去除细菌，使伤口尽可能达到或接近清洁伤口水平，从而尽量降低伤口感染风险。规范的缝合技术可及时关闭伤口，并尽可能减少瘢痕形成，减少创伤给患者身心带来的不利影响。

二、清创缝合的一般原则

1）对合并有失血性休克的患者，应首先纠正休克，对重要器官损伤严重、危及生命者应优先抢救生命，确保生命安全。在抢救患者的过程中，对于不影响患者生命体征的软组织损伤，可在患者生命体征平稳后择期治疗。

2）彻底清创：清创是将污染伤口变为清洁伤口，为组织愈合创造良好条件的方法。需要彻底全面检查伤口，必要时应用X线检查、CT扫描、超声检查等影像学技术，进一步排查残留异物，准确判断坏死组织。清创时应尽量彻底去除残存异物，修整坏死组织，并在手术中严格执行无菌操作。

3）缝合的原则与基本要求。

（1）原则：在彻底止血的基础上，自深层至浅层，对受损的软组织进行分层对位缝合，努力恢复组织原有层次及结构，以尽量达到一期愈合的目的。

（2）基本要求：伤口两侧组织要接触良好，正确对位；不同层次分别缝合。缝合时，伤口两侧组织应尽量等量、对称，尽可能消灭死腔，否则渗出液积聚在死腔内无法排出，不但延迟愈合，而且容易导致感染。应该在无张力或最小张力下进行缝合，以避免伤口裂开或愈合后瘢痕过度增生。缝合时如有一侧组织游离或半游离，应先缝合游离侧，后缝合固定侧，相反则易撕裂组织。缝合面颈部皮肤时，一般要防止创缘内卷或过度外翻，以免导致伤口对位接触不良和（或）愈合后瘢痕过度增生。为此，缝合应包含皮肤全层。进针时，针尖应与皮肤垂直，并使皮肤伤口两侧进针间距等于或略小于皮下间距，才可达到满意效果。伤口两侧进出针间距大于皮下间距，易造成皮肤创缘内卷；相反，进出针间距显著小于皮下间距，则会导致伤口过度外翻。

在微创清创缝合中，对进针点与创缘的距离和针距有一定要求，以保持伤口两侧创面接触贴合、无明显裂隙。具体要求因手术性质和部位不同而有所差异。一般缝合面部挫裂伤时，进出针距创缘的边距应为2～3mm，针距3～5mm；颈部手术缝合边距3mm，针距5mm；舌体组织针距和边距均应增至5mm以上。

缝合的组织伤口断面之间不能夹有其他组织，以免影响软组织愈合。缝合后打结的松紧要适度：过紧会压迫创缘，影响血供，甚至造成组织撕裂；过松使创缘接触不良，出现间隙，以致发生伤口愈合不良、渗出过多，甚至感染，还可因局部张力过大，导致组织愈合时瘢痕过度增生。

在功能部位（如口角、鼻翼、眼睑等部位）要避免过长的直线缝合，以免愈合后瘢痕直线收缩，导致组织器官移位。对于张力过大的伤口，应进行潜行分离和减张缝合。

选用合适的缝线：皮下筋膜层缝合一般选用4/0～5/0可吸收缝线，真皮层缝合一般选用5/0～6/0可吸收缝线，颜面部皮肤缝合一般选用6/0～7/0单丝尼龙线。

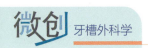

▶ 三、清创缝合的一般流程

（一）病情评估和术前准备

在清创缝合之前，必须进行全身全面的病情评估。确定患者生命体征平稳，患者的气道、呼吸、循环均正常，检查神经、血管、肌腱、骨骼等受伤情况，向患者交代病情，让其有合理的期望值，做好真实而详细的病历记录并完善相应医疗文书。

1）皮肤、皮下组织评估：①有活力的正常皮肤，血运好、颜色正常、真皮层下健康、皮下组织牢固贴合；②可能需要去除的组织，血运差、颜色发暗、皮下脂肪有瘀斑；③必须清除的组织，无血运、皮肤颜色发黑、与皮下组织完全撕脱、重度污染。

2）筋膜、肌肉评估：相应组织的颜色及血供、柔韧性及收缩性。

3）骨与骨膜评估：①可能需要清除的组织，骨膜内瘀斑；②必须清除的组织，骨膜与周围组织完全游离。

4）神经损伤程度评估：①神经受压，剧痛、感觉迟钝；②神经损伤，疼痛刺激无反应、无反射；③神经断裂，功能丧失。

5）感染程度评估：具备以下三项或以上的伤口为高危感染伤口。增加伤口感染风险的局部或全身因素：①局部因素，伤口长度>5cm，受伤时间>24小时，伤口局部污染重、深度深、较多异物残留，难以彻底清创。②全身因素，老年（年龄≥80岁）、吸烟、糖尿病、恶性肿瘤病史、肺功能不全、慢性肾衰竭、肥胖、营养不良、免疫功能低下（艾滋病、肝炎、脾切除术后、中性粒细胞减少症，长期使用免疫抑制剂、化疗药物等）、遗传性疾病或获得性结缔组织病。

（二）伤口周围清洗消毒

对伤口进行清创及麻醉前，应先将伤口周围的皮肤或黏膜清洗消毒。

（三）麻醉

局部浸润麻醉：为最常用的麻醉方式。0.5%～1.0%利多卡因+1/20万U肾上腺素或阿替卡因肾上腺素注射液最为常用。

神经阻滞麻醉：颌面部伤口局部浸润麻醉可能会使局部组织肿胀明显，甚至导致重要的局部解剖标志变形移位，如唇红边缘、发际线或眉毛。在这些情况下，应行神经阻滞麻醉。常使用下牙槽神经阻滞麻醉、颊神经阻滞麻醉、舌神经阻滞麻醉、颏神经阻滞麻醉、眶下神经阻滞麻醉等。

全身麻醉：适用于精神紧张焦虑、躁动不安的患者，或者是巨大、复杂的软组织挫裂伤，以及伴有骨折或腮腺导管、面神经损伤等，涉及其他重要器官的情况。

（四）伤口内部冲洗

1）冲洗目的：冲去附着在伤口上的病原微生物和污染物颗粒，从而降低伤口病原微生物载量、清除伤口坏死组织碎屑和污垢、加速愈合。注意避免因冲洗导致的继发损伤，包括水肿、气肿、将污染物颗粒或异物冲洗到更深部位等。

2）冲洗工具：可采用医用冲洗球、注射器、袋装生理盐水连接输液管或压力可控、水温可控、有冲洗量和冲洗时间显示并能自动记录的专业伤口冲洗设备。

3）冲洗液：冲洗液的作用是作为载体将污染物带出伤口、包裹或使污染物脱离伤口表面、直接杀灭或抑制病原体生长等。常见的冲洗液有生理盐水、聚维酮碘溶液、氯己定溶液等。

4）冲洗时间及冲洗量：伤口冲洗时间和冲洗量取决于伤口的大小、深度和污染程度，目标是尽可能将污染物去除，将伤口冲洗干净。对于污染程度较高的伤口，建议根据具体情况冲洗15～20分钟。

冲洗的同时可加用无菌棉球或纱布擦拭创面：对于污染重、受伤时间长（超过6小时）的伤口，可考虑借助棉球或纱布的机械摩擦力剥离纤维蛋白膜、去除污染物。但要小心棉球和纱布的纤维勿残留在伤口中。

（五）伤口方向修正与组织修整

对于颌面部软组织伤口，伤口的位置和走向与伤口愈合的质量、瘢痕形成、局部外形和功能的恢复效果密切相关。

尽可能沿皮肤张力松弛线（relaxed skin tension line，RSTL）方向修正伤口。沿RSTL方向修复裂伤，皮肤张力最小，术后瘢痕轻，有望取得最佳美学效果。如伤口垂直于RSTL，皮肤张力大，术后瘢痕增生、明显。

锯齿状伤口：如裂伤边缘平行于RSTL，修整锯齿状边缘；如平行于最大延展线（line of maximum extension，LME），可保留锯齿状边缘，使愈合后瘢痕呈不规则线，视觉上分段瘢痕，使瘢痕显得不明显。

梭形伤口：若梭形伤口长度小于宽度的2.5～3.0倍，缝合后伤口常形成猫耳，影响伤口外观，常需修整。可修整去除伤口两极多余皮肤组织，使梭形伤口的长度变为宽度的2.5～3.0倍，减少伤口缝合后猫耳形成，使缝合后皮肤平整美观。

猫耳修整：软组织外伤可能导致组织移位，清创后应尽量复位组织，以减少伤口两侧组织长短不一的现象发生。如确实出现伤口两侧组织长短不一的现象，缝合伤口后出现猫耳，应及时修整。修整猫耳时，应在伤口两端中选取相对隐蔽的一段，向组织相对冗余的一侧行逆行切口，并修剪冗余组织，再行对位缝合。

（六）缝合

1）缝合时机：急诊伤口清创越早越好，尽量少于6小时。冲洗伤口内部后，对于伤后时间短和污染轻的伤口可予以缝合。对于有增加感染风险的局部和全身因素者（如污染和感染伤口、伤口>5cm、钝性伤、糖尿病、血管性病变等）应谨慎进行一期缝合。

2）缝合的基本方法。

（1）单纯间断缝合：适用于无组织缺损、边缘整齐、张力不大的伤口，将切开的组织边缘对正缝合。在口腔颌面外科手术中，肌肉、筋膜、皮肤等以间断缝合为主。一般用正缝法，即结扣在组织层面上方。若缝合皮下，为减少线头对组织愈合的影响，也可采用反缝法，即结扣在组织层面下方。对于软腭及舌部缝合，也可采用双圈式缝合法，其比一般的间断缝合更为牢靠，且具有轻度外翻的作用。间断缝合的优点是可以使创缘对合整齐，万一出现一针断线或松脱不致影响全局；缺点是缝合速度较慢。

（2）连续缝合：连续缝合分为单纯连续缝合和连续锁边缝合。前者少用，仅用于移植皮片自身嵌接处和供区的缝合；后者多用于牙槽黏膜的缝合。连续缝合的优点是速度较快；缺点是可能发生断线引起的缝线松脱，且伤口对位欠佳。

（3）褥式缝合：适用于创缘较薄的黏膜、松弛的皮肤以及有内卷现象的创缘缝合。其特点是有更多的创缘组织面外翻接触，以保证伤口愈合。口内黏膜缝合时褥式缝合应用较

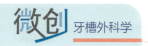

表16-1 伤口感染的分类和抗生素使用

严重性	症状、体征	治疗方案	特别考虑
未感染	无脓性分泌物及炎症	局部外用抗生素即可	无
轻度感染	伤口周围蜂窝织炎直径<2cm，至少出现以下两种情况：红斑、硬结、疼痛、化脓、发热；仅限于皮肤或表面组织；无全身性疾病	无周围蜂窝织炎的脓肿：切开引流、破房、干燥敷料覆盖；浅表感染（如脓疱、擦伤、撕裂伤）：局部外用莫匹罗星；深部感染：口服青霉素、第一代头孢菌素、大环内酯类或克林霉素	甲氧西林耐药金黄色葡萄球菌（MRSA）感染：外用莫匹罗星，口服甲氧苄啶/磺胺甲噁唑或口服四环素
中度感染	至少出现下列情况之一：伤口周围蜂窝织炎直径>2cm，深部组织脓肿、坏疽、感染累及筋膜或肌肉、肌腱、关节、骨骼、淋巴管炎	蜂窝织炎：口服青霉素或第一代头孢菌素，如过敏可口服克林霉素或红霉素；咬伤创面：口服阿莫西林/克拉维酸，如过敏可口服强力霉素或甲氧苄啶/磺胺甲噁唑，或氟喹诺酮+克林霉素	甲氧苄啶/磺胺甲噁唑治疗MRSA；免疫功能低下或无法口服者需要静脉滴注抗生素
严重感染	酸中毒、发热、高血糖、低血压、白细胞增多、精神状态改变、心动过速、呕吐	输液治疗：青霉素、第一代头孢菌素、克林霉素或万古霉素；咬伤：氨苄西林/舒巴坦钠、厄他培南或强力霉素	MRSA引起的蜂窝织炎：利奈唑林、达托霉素或万古霉素；咬伤：氨苄丁西林/舒巴坦或头孢西宁
尽管经验性治疗仍进行性感染	感染呈全身性，出现新症状，如发热、代谢不稳定等	治疗应以革兰染色和培养结果以及药敏结果为指导	MRSA感染：万古霉素、利奈唑林或达托霉素；若伤口感染好转，考虑改用口服甲氧苄啶/磺胺甲噁唑

（二）破伤风的预防

破伤风一旦发病，致死率高，对于外伤患者，破伤风的预防显得尤为重要。其主要原则为强调主动免疫，必要时加用被动免疫（表16-2）。

表16-2 破伤风疫苗预防接种方案

既往免疫史	最后1剂疫苗注射至今的时间	清洁伤口		不洁伤口及污染伤口	
		主动免疫	被动免疫	主动免疫	被动免疫
非全程免疫/不详	—	全程免疫	不需要	全程免疫	注射破伤风免疫球蛋白（HTIG）或破伤风抗毒素（TAT）/F（ab'）2
全程免疫	<5年	不需要	不需要	不需要	不需要
	5~10年	不需要	不需要	注射1剂破伤风类毒素疫苗（TTCV）	不需要

既往免疫史	最后1剂疫苗注射至今的时间	清洁伤口		不洁伤口及污染伤口	
		主动免疫	被动免疫	主动免疫	被动免疫
全程免疫	>10年	注射1剂破伤风类毒素疫苗（TTCV）	不需要	注射1剂破伤风类毒素疫苗（TTCV）	不需要

（三）颜面部抗瘢痕治疗与防止色素沉着

1）拆线后2周开始，可按医嘱规律使用减轻瘢痕的药物或弹力带压迫，以减轻瘢痕增生。

2）激光治疗：拆线结痂脱落后，也可通过激光治疗减轻瘢痕形成，特别是对于通过既往病史或家族病史推测存在瘢痕增生或瘢痕疙瘩趋势的患者。

3）颜面部防晒：术后60天内局部最易色素沉着，应做好防晒，防止颜面部伤口愈合后色素沉着。

（四）心理干预与康复

当患者遭遇一些创伤性重大负面事件时，患者内心的平衡被打破，内心的紧张焦虑情绪不断加剧，引发不安全、失控、恐慌、不平衡。危险感（衍生焦虑）和失落感（衍生抑郁）可伤害患者，导致心理危机，甚至引起创伤后应激障碍（PTSD），严重影响患者的工作生活和社会功能。此时，对颌面部外伤患者需要进行心理干预。通过对不同创伤患者制订合适的、个体化的康复计划，改善患者的心理状态，使患者重返正常生活和工作岗位，尽量恢复社会功能。

第三节　颞下颌关节脱位

▶ 一、概述

髁突脱出关节窝以外，超越了关节运动的正常限度，以致不能自行复回原位者，称为颞下颌关节脱位。资料显示，颞下颌关节脱位患者在全身关节脱位患者中的占比为2.5%～3.0%。颞下颌关节脱位按部位可以分为单侧脱位和双侧脱位，双侧脱位更为常见；按性质可分急性脱位、复发性脱位和陈旧性脱位；按髁突脱出的方向、位置可分前方脱位、后方脱位、上方脱位以及侧方脱位。前方脱位常在大张口时发生，一些日常动作如打哈欠、大笑、咀嚼大块食物，以及口腔或胃镜检查的过程中翼外肌未能及时放松而持续收缩导致脱位。后方脱位、上方脱位以及侧方脱位主要见于外力损伤，其脱位的方向、位置由打击的力量和方向决定，并常伴有下颌骨骨折和颅脑损伤症状。临床上以急性和复发性前方脱位较常见。

▶ 二、临床表现

急性前方脱位可为单侧，也可为双侧。

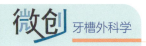

📍 二、各间隙感染特征及处理原则

（一）眶下间隙感染

1）解剖位置：眶下间隙位于眶下方，上颌骨前壁与面部表情肌之间。间隙中有从眶下孔穿出的眶下神经、血管以及眶下淋巴结，行走于肌间的内眦动脉、面静脉及其与眼静脉、眶下静脉、面深静脉的交通支。

2）感染来源：多为牙源性感染，常来自上颌尖牙、第一前磨牙和上颌切牙的根尖化脓性炎症和牙槽脓肿。此外，也可因上颌骨骨髓炎的脓液穿破骨膜或上唇底部与鼻侧的化脓性炎症扩散至眶下间隙引起。

3）临床特点：感染急性期多表现为眶下区肿胀，局部皮肤发红、张力增大，眼睑水肿、睑裂变窄，鼻唇沟消失（图16-4A）。脓肿形成后，眶下区及对应口腔前庭沟常有明显肿胀、压痛，可扪及波动感，并伴随不同程度的疼痛。眶下间隙感染可向眶内直接扩散，形成眶内蜂窝织炎；亦可沿面静脉、内眦静脉、眼静脉向颅内扩散，并发海绵窦血栓性静脉炎。

4）治疗：眶下间隙蜂窝织炎阶段可全身应用抗菌药物；脓肿形成后，应及时切开引流。按低位引流原则，切口常位于口内上颌尖牙及前磨牙唇侧口腔前庭黏膜转折处，横行切开黏骨膜达骨面，用血管钳向尖牙窝方向钝性分离脓肿，使脓液充分引流，生理盐水冲洗脓腔，留置引流条，次日更换，积极抗感染治疗。待炎症控制后，应立即处理患牙。

（二）颊间隙感染

1）解剖位置：广义的颊间隙指颊部皮肤与颊黏膜之间颊肌周围的间隙。间隙内包含蜂窝结缔组织、颊脂垫、颊淋巴结、颌上淋巴结等，有面神经分支、腮腺导管、面动脉、面静脉穿行。狭义的颊间隙指咬肌与颊肌之间的一个狭小筋膜间隙，其内包含颊脂垫，也称为咬颊间隙。颊间隙借血管、颊脂垫及脂肪结缔组织与颞下间隙、颞间隙、咬肌间隙、翼下颌间隙、眶下间隙相通，成为感染相互扩散的通道。

2）感染来源：颊间隙感染常来自上、下颌磨牙的根尖周脓肿或牙槽脓肿；也可由颊部皮肤损伤、颊黏膜溃疡继发感染，或颊、颌上淋巴结的炎症扩散所致；此外，下颌阻生智齿拔除后的感染扩散也可能导致颊间隙感染。

3）临床特点：颊间隙感染的临床特点取决于脓肿形成的部位。脓肿位于颊部皮下或黏膜下时，病程进展缓慢，脓肿波及的范围较为局限（图16-4B）；脓肿累及颊脂垫时，炎症发展迅速，肿胀波及整个颊部，并可向相邻间隙扩散，形成多间隙感染。

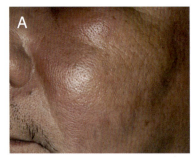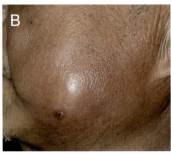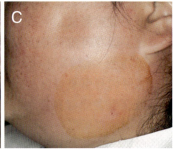

图16-4 颌面间隙感染

注：A，左眶下间隙感染；B，左侧颊间隙感染；C，下颌下间隙感染。

4）治疗：颊间隙感染脓肿形成前，可全身应用抗菌药物。脓肿形成后，应根据脓肿部位决定由口内或从面部做切开引流。口内切口应在脓肿低位，即在口腔前庭、下颌龈颊沟之上切开。颊部皮下脓肿可在脓肿浅表皮肤沿皮纹切开。广泛颊间隙感染的切口位置多位于下颌骨下缘1～2cm处，平行于下颌骨下缘切开，向上潜行钝性分离脓肿（注意避免损伤面神经下颌缘支及面动脉、面静脉等），进入颊部脓腔，使脓液引流，用生理盐水充分冲洗，留置引流条。

（三）颞间隙感染

1）解剖位置：颞间隙位于颧弓上方的颞区，颞肌将其分为颞浅间隙与颞深间隙两个间隙。颞间隙借脂肪结缔组织与颞下间隙、咬肌间隙、翼下颌间隙、颊间隙相通。

2）感染来源：颞间隙感染常由邻近间隙感染扩散引起，包括咬肌间隙、翼下颌间隙、颞下间隙、颊间隙等的感染。此外，由化脓性中耳炎、颞乳突炎等耳源性感染，颞部皮肤疖、痈，外伤导致的继发性感染也可波及颞间隙。

3）临床特点：颞间隙感染急性期常表现为颞部凹陷性水肿、压痛、咀嚼痛、开口受限等，如伴有相邻多间隙感染，可同时伴有腮腺咬肌区、颊部、眶部、颧部等区广泛肿胀。脓肿形成后，颞浅间隙脓肿可触及波动感，颞深间隙脓肿需借助影像学检查或局部穿刺才能明确诊断。由于颞肌坚厚且颞筋膜致密，深部脓肿难以自行穿破，长期积存于颞骨表面可引起颞骨骨髓炎，严重者感染可从骨缝进入脑膜，引起脑膜炎、脑脓肿等并发症，危及生命。

4）治疗：继发于相邻间隙感染的颞间隙感染在形成脓肿之前，炎症多随其他间隙脓肿切开引流后逐渐消退。但一旦形成脓肿，应及时切开引流。颞浅间隙脓肿切口设计可位于颞部发际内，做单个皮肤切口，钝性分离，充分引流、冲洗。颞深间隙脓肿可做两个以上与颞肌纤维方向一致的直切口。当怀疑伴有颞骨骨髓炎时，可沿颞肌附着做弧形切口，切开颞肌附着，翻起颞肌，使颞骨鳞部敞开引流，如发现骨面粗糙或影像学检查明确骨髓炎发生，应积极行死骨及病灶清除术。如为多间隙感染，则还应在下颌下区另做一平行于下颌骨下缘的切口，钝性分离至上下贯通，充分引流。

（四）颞下间隙感染

1）解剖位置：颞下间隙位于颅中窝底，其内除了脂肪结缔组织，还有上颌动、静脉，翼静脉丛，三叉神经上、下颌支的分支走行，与颞间隙、翼下颌间隙、咽旁间隙、颊间隙等相通。此外，颞下间隙还可借眶下裂、卵圆孔和棘孔分别与眶内、颅内相通，借翼静脉丛与海绵窦通连。

2）感染来源：多由相邻间隙如翼下颌间隙等的感染扩散而来；也可因上颌结节、卵圆孔、圆孔阻滞麻醉时带入感染；或由上颌磨牙的根尖周感染或拔牙后感染引起。

3）临床特点：颞下间隙位置深、隐蔽，感染发生时外观常不明显，有深压痛，并伴有不同程度的开口受限。当伴有相邻间隙感染时，可有颞部、腮腺咬肌区、颊部和口内上颌结节区肿胀。当伴有颅内感染或海绵窦静脉炎时，可出现同侧眼球突出、眼球运动障碍、眼睑水肿、头痛、恶心等症状。

4）治疗：应及时使用抗菌药物，在影像学检查或穿刺有脓液时，应及时切开引流。口内切口常位于上颌结节外侧前庭黏膜转折处，用血管钳沿下颌支冠突内侧向后上钝性分离至脓腔，充分引流、冲洗。口外多沿下颌角做弧形切口，切断颈阔肌，通过下颌支后缘与

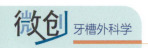

翼内肌之间进入脓腔。若伴有相邻间隙感染，应与相邻间隙贯通一并引流。

（五）咬肌间隙感染

1）解剖位置：咬肌间隙位于咬肌与下颌支外侧骨壁之间，借颊脂垫、咬肌神经、血管与颊间隙、翼下颌间隙、颞间隙、颞下间隙等相通。

2）感染来源：主要来自下颌智齿冠周炎，下颌磨牙的根尖周炎、牙槽脓肿；也可由相邻间隙如颞下间隙感染扩散引起；或由化脓性腮腺炎波及。

3）临床特点：咬肌间隙感染多表现为以下颌支及下颌角为中心的咬肌区肿胀、变硬、压痛伴明显开口受限，较难触及波动感。由于咬肌肥厚坚实，脓肿难以自行破溃，若炎症持续1周以上，压痛点局限或有凹陷性水肿，经穿刺有脓液时，应及时切开引流。否则，由于长期脓液蓄积，易形成下颌支的边缘性骨髓炎。

4）治疗：咬肌间隙处于蜂窝织炎时期时，应全身应用抗菌药物，可局部使用物理疗法。穿刺或影像学检查发现脓肿形成后，应及时切开引流。临床上常用口外途径切开引流。口外从下颌支后缘绕过下颌角，距下颌缘2cm处切开，切口长3～5cm。逐层切开皮下组织、颈阔肌以及咬肌在下颌角区的部分附着，用骨膜分离器由骨面推起咬肌进入脓腔，引出脓液。冲洗脓腔后，建立充分的引流通道。如发现有边缘性骨髓炎，在脓液减少后应早期行病灶刮除术。在感染缓解或得到控制后，应及早治疗或拔除患牙。

（六）翼下颌间隙感染

1）解剖位置：翼下颌间隙位于下颌支内侧骨壁与翼内肌外侧面之间。此间隙中有从颅底卵圆孔出颅的下颌神经分支及下牙槽动、静脉穿过，借脂肪疏松结缔组织与相邻的颞下间隙、颞间隙、颊间隙、下颌下间隙、舌下间隙、咽旁间隙、咬肌间隙等相通，经颅底血管、神经与颅内相通。

2）感染来源：翼下颌间隙感染主要来自下颌智齿冠周炎、下颌磨牙根尖周炎，也可由下牙槽神经阻滞麻醉时消毒不严或拔下颌第三磨牙时创伤过大所致，或由相邻间隙如颞下间隙、咽旁间隙等的感染波及。

3）临床特点：翼下颌间隙感染常伴有牙痛史、开口受限、咀嚼食物及吞咽疼痛。口内检查可见翼下颌皱襞处黏膜水肿，局部深压痛，但难以触及波动感，需穿刺才可确定脓肿形成。炎症向邻近间隙扩散可形成颞下间隙、咽旁间隙、下颌下间隙、颌后间隙等多间隙的感染。

4）治疗：在翼下颌间隙感染初期，应全身用抗菌药物以控制炎症的发展和扩散。脓肿形成后，可从口内或口外进行脓肿切开引流。临床上常采用口外途径，与咬肌间隙感染切口相似，在分离暴露下颌角下缘时，在其内侧切开部分翼内肌附着及骨膜，用骨膜分离器剥开翼内肌后进入间隙，引流脓液，充分冲洗脓腔，建立引流通道。

（七）舌下间隙感染

1）解剖位置：舌下间隙位于舌和口底黏膜之下，下颌舌骨肌及舌骨舌肌之上。由颏舌肌及颏舌骨肌将舌下间隙分为左、右两部分，两者在舌下肉阜深面相连通。舌下间隙后上与咽旁间隙、翼下颌间隙相通，后下通入下颌下间隙。

2）感染来源：舌下间隙感染多源于下颌牙的牙源性感染，口底黏膜损伤、溃疡以及舌下腺、下颌下腺导管的炎症。

3）临床特点：舌下间隙感染表现为一侧或双侧舌下肉阜或颌舌沟区口底肿胀，黏膜充血，舌体被挤压抬高、推向健侧，出现言语、进食、吞咽等受限和疼痛。感染向口底后份扩散时，可能出现张口受限和呼吸不畅。脓肿形成后，在口底可触及波动感。如自发穿破，则有脓液溢出。如感染为唾液腺来源，下颌下腺导管口可有脓液排出。相邻间隙受累时，可出现相应颌周及下颌下脓肿的临床症状。

4）治疗：脓肿形成之前，应全身服用抗菌药物，控制炎症的发展。脓肿形成后，一般在口底肿胀最明显区或波动区，与下颌体平行切开黏膜，钝性分离进入脓腔，充分引流。注意勿损伤口底重要解剖结构，如舌神经、舌动脉、下颌下腺导管等。对已溃破者，沿溃破口稍加扩大，置入引流条即可。如形成下颌下脓肿，应及时由下颌下区做切开引流。

（八）咽旁间隙感染

1）解剖位置：位于咽腔侧方的咽上缩肌与翼内肌和腮腺深叶之间。由茎突及附着其上的诸肌将该间隙分为前、后两部。前间隙小，其中有咽深动脉、静脉及淋巴走行；后间隙大，有出入颅底的颈内动脉、静脉，第9至第12对脑神经及颈深上淋巴结等穿行。咽旁间隙与翼下颌间隙、颞下间隙、舌下间隙、下颌下间隙及咽后间隙相通，也可通过血管神经束上通颅内，下连纵隔，成为感染蔓延的途径。

2）感染来源：多由下颌智齿冠周炎引起，也可由腭扁桃体炎以及相邻间隙感染扩散导致。偶尔继发于腮腺炎、耳源性炎症和颈深上淋巴结炎。

3）临床特点：主要表现为咽侧壁红肿、腭扁桃体突出，可波及同侧软腭、腭舌弓和腭咽弓，腭垂被推向健侧。如伴有翼下颌间隙、下颌下间隙的炎症，则咽侧及颈上部肿胀更为广泛明显。患者自觉吞咽疼痛、进食困难、开口受限，如伴有喉水肿，可出现声音嘶哑，以及不同程度的呼吸困难和进食呛咳。间隙内含疏松结缔组织，感染易于扩散，若累及咽后间隙、咽旁间隙、下颌下间隙等处的颈深筋膜间隙，感染易通过筋膜间隙的平面扩散，向下蔓延而形成纵隔脓肿。

4）治疗：咽旁间隙位置深在，一般采用穿刺方法确认脓肿是否形成。经口内翼下颌皱襞内侧进入咽上缩肌与翼内肌之间，抽出脓液，立即行切开引流。脓肿切开分为口内途径和口外途径。开口无明显受限的患者可采用口内途径，在翼下颌皱襞稍内侧纵向切开黏膜层，用血管钳顺翼内肌内侧钝性分离进入脓腔。口外切口以患侧下颌角为中心，距下颌骨下缘2cm做约5cm长的弧形切口，分层切开皮肤、皮下、颈阔肌后，顺翼内肌，用血管钳向前、上、内方向钝性分离进入咽旁间隙，放出脓液后充分冲洗脓腔，建立引流通道。

（九）下颌下间隙感染

1）解剖位置：下颌下间隙位于下颌下三角内，周界与下颌下三角相同。间隙内包含下颌下腺和下颌下淋巴结，并有面动脉、面静脉、舌神经、舌下神经通过。下颌下间隙向上经下颌舌骨肌后缘与舌下间隙相连续，向后内毗邻翼下颌间隙、咽旁间隙，向前通颏下间隙，向下借疏松结缔组织与颈动脉三角和颈前间隙相连。

2）感染来源：常为牙源性感染，由下颌智齿冠周炎、下颌后牙根尖周炎、牙槽脓肿等感染造成；也见于下颌下淋巴结炎扩散；化脓性下颌下腺炎也可导致。

3）临床特点：早期表现为下颌下淋巴结炎，见下颌下区丰满，检查有明确边界的淋巴结肿大、压痛。炎症向淋巴结外扩散形成蜂窝织炎，表现为下颌下三角区肿胀，下颌骨下缘轮廓消失，皮肤紧张、压痛，按压有凹陷性水肿。脓肿形成后，中心区皮肤充血，可触及明显波动。如感染向舌下间隙扩散，可伴有口底后份肿胀、舌运动疼痛、吞咽不适等

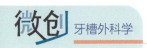

症状。

4）治疗：脓肿形成前，应全身使用抗菌药物。脓肿形成后，因下颌下间隙范围较广，脓腔较大，切口部位、长度应参照脓肿部位决定。一般在下颌骨体部下缘以下2cm做与下颌骨下缘平行的切口，切开皮肤、颈阔肌后，用血管钳钝性分离进入脓腔。如为淋巴结内脓肿，应分开淋巴结包膜，同时注意多个淋巴结脓肿的可能，分别予以引流。

（十）颏下间隙感染

1）解剖位置：颏下间隙位于舌骨上区，为以颏下三角为界的单一间隙。间隙内有少量脂肪组织及淋巴结，借下颌舌骨肌、颏舌骨肌与舌下间隙相隔。两侧与下颌下间隙相连，感染易相互扩散。

2）感染来源：多来自淋巴结炎症。下唇、颏部、舌尖、口底舌下肉阜、下颌前牙及牙周组织的各种炎症、溃疡、损伤等均可引起颏下淋巴结炎，然后继发颏下间隙蜂窝织炎。

3）临床特点：由于颏下间隙感染多由淋巴结炎症扩散引起，故病情一般进展缓慢。早期仅局限于淋巴结肿大，临床症状不明显。当淋巴结炎症扩散至淋巴结外后，才引起间隙蜂窝织炎。此时，肿胀范围扩展至整个颏下三角区，皮肤充血、发红，有压痛。脓肿形成后，局部皮肤呈紫红色，扪压有凹陷性水肿及波动感。感染向后波及下颌下间隙时，可表现出相应的症状。

4）治疗：脓肿形成后，可在颏下肿胀最突出处做横向皮肤切口，钝性分离颈阔肌达颏下间隙，充分暴露脓腔，引流脓液，冲洗，建立引流通道。

（十一）口底多间隙感染

1）解剖位置：下颌骨与舌及舌骨之间有多组肌群，其走行互相交错，在肌与肌之间、肌与下颌骨之间形成多个间隙，在这些间隙中充满着疏松结缔组织及淋巴结，使口底各间隙之间相互连通。口底多间隙感染一般指双侧下颌下间隙、舌下间隙以及颏下间隙同时受累。一个间隙感染很容易向各间隙蔓延而引起口底广泛的蜂窝织炎。口底多间隙感染被认为是颌面部最严重、治疗最困难的感染之一。

2）感染来源：口底多间隙感染可来自下颌牙的根尖周炎、牙周脓肿、骨膜下脓肿、冠周炎、颌骨骨髓炎的感染扩散，或下颌下腺炎、淋巴结炎、急性扁桃体炎、口底软组织和颌骨损伤等。其感染可能是以金黄色葡萄球菌为主引起的化脓性口底蜂窝织炎，也可能是以厌氧菌或腐败坏死性细菌为主引起的腐败坏死性口底蜂窝织炎。

3）临床特点：化脓性病原菌引起的口底蜂窝织炎，病变初期肿胀多在一侧下颌下间隙或舌下间隙。因此，局部特征与下颌下间隙或舌下间隙蜂窝织炎相似。如炎症继续发展，扩散至整个口底间隙，则双侧下颌下、舌下口底及颜面部均有弥漫性肿胀。

腐败坏死性病原菌引起的口底蜂窝织炎表现为软组织的广泛性水肿。颌周有自发性剧痛、灼热感，皮肤表面略粗糙、红肿坚硬。肿胀区皮肤呈紫红色，压痛，有明显凹陷性水肿，无弹性。随着病变发展，深层肌组织发生坏死、溶解，有液体积聚而出现波动感。皮下因有气体产生，可扪及捻发音。切开后有大量咖啡色、稀薄、恶臭、混有气泡的液体，并可见肌组织呈棕黑色，结缔组织为灰白色，无明显出血。病情发展过程中，口底黏膜出现水肿，舌体被挤压抬高，舌尖可推至上、下颌前牙之间。舌下肉阜区黏膜出血，可见青紫色瘀斑。舌体僵硬、运动受限常使患者言语不清、吞咽困难。如肿胀向舌根发展，则可出现呼吸困难，以致患者不能平卧。严重者烦躁不安、呼吸急促、口唇发绀，甚至出现

"三凹征"，此时有发生窒息的危险。

个别患者的感染可沿颈深筋膜间隙或食管后间隙向纵隔扩散，表现出纵隔感染的相应症状。纵隔脓肿患者往往伴有高热、咽喉痛、颈部活动受限、胸痛、吞咽及呼吸困难，还可出现胸骨上窝饱满、胸锁关节处压痛、胸前壁皮肤下捻发音等，甚至出现中毒性休克。胸部X线检查可发现纵隔内局限性阴影或纵隔增宽，胸部CT检查更有助于诊断。严重者还可并发心包积液、胸水及上腹壁脓肿。口底多间隙感染的全身症状常很严重，但患腐败坏死性蜂窝织炎时，由于全身中毒，体温反而不升。患者呼吸短浅、脉搏频弱，甚至血压下降，出现休克。

4）治疗。

（1）做好呼吸道管理：为保证呼吸道通畅，对口底蜂窝织炎患者宜积极早期行切开减压及引流。对于婴幼儿，即使没有明显的呼吸困难，也要做好气管切开的准备。如有呼吸困难或窒息，应及早行气管切开。

（2）早期积极使用抗菌药物：首先按照经验选择抗菌药物，然后根据细菌培养及药敏试验调整抗菌药物。由于细菌培养前应用了多种抗菌药物，因此培养的阳性率有时不高，但不能因此而放弃细菌培养。若长期应用广谱抗菌药物，需谨防肠道菌群失调。

（3）早期行广泛切开：切开引流时，一般根据肿胀范围或脓肿部位，从口外选择皮肤发红、有波动感的部位切开。如局部肿胀呈弥漫性水肿，而且脓肿在组织深层难以确定，也可先行穿刺，确定部位后再行切开。如肿胀范围广泛，或已有呼吸困难，则应做广泛切开。可在双侧下颌下、颏下做与下颌骨平行的衣领形或倒T形切口。术中除应将口底广泛切开外，还应充分分离口底肌群，使口底各个间隙的坏死组织及脓液得到充分引流。如为腐败坏死性病原菌引起的口底蜂窝织炎，肿胀一旦波及颈部及胸前区，皮下又触到捻发音，应按皮纹行多处切开，达到敞开创口、改变厌氧环境和充分引流的目的。如感染已扩散至纵隔，发展成纵隔脓肿，应及早在增强CT引导下，经颈部切口将引流管精准插入纵隔内脓腔启动负压引流。操作时，避免损伤上腔静脉导致大出血等严重并发症。

（4）积极进行全身支持治疗：根据需要输液、输血、吸氧，维持机体水、电解质平衡；对于严重的多间隙感染合并颈部及纵隔感染的患者，由口腔颌面外科、胸外科、内科、麻醉科、急诊科等多学科联合治疗，能更有效合理地利用多种措施，降低死亡率。

主要参考文献

[1] 张志愿. 口腔颌面外科学 [M]. 8版. 北京: 人民卫生出版社, 2020.

[2] 李强, 陈永进. 中国口腔急诊医学的现状与发展[J]. 中国实用口腔科杂志, 2022, 15(5):513-519.

[3] 中华口腔医学会口腔急诊专业委员会. 恒牙外伤牙固定术技术专家共识[J]. 中华口腔医学杂志, 2022, 57(4):326-333.

[4] 秦满. 国际牙外伤学会牙外伤治疗指南 (2020版) 解读[J]. 中华口腔医学杂志, 2021, 56(9):833-839.

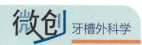

[5] 中国创伤救治联盟, 国家创伤医学中心, 北京大学人民医院创伤救治中心. 急诊开放性伤口清创缝合术专家共识[J]. 中华医学杂志, 2020, 100 (21):1605-1610.

[6] 国家创伤医学中心, 中国创伤救治联盟, 中国医学救援协会等. 创伤性颜面部皮肤软组织裂伤美容缝合处置规范 (T/CADERM 3038—2020) [S] .2020.

[7] 董澍田, 吕坤. 急性非创伤性颞下颌关节脱位的手法复位治疗现状与发展[J]. 口腔医学, 2017, 37(3):5.

[8] 李云鹏, 石冰, 张浚睿, 等. 口腔颌面部间隙感染诊疗的专家共识[J]. 中华口腔医学杂志, 2021, 56(2):136-144.

（刘显，张晓辉）

第十七章

阻生牙的牙槽外科正畸联合治疗

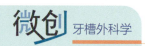

第一节　上颌埋伏阻生前牙的牵引

▶ 一、流行病学

（一）发生率及好发人群

所有的恒牙均有可能阻生，而上颌前牙区恒牙的埋伏阻生较为常见。国内外对于上颌前牙区恒牙埋伏阻生的发病率报道很多，但由于种族以及调查对象不同，各报道的发病率略有差异。

除第三磨牙外，上颌尖牙阻生发生率最高，为0.92%～3.90%，其中有11.68%～25.00%的患者存在双侧尖牙同时阻生。上颌中切牙阻生的发病率仅次于上颌尖牙。国外研究报道上颌中切牙阻生率为0.06%～0.20%，国内研究报道为1.7%。上颌侧切牙阻生率在上颌前牙中最低。

阻生上颌切牙患者年龄多在8～12岁，阻生上颌尖牙患者年龄多在10～14岁。

（二）阻生方向

不同牙位阻生方向明显不同。国外学者报道，上颌尖牙腭侧埋伏阻生的发病率是唇侧的2～3倍，国内研究则报道上颌尖牙唇侧埋伏阻生的发病率较高，为71%，约是腭侧埋伏阻生的2.4倍，可能与种族差异有关。

阻生依据生长方向分为垂直阻生、近中阻生、水平阻生、远中阻生、颊腭向阻生和倒置阻生。有研究报道称，上颌中切牙的阻生方向多样，倒置阻生最为多见，其他阻生方向在临床上也较为常见。阻生上颌侧切牙常为垂直向和近中向。上颌尖牙垂直阻生最多见，其次为近中阻生、水平阻生，偶有颊腭向阻生。

（三）阻生的病因

影响恒牙阻生的因素分为局部因素和全身因素。局部因素包含牙间隙缺乏、乳牙滞留、乳牙早失、多生牙、肿瘤、颌骨畸形、创伤等。全身因素则包含外胚层发育不良及锁颅综合征。

1. 牙间隙缺乏

上颌尖牙萌出顺序较晚，牙间隙缺乏是造成上颌尖牙唇侧埋伏阻生的主要原因。上颌尖牙的萌出路径较长，受阻时易发生唇向或腭向错位。Jacoby E通过长期观察发现，只有13%的唇侧埋伏尖牙有足够的萌出间隙，这说明牙弓短、间隙不足是造成尖牙唇侧埋伏阻生的重要原因。超过50%的亚洲人为尖圆形牙弓，易造成牙弓前段牙间隙缺乏而发生尖牙唇侧阻生。虽然这一因素对于大多数尖牙阻生证据充足，但不适用于上颌尖牙的腭向阻生。

2. 乳牙滞留、乳牙早失

乳牙滞留、乳牙早失也被认为是切牙、尖牙及第二前磨牙阻生的主要原因。一方面，在临床治疗中，保持合理的牙间隙相当重要；另一方面，如果临床早期诊断并得到影像学检查证实，拔除滞留乳牙可能矫正恒牙的萌出途径并预防恒牙阻生。

3. 多生牙

1%～3%的人群有多生牙，而90%以上的多生牙出现在上颌，经常导致上颌恒切牙阻生。

4. 肿瘤

肿瘤多为含牙囊肿、角化囊肿、成釉细胞瘤及牙瘤等。Shashikiran等报道1例由上颌侧切牙的含牙囊肿导致的双侧前磨牙的倒置阻生。Schmidt-Westhausen等报道了9例由成釉细胞瘤引起的阻生牙。Cildir等报道了组合牙瘤导致的乳尖牙和恒尖牙阻生。

5. 颌骨畸形

腭裂、牙槽突裂等颌骨畸形导致的恒牙阻生多见于上颌侧切牙。

6. 创伤

创伤也是导致恒牙阻生的局部因素之一。乳牙受到创伤后，其继承恒牙也有受到潜在损伤的可能，这是上颌恒中切牙阻生最常见的原因，也可能导致邻近其他恒牙萌出受到影响。由创伤引起的侧切牙牙根变短及牙胚移位，同样影响相邻尖牙的萌出途径。

7. 上前牙阻生综合征

上前牙均阻生的影像学病例在临床上偶有发现，单侧或双侧的上前牙同时出现中切牙、侧切牙和尖牙的阻生。上前牙均阻生可能是一种与发育障碍相关的疾病，在牙齿萌出的时间顺序上，上前牙和六龄牙基本是同期萌出的，而尖牙则是在儿童的第二个生长高峰期才萌出，所以这3颗牙同时发生阻生是一种特殊的影像学表现，人们推测其主要是由鼻突与腭突发育融合时发生异常导致的，将其称为上前牙阻生综合征。

8. 全身系统疾病

上前牙阻生还有可能是全身系统疾病在口腔的表现，有研究表明约35.7%的埋伏阻生的侧切牙是由外胚层发育不良或锁颅综合征引起的。

9. 其他因素

还有文献报道了其他牙阻生的局部因素，如牙胚位置不正等，但尚未明确。

二、牵引技术概述

外科手术暴露联合正畸牵引是一种有效的早期治疗恒牙埋伏阻生的手段。外科手术暴露联合正畸牵引主要包含两种方式：开放式牵引和闭合式牵引。

传统的开放式牵引又叫牙龈切除术、环切导萌术，顾名思义，该方法要求去除覆盖在阻生牙上的黏骨膜，暴露牙冠，无需黏骨膜瓣原位缝合。传统的唇侧开放式牵引如图17-1A所示，位置浅在的唇/腭侧前牙区埋伏牙均可用该方法。

Chapokas A R等意识到开放式牵引所带来的龈缘较薄、附着牙龈宽度减少、牙周附着不足等问题，在施行外科手术暴露时对埋伏牙牙颈部的全厚黏骨膜瓣进行了缝合，同时保留牙唇面的一部分未覆盖（图17-1B）。采用Chapokas A R等提出的技术后，在正畸牵引萌出期间阻生牙角化龈的宽度将有所增加。因此，这种方法的主要优点是提高牙齿牙冠的可见性和保存阻生牙角化龈的宽度。该改良方法的手术创伤较牙龈切除术有所减小，但仍破坏了埋伏牙牙颈部的天然软组织附着。与牙龈切除术和闭合式牵引相比，其缺点包括其更高的技术敏感性，且该手术方式同样可能会导致不同程度的牙槽骨高度降低。

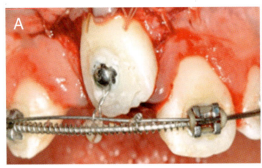
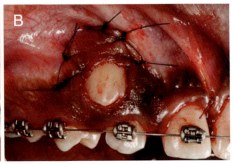

图 17-1 开放式牵引

注：A，传统的开放式牵引外科技术；B， Chapokas A R等改良的开放式牵引外科技术。

笔者提出一种利用牙囊的唇侧开放式牵引技术，提出需重视对牙冠唇侧牙颈部处牙囊等软组织的保护。该方法将牙囊和牙槽黏膜组织缝合，不仅能减少伤口暴露，降低术后感染风险，减轻不良反应，还能降低软组织的重新覆盖需行二次手术的风险。缝合伤口的方式类似于袋成形术，在埋伏牙牙囊扩大或含牙囊肿形成时，不仅为埋伏牙创造了萌出通道，还使封闭的囊腔与外界相通，提供了引流途径。

开放式牵引使得正畸医生能够直观地看到埋伏牙，粘接附件时视野清晰，牵引时便于控制牵引力的方向及大小，简化正畸牵引过程，对邻近牙的潜在损伤风险较小，便于二次粘接等。

但由于有暴露于口腔环境的开放式伤口，特别是骨创，可能加重术后反应，减缓伤口的愈合，增加感染的概率。经开放式牵引暴露的埋伏牙经牵引萌出后可能产生一系列的牙周问题及美学问题，可能造成龈缘较薄、附着牙龈宽度减少、牙龈形态欠佳、牙周附着不足、牙槽骨丢失等问题。利用此方法开窗时，开窗处牙周软组织和（或）骨组织切除不足，有二次手术的风险。

1979年，McBride医生提出了闭合式牵引，即翻开黏骨膜瓣暴露牙冠，适当去骨，冲洗止血后粘接正畸附件，最后将黏骨膜瓣复位缝合。Nieri在2010年提出了隧道技术（tunnel technique，TT）。隧道技术是闭合式牵引基础上的一种变异，即外科开窗的同时在牙槽嵴顶开凿"隧道"至埋伏牙牙尖，牵引链由"隧道"直接引向牙槽嵴顶，如拔出滞留乳牙后的牙槽窝提供的天然"隧道"。

与传统的开放式牵引相比，该技术的主要优点包括适应证相对宽泛，术后不良反应较少，以及能在治疗后获得较好的美学效果及较为健康的牙周组织。与开放式牵引相比，闭合式牵引的缺点包括：不能直接看见埋伏牙牙冠，对于正畸医生来说技术敏感性增加；如需调整正畸附件粘接位置或正畸附件脱落，则需要进行二次暴露手术，且手术创伤较大。

三、并发症

采用上述两种方法进行阻生上颌前牙的外科手术暴露和正畸牵引后，可能会出现一些潜在的并发症，包括阻生牙静止不动、牙根长度变短、牙槽骨吸收、牙龈退缩和美学效果差等。

（一）阻生牙静止不动

对于局部或全身因素导致的上前牙阻生常采用外科手术暴露联合正畸牵引保存和恢复埋伏牙功能。对于牙萌出机制本身出现了异常，即原发性牙齿萌出障碍的阻生牙来说，外科手术暴露联合正畸牵引治疗相对困难，由于存在固连，正畸牵引通常无效，阻生牙静止不动。

（二）牙根长度变短

无论是采用开放式牵引还是闭合式牵引，多篇文献报道阻生上颌前牙牙根长度较对侧同名牙有所变短，仅有少数研究认为经外科暴露联合正畸牵引治疗后的阻生牙牙根长度没有明显变短。

影响阻生牙牙根长度变化的可能因素主要包含全身因素和局部因素两类。全身因素包括年龄、性别、家族遗传等。与男性相比，女性在治疗后出现牙根吸收的可能性更高。局部因素包括矫治力和矫治技术。矫治力的大小一般与牙根吸收有关，研究发现60g的力量较120g的力量牵引阻生上颌前牙时发生牙根吸收的可能较小。在力的作用方式方面，持续矫治力可能比间歇的矫治力更易引起牙根吸收。另外，压低力和转矩力更容易导致牙根吸收。关于矫治技术对于阻生牙长度变短是否有影响尚有争议。有学者认为使用方丝弓技术比直丝弓技术引起更多的牙根吸收。也有研究认为牙根吸收与矫治器、矫治力、矫治时间以及牙根吸收类型等没有明显的关系。迄今为止，还没有任何一个研究能明确牙根吸收与某一种或几种因素有明确的关联。

（三）牙槽骨吸收

外科手术暴露联合正畸牵引治疗后的阻生牙牙槽骨常有不同程度的吸收，传统观点认为相比于开放式牵引，闭合式牵引具有较好的牙槽骨高度和根尖部牙槽骨宽度。施行开放式牵引时阻生上颌前牙及创口始终暴露于口腔中，而口腔致病菌较多，炎症难以完全控制。施行闭合式牵引时阻生上颌前牙与正常牙齿的萌出过程很相似，符合牙周组织的生长附着环境，发生感染的机会较少，因而骨的吸收量可能相对较少。

在外科手术暴露联合正畸牵引治疗阻生上颌前牙的过程中，外科开窗手术暴露阻生牙的范围会影响术后牙槽骨的情况。有观点认为外科手术暴露阻生牙的釉牙骨质界将会导致更多的骨吸收，尤其是唇侧或腭侧骨板较薄时，去骨越多，牙槽骨高度降低的可能性越大。因此，施行开放式牵引时，附着龈要覆盖于阻生上颌前牙釉牙骨质界及其上方2～3mm的牙冠，去骨也应适量，不能暴露阻生牙的釉牙骨质界，以尽可能减少牙槽骨吸收。在施行闭合式牵引时，手术暴露牙冠的范围以能粘接上正畸附件为宜，也应尽量保存牙冠周围的骨质，避免伤及釉牙骨质界处的牙周组织。

埋伏中切牙正畸牵引过程中的牙槽骨吸收受多种因素影响，如患者年龄、牙龄、牙龈生物型、个体差异、治疗过程中口腔卫生的维持、矫治力大小的控制等。有研究报道，上颌中切牙唇侧倒置阻生应早期治疗，以通过获得更好的根尖形态来促进牙根发育，从而降低唇侧牙槽骨吸收的风险。此外，牙槽骨吸收也可能与患者咬合力分布不均匀有关，一些不良习惯（磨牙症、单侧咀嚼、咬硬物等）产生的异常咬合力也可造成牙槽骨吸收。

（四）牙龈退缩

导致牙龈退缩的原因很多，如口腔卫生不良、系带附着异常、机械损伤、阻生牙开窗方式不当、附着龈及角化龈宽度较小等。循证医学认为正畸治疗本身也可能导致牙龈退

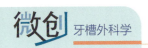

缩。在外科手术暴露联合正畸牵引治疗后，阻生牙唇、舌侧牙槽骨均有吸收，牙槽骨高度降低，骨开窗、骨开裂的可能性也随之增加，势必会导致牙龈退缩。有研究认为，开放式牵引治疗后的阻生上颌前牙存在牙龈退缩、附着丧失以及牙龈炎症等情况，且与对侧同名牙相比差异具有统计学意义。闭合式牵引治疗后的阻生上颌前牙牙龈退缩程度则较轻。

（五）美学效果差

上前牙区的牙周组织是影响前牙区美学的重要部分，而影响审美效果的牙周组织因素包含牙龈组织的健康状况、龈缘形态和位置、楔状隙和龈乳头的协调等多个方面。外科手术暴露联合正畸牵引治疗可能会造成上前牙区的美学效果差等问题，如龈缘较薄、附着牙龈宽度减少、牙周附着不足、牙龈瘢痕形成等。

四、开放式牵引

（一）唇侧开放式牵引的外科手术操作（牙龈切除术）

1. 适应证

应用范围较为局限，适用于位置浅在唇侧前牙区埋伏牙。

2. 术前准备

1）器械选择及准备：施行牙龈切除术的器械主要有大（小）骨膜分离器、刮匙、剪刀、刀柄（片）、小头吸引器等。Chapokas A R改良方法及利用牙囊唇侧开放式牵引的外科手术还需针持、缝线。

2）无菌技术：口腔环境为有菌环境，口腔手术切口为二类切口。术前可使用0.1%氯己定或1：（5000～100000）高锰酸钾溶液含漱后，再次消毒局部麻醉及牙龈切除区域。可以使用0.5%碘伏消毒口内术区。口周皮肤使用1%碘伏，从术区中心开始，逐步向四周环绕涂布。

3）治疗体位选择：根据医生身高调整椅位高度，手术时医生位于患者右前方或右后方，手肘应与术区位于同一水平或略低。麻醉时患者一般采取坐位，头后仰，大张口。

3. 麻醉方法

通常选择局部浸润麻醉。临床上可用含1：100000肾上腺素的4%阿替卡因进行浸润麻醉，获得麻醉效果的同时其含有的肾上腺素也可帮助收缩血管，减少术区出血。最大用量不超过7mg/kg，仅用于4岁以上儿童及成人。进行局部浸润麻醉时，亦可使用STA计算机控制局部麻醉，可精准控制注药速率，在黏膜下浸润后再进行骨膜下浸润，减少骨膜下麻醉的剧烈疼痛。值得注意的是，浸润麻醉需要一定的组织压力，所以开放性伤口麻醉效果较差。此外，局部炎症状态下，浸润麻醉效果也较差。

4. 手术操作流程

通过仔细的术前口腔检查和（或）CBCT，确定埋伏牙位于牙槽嵴唇侧且位置浅在。

1）切口设计：在麻醉起效后，于埋伏牙牙冠唇侧对应位置处做一弧形切口切开黏膜及黏膜下软组织。切口大小不超过牙冠范围。

2）暴露埋伏牙牙冠：用骨膜分离器钝性分离黏骨膜，使埋伏牙牙冠的近远中径充分显露，沿牙体长轴向上暴露阻生牙切端直至釉牙骨质界上方2～3mm的牙颈部。

3）正畸附件粘接：用生理盐水冲洗术区，使用含肾上腺素的棉球或过氧化氢（双氧水）棉球初步止血后完成托槽或牵引钩的粘接。

5. 医嘱

1）术后仔细交代注意事项对减轻开窗术后反应、预防感染具有至关重要的作用。正畸附件粘接完成后，没有活动性出血即可，无需纱球压迫。纱球压迫时间过长有增加伤口感染的风险。

2）如伤口仍有活动性出血，则需继续压迫止血或由医生处理。口水为鲜红色或有血丝在术后2～3天均为正常现象。

3）待麻醉失效后（约开窗术后2小时）方可进食。术后饮食宜清淡，营养均衡，不宜过烫、过硬、辛辣刺激，尽量不使用前牙咀嚼食物；同时要减少说话，不用舌头舔舐伤口，不使用吸管，术后7天内避免抽烟、饮酒。

4）术后应注意休息，术后72小时内应避免剧烈的体力活动、熬夜。

5）一般止血后即可服用相关药物。可预防性使用抗生素3～7天；可口服NSAIDs缓解疼痛反应，术后48小时内冷敷，但应避免局部组织冻伤。

6）采用Chapokas A R改良方法、利用牙囊的唇侧开放式牵引等需进行缝合的术式，需在术后1周拆除缝线。

（二）Chapokas A R改良方法的操作

1. 适应证

适用于位置浅在唇侧前牙区埋伏牙。

2. 术前准备

同牙龈切除术。

3. 手术操作流程

通过仔细的术前口腔检查和（或）CBCT，确定埋伏牙位于牙槽嵴唇侧且位置浅在。

1）切口设计：在麻醉起效后，于埋伏牙牙冠唇侧对应位置处做一弧形切口切开黏膜及黏膜下软组织。切口大小不超过牙冠范围。

2）暴露埋伏牙牙冠：用骨膜分离器钝性分离黏骨膜，去除埋伏牙周围组织，使埋伏牙牙冠充分显露。

3）缝合：将埋伏牙牙颈部的黏骨膜瓣复位，并与牙槽黏膜严密缝合，同时保留切牙唇面的一部分未覆盖。

4）正畸附件粘接：用生理盐水冲洗术区，使用含肾上腺素的棉球或过氧化氢棉球初步止血后完成托槽或牵引钩的粘接。

（三）利用牙囊唇侧开放式牵引的外科手术操作

1. 适应证

利用牙囊唇侧开放式牵引的外科手术适用于唇侧阻生的上颌前牙，当阻生上颌前牙表面覆盖骨质时亦可使用该方法。

2. 术前准备

同牙龈切除术。

3. 手术操作流程

通过仔细的术前口腔检查和（或）CBCT，确定埋伏牙位于牙槽嵴唇侧。

1）切口设计：在麻醉起效后，于埋伏牙牙冠唇侧对应位置处做一弧形切口切开黏膜及黏膜下软组织至骨面，用骨膜分离器分离黏骨膜彻底暴露骨面。切口大小不超过牙冠范围即可。

2）暴露埋伏牙牙冠：少量小心地去除覆盖于埋伏牙牙冠上的骨质，直至可见埋伏牙牙囊组织。用生理盐水冲洗术区以获得良好的术野。在平行于埋伏牙切嵴的唇面1/3处于牙囊上做一弧形切口，用骨膜分离器钝性分离牙囊组织，充分暴露牙冠。

3）缝合：用5-0尼龙线将翻起的牙囊组织和牙冠周围的黏膜对位缝合，抗菌纱布卷压迫止血。

4）正畸附件粘接：用生理盐水冲洗术区，使用含肾上腺素的棉球或过氧化氢棉球初步止血后完成托槽或牵引钩的粘接。

利用牙囊唇侧开放式牵引的外科手术见图17-2。

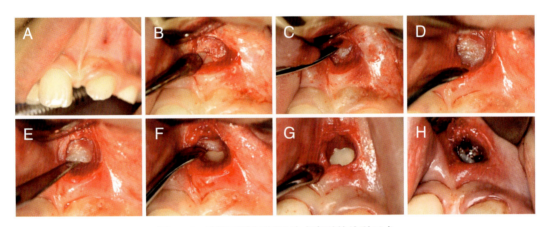

图17-2　利用牙囊唇侧开放式牵引的外科手术

注：A，局部麻醉后；B，翻起全厚瓣暴露骨面；C，去除薄层骨质；D，显露牙囊组织；E，切开、翻起牙囊组织；F，显露埋伏牙牙冠；G，缝合；H，正畸附件粘接。

（四）唇侧阻生上前牙利用牙囊唇侧开放式牵引的病例

患者，男，8岁，因"右上前牙未萌"就诊。口腔检查见替牙列期，未见11牙。全景片及CBCT示：11牙唇向水平阻生，根尖孔未闭，牙根发育至根长1/2。与患儿家属充分沟通后，综合考量各种因素，患儿家属选择外科手术暴露联合唇侧开放式牵引治疗11牙。

术前拍摄CBCT，确定埋伏牙位于牙槽嵴唇侧。麻醉起效后，于埋伏牙牙冠范围内的唇侧黏膜上对应位置处做一弧形切口，切开黏膜及黏膜下软组织直至埋伏牙牙冠，用骨膜分离器分离牙槽黏膜及牙囊组织，彻底暴露埋伏牙牙冠。用生理盐水冲洗术区以获得良好的术野。用5-0尼龙线将牙囊组织与唇侧牙槽黏膜严密缝合。初步止血后完成托槽或牵引钩的粘接（图17-3）。

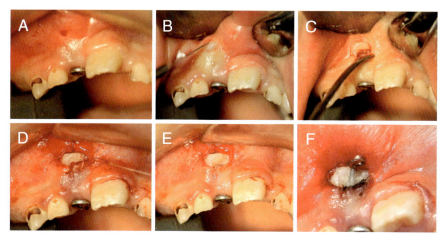

图17-3　阻生右上中切牙手术暴露

注：A，局部麻醉后；B，切口；C，翻起全厚瓣及牙囊，显露牙冠；D，将牙囊组织与黏膜组织缝合；E，缝合后；F，正畸附件粘接后。

牵引治疗术后7个月查见11牙已牵出至殆平面，牙龈正常附着至牙颈部，未探及深牙周袋。CBCT示：11牙根尖孔未闭，牙根弯曲，牙根发育至根长2/3，唇、舌侧牙槽骨高度均可见明显增加，唇、腭侧牙槽骨均覆盖至牙颈部（图17-4）。

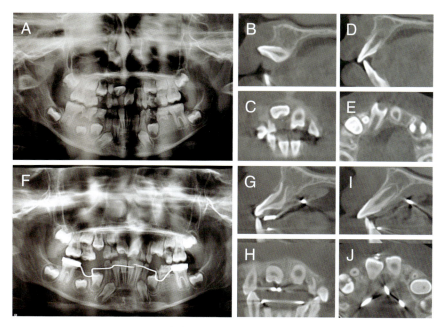

图17-4　术前及牵引治疗后的影像学资料

注：A，术前全景片；B，术前CBCT矢状位的埋伏上颌中切牙；C，术前CBCT冠状位的埋伏上颌中切牙；D，术前CBCT矢状位的对侧中切牙；E，术前CBCT水平位的埋伏上颌中切牙；F，开放式牵引治疗后全景片；G，开放式牵引治疗后CBCT矢状位的埋伏上颌中切牙；H，开放式牵引治疗后CBCT冠状位的埋伏上颌中切牙；I，开放式牵引治疗后CBCT矢状位的对侧中切牙；J，开放式牵引治疗后CBCT水平位的埋伏上颌中切牙。

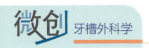

（五）腭侧开放式牵引的外科手术操作

腭侧开放式牵引适用于位于腭侧的阻生上颌前牙。对于这类阻生上颌前牙，建议采用牙龈切除术。

1. 器械选择及准备、无菌技术、治疗体位

同牙龈切除术。

2. 麻醉方法

通常选择鼻腭神经阻滞麻醉，手术区域局部辅以浸润麻醉。鼻腭神经阻滞麻醉可麻痹两侧尖牙腭侧连线前方的牙龈、腭侧黏骨膜和牙槽突。尖牙腭侧远中的组织因有腭前神经交叉分布，所以该处不能获得完全的麻醉效果，必要时应辅以局部浸润麻醉或腭前神经阻滞麻醉。

3. 手术操作流程

通过仔细的术前口腔检查和（或）CBCT，确定埋伏牙位于牙槽嵴腭侧。

1）切口设计：麻醉起效后，于埋伏牙牙冠腭侧对应位置处做一弧形切口切开黏膜及黏膜下软组织。切口大小不超过牙冠范围。

2）暴露埋伏牙牙冠：用骨膜分离器钝性分离黏骨膜，去除埋伏牙周围组织，暴露埋伏牙牙冠的切缘/牙尖及腭面。

3）正畸附件粘接：用生理盐水冲洗术区，初步止血后完成托槽或牵引钩的粘接。

腭侧开放式牵引的优点包括手术操作相对简单，手术暴露后埋伏牙有可能出现自发萌出，如果不能自发萌出，则需正畸牵引治疗。根据文献报道，大多数腭侧埋伏的上颌前牙通过简单的手术切除上覆的腭部软组织而自发萌出。但也有学者表明，5.1%接受牙龈切除术的阻生上颌前牙没有自发萌出，需要进行二次手术。手术暴露腭侧阻生尖牙后，应小心谨慎地使用正畸牵引力，侧向的正畸牵引力可能导致非生理性骨吸收，从而延长正畸治疗的时间。

五、闭合式牵引

（一）概述

1. 适应证

当阻生上颌前牙位于牙槽嵴中心或牙槽嵴唇侧，但不与相邻前牙牙根唇侧重叠时，建议采用复位皮瓣的闭合式牵引。

2. 术前准备

同牙龈切除术。

3. 手术操作流程

术前拍摄CBCT，确定埋伏牙位于牙槽嵴中心或牙槽嵴唇侧，且不与相邻前牙牙根唇侧重叠。

1）麻醉、切口设计：在鼻腭神经阻滞和局部浸润麻醉下，切口应呈弧形，且切口距埋伏牙牙冠应有不小于3mm宽的角化龈，以保证萌出后的美观性。

2）暴露埋伏牙牙冠：需要在翻起全厚黏骨膜瓣后，去除牙冠表面的牙囊组织并充分暴露阻生上颌前牙的牙冠（图17-5A）。

3）正畸附件粘接：用生理盐水冲洗术区，初步止血后完成正畸附件粘接（正畸附件包括一根金属丝或金属链，图17-5B）。

4）复位黏骨膜瓣、缝合：完全保留唇侧的角化牙龈，复位皮瓣并缝合，金属丝或金属链在缝合后经切口穿出（图17-5C）。

在缺少唇侧角化龈的情况下，需告知患者可能需要进行二次牙龈修整手术以达到较好的美学效果。

与传统的开放式牵引相比，该技术的主要优点包括术后不良反应较少、能在治疗后获得较好的美学效果及较为健康的牙周组织。缺点包括：不能直接看见埋伏牙牙冠，对于正畸医生来说技术敏感性增加；如需调整正畸附件粘接位置或正畸附件脱落，则需要进行二次暴露手术。

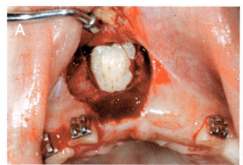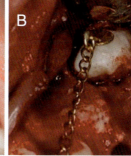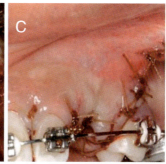

图17-5 唇侧阻生左上颌尖牙闭合式牵引

注：A，开窗；B，正畸附件粘接；C，缝合后正畸金属链经切口穿出。

（二）唇侧阻生上前牙闭合式牵引的病例

患者，女，8岁，因"上前牙未萌"就诊。口腔检查见替牙列期，51牙、61牙缺失，未见11牙、21牙。全景片示11牙、21牙倒置阻生（图17-6）。与患儿家属充分沟通后，综合考量各种因素，患儿家属选择外科手术暴露联合唇侧闭合式牵引治疗11牙、21牙。

术前拍摄CBCT，确定埋伏牙位于牙槽嵴唇侧。在鼻腭神经阻滞麻醉和唇侧局部浸润麻醉下，于牙槽嵴顶做一切口并做松弛切口（梯形瓣），切开黏膜及黏膜下软组织至骨面，用骨膜分离器分离黏骨膜彻底暴露骨面。少量小心地去除覆盖于埋伏牙牙冠上的骨质及埋伏牙牙囊组织，充分暴露埋伏牙牙冠。在初步止血、清洁牙面后，粘接正畸附件，复位黏骨膜瓣并缝合（图17-6）。

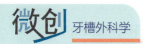

[5] Londhe S M , Kumar P, Datana S, et al. Guided tooth eruption:comparison of open and closed eruption techniques in labially impacted maxillary canines[J]. J Dent Res Rev, 2014, 1(3):148-151.

[6] 肖珲, 李琳, 刘俊峰, 等. 上颌埋伏牙正畸牵引时机对牙根发育的影响[J]. 口腔医学研究, 2016, 32(6):610-612.

[7] Alsarhan M A , Bindayel N A. Successful orthodontic and periodontic management of impacted central incisor with compromised labial bone[J]. J Clin Diagn Rese, 2018, 12(6):ZD18-ZD21.

[8] 向荣辉. 开放式与闭合式牵引上颌阻生尖牙的锥形束CT研究[D]. 重庆: 重庆医科大学, 2014.

（刘显）

第十八章

修复前外科

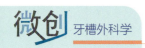

第一节　修复前外科概述与术前评估

❯ 一、修复前外科概述

修复前外科（preprosthetic surgery）是指为使全口或局部活动义齿取得良好的固位和稳定，有效地行使咀嚼功能，对口腔内存在的软硬组织畸形或病损进行整复的外科治疗方式。牙及颌骨共同构成的牙颌系统是咀嚼、消化的重要器官。牙体牙髓疾病、牙周疾病、创伤、肿瘤等因素可导致牙列缺损或缺失。缺牙区周围的软硬组织会发生形态、质地、位置的变化。牙拔除或脱落后，首先牙槽窝内将充满血液，随后血凝块机化，逐渐成骨完成骨愈合。整个过程中牙槽骨将经历修复和改建的阶段，最终牙槽骨的宽度和高度均可得到不同程度的恢复，但不能完全达到原有水平，表现为牙槽骨三维结构的吸收和萎缩，尤其以颊侧骨壁吸收为甚。同时正常的牙槽骨在有牙的状态下，通过咀嚼运动刺激，可减缓牙槽骨随年龄增长的萎缩速度，而缺牙区牙槽骨缺乏此类有效的生理功能性刺激，常导致骨吸收速度加快。活动义齿修复患者以缺牙区牙槽骨为承载区，咀嚼力通过义齿基托传导至牙槽骨，可进一步导致骨萎缩的速度加快。牙槽骨萎缩的进程受到骨质疏松、内分泌异常、肾功能不全和营养缺乏等全身性因素的影响。

缺牙后，牙槽骨除了上述病理性萎缩外，亦可因骨代谢异常、发育异常、牙拔除术术后处理不当、局部炎性刺激等产生不利于活动义齿修复的骨病变或畸形。骨代谢异常形成的上下颌唇侧牙槽骨骨突，可破坏义齿与口腔黏膜的密合度，影响义齿的固位和稳定。随着牙槽嵴吸收、萎缩，与发育性的上颌腭隆突、舌隆突相对位置缩短，加之活动义齿基托边缘需适当延展，将覆盖上腭和下颌舌侧区域。因此，在局部或全口活动义齿修复时，上下颌隆突及相应牙槽骨上的倒凹可能会影响义齿的就位和功能。发育性的肥大上颌结节可占据颌间间隙，减少义齿行使功能所需的空间，同时过度肥大的上颌结节易形成倒凹，影响义齿的就位。多颗连续患牙拔除后，牙槽骨吸收不整齐或拔牙时牙槽骨周边尖锐的边缘未及时处理，可能造成牙槽骨倒凹、尖突、锐利的骨缘等，导致牙槽骨压痛，影响义齿稳定性和舒适性。

随着牙槽骨高度的降低，附着于牙槽骨表面的起初没有妨碍的唇、颊系带被动地向牙槽嵴顶移位，唇颊沟变浅，牙龈及颊部软组织堆积，牙槽嵴顶软组织动度增大，失去支撑作用。原有义齿不再密贴，固位力降低，基托边缘向唇颊沟延伸，反复机械刺激，导致附着龈和唇颊沟处黏膜增生，形成过度动度的赘生软组织。以上软组织形态和位置的变化将影响活动义齿就位，导致密合度下降，固位不稳，舒适度降低，基托边缘延展不足。

对于上述影响义齿修复的牙槽骨畸形、突起、颌骨隆突、结节、软组织系带、赘生软组织，牙槽外科医生应与修复科医生配合，修复前完成病损和畸形的整复，为义齿的修复创造理想的条件。

❯ 二、术前评估

在行整复手术前，应由修复科医生和牙槽外科医生共同合作，对患者的全身情况、口腔内软硬组织状况进行详细问诊和检查，了解患者当前义齿佩戴的稳定性、舒适度、使用情况，充分评估患者当前义齿修复的基础条件，判断是否能耐受手术，预测手术预后，制订修复与牙槽外科联合治疗方案。

（一）全身状况评估

通过详细问诊，了解患者既往史及用药史等，除对心脑血管疾病等局部麻醉手术禁忌证进行排查外，对代谢疾病病史、手术史、用药史（尤其是骨代谢类药物）进行深入询问。血液检查包括血钙、血磷、白蛋白、碱性磷酸酶、降钙素等骨钙代谢平衡指标。

（二）软硬组织评估

通过口腔专科检查，对口腔软硬组织的基础水平和健康状况进行评估。检查内容包括上、下颌咬合关系，现有牙槽骨宽度、高度，牙槽骨光滑度和丰满度，牙槽骨唇颊侧是否存在骨性病变，口腔黏膜健康状况，是否存在赘生物等病变组织，是否有口腔黏膜疾病，系带与牙槽嵴顶的关系，唇颊沟深度等。

用口镜牵拉上、下唇可确定唇颊部肌肉和系带的附着点与牙槽嵴顶之间的距离；口镜可检查下颌舌侧下颌舌骨肌至牙槽嵴之间的距离；嘱患者做伸舌运动，可探查舌系带附着点与牙槽嵴的距离；可采用手指触诊的方法探查上、下颌前庭沟深度，以及牙龈、牙槽嵴顶黏膜上是否存在过度动度的赘生软组织或多余软组织；同时触诊亦可用于探查牙槽骨光滑度、倒凹、骨突、骨刺等硬组织病损。

影像学检查包括全景片和CBCT，可用于确定和评估现有颌面部骨基础状况（包括基骨，牙槽骨高度、宽度，骨质疏松、骨质结构不良等生理病理状况）；用于评估上颌窦底位置及其与周围病变区域的密切程度；用于检查下牙槽神经管、颏孔等重要组织的位置，评估手术风险。

根据上述细致全面的术前检查和评估，与患者充分交流，了解患者目前或原有义齿的使用情况（稳定性、舒适度）、对咀嚼功能恢复的需求，修复科医生与牙槽外科医生共同商榷，制订完整的治疗方案，以获得满意的修复效果。

第二节　整复术式

▶ 一、硬组织修整术

（一）牙槽突修整术

牙槽突修整术（图18-1）的目的是获得平整、光滑、形态规则的牙槽突，以利于义齿的戴入和就位，防止基托压痛，增加义齿的舒适度、固位力和稳定性。

手术适应证：需拔除患牙的牙槽骨高度、宽度与周围骨组织不协调，牙槽嵴上有影响义齿固位力、稳定性及舒适度的骨突、锐缘、骨尖、倒凹等畸形或病变，影响美观及义齿就位的牙槽突前突或下垂。

根据手术时机，牙槽突修整术分为牙拔除术术后即刻修整和延期修整。

牙拔除术术后，牙槽突将发生吸收改建，实现骨创愈合，持续时间为2~3个月。若术中发现有明显骨尖或骨嵴，估计短期内无法吸收，可于拔牙的同时进行矫正。同时拔牙后内压牙槽窝复位，对牙槽骨塑形。

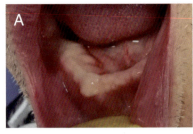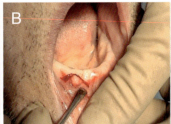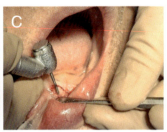

图18-1 牙槽突修整术

注：A，43牙区颊侧牙槽嵴骨突影响活动义齿就位和稳定；B，沿牙槽嵴顶弧形切开，暴露骨突；C，裂钻去除骨突，平整骨面。

临床上常见邻近多颗牙缺失后，周围牙槽骨萎缩，宽度和高度缩窄，余留的牙因牙根驻留，牙槽突维持原有高度和突度，形态相较周围显得更为突出；上、下颌前牙区因生理性萎缩，牙槽基骨凹陷，加上不良的前牙区深覆𬌗、深覆盖，导致拔除前牙后，唇侧牙槽嵴边缘突起，形成高点和倒凹，影响义齿就位，需在拔牙同期对牙槽突进行修整，使其宽度和高度与邻近牙槽突协调一致。

拔除单颗牙时，沿拔牙创牙槽嵴顶向近远中向做延长切口，切口长度以充分暴露需修整术区为准。切口深度至骨膜下，用薄而锐利的骨膜分离器插入牙槽突骨膜下，沿唇、颊侧和舌、腭侧掀起全层黏骨膜软组织瓣。用咬骨钳、单面骨凿及钻针去除过高过锐的牙槽嵴边缘，颊、舌侧适当修整，使牙槽突宽度和高度与邻近区域基本协调。用骨锉或钻针平整骨面，清理碎骨，将软组织瓣复位，用手指挤压，检查骨面是否平整。将过多的黏骨膜瓣边缘修剪整齐。术中若使用钻针去骨，应尽量选用大球钻，低速手机，并注意用生理盐水降温处理，避免牙槽骨热损伤。修整程度可适当保守，为牙拔除后牙槽骨正常吸收改建预留一定的空间。若拔除多颗牙，需要修整的范围较大，除了在牙槽嵴顶中央的横向切口外，可附加两端（或一端）垂直松弛切口，形成梯形或角形黏骨膜瓣，以避免翻瓣时软组织撕裂。修整完成，复位软组织瓣，梭形切除多余组织，严密缝合创面，保障牙槽嵴有足够角化龈覆盖。

延期修整是指牙拔除术术后2~3个月，牙槽突骨改建趋于稳定，手术创面基本愈合后，因牙槽骨吸收不均匀导致形态不佳，存在骨尖、骨突及骨嵴，影响义齿修复时，再进行牙槽突修整手术。根据手术范围，选用局部浸润麻醉或神经阻滞麻醉。单个小骨尖无需做切口，在其表面衬以纱布，以钝器锤击使其平复。小范围的骨修整术，以弧形切口为主。瓣的弧形端向牙槽嵴顶，切口大小以翻瓣后可暴露需修整部位即可。有多个骨突、骨尖或范围较大者，在愈合的牙槽嵴中央做横向切口，并附加两端（或一端）垂直松弛切口，去除骨尖、骨突及骨嵴，去除倒凹，修整骨形态，平整骨表面，以获得理想的，有利于活动义齿就位、稳固、舒适的牙槽骨支撑。

对于上颌前牙区牙拔除术术后，牙槽嵴及部分牙槽骨基骨前突的患者，若程度较轻，可于拔牙同期去除前牙牙槽中隔，同时凿断唇侧硬骨板，用手指向腭侧按压。若有明显牙槽突前突或下垂，一般应遵循正颌外科矫治原则，甚至需要截除部分牙槽骨骨段。

（二）腭隆突修整术

腭隆突位于硬腭正中，是上颌骨发育过程中局部骨质的增生隆起。其形成的原因不明确，表现为大小形态不一的单个孤立、多个连续不规则的骨性突起，部分患者可见从前方一直延伸到软硬腭交界处。其表面覆盖有正常黏膜，临床上往往无任何不良反应，无需去除。在局部或全口义齿修复时，过高过大的腭隆突可能会影响义齿的就位、功能和腭部边缘封闭，应予以平整。术前应行上颌CBCT，了解腭隆突至鼻腔的距离，避免因手术操作造成口腔鼻腔瘘。

手术适应证：影响局部或全口活动义齿固位和腭侧封闭的过高过大的腭隆突。

一般采用双侧腭大孔和切牙管阻滞麻醉，并附加局部浸润麻醉，局部麻醉药可视情况选择含肾上腺素的利多卡因或阿替卡因。上腭部软组织相对较厚，延展性差，黏膜下层缺失，口腔黏膜与骨膜紧密连接，血运丰富，翻瓣手术相对困难，且出血较多，术前可局部注射含肾上腺素的生理盐水至硬腭骨面与骨膜下层之间，可起到分隔黏骨膜、减少术中出血的双重作用。选择腭隆突长轴正中直线切口，再于前后两侧做斜向松弛切口。若腭隆突面积较小，仅需在前方两侧做斜向松弛切口，形成Y形。或在腭部做U形、蒂在硬腭后方的切口。切口深度应达骨面，骨膜分离器全层剥离硬腭黏骨膜瓣，暴露腭隆突。切口设计和翻瓣范围不宜过大，以免伤及上腭血管神经束。对于面积较小者，可选用球钻直接磨除或用骨凿去除。而对于较大的腭隆突，应先采用裂钻将整块骨突分割成多个小块，再用单面骨凿分次去除。骨凿斜面与腭板平行，避免去除过深，造成术后口腔鼻腔瘘。去骨后，用椭圆形成形钻修整骨创面。术中采用牙科钻时，应用生理盐水充分冲洗和冷却，去骨产热温度应低于47℃。复位黏骨膜瓣，修整多余软组织边缘，间断缝合切口（图18-2）。可用碘仿纱布打包压迫或使用腭托压迫，消除死腔，防止血肿。

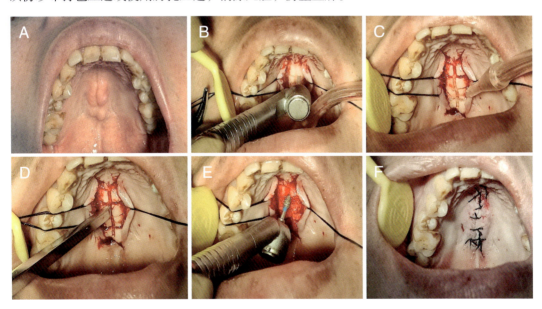

图18-2　腭隆突修整术

注：A，过高过大的腭隆突影响义齿就位及边缘封闭；B，沿腭隆突长轴切开，并于前后两侧做松弛切口，暴露病变组织，采用长裂钻分割骨皮质，深度达到隆突基底部；C，将腭隆突分割为多个小块；D，单面骨凿分块去除骨突；E，球钻进一步修整骨面；F，间断缝合切口。

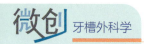

（三）下颌隆突修整术

下颌隆突也是发病原因不明的发育性骨质增生隆起，位于下颌尖牙及前磨牙的舌侧下颌骨体部，可单侧发生，亦可双侧发生。大小不一，可为单个或多个，表面覆盖正常口腔黏膜。与腭隆突相同，下颌隆突无任何临床症状，但过大的舌隆突可能会影响义齿的就位和固位，在局部或全口活动义齿修复前，应予以平整。

手术适应证：影响局部或全口活动义齿就位和稳定的过高过大的下颌隆突。

一般采用下牙槽神经和舌神经阻滞麻醉，以及局部浸润麻醉。为减少术中出血，可于局部注射含肾上腺素的局部麻醉药或生理盐水。在舌侧牙龈缘沿下颌隆突长轴切开，止端以越过下颌隆突近远中末端为准。切开深度应达骨膜下，骨膜分离器在黏骨膜下翻瓣。为减少术后口底肿胀，翻瓣范围至隆突下缘即可，不可过多向口底延伸。翻瓣时，应注意隆突处被覆黏膜薄脆，避免损伤。用拉钩将黏膜瓣牵开保护。对较小的骨突，可用骨凿直接去除或者钻针磨除。对于较大的隆突，先用裂钻沿下颌隆突基底部磨出导引沟，再用单面骨凿、牙挺或骨膜分离器沿预成的导引沟从基底部去除大部分下颌隆突。亦可直接用长裂钻沿基底部磨除。采用外科球钻磨除剩余的少部分突起。去骨后，用球钻或骨锉平整牙槽突骨面。去除范围和骨量以消除下颌舌侧牙槽突倒凹为准。操作过程中应用生理盐水充分冲洗和冷却，避免牙槽骨热损伤，以保证邻近骨的活性。修整复位软组织瓣，缝合切口（图18-3）。术后可用临时义齿或纱布填塞压迫止血，消除死腔。

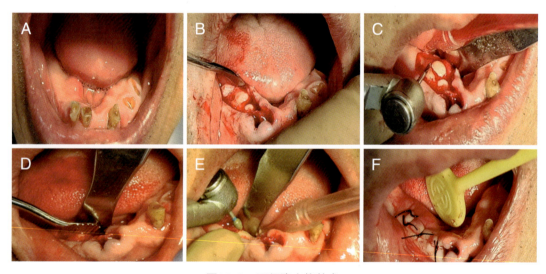

图18-3 下颌隆突修整术

注：A，双侧下颌尖牙及前磨牙区舌侧骨质增生隆起；B，沿下颌隆突长轴切开牙龈，暴露病变组织；C，采用长裂钻沿下颌隆突基底部磨出导引沟后磨除；D，用骨锉平整骨壁；E，大球钻进一步修整骨面；F，手指沿下颌骨体部舌侧及牙槽嵴顶触诊，检查是否有锐利骨尖或骨嵴，缝合切口。

❯ 二、软组织修整术

（一）软组织赘生物修整术

活动义齿修复前，若牙槽突、前庭沟、牙龈处存在过度动度软组织、纤维组织炎性增生、炎症性乳头状增生，可能影响修复体的舒适性、稳定性，应在修复前切除、修整。

手术适应证：牙槽突、前庭沟、牙龈处有影响局部或全口活动义齿固位和舒适性的增生软组织。

一般采用局部浸润麻醉。局部麻醉药使用含肾上腺素的利多卡因或阿替卡因，可起到延长麻醉时间、减少术中出血的作用。对于有蒂或基底部明显的多余软组织，在拟切除的部位做平行切口。若涉及多个牙位，范围较大，与周围黏膜界限不清，切口设计应尽量靠近病损软组织中心位置。梭形或椭圆形锐性切除多余软组织。若病变范围较大，沿靠近边缘部分切除组织，遗留创面难以通过直接拉拢缝合，可于病变中心平行切开黏膜层，潜行分离周围黏膜，掀起黏膜层，于病变深部去除多余软组织（图18-4）。手术操作强调切除深度位于骨膜上，尽量保持骨膜完整性。切除范围应包括周围邻近组织。若切除面积较大，应潜行分离周围黏膜，尽量使两侧的组织切缘接近。间断缝合切口，将临时义齿基托压迫切口3～4周，以利于压迫止血和维持前庭沟深度。

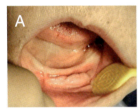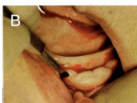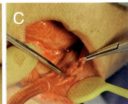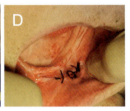

图18-4 软组织赘生物修整术

注：A，长期活动义齿压迫，导致牙龈及前庭沟软组织赘生；B，沿赘生软组织基底部切开，深度位于骨膜上；C，组织剪沿基底部骨膜上方去除软组织赘生物；D，松解周围黏膜，缝合切口。

（二）唇系带整复术

唇系带由薄的纤维组织带和表面被覆的黏膜构成，其正常附着于中切牙间的唇侧牙龈与牙槽黏膜交界处。牙缺失后牙槽嵴吸收，唇系带附着位置被动性上移，导致过度接近牙槽嵴顶部，义齿修复后随着上唇运动，会发生脱落。

手术适应证：唇系带附着过于接近牙槽嵴顶部，影响义齿固位和稳定。基托边缘摩擦唇系带，易造成损伤。

一般采用局部浸润麻醉，亦可使用含肾上腺素的局部麻醉药。沿系带周围注射局部麻醉药，但需尽量避免直接在系带上注射局部麻醉药，避免导致系带的解剖结构不清楚，术中难以准确辨认。

上唇系带整复术一般采用V形切除法。助手用手指或口镜向外上方牵拉唇部，使唇系带绷直，用两把止血钳沿系带附着处呈直角夹持系带两侧。近牙槽嵴端止血钳平行紧贴牙槽骨唇面，并推进至前庭沟夹住系带。另一止血钳平贴上唇夹持，止血钳尖端抵至前庭沟骨面。在止血钳外侧，即靠近上唇侧和牙槽骨唇面呈V形切除纤维组织带和多余黏膜组织。潜行游离切口，拉拢缝合。若剩余组织张力较大，可采用Z字成形术或V-Y成形术，适当延长，间断缝合。在前庭沟底处应缝合到骨膜上，以保持沟底高度。

下唇系带整复术采用"横切纵缝"法。用拉钩或口镜牵拉下唇软组织，使系带紧绷。沿系带中份横向切开，切开深度至骨膜上方，保持骨膜完整性，充分松解系带，去除多余纤维组织。松解程度以唇系带下降至接近唇颊沟为准。牵拉下唇使系带充分下降，横向切口移行为菱形，纵向间断缝合创面，压迫止血（图18-5）。

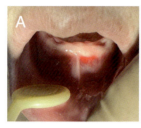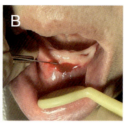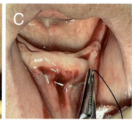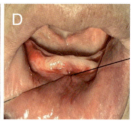

图18-5　下唇系带整复术

注：A，下唇系带接近牙槽嵴顶，影响活动义齿固位和稳定；B，沿系带中份横行切开，深度位于骨膜上；C，纵行缝合遗留菱形创面；D，唇系带下降至接近唇颊沟。

（三）颊系带整复术

颊系带位于上、下颌第一、第二前磨牙区的前庭沟内，一般不明显，临床上也无症状。当牙槽突高度足够时，义齿基托边缘可通过适当缓冲避开，进而不会影响义齿固位和稳定。但相应区域牙缺失后，牙槽嵴吸收明显者，颊系带附着位置被动向牙槽嵴顶迁移，在唇颊运动时，可掀起活动义齿基托边缘，导致义齿稳定性降低。

手术适应证：颊系带附着位置过于接近牙槽嵴顶，影响义齿固位者。

一般采用局部浸润麻醉。手术方法同唇系带整复术，局部麻醉药应避免直接注射于系带内，以防系带的解剖结构不清楚，影响术区边界的判断。用颊部拉钩或口镜牵拉颊部软组织，使系带紧绷。沿系带中份横向切开，切开深度至骨膜上方，切勿伤及骨膜下层，以保持骨膜完整性，避免伤及颊神经。充分松解系带，去除多余纤维组织。松解程度以颊系带可充分下降接近唇颊沟为准。牵拉颊部使系带下降，纵向间断缝合菱形创面。可佩戴临时义齿，压迫止血，同时保持系带降低位置和唇颊沟深度。

（四）舌系带整复术

舌系带位于口底前方舌尖下正中，其内可含有黏膜、结缔组织和颏舌肌浅层纤维等不同组织。舌系带过短可导致吸吮困难和舌运动受限，进而影响进食和语言功能。无牙颌患者因下颌牙槽突的吸收和萎缩，舌系带或颏舌肌附着被动上移至接近牙槽嵴顶，影响义齿的稳定、说话和舌运动范围。

手术适应证：舌系带过短或附着过度接近牙槽嵴顶，影响义齿行使功能时的稳定性。

一般采用双侧舌神经阻滞麻醉和局部浸润麻醉。局部麻醉药的选择和注射注意事项同其他系带整复术。以缝线或舌钳在距舌尖约1.5cm处牵引舌尖向前上方，使舌系带保持紧张状态。先在舌底处系带中份横向切断纤维组织附着。切口线与口底平行，长度为2～3cm。若系带内软组织较多，单纯切开易造成舌腹及口底结缔组织冗余，亦可采用两把止血钳沿系带附着处夹持系带两侧，用组织剪或手术刀去除多余纤维结缔组织和黏膜。嘱患者张口状态下抬舌，以舌尖在开口时接触到上前牙舌面为延长长度。必要时可剪断颏舌肌。遗留的创面呈菱形，沿切缘潜行分离，使切缘尽可能接近，拉拢纵向缝合创面（图18-6）。术中应注意保护颌下腺导管、开口处的乳头、口底和舌腹部的浅表血管。

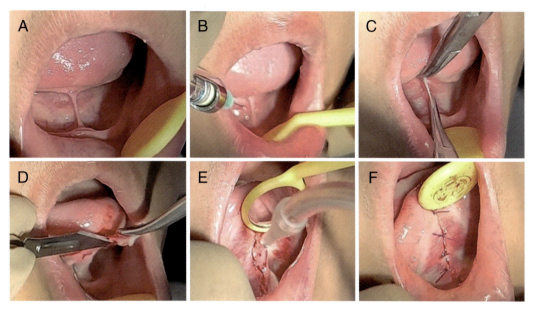

图18-6 舌系带整复术

注：A，舌系带过短，附着接近牙龈，影响义齿稳定性；B，局部浸润麻醉，注意勿将局部麻醉药注射于系带内，以免影响手术部位辨认；C，止血钳夹持系带两侧；D，切除多余纤维结缔组织和黏膜；E，形成菱形创面；F，松解程度以舌尖半张口时可触及上颌前牙舌侧为宜，缝合创面。

三、软硬组织联合修整术

上颌结节修整术：上颌结节肥大可包括纤维组织肥厚、骨组织肥大或两者都有。肥大的上颌结节可以占据颌间间隙，使上、下颌间咬合距离减小，减少义齿行使功能所需的活动空间；同时过大的上颌结节形成明显倒凹，妨碍义齿就位（图18-7）。

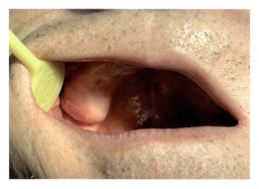

图18-7 过大的上颌结节妨碍义齿就位

手术适应证：过度肥大的上颌结节，影响局部或全口义齿就位、稳定或行使功能。

一般采用上牙槽后神经、腭大孔阻滞麻醉，以及局部浸润麻醉。同腭隆突修整术，可于局部注射含肾上腺素的局部麻醉药或生理盐水，以减少术中出血。

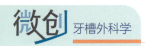

伴有纤维组织肥厚者的处理：沿纤维增生组织长轴设计切口，分别在颊侧和腭侧做弧形切口，两侧切口分别交汇于前后方，形成梭形。交角的大小依据增生的程度，增生组织越多，则交角越大。根据设计切口线从牙槽嵴顶入路，楔形切除增生的纤维软组织，切口深度直达骨面，在黏膜下层削薄上颌结节软组织床，注意避免黏膜穿通和缺损。用骨膜分离器从颊侧和腭侧骨膜下掀起黏骨膜瓣，暴露上颌结节骨面，用咬骨钳、骨凿或钻针去除过多的骨组织和倒凹。若需去除的骨量较大，可提前预备导引沟，再用骨凿去除。用骨锉平整骨面，冲洗创面，复位软组织瓣，修剪边缘多余组织，间断缝合创面。

不伴纤维组织肥厚，仅单纯骨组织肥大者的处理：手术入路应选择上颌结节颊侧，切口线平行于𬌗平面，沿上颌结节长轴中心上方颊侧由后向前通过颧牙槽突下方切开，深度切开骨膜，直达骨面。前后两端向下颊腭两侧做松弛切口达牙槽突顶，形成蒂在牙槽突的梯形黏骨膜瓣。骨膜分离器由骨膜下方掀起黏骨膜，充分暴露下方骨质，用咬骨钳、骨凿或钻针去除多余骨组织。用骨锉或球钻平整骨面，修整边缘多余软组织。从横切口上方潜行分离软组织，可加深颊沟。将下方牙槽突表面黏骨膜瓣向上滑行，与切口线上缘软组织缝合，增加牙槽突角化黏膜的覆盖面积，有利于牙槽突对义齿基托的承载能力。设计边缘适当延伸的临时义齿压迫止血，消除死腔，同时维持前庭沟的深度（图18-8）。

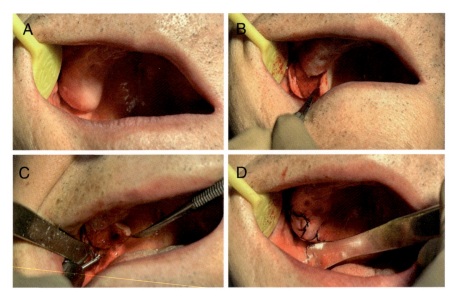

图18-8　上颌结节修整术

注：A，过大的上颌结节妨碍义齿就位；B，颊、腭侧梯形瓣，沿颊、腭侧由骨膜下层掀开黏骨膜瓣，暴露骨面；C，采用裂钻去除颊、腭侧多余骨质；D，平整骨面，去除多余软组织，严密缝合创面。

术前通过CBCT了解上颌窦底位置及其与牙槽突距离，术中去骨应适度，避免颊、腭两侧去骨过多，造成口腔-上颌窦穿通；同时应预估上颌结节远中骨量，去骨时，切忌远中用力，导致上颌结节远中骨段折裂。

第三节 组织增量

一、牙槽骨增量

临床上可见老年患者牙缺失时间较长，牙槽骨缺乏生理性功能刺激，加上钙的流失，骨质变化，导致明显萎缩。骨量不足再加上长期佩戴活动义齿的过度咬合负重进一步加剧骨吸收，导致唇颊沟变浅，原有义齿基托延展不足而无法固位。口周软组织缺乏有效骨量支撑而表现为面部塌陷。为获得良好的义齿修复，提供足够的硬组织支撑，需要通过修复前外科手段增加牙槽骨的高度和宽度，再造理想的牙槽突。

牙槽骨增量常用的方法包括自体骨移植和生物材料人工骨植入。

（一）自体骨移植

常用的供骨区包括上颌骨、下颌骨、颅骨、腓骨、肋骨和髂骨等。上、下颌骨因取骨量有限，无法提供足量的供骨。颅骨骨外板移植，愈合能力强，骨吸收少，但对于颅顶部手术风险，患者不易接受。肋骨和腓骨单独使用或连同肌皮瓣形成的复合组织瓣共同使用，修复重建颌面部大面积缺损。牙槽骨区域的自体骨移植常用的是髂骨，在患者髂前上棘区取骨松质植入。其优点在于提供的骨量相对较大，移植的骨松质颗粒富含成骨相关前体细胞，且颗粒形态的植入物有利于扩散和快速再血管化，愈合能力强。其缺点是远期吸收率相对较高。也可选择取髂前上棘骨皮质与骨松质共同移植。

采用自体骨移植修复重建牙槽骨适用于上颌骨萎缩到腭穹隆或颧牙槽嵴水平及上颌结节高度的丧失和下颌骨高度不足1cm的患者。

自体骨移植方法的选择需考虑牙槽骨损失的量，供骨区可提供的骨量、类型（骨皮质或骨松质）以及周围软组织量等。应对骨远期吸收量充分评估，提前植入多余的骨质，以免术后修复效果不佳。常用的方式有牙槽嵴劈开成形植骨、夹层植骨和外置植骨。

牙槽嵴劈开成形植骨适用于上颌牙槽骨，术前应评估牙槽骨现存骨量是否足够，以保证由正中劈开牙槽嵴，分为颊、腭向骨皮质。上颌的牙槽植骨在前庭沟处切开，深度在骨膜上方，向下延伸到牙槽嵴3～4mm再切开骨膜，掀起黏骨膜瓣，暴露牙槽骨，从上颌窦前壁劈开唇侧骨段，将髂骨骨松质植入劈开产生的腔隙内。术中应注意生理盐水冲洗冷却，将掀起的黏骨膜瓣上移，缝合于骨膜上方，使缝合线远离植骨区域。使用基托延伸的临时义齿压迫止血，维持前庭沟深度。

夹层植骨适用于下颌骨，在下颌牙槽突水平向骨切开，舌侧黏骨膜与骨切开线上方骨段连接，以保证植骨床的血运不受影响，上提上方骨块，在牙槽突骨段与下颌骨之间新产生的间隙内植入髂骨骨松质。

外置植骨是指采用带有骨皮质的血管化自体肋骨、髂骨、腓骨或者带有肌皮瓣的自体骨进行移植手术。一般外置植骨应联合坚固内固定术一起使用，植入的骨块用螺钉固定，以维持植入骨块的初期稳定性，周围足够的软组织在无张力情况下严密缝合，预防发生继发感染。

（二）生物材料人工骨植入

生物材料人工骨具有生物相容性好，来源不受限、易获得，且骨量不受限，无需对供

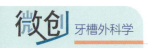

骨区手术造成二次创伤的优势，逐渐获得患者的认可。目前临床上常见的是羟基磷灰石相关复合材料，分为颗粒型和块状两种预成性状。以羟基磷灰石为基础物的生物材料具有一定的引导骨再生的作用，但是效果有限。颗粒状的流动性较强，塑形困难，难以维持术区的骨增量效果。目前对此类生物材料已提出多种改良方案，如羟基磷灰石与胶原蛋白、纤维蛋白、重组人骨形成蛋白等联合应用，也可与牙槽嵴劈开成形植骨、夹层植骨等联合应用，提高其可塑性和诱导成骨的能力，进而可扩大植骨手术的适应证。

二、唇颊沟加深

随着吸收萎缩，牙槽骨高度降低，附着其上的唇颊侧黏膜、肌肉被动上移，唇颊沟变浅，需要通过手术矫正加深唇颊沟，相对增加牙槽骨的高度，使活动义齿基托获得足够的延伸，加强义齿的稳定和固位。

一般采用局部浸润麻醉，术区面积较大者可选用神经阻滞麻醉。选用含肾上腺素的局部麻醉药或额外应用含肾上腺素的生理盐水术区周围注射，预防术中出血。沿唇颊沟走行偏唇侧切开黏膜，切口深度在骨膜上方，保持骨膜完整性，用组织剪伸入创口牙槽突侧潜行分离黏膜下层，松解黏膜下肌肉附着，用骨膜分离器在骨膜上平面将唇侧软组织尽量向牙槽突基底部移动。将唇侧软组织切口线边缘黏膜与牙槽突基底部骨膜缝合。遗留于唇侧的创面选用腭黏膜或游离皮片移植覆盖，也可选择暴露创面，等待其二次上皮化延期愈合。或采用转位唇颊沟成形术，切口同上，潜行分离黏膜瓣至牙槽嵴顶部时，切开骨膜，向唇颊沟基底部骨膜下水平掀起骨膜，翻转向外，将骨膜瓣与唇侧创缘黏膜缝合。将掀起的黏膜瓣与基底部骨膜缝合。

唇颊沟加深适用于下颌骨高度至少15mm以上的患者，可起到相对增加牙槽骨高度的作用，但存在瘢痕收缩和复发的风险，故手术设计中应考虑适当过矫正。

三、引导骨再生

引导骨再生（GBR）是指在牙槽窝内放置植骨材料，表面常用可吸收生物膜覆盖隔绝口腔环境，阻断周围成纤维细胞过早进入牙槽窝，使成骨细胞优先进入骨缺损，无竞争性生长，为骨再生创造良好的优势环境和提供愈合时间的技术。牙缺失后，牙槽骨缺乏有效的生理性刺激，打破了牙槽突骨内成骨和破骨的平衡，将发生明显的骨吸收和萎缩，影响常规活动义齿的固位和稳定。后期需种植修复的患者亦可因为骨吸收导致骨量不足。可通过植骨材料引导骨组织再生，增加牙槽骨高度和宽度，为后期义齿修复提供足够的硬组织支撑。目前临床上常用Bio-Oss骨粉和Bio-Gide胶原膜。骨粉是牛骨中提取的羟基磷灰石等无机盐成分，其基质与人类骨具有类似的微观多孔结构，具有良好的成骨细胞和破骨细胞吸附能力，可引导骨创的愈合。胶原膜来源于猪胶原，具有较高的生物相容性和可吸收性，可有效屏蔽植骨区，为骨愈合再生提供良好的空间环境；其吸收时间足够长，为骨再生空间结构维持提供足够时间。

植入前应对植骨床进行彻底的清理，若为拔牙病例，对于患牙前期牙周和牙根周围炎症明显的患者，拔除患牙后应完全去除拔牙创内炎性肉芽组织。根据骨缺失的大小选择植入骨粉的量和颗粒大小，骨粉采用生理盐水或自身血液浸润，使用无菌刮匙将骨充填材料植入拔牙窝内，根据牙槽窝形状充填和塑形，用刮匙底部将骨充填材料压实，但不宜过紧，避免影响血液充盈于骨粉之间。充填的量以平齐牙槽窝近远中牙槽嵴顶（或周围牙槽嵴顶水平）为准，不宜过多，同时为胶原膜的植入预留足够空间。颊舌/腭侧软组织潜行分离，以软组织复位后能在无张力情况下完全封闭缺损区为宜，若移动软组织瓣难以关闭创面，可适当设计减张附加切口。用剪刀将胶原膜裁剪成所需大小，以胶原膜完全覆盖植骨区边缘，向外延伸约2mm为宜。采用生理盐水或血液充分湿润胶原膜，将光滑面朝向黏膜组织，多孔面朝向骨组织，覆盖于植骨区域。复位周围软组织瓣，使缺损区牙槽嵴顶软组织无张力缝合，完全关闭创面，避免胶原膜暴露于口腔环境而导致加速吸收。

引导骨再生是一种简单易行且预后效果良好的手术方法。多种生物骨充填材料和生物膜已商品化，可在临床上常规应用。但该技术仅适用于拔除牙数量较少或局限性骨缺损患者的牙槽骨重建，对于大面积缺损及严重的牙槽骨萎缩的情况存在局限性，需通过骨移植等方法增加骨量。

主要参考文献

[1] 张志愿. 口腔颌面外科学[M]. 8版. 北京: 人民卫生出版社, 2020.

[2] 王翰章. 王翰章口腔颌面外科手术学[M]. 北京: 科学技术文献出版社, 2009.

[3] Milorou. Peterson口腔颌面外科学[M]. 蔡志刚, 译. 北京: 人民卫生出版社, 2011.

[4] Fragiskos D. Fragiskos, Oral Surgery[M]. New York:Springer-Verlag Berlin Heidelberg, 2007.

（伍俊）

第十九章

即刻种植

口腔种植（oral implant）在口腔医学领域特指通过手术方式将牙种植体植入颌骨中，以替代天然牙牙根进行缺牙区修复的治疗方式，又称为种植修复、种植治疗等。

20世纪70年代，Branemark和Schroeder等创建了骨结合理论，拉开了口腔种植基础与临床研究序幕。随着数十年的研究发展，目前口腔种植的理论基础及临床治疗标准已较为明确。随着世界经济的发展，特别是我国经济的快速发展，口腔种植已经为越来越多的患者接受、熟知，并逐渐成为牙列缺损后的首选修复治疗方案。

为了满足日益增长的治疗需求，同时缩短种植治疗流程、最大限度地维持拔牙位点的骨量稳定，人们对即刻种植的研究逐渐深入。根据Stephen Chen等于2018年发表的系统性回顾文献可知，即刻种植+常规负载的治疗方式已经是临床和基础研究领域得到有力论证的标准治疗流程之一。

第一节　拔牙创愈合及植入时机

种植治疗始于牙拔除，因此，拔牙创的愈合特点对种植体植入时机的选择至关重要。种植体植入的时机可以直接影响拔牙创的愈合进程，并对种植治疗的长期效果有直接影响。

❯ 一、拔牙创愈合的生物学过程

拔牙创愈合与长骨的损伤愈合有类似之处，均经历了血凝块的形成、血凝块的机化、成骨以及长期的骨改建过程。通常，在拔牙时机体局部进入急性应激状态，炎性细胞、干细胞等拔牙创愈合的关键细胞随着血液的充盈进入拔牙窝。之后，血凝块形成、机化，新的血管开始长入；同时，上皮组织经过4~6周的愈合期，由周边向中心生长，逐步形成拔牙创的软组织愈合，创口由新生软组织关闭。之后，机化的血凝块内的成骨细胞在多种信号的调控下，开始分泌新的骨基质，并有序地矿化，在12周左右，新生的骨质充盈拔牙创，实现初步的骨愈合。之后的数月中，新生骨经历系列改建过程，在拔牙后6个月左右形成完全骨愈合。

但是，与长骨骨折愈合不同，颌骨作为不规则的扁骨，缺乏软骨内成骨过程，整个愈合过程由骨膜成骨过程主导。

生理状态下，牙槽骨的血供包括牙周膜来源的血供、骨膜来源的血供以及牙槽骨骨松质内分布的细小血管。拔牙的手术操作导致牙槽骨局部失去了牙周膜来源的血供和部分骨膜、骨小梁的血供，使得余留牙槽骨的血供较之生理状态大幅减少。通常，拔牙后唇、颊侧软组织血供较舌、腭侧软组织少，这是拔牙后余留牙槽骨萎缩吸收，以及唇侧牙槽骨吸收较腭侧更加明显的生理基础。

❯ 二、拔牙创愈合的三维形貌变化

据上部分提到的拔牙创愈合特点，拔牙位点牙槽骨三维方向的吸收减少是必然趋势，其中唇、颊侧的高度及宽度降低更为明显。Schropp L.等统计了46例拔牙病例在术后12个月内的颊舌向宽度变化，发现拔牙后前3个月，拔牙位点明显萎缩吸收，吸收量达到总萎缩量

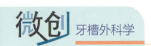

的2/3。这种萎缩速度在3～9个月放缓，并在9个月之后趋于稳定。可见，牙拔除术术后前3个月是干预的关键时期。

Araujo M G.等研究了上颌前牙及双尖牙区单牙拔除后的三维变化，发现拔牙后余留牙槽骨高度降低均数达2mm，而牙槽嵴顶下3mm、5mm、7mm处宽度下降均数分别为5.3mm、4.1mm、3.1mm。该数据与临床观察相印证，证明拔牙后未干预的拔牙位点高度、宽度均明显降低，并最终萎缩为刃状牙槽嵴。

而大量的拔牙位点均伴有唇侧骨缺损。Chen S.等进行了34例单牙拔除的队列研究，在拔牙前结合术前检查将患者分为骨壁完整队列（16人）、骨壁开裂队列（9人）、骨壁开窗队列（9人）。在牙拔除术术后8周的早期种植手术时，翻瓣发现，骨壁完整队列中，7例保持唇侧骨壁完整，9例发生不同程度的唇侧骨壁吸收开裂；骨壁开裂队列中，均保持骨壁开裂，且缺损范围进一步变大；骨壁开窗队列中，2例转化为骨壁完整病例，其余5例和2例分别发生骨开裂和保持骨开窗。可见，牙拔除术有较大概率加重局部位点的唇侧骨缺损，造成骨壁的开窗、开裂。

综上所述，牙拔除术术后前3个月内发生明显的牙槽骨高度和宽度降低，唇侧骨板进一步萎缩吸收，将明显影响后续种植治疗的效果。因此，在拔牙的同时制订完善的修复方案，选择合适的时机进行干预以减少拔牙位点的骨量丢失是必要的。

三、植入时机

根据拔牙创的愈合特点以及种植体植入时机，国际种植学会特制定了种植体植入时机指南。Chen S.等在2018年发表的综述中进行了较为详细的回顾和介绍。通常，拔牙同日植入种植体的方案为即刻种植；拔牙后4～8周，局部软组织愈合时植入种植体的方案为软组织愈合期的早期种植；拔牙后12～16周，拔牙创由新生骨充盈期间植入种植体的方案为骨组织愈合期的早期种植；拔牙后6个月以上植入种植体的方案为延期种植。值得注意的是，本书中提及的即刻种植仅涵盖即刻种植的外科部分。即刻种植除了外科部分，还涵盖即刻修复、即刻负载等。

大量文献回顾表明，即刻种植、早期种植（包括软组织愈合期和骨组织愈合期）及位点保存术均可以明显减少拔牙位点牙槽骨的萎缩吸收，是得到国际种植学会认可的拔牙后有效的干预措施。其中，即刻种植可以缩短治疗周期，已被基础和临床研究证实对保存唇侧骨高度有明显帮助。因此，即刻种植应用在对唇侧外形有更高要求的前牙美学区有其优势。

如前文提及，目前即刻种植+常规负载的治疗方式已经获得了基础及临床证据，是国际种植学会较为认可的治疗方案。而即刻种植+即刻修复或即刻种植+早期修复的治疗方案目前仍缺乏有力的基础证据，应谨慎选择。

第二节　适用于即刻种植的种植体特点

即刻种植需要在新鲜拔牙窝内植入种植体，此时种植体的外形设计及表面处理工艺对于获得良好的初期稳定性及快速形成骨结合有重要影响。

一、种植体的结构简介

完整的种植牙由种植体、基台、牙冠部分构成，其中基台和牙冠部分统称为上部结构。牙种植体内部由种植体体部、种植体肩部和种植体内部连接部分构成。随着技术的改进，现在种植体体部多设计为圆柱状或锥柱状，并设计多种螺纹结构以获得初期稳定性并增大种植体与牙槽骨的接触面积，获得更大的骨结合面积。

部分厂家提供的种植体设计为上下统一的螺纹结构，也有部分厂家采用双螺纹设计，分别设计种植体根方和冠方的螺纹外形以契合骨松质和骨皮质的特点，提供更好的骨结合效果。

二、种植体外形对即刻种植的影响

不论是软组织还是骨组织，创口的稳定是术区良好愈合的基础，而不稳定及微动是创口愈合不良的原因之一，牙种植手术亦遵循此规律。与骨折的内外固定治疗理念类似，种植体植入后的初期稳定性是保持术区稳定、提供良好的愈合环境并最终形成骨结合的基础。因此，用于即刻种植的种植体应提供良好的初期稳定性。

与其他种植体植入方案不同的是，即刻种植术中需要在空虚的拔牙窝内植入与拔牙窝洞形不完全契合的种植体，此时种植体颈部缺乏完整的牙槽骨包绕，周围空虚，常常仅靠种植体根尖3～5mm的牙槽骨包绕提供初期稳定性。因此，应该选择根尖部分宽大螺纹设计的种植体，以利用该部分宽大的螺纹提供更强的初期机械固位力。同时，宽大的螺纹可以提供较大的骨结合面积，有利于种植手术的成功。

目前，大量厂商设计了尖端带有切削槽的种植体。切削槽结构可以在种植体旋转植入过程中进一步切削根尖部分牙槽骨，为种植体提供一定的自攻性，也是即刻种植当中利用种植体自攻性能获得更好初期稳定性的有效结构。

与圆柱状种植体相比，锥柱状种植体根尖部分的锥形缩窄更有利于设计宽大的螺纹结构和切削槽结构，同时锥柱状外形对于提供种植体自攻性有一定帮助。因此，越来越多的厂商设计锥柱状种植体，这也是选择即刻种植体的一大考量因素。

三、种植体表面处理方式对即刻种植的影响

随着种植体加工工艺的发展完善，目前已少见光滑表面的种植体，各厂商均采用不同的表面处理工艺以提高种植体表面的接触面积及亲水性，以期获得更大的骨结合面积和更短的骨结合形成时间。目前主流的表面处理工艺有SLA大颗粒酸蚀喷砂、氟化物表面修饰、HA喷涂、亲水SLA处理等。近年来，部分厂家推出了亲水性更加优良的超亲水种植体。

更好的亲水性和良好的表面处理工艺可以缩短种植体骨结合形成时间。由于即刻种植中种植体大部分不与牙槽骨直接接触，其跳跃间隙由后续的间隙成骨或低替代率的骨填充材料填充，因此，缩短骨结合形成周期，使植入拔牙窝的种植体周围更早地长满牙槽骨对于即刻种植的成功是有明显帮助的。

笔者建议在选择种植体时，优先考虑选择带有宽大螺纹和切削槽结构的锥柱状种植

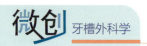

体，优先选择高亲水性、表面处理工艺优良的种植体用于即刻种植。

第三节　即刻种植的术前准备

❯ 一、即刻种植的纳入标准

纳入标准的把握是即刻种植成功的基础。笔者将结合纳入标准分析各标准的制定逻辑，以帮助大家深入把握即刻种植纳入标准。

1）厚龈生物型：已有大量基础及临床研究证明牙龈生物型直接决定牙周软组织的稳定性。其中，厚龈生物型因为更加丰富的血液供应，其自身牙龈垂直萎缩量更小，同时能为唇侧骨板提供更加丰富的血供，有利于种植体唇侧软硬组织高度的长期维持。

2）无软组织缺损：牙周软组织缺损增加了术中创口关闭难度，通常导致不翻瓣、减张前提下难以关闭创口；同时，软组织缺损将进一步减少术后骨板的血供来源，不利于软硬组织水平的长期维持。

3）厚度＞1mm的完整唇侧骨板：如上文提及，唇侧骨开窗和骨开裂的病例在术后常发生明显的唇侧骨吸收，因此即刻种植的病例需保证其术前唇侧骨板完整。同时，更厚的唇侧骨板有利于其骨板内部血供的维持，后期骨量更加稳定。回顾文献可知，当唇侧骨板厚度＜1mm时，术后可能发生明显的骨吸收甚至种植体暴露。

4）无急性感染：急性感染可能导致术区植入物（包括种植体、骨替代材料和生物屏障膜等）的感染，从而导致手术失败。因此应在控制急性感染后择期手术。若拟拔除牙为患牙，导致急性感染，笔者建议在牙拔除术中彻底清创，视情况选择软组织愈合期的早期种植（建议用于前牙）和骨组织愈合期的早期种植（建议用于后牙）。

5）根方3~5mm完整的牙槽骨：上文已提及，即刻种植中为获得良好的初期稳定性，需根方3~5mm完整的牙槽骨提供有力的初期机械固位力。

6）植入扭矩25N·cm：即刻种植术中扭矩达到该水平提示种植体已获得较好的初期稳定性。当种植体植入扭矩低于25N·cm时，提示种植体初期稳定性不佳，失败风险增高，应考虑埋置愈合并适当延长愈合周期。而通常种植体植入扭矩＞35N·cm是判断可以进行即刻修复的参考指标。值得注意的是，即刻修复体不能即刻负载。

7）患者良好的依从性：即刻种植的成功依赖于良好的术后局部护理。患者良好的依从性和口腔卫生习惯是保证术区良好愈合的关键。

根据2018年召开的国际牙种植学会第六次共识性会议，把握好上述纳入标准，规范操作，可以获得较为理想的种植体存留率。

❯ 二、术前口内检查关注要点

即刻种植术前的口内检查应关注以下要点。

1）患牙区是否有红肿、溢脓等急性感染体征：如前部分提及，术区急性感染将显著增加手术失败风险，应在口内检查时重点关注，避免遗漏。

2）牙龈生物型：笔者建议采用牙周探针探入术区龈沟内，以视诊法判断牙龈生物型，并记录纳入标准。

3）患牙是否存在可查见的软硬组织缺损：若存在可查见的软硬组织缺损，不符合治疗的纳入标准，应谨慎治疗。

4）患牙区角化龈宽度：文献回顾表明，角化龈宽度＜2mm时，种植体发生种植体周围炎的风险升高。该数据在2018年国际牙周学会的共识性会议上得到认可。应在术前检查中予以关注。

5）患牙区修复空间：部分残根因邻牙倾斜、对𬌗牙伸长，部分患牙因自身扭转、牙列拥挤等，造成拔牙后修复空间不足，不满足即刻种植后的修复需求。

6）患牙局部咬合关系：部分局部深覆𬌗、深覆盖的患牙，因咬合关系不良造成即刻种植后修复难度加大。其中，咬合关系不良可能导致临时修复体咬合接触，即刻负载增加失败风险；同时，咬合关系不良也加大后期永久修复设计、调𬌗难度，降低了种植体周围的长期稳定性。

7）患者全口牙周状况：牙周炎患者种植体周围炎发生率相对较高，应完善术前牙周治疗后择期手术。

8）患者张口度、颞下颌关节健康状况：由于需要细致处理术区软硬组织，即刻种植手术操作难度较之延期种植明显更大。良好的张口度是术者视野清晰、精准把握种植体位置方向的基础。而即刻种植手术时间较延期种植更长，有可能加重患者双侧关节负担，应检查患者关节健康状况，避免加重关节疾病。

三、术前影像学检查关注要点

口内检查获取的骨组织信息有限，随着CBCT在我国的大量普及，目前种植术前常利用CBCT获得术区骨组织的关键信息和外形维度数据。在阅片时，应重点关注如下信息：

1）唇侧骨板厚度及完整度。如上文介绍，应保证术区唇侧骨板＞1mm厚度的完整骨板。

2）拔牙窝根方骨量。应保证拔牙窝根方可以提供3～5mm完整的牙槽骨包绕种植体。同时，根据种植体植入的三维位置要求，种植体根尖应至少存在1～2mm厚的骨组织。因此，拔牙窝根方距离鼻底（上前牙）、上颌窦底（上后牙）、下牙槽神经管（下后牙）等解剖结构应有＞5mm的距离。

3）拔牙窝毗邻的其余异常表现。通过CBCT可能发现术区周围颌骨的囊肿、埋伏牙、邻牙的根尖周炎、上颌窦的积液、上颌窦囊肿、颌骨骨内血管瘤等多种病变，应对症处理后择期手术。

4）拔牙窝余留牙槽骨与牙冠的位置方向关系。种植体植入的位置、方向应以修复为导向，优先考虑前牙舌侧穿出、后牙中央窝穿出，其中前牙更应遵循"3·2原则"，即种植体肩台应位于修复体颈部根方3～4mm，同时种植体唇侧距离应＞2mm。但是，由于拔牙窝余留牙槽骨与牙冠修复体存在角度位置偏差，可能导致以修复为导向放置种植体时周围骨量不足，牙槽骨植入后角度过大无法修复的情况。如果术前CBCT中发现无法实现较好的手术设计，应拔牙后考虑其他植入方案。

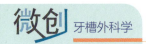

第四节 即刻种植的术中要点

与早期种植和延期种植有所区别的是，即刻种植术中需要关注更多术区的处理，以保障手术的效果。

❯ 一、翻瓣、微创技术对即刻种植的影响

上文已提及，良好的血供对于余留牙槽骨的长期稳定至关重要。即刻种植的病例中，由于唇侧骨板普遍较薄，骨板内部缺乏骨松质内分布的细小血管，因此骨膜来源的血供应是维持唇侧骨板稳定的关键因素。一项纳入了76例前牙区单牙种植病例的队列研究显示，经过修复后12个月的随访发现，不翻瓣组的唇侧骨板高度、龈乳头指数、PES评分均高于翻瓣组，提示不翻瓣对于唇侧软硬组织的稳定有明显的改善作用。另有研究指出，常规单牙即刻种植唇侧龈缘退缩范围为0.5～0.9mm，而不翻瓣手术对应数据为0.50～0.75mm。因此，在术前确定牙槽窝骨壁厚度和余留牙槽骨满足种植体植入要求时，应避免翻全厚瓣，以最大限度地维持骨膜的血供作用（图19-1）。

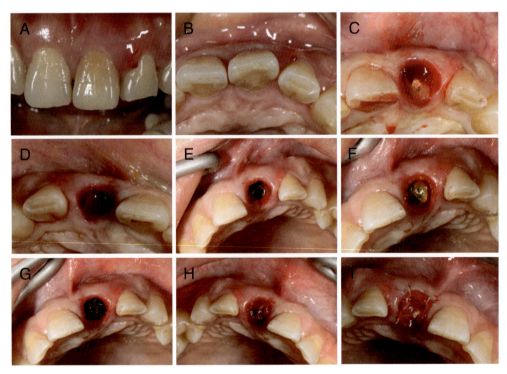

图19-1 上前牙不翻瓣即刻种植+根盾技术

注：A、B，21牙牙冠根折，无法保留；C，拔除残冠，显示唇侧龈下断面，牙根斜行折裂；D，显微镜下彻底清理牙胶，制作唇侧根盾，保留唇侧组织；E、F，植入种植体，跳跃间隙处理后，利用大直径低高度愈合基台辅助关创；G，创口覆盖含银离子明胶海绵，抗炎+减少骨粉渗漏；H，覆盖生物膜；I，缝合固定。

与不翻瓣技术相比，翻瓣技术可以保证更好的术野，有利于直接定位确定牙槽嵴高度和种植体植入深度，在部分需要进行同期骨增量的手术病例当中，可以适当采用翻瓣技术。但是应注意，翻起黏骨膜瓣将加重患牙唇侧骨板吸收，因此在使用翻瓣技术时，笔者建议于患牙唇侧行GBR程序引导的骨增量手术，并且应过充填以对抗后期牙槽骨的萎缩吸收。

　　微创拔牙技术是实现术区软硬组织最大限度保留的另一关键点。为实现良好的术后效果和远期稳定性，应在牙拔除术术中避免损伤余留牙槽骨，特别是唇侧骨板，以避免前述骨开窗和骨开裂的形成。微创拔牙技术的操作流程由本书其他章节详细介绍，本章不再重复。

❷ 二、即刻种植中种植体的位置及方向

　　不论是前牙即刻种植病例还是后牙即刻种植病例，种植体拟植入和新鲜拔牙窝余留牙槽骨方向存在角度偏差，增加了种植体备洞及植入过程中方向把控的难度。

　　通常来说，前牙美学区种植体设计应遵循"3·2原则"，在满足此要求的基础上，为减少粘接剂对种植体周软组织的不良刺激，应控制种植体穿出位置在修复体舌侧，以舌隆突处穿出为佳，以便设计为螺丝固位修复体。为满足上述种植体位置及方向的要求，前牙种植体常与新鲜拔牙窝的腭侧壁形成一锐角，增加备洞难度，常导致备洞时打滑，种植体方向偏差，最终种植体根方偏向唇侧，增加唇侧穿通风险，并降低种植体根方骨量，降低种植体初期稳定性。

　　为避免出现上述问题，在丰富术者手术经验的基础上，应合理利用辅助方法提高种植体植入的精准度。侧向切割钻是种植手术工具中常见的备洞钻头，因其设计不同，具有有效侧向切割的能力，可以运用于先锋钻后更改窝洞方向。在前牙即刻种植中，可以充分利用侧向切割钻的切割能力，加以术者适当的控制，实现在新鲜拔牙窝内控制备洞方向的效果。若因条件限制无法使用侧向切割钻，可以在球钻定点时，增加球钻备洞深度，通常以3～4mm深度为宜，避免先锋钻在较浅的半球形球钻窝洞内打滑的风险。

　　上、下颌后牙均为多根牙，微创拔除后的新鲜拔牙窝为余留牙槽中隔的2～3洞创口。后牙种植体应位于余留牙槽骨近远中中份及颊舌向中点部分，穿出位置在修复体中央窝，以实现螺丝固位的修复。为实现上述位置效果，后牙种植体常植入余留牙槽嵴中隔位置。然而，在即刻种植当中，由于新鲜拔牙窝牙槽中隔周围空虚，增加了备洞难度，常发生备洞钻的偏斜打滑。同时，后牙种植体颈部常平齐牙槽嵴顶或位于牙槽嵴顶下0.5～1.0mm，但是随着备洞过程中窝洞直径扩大，牙槽中隔高度逐渐下降，导致术者参考点变化，增加了初学者对植入深度的把握难度。

　　为避免上述问题，后牙即刻种植病例中，可以采用先备洞后拔牙的策略，以余留的残根作为备洞的支撑，减少打滑。笔者常采用的操作步骤如下：先平龈截冠，暴露髓腔；再以球钻、先锋钻于髓腔中央备洞，此时余留牙根支撑备洞钻针方向，不易打滑；因牙槽嵴顶常位于龈下2～3mm，此时以截冠水平为参考，备洞深度为拟植入种植体长度加2～3mm；分根、微创拔除余留牙根；反复检查种植体窝洞方向、深度，植入种植体。

　　目前数字化技术对于种植体精准植入有明显帮助。通常来讲，种植手术导板和导航技术

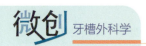

均可以帮助提升种植体植入方向、位置的精准性。但是，由于导航手术要求术者接受专业培训，且在即刻种植中，导航下亦易发生钻针打滑，对于初接触即刻种植的术者，笔者推荐采用种植手术导板辅助种植体植入（图19-2）。

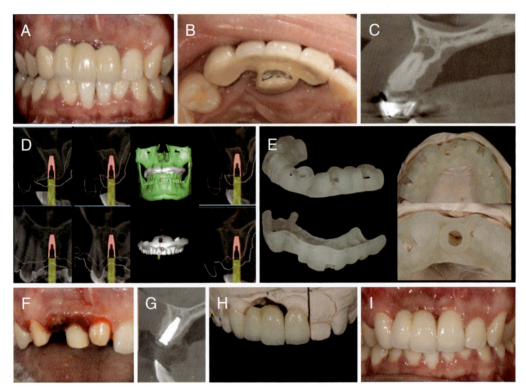

图19-2　上前牙数字化导板引导下即刻种植+修复

注：A、B，患者上前牙不良修复体；C，根尖炎性囊肿，要求拟拔除后种植治疗；D，患者11～12牙近远中距离欠佳，拟于11牙植入大直径种植体，修复11～12牙，余留基牙全冠修复，设计种植体位置及手术导板；E，手术导板；F，拆除不良修复体后可见局部无明显软组织缺损；G，植入种植体+唇侧GBR，CBCT显示种植体周骨量可，初期稳定性良好；H，制作修复体；I，修复体试戴，11～21牙龈乳头局部渗血，充盈欠佳，待愈合。

❯ 三、跳跃间隙的处理

跳跃间隙指在即刻种植中种植体与预留牙槽骨之间的距离。由于种植体与原牙根外形、方向的偏差，绝大多数即刻种植的病例均存在跳跃间隙。颌骨为不规则的扁骨，其本身具有间隙成骨的潜能。因此，较小的跳跃间隙可以依靠颌骨的间隙成骨生成新骨，并形成种植体骨结合。但是，当此间隙增宽时，颌骨本身的间隙成骨能力不足以充盈整个跳跃间隙，导致骨量丢失，唇侧骨板塌陷。

根据临床验证及文献支持，当跳跃间隙宽度<1.5mm时，颌骨的间隙成骨足以充盈整个跳跃间隙，此时可以不在此间隙内植入骨替代材料。当跳跃间隙宽度>2mm时，间隙成骨潜能不足以实现整个间隙的成骨，此时，应在跳跃间隙内植入低替代率的骨替代材料，以支持种植体骨结合，并防止唇侧骨板塌陷。

值得注意的是，对于先植入骨替代材料还是先植入种植体，不同术者有不同的操作习惯。先植入骨替代材料，可以保证骨替代材料充填整个窝洞，并且避免了植入骨替代材料时手术器械触碰种植体表面处理部分。但是，预先植入的材料易进入种植体窝洞，阻碍种植体的完全顺利植入。后植入骨替代材料可以优先保证种植体的顺利植入，但是常因跳跃间隙空间形状限制，导致骨替代材料无法完全充填整个跳跃间隙。同时，后植入骨替代材料增加了手术器械直接触碰种植体表面处理部分的风险。综合考虑上述问题，笔者常在完成种植体窝洞制备后，以相同直径规格的方向杆占据种植体位置，先植入骨替代材料。此时，由于手术器械可以大胆触碰方向杆，笔者可以尽量保证骨替代材料的充分填充，再取出方向杆，植入种植体。

第五节　即刻种植的创口处理

与拔牙创的开放式愈合不同，为了使种植体在一个相对稳定的内部环境中获得良好的骨结合，即刻种植手术应优先考虑实现创口的完全关闭。在翻瓣的即刻种植手术中，常常对黏骨膜瓣进行充分减张后关闭创口。但是，在不翻瓣手术中，无法直接进行组织减张关创，常需利用多种方式辅助创口的关闭。

一、利用临时修复体或牙冠辅助创口关闭

在即刻种植病例中，当种植体初期稳定性满足即刻修复条件（通常为种植体初期稳定性＞35N·cm）时，可以利用预制的临时修复体辅助术区的创口关闭。对于欲采用此方式关闭创口的病例，需要在术前利用患者研究模型或口扫数据制作临时修复体，并将临时修复体制作为中央开孔的形态以便在术中口内"Pick Up"。种植体植入后，可以利用种植体系统自带的扭矩扳手或者种植体动度仪测量种植体初期稳定性，符合修复条件时，安装临时基台，并利用上述预制临时修复体行口内"Pick Up"。高度抛光临时修复体组织面后，安装临时修复体，以压迫种植体穿龈部分的组织面，实现创口关闭。

此外，当微创拔除的患牙牙冠较为完整时，可以利用此牙冠进行精细调改，将牙冠组织面调整为卵圆形穿龈形态，并利用粘接剂与邻牙进行临时粘接，以压迫术区种植体穿龈部分实现创口关闭。

值得注意的是，不论使用临时修复体还是牙冠辅助创口关闭，均应高度抛光其组织面，以减少牙菌斑堆积，有利于术区愈合。

二、利用游离角化龈或带蒂的结缔组织瓣关闭创口

当即刻植入的种植体不符合即刻修复条件时，应优先考虑利用游离角化龈或腭侧带蒂结缔组织瓣关闭创口。游离角化龈供区部位常选择上颌双尖牙腭侧角化黏膜、上颌结节黏膜或下颌磨牙后垫颊侧黏膜，以手术刀或软组织环切钻、软组织移植钻取游离龈组织，并利用6-0或7-0缝线固定于术区，以实现创口关闭。此外，当局部条件允许时，可于术区腭

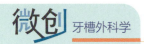

侧或邻牙腭侧转带蒂结缔组织瓣至术区，实现创口关闭（图19-3）。

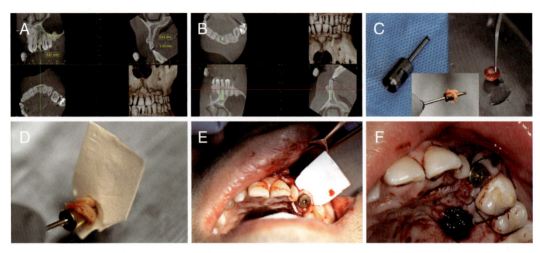

图19-3　上前牙即刻种植+环形角化龈移植软组织增厚

　　注：A，术前CBCT显示22牙余留牙槽骨量可，唇侧轮廓塌陷；B，手术设计：3.3mm直径，12mm长ITI BLT种植体+唇侧GBR+同期软组织增宽；C，利用软组织环切钻取腭侧角化龈，利用小直径愈合基台辅助固定；D，制作角化龈组织+生物膜多层结构；E，植入种植体后，利用愈合基台辅助固定环形角化龈及生物膜；F，同期GBR+软组织增宽，关创。

　　值得注意的是，不论使用游离角化龈还是带蒂的结缔组织瓣，均应对供区进行充分的止血、缝合。

❯ 三、利用成品生物学材料辅助创口关闭

　　随着生物材料的快速发展，目前已有部分胶原塞、Muco-Graft等产品可以辅助术区创口关闭。但是，大部分口腔生物材料生产厂商仍建议优先实现创口关闭，减少其直接暴露于口腔环境，可见有菌的口腔环境仍容易造成术区及材料感染。为避免此情况发生，笔者在这类手术中，常于材料下层放置含银离子的抗菌明胶海绵帮助提供抗菌效果，并帮助吸附游离的骨填充材料，减少材料渗漏。同时，术后在暴露的生物材料表面涂布局部缓释抗生素以预防术区感染。相信随着生物材料的快速发展，性能更加优越的生物材料可以进一步简化外科医生的手术操作。

主要参考文献

[1] Gallucci G O, Hamilton A, Zhou W, et al. Implant placement and loading protocols in partially edentulous patients:a systematic review[J]. Clin Oral Implants Res, 2018, 29(Suppl 16):106-134.

[2] Trombelli L, Farina R, Marzola A, et al. Modeling and remodeling of human extraction sockets[J]. J Clin Periodontol, 2008, 35(7):630-639.

[3] Schropp L, Wenzel A, Kostopoulos L, et al. Bone healing and soft tissue contour changes following single-tooth extraction:a clinical and radiographic 12-month prospective study[J]. Int J Periodontics Restorative Dent, 2003, 23(4):313-323.

[4] Misawa M, Lindhe J, Araújo M G. The alveolar process following single-tooth extraction: a study of maxillary incisor and premolar sites in man[J]. Clin Oral Implants Res, 2016, 27(7):884-889.

[5] Chen S T, Darby I. The relationship between facial bone wall defects and dimensional alterations of the ridge following flapless tooth extraction in the anterior maxilla[J]. Clin Oral Implants Res, 2017, 28(8):931-937.

[6] Atieh M A, Payne A G, Duncan W J, et al. Immediate restoration/loading of immediately placed single implants:is it an effective bimodal approach? [J]. Clin Oral Implants Res, 2009, 20(7):645-659.

[7] Bassir S H, El Kholy K, Chen C Y, et al. Outcome of early dental implant placement versus other dental implant placement protocols:a systematic review and meta-analysis[J]. J Periodontol, 2019, 90(5):493-506.

[8] Donos N, Asche N V, Akbar A N, et al. Impact of timing of dental implant placement and loading:Summary and consensus statements of group 1-The 6th EAO Consensus Conference 2021[J]. Clin Oral Implants Res, 2021, 32 (Suppl 21):85-92.

[9] Stoupel J, Lee C T, Glick J, et al. Immediate implant placement and provisionalization in the aesthetic zone using a flapless or a flap-involving approach:a randomized controlled trial[J]. J Clin Periodontol, 2016, 43(12):1171-1179.

[10] Elaskary A, Abdelrahman H, Elsabagh H H, et al. Does grafting the jumping gap in immediately placed anterior implants using vestibular socket therapy influence the labial bone thickness? [J]. J Oral Maxillofac Surg, 2022, 80(8):1398-1407.

（郭雨晨）

第二十章

颌面部血管瘤与脉管畸形诊治

第一节　脉管性疾病分类概述

脉管性疾病包括血管瘤和脉管畸形，是婴幼儿最常见的先天性疾病之一，发生率约为10%。血管畸形还可以发生在成人。当病变累及面部皮肤和舌、颊、唇、软腭等部位时，容易造成颜面畸形，并且可能引起吞咽、语言功能障碍，影响患者及家属的心理健康。

明确脉管性疾病的分类，对其诊断和治疗具有重要指导意义。但是，因该类病变的临床表现特殊性，既往文献报道的分类方法达到200余种，至今未能完全统一。目前，分类标准主要体现在两大类。

一、WHO发布的分类

2020年，WHO把脉管肿瘤分为良性、中间性和恶性3类：①良性，包括肌内血管瘤、动静脉性血管瘤、静脉性血管瘤、上皮样血管瘤、淋巴管瘤、淋巴管瘤病、获得性簇状血管瘤；②中间性（局部侵袭型和偶有转移型），包括局部侵袭型的Kaposi型血管内皮瘤（卡波西样血管内皮细胞瘤）和偶见转移型的网状血管内皮瘤、乳头状淋巴管内血管内皮瘤、复合型血管内皮瘤、Kaposi肉瘤（卡波西肉瘤）、假肌源性（上皮样肉瘤样）血管内皮瘤；③恶性，包括上皮样血管内皮瘤和血管肉瘤。

二、国际脉管性疾病研究学会的分类

国际脉管性疾病研究学会（International Society for the Study of Vascular Anomalies，ISSVA）成立于1992年，吸纳了整形外科、介入放射科、血管外科、儿童外科、耳鼻咽喉头颈外科、口腔颌面外科、皮肤科和遗传学、病理学等多学科的专家，主要依据美国学者Dr John B. Mulliken等于1982年提出的观点，于1996年发布了脉管性疾病的分类，把脉管性疾病分为血管瘤和脉管畸形两大类，并于2014年和2018年进一步细化。其中一个根本点在于，Dr John B. Mulliken等认为血管瘤"Hemangioma"一词的后缀"-oma"来源于希腊字"onkos"，表达"团状或肿胀"的意思，应该限用于有丝分裂活性增强的病变，因而该学会没有完全赞同WHO的分类。简单来说，把传统的"血管瘤"分为血管瘤和血管畸形，而淋巴管瘤应该命名为淋巴管畸形，血管畸形和淋巴管畸形均属于脉管畸形。

第二种分类方法逐渐被临床接受和应用，口腔医学本科生规划教材《口腔颌面外科学》也采用该分类。因此，本章节按此分类阐述。

第二节　颌面部婴幼儿血管瘤

婴幼儿血管瘤（infantile hemangioma，IH）指发生在婴幼儿的具有增生和自然消退特点的血管源性良性肿瘤。其好发于女性，与男性的比例为（3~5）:1。

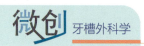
一、病因

婴幼儿血管瘤表现为大量血管内皮细胞增生，其病因和来源还不完全清楚，现阶段主要分为内在缺陷假说和外部缺陷假说两大类。内在缺陷假说认为一个或多个内皮细胞增殖相关的基因突变导致血管瘤形成。外在缺陷假说认为肿瘤微环境使血管瘤生成，增生期血管瘤存在促增殖和抑增殖信号表达不平衡。血管瘤发展过程中有许多血管形成相关细胞因子参与，其中血管内皮细胞生长因子（VEGF）A信号是关键。

二、临床表现

大多数（约60%）在出生后1个月内出现，具有增生和自然消退的特点，病程分为增生期、消退期和消退完成期3个阶段。一般经过6～18个月的快速增生，之后进入缓慢而不可避免的消退期。50%的瘤体在5岁时完全消退，75%的瘤体在7岁时完全消退，而且消退可持续到10～12岁，但大约10%的血管瘤不能完全消退。

消退完成期的血管瘤患者仍然存在扩张的毛细血管和松弛赘生的皮肤。临床资料表明，性别、种族、部位、大小、出生时表现、增生及临床表现都不能影响自然消退；消退发生的年龄与消退的结果有关，越早出现消退，则消退越完全。

病变表现为单一或多发的红色或暗红色包块，位于深部者呈青紫色，一般无疼痛等不适。血管瘤根据病变的深浅分为浅表型血管瘤、深部型血管瘤、混合型血管瘤（图20-1）。

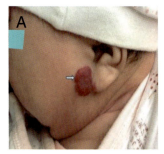
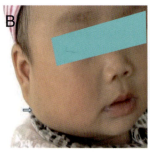
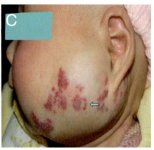

图20-1　颌面部婴幼儿血管瘤

注：A，浅表型血管瘤；B，深部型血管瘤；C，混合型血管瘤。

在病变的不同阶段出现特有的表现。

1）增生期：最初表现为毛细血管扩张，周围呈晕状白色区域，迅即变为红斑并高出皮肤，高低不平似杨梅状。可引起局部肿胀、面部畸形，影响闭眼、张闭口腔等功能，可能继发面部皮肤或口腔黏膜的溃疡和出血。

2）消退期：病变颜色由鲜红变为暗紫、棕色，面部皮肤可表现为花斑状。可能残留皮肤色素沉着、皮肤赘生下垂等。

三、诊断

在颜面部皮肤、口腔黏膜发现单一或多发的红色或暗红色包块，位于深部者呈蓝紫色。发生在皮肤或黏膜的浅表病变，边界清楚，形态不规则；压迫出现褪色，去压后颜色恢复。深部病变者局部膨隆，边界不清楚。病变质地软。发生在皮肤或黏膜的浅表病变可继发溃疡，导致瘢痕。继发感染时，出现局部肿胀。可能造成颜面畸形及功能障碍。

辅助检查如下。

1）细针穿刺：可以抽出血液，在显微镜下查见血液成分。

2）超声检查（US）：为无创伤性，简单有效，可检测到血流声像图，缺点是不能提供三维图像。可以明确血管瘤的部位、范围，表现为混合回声团块，边界清晰或者欠清晰，在增生期，可见扩张的血管，病变内有丰富的血流信号，而消退期血流信号减少。

3）MRI：一般认为MRI对血管瘤可以进行详细扫描，提供更加精准、清晰的影像，诊断的准确率最高。增生期血管瘤表现为边界清楚、分叶状肿块，在T1加权图像上呈现为等信号或低信号，而在T2加权图像上呈现为高信号。消退期血管瘤表现为小的软组织强度肿块。但是，其检查费用偏高，而且检查时噪声大、时间长，婴幼儿患者配合度差。

四、鉴别诊断

（一）先天性血管瘤

先天性血管瘤是发生在新生儿的良性血管源性肿瘤，即在患儿出生时便发现病变，可能处于增生期、消退期和消退完成期3个阶段的其中之一，进而分为3种类型：快速消退型（图20-2）、部分消退型和不消退型。与婴幼儿血管瘤的不同在于：先天性血管瘤在母体子宫内发生发展，缺少出生后的增生期；组织学上，先天性血管瘤不表达葡萄糖转运蛋白1（GLUT1）。

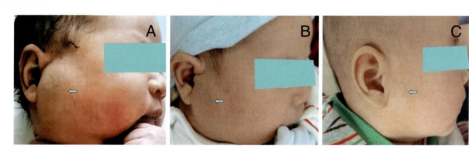

图20-2　右侧腮腺区先天性血管瘤

注：A，出生时；B，1月龄；C，3月龄。

（二）血管肉瘤

血管肉瘤是来源于血管组织或者相关间叶细胞的恶性肿瘤，依据细胞来源可进一步分为血管内皮肉瘤和血管外皮肉瘤。其好发于头颈部，以成人多见。肿瘤呈结节状增生，局部生长快，质地中硬，边界不清楚，向深部浸润可累及颌骨（图20-3）。远处转移多至肺部。

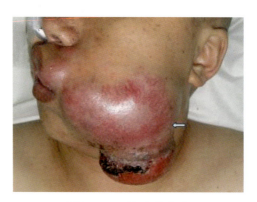

图20-3　面部血管肉瘤

五、治疗

（一）治疗原则

1）婴幼儿血管瘤是良性肿瘤，大多数能够自然消退，应避免过度治疗。但是，对于引起面容毁损或功能障碍的病变，应积极治疗，关注对患儿心理健康的影响。

2）结合患儿的全身情况，血管瘤的部位、大小及所处阶段，选择恰当的治疗方法。

（二）常用门诊治疗方法

1）随访观察：也称为等待观察，该治疗方法适用于未累及重要器官（如眼睛、呼吸道等）的婴幼儿血管瘤。文献报道，大部分婴幼儿血管瘤应用该方法可以获得满意效果，尤其适用于腮腺区婴幼儿血管瘤（图20-4）。一般在有经验医生的严格指导下，仔细测量和记录血管瘤的位置、大小和表现，定期观察，记录变化，不需要做任何特殊处理。

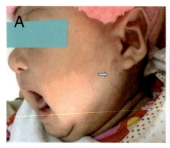
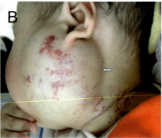
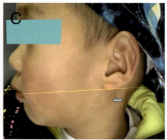

图20-4　腮腺区婴幼儿血管瘤

注：A，2月龄；B，6月龄（病变增生）；C，2岁（病变退化）。

临床注意事项：目前尚无一种方法能够预测婴幼儿血管瘤发生消退的具体时间。另外，需要患儿家长具有良好的依从性，关注对患儿心理健康是否造成影响。

2）β受体阻断剂。

（1）全身用药：口服普萘洛尔，从2008年开始应用于婴幼儿血管瘤的治疗，目前已经替代糖皮质激素，成为一线治疗药物。有关其治疗婴幼儿血管瘤的确切机制不完全清楚，可能调节了婴幼儿血管瘤中多种细胞因子，针对病变的早期、中期和末期作用，减少一氧化氮释放而促进血管收缩，逐步通过阻断促血管生成信号而抑制瘤体增生，最后诱导血管内皮细胞凋亡，导致病变消退。

治疗前，一般需要对患儿进行全面体检，包括心肌酶、血糖、肝肾功能、心电图、心脏彩超、甲状腺功能等评估。用药前3天，严密观察患儿的心率和血压，是否存在肢端湿冷、精神萎靡、呼吸困难和明显烦躁等现象。用药方法：口服1.5～2.0mg/（kg·d），分2次服用。有指南提出用药前3天剂量逐渐增加：第1天，0.5mg/kg+0.5mg/kg；第2天，1.5mg/kg，分2次服用；第3天，2mg/kg，分2次服用，后续治疗维持该剂量。全身状态较差的患儿需住院观察1周。用药时间：6～12个月。治疗结束后，逐渐减少剂量。治疗期间1～2个月复诊，定期复查生化、心电图、心脏彩超，根据患儿的不良反应调整用药剂量。用药效果：对增生期血管瘤的有效率为90%以上。在服药后1周，瘤体颜色变淡、萎缩变软；服药3个月后，大部分瘤体明显萎缩；至1岁左右，大多数血管瘤基本消退。8周和5～6月龄患儿用药后效果明显。不良反应：有暂时性心动过缓、低血压、低血糖、睡眠障碍、腹泻等。

注意事项：药物过敏的患儿，严重心脏疾病、支气管哮喘、气道敏感性疾病、通气困难或者其他肺部疾病的患儿，禁止使用。

（2）局部用药：为减少口服普萘洛尔带来的全身不良反应，采用0.5%马来酸噻吗洛尔滴眼液或凝胶、普萘洛尔软膏、卡替洛尔滴眼液等于瘤体部位涂擦，2～4次/天，用药时间3～6个月。不良反应：变态反应性接触性皮炎、局部发红、脱屑等。

第三节　分叶状毛细血管瘤

分叶状毛细血管瘤（lobular capillary hemangioma）又称为化脓性肉芽肿（pyogenic granuloma），属于增生性而非肿瘤性病变。发育完全的化脓性肉芽肿呈分叶状形态，晚期病变血管成分减少，纤维组织逐渐增加，发展为纤维瘤。

一、病因

分叶状毛细血管瘤的病因不完全清楚，可能与局部创伤有关。近年研究发现，继发性病变中存在体细胞*GNAQp.Arg183Gln*突变，反映出潜在的毛细血管畸形的细胞来源；也有研究推测*BRAFp.Val600Glu*突变是孤立性病变的驱动因素。

二、临床表现

分叶状毛细血管瘤好发于儿童青少年，男性远多于女性，多发生在唇红、牙龈黏膜或者面部皮肤，呈现外生性、边界清楚的粉红色包块，呈息肉状，可有蒂。继发感染后，生长迅速，表面可出现糜烂、溃疡而结痂。

三、治疗

对于口腔颌面部的分叶状毛细血管瘤，根据部位、大小和患者的年龄等因素，可以选择适当的治疗方法。采取手术治疗或者激光治疗，可以达到根治效果（图20-5）。

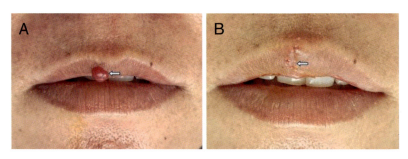

图20-5　分叶状毛细血管瘤的治疗

注：A，手术前；B，手术后1周。

第四节　颌面部脉管畸形

脉管畸形（vascular malformation）是一类良性脉管性疾病，按照生物学特点，不属于真性肿瘤，主要发生于婴幼儿（出生时即存在），可能随着患儿身体生长而变大，也可见于成人。病变不会退化消失，在局部外伤、感染、青春期和妊娠期可迅速增大。男女比例相等。脉管畸形根据血流动力学分为高流速脉管畸形和低流速脉管畸形。动静脉畸形（arteriovenous malformation）为高流速脉管畸形，微静脉畸形（capillary malformation）、静脉畸形（venous malformation）和淋巴管畸形（lymphatic malformation）为低流速脉管畸形。

一、病因

脉管畸形的病因不完全清楚，简单来说，其发病机制主要包括先天性（基因突变）机制和后天性机制（血管动力学及血管新生）。可能由于婴儿脉管系统的发育异常，出现缓慢而不停扩张；或者外伤后，局部瘀斑沉积，不良修复后形成血管扩张异常。近年的研究表明存在遗传因素，并且已经发现相关致病基因。例如，毛细血管-动静脉畸形的亚型表现为常染色体显性遗传，由RASA1基因突变导致功能丧失，造成编码的蛋白质完全缺失。

二、临床表现

1）微静脉畸形：多见于颜面部皮肤，也可发生在口腔黏膜，表现为鲜红或紫红色斑块。幼年时，病变与皮肤、黏膜表面平齐；成年后，病变出现增生，发生在皮肤的病变继发结节状突起。微静脉畸形可分为粉红型、紫红型和增厚型（图20-6）。病变边界清楚，外形不规则，大小不一。受压迫时，病变表面的颜色变浅；解除压迫后，病变恢复原来的色泽。

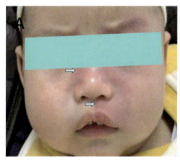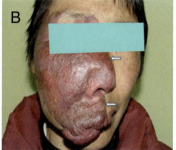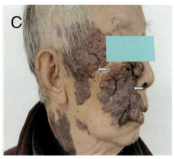

图20-6 面部微静脉畸形

注：A，粉红型；B，紫红型；C，增厚型。

传统观点认为，面部毛细血管畸形沿三叉神经的眼支（V1）及以上分布时，应考虑为斯特奇-韦伯综合征（Sturge-Weber syndrome），即面部和软脑膜毛细血管畸形。但最近的研究表明，前额部受累更具有指示性。有学者把该综合征分为3型：①Ⅰ型，经典型，有面部微静脉畸形和软脑膜毛细血管畸形，可伴有眼部病变；②Ⅱ型，不全型，有面部微静脉畸形、眼部病变，无中枢神经系统脉管畸形；③Ⅲ型，非经典型，有软脑膜毛细血管畸形，无面部和眼部病变。该综合征可能伴有局部骨和软组织的过度生长，可能出现癫痫、智力障碍等症状，累及眼部时，可因青光眼而导致失明。

2）静脉畸形：多见于舌、颊、唇、腮腺嚼肌区、颈部（图20-7A）。位置深浅不一，表浅病变呈蓝紫色；位置深在者，皮肤或黏膜颜色正常。病变边界不清楚，局部软组织肿胀。受压迫时缩小，可扪及质地硬的静脉石；而当低头时，病变膨大，有肿胀感，即体位移动试验阳性。

3）动静脉畸形：多见于成人，常发生于面颊、唇、颞部（图20-7B）。病变处组织膨隆，边界不清楚，扪及搏动。如果把供血的动脉压闭，则搏动消失。较大病变，包括累及颌骨的病变，在外伤或感染后，存在大量出血，危及生命。

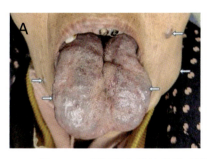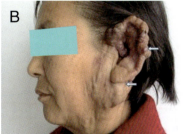

图20-7 颌面部多发性静脉畸形（A）和面部动静脉畸形（B）

4）淋巴管畸形：多发生在头颈部，新生儿舌、唇、颊部占50%～65%。90%以上的病变出现在2岁以内，仅有少部分在成年时才出现。当病变继发感染或者病变内发生出血时，病变迅速肿大、发硬。

淋巴管畸形的临床表现与周围组织有非常密切的关系。若病变周围组织是肌纤维组

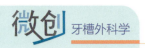

织，会限制淋巴囊的发展，如发生在舌、唇、颊部，淋巴管畸形呈微囊状；若淋巴管畸形发生在肌肉间隔或沿着筋膜间隙，则出现囊性状，形成一个或多个囊腔。因此，淋巴管畸形根据临床特征和组织结构特点分为微囊型淋巴管畸形和大囊型淋巴管畸形两种，两种类型可以在同一患者的不同部位出现。文献报道，大囊和微囊的划分，以囊腔直径1cm作为界限。

（1）微囊型淋巴管畸形：主要发生在舌、唇、颊部，表现为局部边界不清楚的肿胀畸形，在病变区黏膜表面可以呈现多发性散在的小圆形囊性结节状病损，无色、柔软，呈蛙卵状，无压缩性（图20-8A）。黏膜的淋巴管畸形有时与毛细血管畸形同时存在，出现黄、红色小疱状突起。如发生于舌体部，可能形成巨舌症，引起颌骨畸形、开𬌗、反𬌗等；长期发生慢性炎症，可致舌体变硬。

（2）大囊型淋巴管畸形：呈囊肿状突起，也称为囊状水瘤，多见于颈部和腮腺区（图20-8B）。一般为多房性，彼此间隔，质地软，囊性感，内有透明、淡黄色清亮液体，体位移动试验阴性。

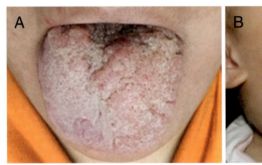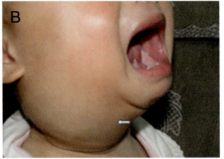

图20-8　淋巴管畸形

注：A，舌体微囊型淋巴管畸形；B，颈部大囊型淋巴管畸形。

5）混合型：上述类型的不同或相同部位混合表现。

▶ 三、诊断

发病时间：患儿出生后，病变即出现；成年患者可能在外伤后发生。

病变不能自然消退，随着患者年龄的增长，可能因青春期或妊娠期激素改变、感染和外伤等逐渐加重。可能造成颜面畸形及功能障碍。

微静脉畸形：先天发生在颜面部皮肤或口腔黏膜，表现为鲜红或紫红色斑块；早期与皮肤、黏膜表面平齐，后期发生增生而继发膨隆。

静脉畸形：表浅病变呈蓝紫色包块；位置深在者，皮肤或黏膜颜色正常。受压迫时缩小，病变较大时体位移动试验阳性（图20-9）。

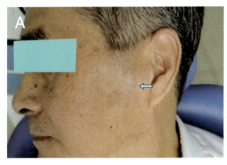 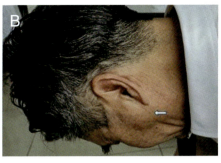

图20-9　体位移动试验阳性

注：A，端坐位；B，头低位"包块"明显。

动静脉畸形：局部组织膨隆，扪及搏动。

微囊型淋巴管畸形：局部组织弥散性膨隆，在病变区黏膜表面可以呈现多发性散在的小圆形囊性结节状突起，无压缩性。

大囊型淋巴管畸形：颈部或腮腺区囊性膨隆，体位移动试验阴性。

混合型：上述类型的不同或相同部位混合表现。

继发感染时，出现局部肿胀。

辅助检查如下。

1）细针穿刺：在静脉畸形和动静脉畸形中，抽出血液，静置后可凝固，在显微镜下查见血液成分。对于大囊型淋巴管畸形，可以抽出透明、淡黄色清亮液体，在显微镜下查见淋巴细胞。

2）超声检查：具有无创、便捷、经济实惠的优势。现阶段用于颌面部脉管畸形的超声检查技术包括二维灰阶超声、二维彩色、频谱多普勒超声。二维灰阶超声可显示病变大小、深度、形态、边界以及回声，二维彩色、频谱多普勒超声可显示病变血流情况。静脉畸形显示为无回声窦腔，可见低回声血栓或强回声静脉石，CDFI 可见静脉血流或无血流，超声探头加压时可见压缩且病变内血流信号增多；动静脉畸形显示为明显扩张动脉和静脉构成的异常网状血管团，血流信号丰富，周围可见粗大的供血动脉和引流静脉，伴有血流动力学的明显改变；淋巴管畸形显示为多房或多分隔囊性包块，分隔厚度不一，囊腔张力较高，超声探头加压时囊腔形变不明显，CDFI 显示病变内无明显血流信号，分隔可见少量条状血流信号。

3）CT：一般选择增强CT，可以获得脉管畸形的三维图像，展现病变的部位、范围、与周围组织的关系（图20-10）。由于有创性且存在一定程度的辐射，婴幼儿患者配合度不佳，因此，对婴幼儿患者不是最佳选择。

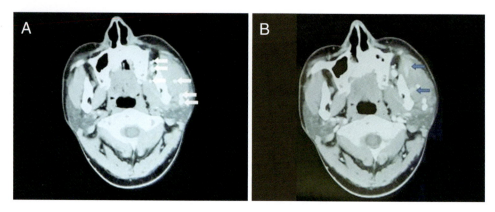

图20-10 左侧面部静脉畸形CT

注：A，病变内多发高密度结节，为静脉结石；B，增强扫描，病变呈不均匀强化。

4）MRI：确定和描述脉管病变范围比CT更佳，无需采用造影剂仍然可以获得与周围软组织良好的对照。静脉畸形显示为分叶状、非肿块状浸润性管状病变；淋巴管畸形显示为分叶状分隔病变，两者在T1加权图像上表现出低、等信号强度，在T2加权图像上表现为高信号（图20-11）。虽然动静脉畸形也显示为非肿块样浸润性病变，但是在T1和T2加权图像上，高流速血管因"流空效应"而呈（无）信号血管影。

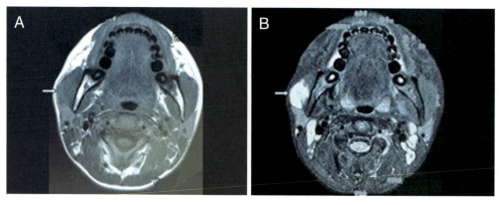

图20-11 右侧腮腺咬肌区静脉畸形MRI

注：A，T1加权图像，呈等信号；B，T2加权图像，呈高信号。

❯ 四、鉴别诊断

（一）神经纤维瘤

神经纤维瘤好发于面、颈部，口腔内少见。皮肤表现为大小不一的褐色斑，或黑色点状或片状的病损。结缔组织异常增生，皮肤松弛、下垂，面部畸形。可扪及串珠状或丛状瘤结节，有时有触痛。神经纤维瘤血运丰富，但是不能被压迫缩小（图20-12）。神经纤维瘤主要与微囊型淋巴管畸形、静脉畸形相鉴别。

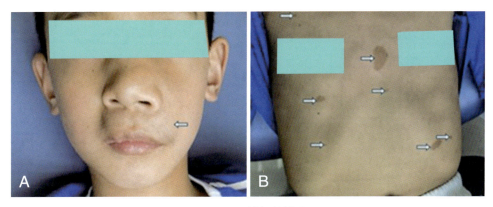

图20-12　神经纤维瘤

注：A，面部神经纤维瘤；B，胸腹部皮肤大小不一的褐色斑。

（二）神经鞘瘤

神经鞘瘤好发于青壮年，生长缓慢。病变为单一者，边界清楚，呈圆形或椭圆形包块，质地中硬，可沿神经轴侧向移动，不能沿神经轴运动。当肿瘤较大时，出现囊性变。穿刺抽出不凝结的血性液体是其特点。神经鞘瘤主要与静脉畸形相鉴别。

（三）舌下腺囊肿

单纯型者，囊肿位于口底，呈浅紫蓝色，扪诊柔软有波动感；颌下型者，口底膨隆不明显，而颌下区膨隆，边界不清楚，柔软，不能压缩。穿刺抽出蛋清样黏稠液体，淀粉酶试验阳性。舌下腺囊肿主要与大囊型淋巴管畸形相鉴别。

五、治疗

（一）治疗原则

1）脉管畸形属于进展缓慢的良性病变，应根据其类型、部位、大小和患者的年龄等因素，选择适当的单一或综合方法进行治疗。

2）当病变范围广泛或累及重要结构时，治疗前需做全面评估。

（二）常用门诊治疗方法

1）激光治疗：主要适用于微静脉畸形，已有40余年历史。已经用于治疗血管畸形的激光包括红宝石、CO_2、氩、钕：钇-铝-石榴石（Nd：YAG）、氪激光、脉冲染料激光等。依赖放射激光的媒体释放特定波长的单色光，光束致密，非常明亮并能产生巨大的能量。确定皮肤构件作为靶子，优先吸收特定波长的光，发生光化学反应，光能转变为热能，破坏或摧毁靶子。

总的说来，CO_2、氩激光和Nd：YAG穿透病变较深，可用于深在病变的治疗，但是易引起上皮萎缩和瘢痕增生。为了防止周围皮肤损伤，可采用雪块、冰水和冷冻喷雾剂进行保护。近年来，采用脉冲染料激光、氪激光等，尤其是光动力学疗法，治疗浅表的微静脉畸形获得较为满意的效果。

2）硬化治疗：一种较为悠久的治疗方法，主要适用于大囊型淋巴管畸形、静脉畸形和

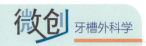

微囊型淋巴管畸形。该方法简单安全，如使用准确，不会引起严重并发症。目前，国内临床上广泛使用平阳霉素（或者博来霉素）、聚桂醇等硬化剂，其较鱼肝油酸钠具有安全性好、疼痛轻微的优势。

（1）平阳霉素：平阳霉素是国产抗癌抗生素，其结构与博来霉素A5相同，被应用于脉管畸形的治疗。其作用机制还不完全明确，可能是平阳霉素引起内皮细胞DNA损伤、DNA链断裂导致细胞变性，病变壁组织增生，病变腔隙缩窄、闭锁。

用药浓度一般为1～2mg/mL。注射方法：对有窦腔的病变，回抽有血液或淋巴液后注射药物进病灶；对微囊型淋巴管畸形，直接把药液分点注入病灶内，不能太表浅。注射剂量根据病变的类型、部位、大小和患者年龄而定。治疗间隔时间3～4周。不良反应：有极少数患者出现发热、荨麻疹，局部轻度水肿和溃疡，未见组织坏死、肺纤维化等严重并发症报道（图20-13）。

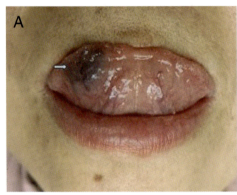 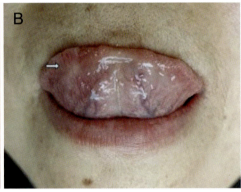

图20-13　平阳霉素局部注射治疗右侧舌腹静脉畸形

注：A，治疗前；B，注射后1个月。

注意事项：

a. 对该药物过敏、肺纤维化或其他肺部疾病的患者，禁止使用。

b. 对儿童患者和治疗剂量大的患者，仍然需要提防肺纤维化的发生。

c. 对舌体、口底淋巴管畸形注射后，出现局部肿胀明显时，及时复诊，防止出现上呼吸道梗阻。

d. 对小儿唇部较大面积病变，应该避免后期凹陷畸形。

e. 建议采用低浓度小剂量多次注射的方法。

（2）聚桂醇：一种国产清洁剂型血管硬化剂，化学名称为聚氧乙烯月桂醇醚，与德国产聚多卡醇注射液是同一种化合物。其临床应用剂型为1%浓度，另外，也常被制作成泡沫剂使用，增加了药物与血管壁接触的表面积，以延长作用时间，减少药物剂量。聚桂醇的作用原理：药物迅速损伤血管内皮细胞，血管内膜剥脱及内膜下胶原纤维暴露，纤维蛋白原、血小板、红细胞聚集形成血栓，阻塞血管；同时药物的化学作用使血管内膜产生无菌性炎症，成纤维细胞增生，血管纤维化，最终病变组织逐渐吸收缩小至消失。

聚桂醇具有麻醉效果，在硬化治疗时耐受性好。注射方法：对有窦腔的病变，尽量回抽出血液或淋巴液后注射药物进病灶，以利于药液与血液置换和药物弥散；对微静脉畸形、微囊型淋巴管畸形，直接把药液分点注入病灶内。依据病变大小，一般每点注射3～6mL药液。治疗间隔时间 3～4 周。不良反应：局部组织肿胀、疼痛，数天后消退；少数患者注射过量可致局部坏死；极少数患者出现肺栓塞、心肌梗死、异常气栓及中枢神经系统缺血。

注意事项：对药物过敏、局部病变炎症期、高回流静脉畸形、未经控制的高流速动静脉畸形、严重心肺疾病患者，禁止使用。对唇部、耳廓部位病变，避免将药液注射到正常动脉内或邻近组织，以免造成组织坏死、缺损。对累及呼吸道的病变，注射前需进行评估，避免注射后肿胀导致呼吸道梗阻。

3）手术切除：对不会引起美观和功能障碍的小面积病变直接切除。

注意事项：淋巴管畸形若不能完全切除，可能形成明显的瘢痕，对残留病变可以采用局部注射平阳霉素（或者博来霉素）硬化治疗。

主要参考文献

[1] 张志愿. 口腔颌面外科学[M]. 8版. 北京: 人民卫生出版社, 2020.

[2] 高岩. 口腔组织病理学[M]. 8版. 北京: 人民卫生出版社, 2020.

[3] 潘剑, 华成舸. 口腔外科诊疗与操作常规[M]. 北京: 人民卫生出版社, 2018.

[4] 中华医学会整形外科分会血管瘤和脉管畸形学组. 血管瘤与脉管畸形诊疗指南(2024版) [J]. 组织工程与重建外科杂志, 2024, 20(1):1-50.

（高庆红）

第二十一章
颌骨囊肿的门诊治疗

第一节　颌骨囊肿概述及相关疾病的鉴别诊断

一、颌骨囊肿概述

颌骨囊肿是一类临床上常见发生于颌骨内的非肿瘤性良性病变，多发生于青壮年，病程发展缓慢，初期不易被发现，后期可见颌骨骨质膨隆，累及牙牙根吸收、松动，造成面部畸形，影响患者颌面部功能及身心健康。

颌骨囊肿根据组织来源可分为牙源性颌骨囊肿、非牙源性颌骨囊肿以及假性颌骨囊肿。WHO 2017年关于颌骨上皮性囊肿的分类，将牙源性颌骨囊肿分为炎症性囊肿和发育性囊肿两大类。前者以根端囊肿（根尖囊肿）最为常见，后者以含牙囊肿和角化囊肿最为常见。非牙源性颌骨囊肿由胚胎发育过程中的残留上皮发展而来。假性颌骨囊肿囊壁无上皮衬里，仅为一层纤维组织，常见的有单纯性骨囊肿、静止性骨囊肿（Stafnes骨腔）和动脉瘤性骨囊肿。

不同颌骨囊肿具有不同的临床病理表现。总的来说，颌骨囊肿发展缓慢，可发生在颌骨的任何部位。患者通常因影像学检查或感染出现症状就诊而发现，病程初期无明显临床症状，病灶发展后期可见颌骨膨隆，继续发展可使唇颊侧骨壁变薄，严重者可引起下颌骨病理性骨折。此外，颌骨囊肿还可侵入鼻腔及上颌窦，将眶下缘上推，压迫眼球，影响视力甚至产生复视。如邻近牙受压，根周骨质吸收，可使牙发生移位、松动、倾斜等。当颌骨囊肿继发感染时，出现局部胀痛、张口受限、全身发热等症状。颌骨囊肿的病理表现也较为相似，通常为一内含囊液或半流体物质的病理性囊腔，由纤维结缔组织囊壁包绕，绝大多数囊壁有上皮衬里。

颌骨囊肿一般采取外科手术治疗，当伴有感染时首先要控制感染。对于体积较小的颌骨囊肿可采取刮除术，对于较大的颌骨囊肿可采取开窗减压术，待囊肿体积缩小后择期行二期手术，颌骨切除术较少应用于牙源性颌骨囊肿，仅适用于囊肿病变范围过大、难以行囊肿刮治术、经囊肿减压成形术治疗失败的患者，或经其他治疗多次复发的角化囊肿患者。

颌骨囊肿的预后较好，术后建议每6个月复查，评估术区骨质再生情况。对于复发性较高的牙源性角化囊肿，随访时间可延长，增加随访次数。

二、相关疾病的鉴别诊断

（一）成釉细胞瘤

成釉细胞瘤是一类牙源性良性肿瘤，具有一定的侵袭性。成釉细胞瘤可分为经典型成釉细胞瘤、单囊型成釉细胞瘤、骨外/外周型成釉细胞瘤和转移性成釉细胞瘤。成釉细胞瘤体积较小时或者单囊型成釉细胞瘤，不易和牙源性颌骨囊肿相区别。

该疾病同样好发于青壮年，以下颌体及下颌角部常见。初期肿瘤同样生长缓慢，无自觉症状。伴随其发展增大，引起的主要症状同样为颌骨的膨隆破坏，但其造成的颌骨膨隆畸形和骨质破坏较牙源性颌骨囊肿为重。当肿瘤压迫下牙槽神经时，患侧下唇及颊部可能感觉麻木不适。

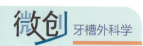

　　X线检查和穿刺检查有助于成釉细胞瘤和颌骨囊肿的鉴别诊断。成釉细胞瘤X线检查早期呈蜂房状，以后形成多房性囊肿样阴影，分房大小不等，互相重叠，边界清晰，房间隔呈半月形切迹。肿瘤区可见牙缺失，受累牙可移位。囊腔内可含牙，牙根尖有不规则吸收，吸收面通常呈锯齿状或截根状。单囊型成釉细胞瘤较少见，其边缘一般呈分叶状，有切迹。典型的牙源性颌骨囊肿在X线片上显示为清晰圆形或卵圆形透明阴影，边缘整齐，周围常呈现明显的白色骨质反应线。

　　成釉细胞瘤大多为实质性，如囊性成分较多，穿刺检查可抽出褐色液体。根端囊肿和含牙囊肿穿刺可见草黄色囊液，显微镜下可见胆固醇晶体，角化囊肿可见黄白色皮脂样物质，同成釉细胞瘤有所不同。二者明确的鉴别诊断依赖于组织病理学检查。

　　临床上较大型的成釉细胞瘤因有上述临床及X线的特征性表现，诊断较为容易。但对于瘤体较小者，特别是未突破骨板的成釉细胞瘤及单囊型成釉细胞瘤（图21-1），不易和牙源性颌骨囊肿相区别，有时需依靠组织病理学检查才能确定。

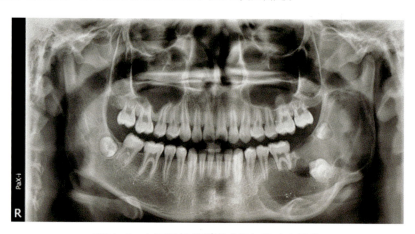

图21-1　左下颌骨单囊型成釉细胞瘤全景片

（二）颌骨中央性血管瘤

　　颌骨中央性血管瘤是一种少见的以异常血管增生为特征的先天性良性肿瘤，源于血管内皮细胞的异常增生，是血管畸形或类瘤肿块，并非真性肿瘤，占颌面部软组织血管瘤的3.0%～4.1%，多见于10～19岁年龄段，约2/3发生于下颌骨，男女比例约为1:2。早期无明显症状和体征，后期可出现牙齿松动移位、咬合错乱、牙龈反复出血（夜间加重）、面部膨隆、局部麻木或疼痛等症状。

　　X线片主要显示溶骨性改变，不规则、边界不清的骨质疏松区，大多呈"蜂窝状"或"肥皂泡样"，骨壁变薄、膨隆，偶有"日光放射状骨针"影像。上颌窦有时变昏暗、模糊，窦腔变大或骨壁破坏，受累牙齿移位、牙根吸收等。病变区牙根尖吸收，下颌管较健侧扩张，下颌孔扩张成喇叭状，瘤体区多数骨小梁消失，见不规则多房性密度减低。X线检查对颌骨中央性血管瘤的诊断不具特异性。应特别与颌骨成釉细胞瘤等相鉴别，尤其是多囊型及蜂窝型成釉细胞瘤。蜂窝型成釉细胞瘤平片显示大小不等的囊状房室破坏区同时存在，但肿瘤边缘清楚，且未侵犯颌骨骨体，骨纹理清晰。

　　CT能进一步明确肿瘤形态、骨质破坏程度、范围及边缘是否清楚连续。数字减影颈外动脉造影术可显示病灶大小及其有关血供情况、与周围组织的关系等，是本病确诊的重要手段之一。穿刺通常可顺利抽出可凝鲜血，用于明确诊断。

颌骨中央性血管瘤的确诊主要依靠组织病理学诊断。血管瘤一旦破裂，容易引起大出血，故临床上严禁活检。颌骨中央性血管瘤的危险性在于因外伤或拔牙导致大出血，严重时引起失血性休克，甚至死亡。故紧急止血是应对该病导致大出血的关键。急救处理主要有填塞、压迫止血；颈外动脉结扎；输血补充血容量，纠正休克；必要时行气管切开，术后再行填塞、压迫止血；急诊行颌骨及肿瘤切除术等。

（三）繁茂型牙骨质结构不良

2005年，WHO将牙骨质瘤分为骨化纤维瘤、良性成牙骨质细胞瘤和牙骨质结构不良。牙骨质结构不良包括根尖周牙骨质结构不良、局限性牙骨质结构不良及繁茂型牙骨质结构不良，是一种非肿瘤性的纤维-骨组织病变。

繁茂型牙骨质结构不良一般无临床症状，影像学上可表现为多种混合性阻射结构，透射影与阻射影共存，环形透射影常位于患牙的根尖处，随病程的进展透射影内密度增强，病变可累及颌骨的四个象限（图21-2）。繁茂型牙骨质结构不良根据临床和影像学表现可分为3期：①溶骨期是病变的最初阶段，影像学表现为硬骨板和牙周韧带丧失，病变区为圆形或卵圆形边界清楚的透射影，边缘为较宽的硬化带。②牙骨质小体生成期，影像学表现为透射影与阻射影共存，在透射区域出现点状或团块状阻射影像。③钙化成熟期，影像学表现为密度不均匀的硬化区，成熟期大部分为阻射影，边缘可见透射带。

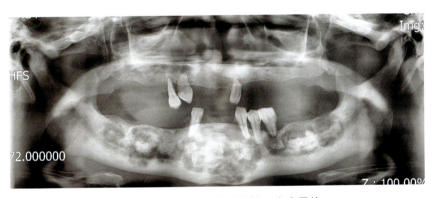

图21-2　繁茂型牙骨质结构不良全景片

第二节　颌骨囊肿的诊断要点

一、牙源性颌骨囊肿

（一）根尖囊肿

根尖囊肿：根尖周肉芽肿、慢性炎症的刺激，引起牙周膜内的上皮残余增生。增生的上皮团中央发生变性与液化，周围组织液不断渗出，逐渐形成囊肿。

1）病史：根尖囊肿可在口腔内发现深龋、残根或死髓牙，有时也可见于畸形中央尖患牙。患者常有牙髓治疗史，可反复出现急性炎症症状，如局部肿胀、疼痛等，经治疗后可

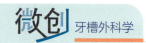
肿位置较高，距牙根较远，多在前庭沟处行弧形切口或梯形切口，黏骨膜瓣底部应足够宽且缝合处位于健康骨壁上，确保术后良好的血供促进创面愈合。如囊肿位置近牙根部位，累及1个或多个牙根，需要同期根尖手术的则多采用龈沟内切口加或不加垂直切口。垂直切口应注意避让牙龈乳头，形成全厚黏骨膜瓣以利于术后重建健康的牙周膜组织。

❯ 四、囊肿刮治及累及牙的治疗

翻瓣暴露骨创面，在囊肿最薄骨壁处开窗，可采用超声骨刀、气动涡轮机、骨凿进行去骨，暴露囊肿并进行完整剥离，如囊肿张力大可抽取部分囊液后再行剥离。可采用超声骨刀、骨膜分离器、刮匙。如骨壁破坏且穿破黏骨膜，则应仔细分离或切除部分病损骨膜，尽量减少残留以免术后复发。如囊腔内有牙根暴露，确保在完善的根管治疗的基础上行截根术及倒充填术，对保留的根面进行根面平整，减少上皮存留，降低术后复发风险（图21-5）。

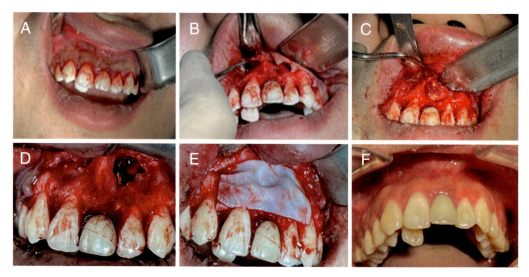

图21-5　颌骨囊肿治疗

注：A，龈沟内切口；B，翻瓣；C，暴露并刮除囊肿；D，根尖暴露于囊腔内行截根术及倒充填术；E，骨粉充填及诱导骨和牙周组织再生技术；F，术后6个月牙龈、牙周组织状态良好。

❯ 五、囊肿缺损腔的处理

囊肿术后形成的较小骨缺损可以在囊肿刮除后，冲洗、止血缝合、加压包扎。对有后期修复要求或颌骨外形要求较高的患者，可以采用位点保存术进行骨粉充填及诱导骨和牙周组织再生技术恢复颌骨及牙周正常形态。如囊肿范围较大，骨缺损较多，术后易出现骨折或外貌面形毁损明显，可先行囊肿开窗减压成形术或袋形术进行囊液引流，待囊肿范围缩小后再进行囊肿刮治及相关治疗。可以最大化保存颌骨组织与功能，降低外貌缺损畸形程度（图21-6）。

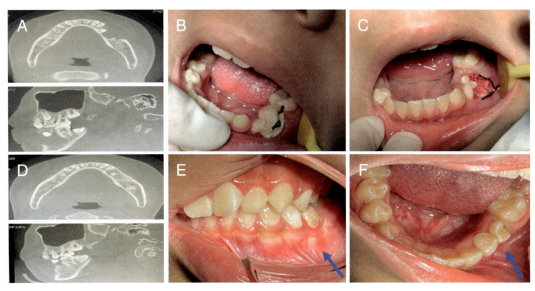

图21-6　颌骨囊肿开窗引流部分囊壁切除术

　　注：A，术前CBCT；B，开窗并切取部分囊壁后；C，术后2周复诊；D，术后1年CBCT；E，术后1年侧面及颊侧前庭沟；F，左下第二前磨牙完全萌出。

主要参考文献

[1] 张志愿. 口腔颌面外科学[M]. 8版. 北京: 人民卫生出版社, 2020.

[2] 陶谦, 何悦, 刘冰, 等. 开窗治疗颌骨囊性病变的专家共识[J]. 口腔疾病防治, 2020, 28(2):69-72.

[3] 唐蓓, 王扬, 王虎, 等. Stafne骨腔的临床和影像学研究进展[J]. 国际口腔医学杂志, 2021, 48(2):238-242.

[4] 刘冰, 何悦, 彭歆, 等. 牙源性角化囊肿诊疗中国专家共识[J]. 中国口腔颌面外科杂志, 2022, 5(3):209-219.

[5] 张佩莹, 肖灿. 繁茂型牙骨质结构不良的诊断要点及鉴别诊断研究进展[J]. 中华口腔医学杂志, 2018, 4(4):280-283.

[6] Mohanty S, Dabas J, Verma A, et al. Surgical management of the odontogenic keratocyst:a 20-year experience[J]. Int J Oral Maxillofac Surg, 2021, 50(9):1168-1176.

[7] Harnet J C, Lombardi T, Klewansky P, et al. Solitary bone cyst of the jaws:a review of the etiopathogenic hypotheses[J]. J Oral Maxillofac Surg, 2008, 66(11):2345-2348.

（周京琳，包崇云）

第二十二章

口腔良/恶性病变的门诊处理

第一节 口腔良/恶性病变概述

一、乳头状瘤

乳头状瘤是口腔颌面部最常见的良性上皮肿瘤，可以发生于口腔的任何部位，最常见发生于唇、舌、腭及颊黏膜，也可以发生于颌面部皮肤，常与慢性刺激有关。瘤体大小不一，在口腔黏膜上表现为白色或粉色、有蒂的菜花状肿块（图22-1A）。

乳头状瘤常用的治疗方法是手术、激光、冷冻、热凝完整切除，治疗彻底一般不复发。

二、纤维瘤

口腔颌面部纤维瘤可起源于面部皮下、口腔黏膜下或骨膜的纤维结缔组织，主要由纤维组织构成，细胞及血管很少。纤维瘤一般生长缓慢，发生于面部者表现为质地较硬、表面光滑、边缘清楚的无痛肿块，与周围组织无粘连，一般可移动。口腔的纤维瘤多发生于牙槽突、颊、腭等部位，一般较小，呈有蒂或无蒂的圆球形或结节状，表面覆盖正常黏膜，边界清楚，切面呈灰白色（图22-1B）。

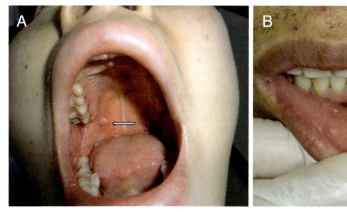
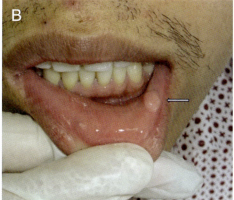

图22-1 腭部乳头状瘤（A）与口角纤维瘤（B）

纤维瘤主要采用手术完整切除。对于发生于牙槽突的纤维瘤，除必须拔除有关牙，有时还需将肿瘤所侵犯的骨膜一并切除。口腔颌面部纤维瘤如处理不当，极易复发，多数复发后又易恶变。

三、牙龈瘤

牙龈瘤是起源于牙周膜及颌骨牙槽突的结缔组织炎性增生物或类肿瘤性病变，根据病理表现，可以将牙龈瘤分为纤维性、血管性（或肉芽肿性）和巨细胞性3型。龈下牙菌斑、牙结石、残根、不良修复体等是引发牙龈瘤的局部危险因素，与慢性炎症或机械性刺激等密切相关，此外还与内分泌等因素相关。临床上，牙龈瘤多发生于女性，以青年和中年人多见，多发生于唇、颊侧牙龈乳头，最常见的部位是前磨牙区。肿块一般较局限，呈圆形、椭圆形或分叶状，有蒂或无蒂，一般生长缓慢，但女性妊娠期可迅速长大，较大的肿块可以遮盖部分牙和牙槽骨，肿块表面可见牙压痕，易被咬伤发生溃疡和导致感染，牙可能松动移位。肿块增大可破坏牙槽骨壁，X线片可见牙周膜增宽。

牙龈瘤的传统治疗方式为手术切除肿瘤，并去除牙结石、牙菌斑及不良修复体等局部刺激因素，为了预防复发，强调彻底切除肿块，拔除波及的牙，并用刮匙或骨钳去除病变波及的牙周膜、骨膜及邻近骨组织。这种治疗方式虽然彻底，可以减少复发，但创伤过大，使患者牙列完整性遭到破坏，造成咀嚼困难、影响美观等问题。目前临床上牙龈瘤的治疗方式还包括激光疗法、硬化疗法、冷冻疗法及微波疗法等，均可取得不错的治疗效果，但仍然存在一定的复发率。

四、色素痣

色素痣又叫黑色素细胞痣，来源于表皮基底层产生黑色素的色素细胞。根据组织病理学特点，色素痣可以分为皮内痣、交界痣和复合痣3种。皮内痣是大痣细胞分化而来的更成熟的小痣细胞，并进入真皮及其周围结缔组织中，在表皮基底膜和真皮内小痣细胞之间有一浅层狭长的结缔组织区，把痣和表皮层分开。交界痣痣细胞为大痣细胞，色素较深，位于表皮和真皮交界处，呈多个巢团状，每一巢团的上一半在表皮的底层内，下一半则在真皮浅层内。复合痣为上述两型痣的混合形式。

色素痣多发于面颈部皮肤，发生于口腔黏膜者临床上较少见，发病部位以腭部最常见，其次为颊、唇、牙龈和牙槽嵴等。临床表现主要为黑褐色、淡棕色或深棕色斑疹、丘疹或结节，一般较小，多数患者皮损直径小于0.5cm，表面光滑、无毛，平坦或隆起于表面，一般无自觉症状。交界痣和复合痣具有恶变潜能，且与痣发生的部位有关，突起于皮肤表面或口腔黏膜表面的交界痣如常受到摩擦与慢性刺激，由此可能产生恶性症状：比如痣的体积迅速增大，颜色加深及发亮，表面出现感染、破溃、出血和结痂，痣周围皮肤出现放射黑线、黑色素环或卫星样损害；局部瘙痒、灼热或疼痛；痣周围和所在部位引流区淋巴结肿大等。

无恶变证据的色素痣可根据病损大小分期或一次性手术切除并活检，如怀疑有恶变倾向，应采用外科手术一次全部切除，手术切口应做在色素痣边界以外正常皮肤上。除手术治疗外，表浅的色素痣还可以进行冷冻治疗和激光治疗。

五、脂肪瘤

脂肪瘤是一种肿瘤实质细胞为脂肪细胞的良性肿瘤，肿瘤细胞通常分化程度好，很少发生恶变。脂肪瘤发病机制不清，可能与遗传、肥胖、内分泌失调、糖尿病等有关。

脂肪瘤可发生于任何脂肪组织，多发生于躯干和四肢，发生于口腔颌面部的脂肪瘤较少见。口腔颌面部的脂肪瘤多发生于颊部、舌、唇、口底、颈部等皮下存在脂肪组织的部位，偶可见发生于腮腺等含有脂肪细胞的唾液腺中。肿瘤常表现为无自觉症状，肿块缓慢增大，大小不一，一般形状规则，表面光滑呈结节或分叶状，边界清楚，质地较软，无压缩性，无体位移动改变。穿刺一般不能抽出液体，有时可抽出少量灰白色油性液体，切面呈淡黄色。口腔颌面部脂肪瘤临床诊断较为困难，多为术后组织病理学检查确诊。

脂肪瘤的治疗以外科手术切除为主，需强调第一次手术治疗的彻底性。在肿瘤包膜外分离，将肿瘤及少量正常组织完整摘除。脂肪瘤一般预后较好，复发较少见。

六、黏液腺囊肿

黏液腺囊肿是口腔颌面部常见的软组织囊肿。广义的黏液腺囊肿包括小唾液腺黏液腺囊肿及舌下腺囊肿。根据其病因及病理表现，黏液腺囊肿可以分为外渗性黏液腺囊肿和潴留性黏液腺囊肿两种类型。外渗性黏液腺囊肿由创伤引起，潴留性黏液腺囊肿与微小涎石、分泌物浓缩或导管系统弯曲导致的导管系统的部分阻塞有关，临床上以外渗性黏液腺囊肿较为多见。

小唾液腺黏液腺囊肿好发于下唇、舌尖腹部和颊部，这与舌体活动常受下前牙摩擦以及咬下唇等行为导致黏膜下腺体及导管创伤有关，最终黏液外漏被包裹而形成囊肿。小唾液腺黏液腺囊肿多发生于儿童和青少年，表现为表面覆盖正常黏膜的半透明、浅蓝色的小疱，状似水疱，大多呈圆形，为黄豆至樱桃大小，边界清楚，质地柔软而有弹性。囊肿容易被咬破，破溃后流出似蛋清样透明黏稠液体，黏膜表面囊肿消失，等破裂处逐渐愈合后，又慢慢被黏液充满，黏膜表面再次形成囊肿。反复破溃后，局部表现为囊肿透明度降低，黏膜呈白色，其表面发白、质韧，形成瘢痕组织。小唾液腺黏液腺囊肿除常规手术切除治疗外，其他治疗方法包括囊腔内注射药物烧灼、硬化（如2%碘酊、5%鱼肝油酸钠）以及液氮冷冻、激光、微波热凝治疗等。

舌下腺囊肿的发生与舌下腺的特殊解剖结构有关，由于舌下腺导管分支细，位置比较表浅，在外伤、局部感染、异物滞留、结石拥堵等各类因素的影响下，腺管发生阻塞或者出现缩窄，引起唾液潴留，不能有效排出腺液，舌下腺导管出现扩张、破裂，唾液外渗而形成囊肿。舌下腺囊肿常见于青少年，临床上根据发病部位可分为以下3种类型：

1）单纯型也称为舌下型，最为常见。囊肿位于下颌舌骨肌以上、口底黏膜以下的舌下区，囊壁菲薄并紧贴口底黏膜。临床表现主要为浅紫蓝色囊性肿物，扪之柔软有波动感。囊肿一般处于口底一侧，也可能扩展至对侧，较大的囊肿可将舌抬起，状似"重舌"。如果囊肿较大，会对舌体运动造成严重影响，引起吞咽障碍、语言障碍及呼吸困难。

2）口外型又称潜突型，囊肿处于下颌舌骨肌之下，向下颌下区膨隆，而口底囊肿表现不明显。其质地较软，与皮肤无粘连，不可压缩，有时存在波动感，穿刺可抽出蛋清样黏稠液体。

3）哑铃型是单纯型和口外型的混合类型，在口内舌下区及口外下颌下区均可见囊性肿物。

舌下腺囊肿的临床治疗包括手术治疗和非手术治疗两种方法，以手术治疗为主。根治舌下腺囊肿的方法是切除舌下腺，目前部分学者尝试舌下腺囊肿袋形缝合术，也取得了不错的效果。非手术治疗包括高渗盐水治疗、药物治疗、囊腔注射5%碘酊治疗、激光治疗等。

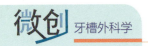
七、口腔黏膜病变

（一）口腔白斑病

口腔白斑病是发生于口腔黏膜上以白色为主的损害，不能擦去，也不能以临床和组织病理学的方法诊断为其他可定义的损害，是一种常见的口腔黏膜潜在恶性疾病，其发病率和癌变风险较高。发病原因可能与吸烟、局部长期刺激、病毒/真菌感染及全身因素有关，目前仍有相当数量的白斑未能查明明确病因。

口腔白斑病可发生于口腔的任何部位，最常见的发生部位为牙龈、舌和颊部黏膜咬合线区域，患者可无症状或自觉局部粗糙、木涩，较周围黏膜硬，如伴有溃疡或癌变可出现刺激痛、自发痛或出血。口腔白斑病的病理改变包括上皮增生伴过度角化，粒层分明，棘层增厚，上皮钉突伸长变粗，固有层和黏膜下层炎性细胞浸润等。

临床上分为均质型白斑（包括斑块状和皱纹纸状）和非均质型白斑（颗粒状、疣状、溃疡状）两大类。

斑块状白斑表现为白色或灰白色均质型斑块，平齐或略高于黏膜表面，边界清楚，质地柔软，不粗糙或略粗糙。皱纹纸状白斑常发生于口底和舌腹，呈灰白色或白垩色，边界清楚，表面粗糙，质地柔软。

颗粒状白斑多发生于颊黏膜口角区，呈白色颗粒状突起，黏膜表面不平整，病损间杂黏膜充血，患者可有刺激痛。疣状白斑多发生于牙槽嵴、口底、唇、腭等部位，呈灰白色，质稍硬，表面粗糙呈刺状或绒毛状突起，明显高出黏膜表面。溃疡状白斑表现为增厚的白色斑块，有糜烂或溃疡，患者可有刺激痛或自发痛。

口腔白斑病的治疗为卫生宣教、消除局部刺激因素、检测和预防癌变。目前临床上口腔白斑病的治疗方式包括手术、药物、激光、微波热凝和光动力学疗法等。

（二）口腔扁平苔藓

口腔扁平苔藓是一种常见的口腔黏膜慢性炎性疾病，好发于中年，女性多于男性，常单发于口腔黏膜，也可发生于生殖器或皮肤黏膜。患者常自觉黏膜粗糙、木涩感、烧灼感、疼痛，在饮食辛辣等刺激性食物时，有明显的灼痛感，严重影响患者的身心健康。口腔扁平苔藓的病因与发病机制目前仍不明确，可能与遗传因素、免疫因素、感染因素、精神心理因素、内分泌因素、微循环障碍因素或系统疾病（如糖尿病、高血压）等有关。典型病理表现为上皮过度不全角化、基底层液化变性和固有层密集的淋巴细胞呈带状浸润。

扁平苔藓的口腔黏膜病损表现为小丘疹连成的线状白色、灰白色花纹，可组成网状、树枝状、环状或半环状等多种形状，也可以表现为白色斑块状。病损大多左右对称，可发生于口腔黏膜的任何部位，以颊部最为多见，病损区黏膜可正常，或发生充血、糜烂、溃疡、萎缩和水疱等。临床中常根据病损基部黏膜情况将扁平苔藓分为糜烂型扁平苔藓和非糜烂型扁平苔藓两种。

糜烂型扁平苔藓多发生于颊、唇、前庭沟、磨牙后区、舌腹等部位，除白色病损外，线纹间及病损周围黏膜发生充血、糜烂或溃疡，存在潜在癌变风险，患者常有疼痛不适。

非糜烂型扁平苔藓（如网状、环状、斑块和水疱等）表现为黏膜上白色、灰白色线状花纹组成网状、环状、斑块和水疱等多种病损，白色线纹间及病损周围黏膜正常，无充血、糜烂，患者无症状或偶有刺激痛。

临床上口腔扁平苔藓的治疗主要从消除患者恐癌心理、去除局部不良刺激、局部治疗（包括维A酸类药物、肾上腺皮质激素、抗真菌药物、环孢素、CO_2激光治疗、微波治疗等）、全身治疗（包括免疫抑制剂、免疫调节剂、免疫增强剂、高压氧治疗、枸橼酸铋钾联合白芍总苷等）几个方面进行。

❯ 八、口腔癌

我国口腔颌面部鳞状细胞癌多发生于中老年人，男性多于女性，发病部位以舌、颊、牙龈、腭、上颌窦常见。恶性肿瘤大多生长较快，早期可表现为黏膜白斑，后发展为乳头状或溃疡型，或二者混合出现，其中又以溃疡型最多见。有时呈菜花状，边缘外翻。

由于鳞状细胞癌发生的部位不同，其组织结构、恶性程度、转移部位及治疗方法等也有所不同。临床上，口腔鳞状细胞癌的治疗强调以手术为主的综合治疗，特别是三联疗法，即手术+放疗+化疗，其余治疗方式还包括生物治疗、低温治疗、激光治疗、高温治疗等。

❯ 九、口腔黏膜恶性黑色素瘤

口腔黏膜恶性黑色素瘤是一种高度恶性的实体肿瘤，5年生存率仅有20%左右，好发于中老年人，男性多见，多由黏膜黑斑恶变发展而来，但目前致病因素并不明确，可能的因素包括不良义齿、吸烟、机械创伤以及家族史等。80%以上的口腔黏膜恶性黑色素瘤发生于硬腭及上颌牙龈黏膜，其次为颊、唇黏膜，口底及舌黏膜较为少见。临床上主要分为两种类型。

1）斑片型：与皮肤雀斑样恶性黑色素瘤形态类似，表现为黑色病变范围较大，表面平坦，与黏膜基本平齐，边缘轮廓不规则，颜色主要为黑色及灰色，病变周围散在分布黑色或灰色斑点。

2）结节型：通常表面光滑，呈粉灰色或深灰色，可有出血史。结节型又分为两种：一种是全部为外生性结节，表面可见溃疡，颜色呈相对均匀的深黑色或蓝黑色；另一种是有平坦成分、在病变某个位置出现界限分明的肿瘤结节。

口腔黏膜恶性黑色素瘤生长迅速，常向四周扩散，浸润至黏膜下及骨组织内，可引起牙槽突及颌骨破坏和牙松动。如肿瘤向后发展，可造成吞咽困难及张口受限。口腔黏膜恶性黑色素瘤是颈淋巴转移率最高的黑色素瘤，颈淋巴转移率高达70%，远处转移率也接近40%，预后极差。

典型的临床表现和体格检查是诊断的最基本手段，疑似早期者可以完整切除可疑病灶明确诊断，如果肿瘤大，难以切除，不推荐直接切取活检，可以进行术中冰冻活检。口腔黏膜恶性黑色素瘤的治疗包括冷冻治疗、手术切除和辅助性治疗等。

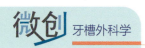

第二节　口腔常见良/恶性病变的治疗

❯ 一、手术切除

（一）一般良性病变的切除原则及方法

一般的口腔颌面部良性病变，如皮脂腺囊肿、皮样或表皮样囊肿等软组织囊肿，色素痣、纤维瘤等良性肿瘤和瘤样病变等，一般采取外科手术一次性全部切除，并送活检明确诊断。

1）皮脂腺囊肿：沿颜面部皮纹方向做梭形切口，锐性分离囊壁，将囊肿全部摘除后进行缝合。

2）皮样或表皮样囊肿：对于发生于颜面部皮肤的表皮样囊肿，应沿颜面部皮纹方向做切口，切开皮肤和皮下组织，分离囊壁，完整摘除囊肿后缝合。对于发生于口底的皮样囊肿，应在口底黏膜上做弧形切口，切开黏膜，钝性分离囊壁并完整摘除囊肿。但涉及口底区域的手术可能出现术后血肿，风险较大，一般不建议门诊手术。

3）色素痣：无恶变证据的色素痣可根据病损大小分期或一次性手术切除并活检。如切口较小，可潜行剥离皮肤创缘后拉拢缝合；如切口较大，可行邻近皮瓣转移或游离皮肤移植。如怀疑色素痣有恶变倾向，应采用外科手术一次全部切除，手术切口应做在色素痣边界以外正常皮肤上。

4）纤维瘤：口腔颌面部纤维瘤如处理不当，极易复发，多数复发后又易恶变。纤维瘤主要采用手术完整切除，术中必须做冰冻切片检查。对于发生于牙槽突的纤维瘤，除必须拔除有关牙，有时还需将肿瘤所侵犯的骨膜一并切除，如冰冻切片检查证实为恶性，应按恶性肿瘤治疗原则处理，一般采取手术切除，术后放疗可以用来控制切缘阳性患者的局部复发。

（二）牙龈瘤切除术的原则及方法

牙龈瘤的切除强调必须彻底，否则易复发。传统的牙龈瘤手术治疗除切除肿块外，要求拔除波及的牙，这种治疗方式虽然彻底，可以减少复发，但创伤过大，使患者牙列完整性遭到破坏，造成咀嚼困难、影响美观等问题。目前临床上的普遍做法是，首次牙龈瘤治疗时，尽量保存能够保留的牙，并适当磨除相应牙槽嵴；如为复发病例，则按传统方法处理。

牙龈瘤手术方法：局部麻醉下，在牙龈瘤蒂外正常组织做切口直达骨面，彻底切除肿块和累及的牙龈、牙周膜、骨膜，搔刮龈瓣内壁的炎性肉芽组织，并缝合创面。如瘤体直径大，创面过大，骨面暴露过多不能缝合，可用碘仿纱条覆盖，或在创面上用牙周塞治剂保护。术后应保持口腔卫生，酌情服用抗生素。

（三）黏液腺囊肿的手术切除原则及方法

对于小唾液腺黏液腺囊肿，手术要求完整切除囊肿和与囊肿相连的腺体，以防复发。手术应纵向切开黏膜后，沿切口潜行剥离囊肿周围黏膜达黏膜下层，以小剪刀做锐性分离或血管钳做钝性分离，分离囊壁，囊肿逐渐向表面突出，用血管钳夹住囊肿黏膜边缘处，用小弯剪或血管钳逐渐将囊肿表面的结缔组织分离，直至囊肿被剥离出来，取出囊肿，直接进行创面拉拢缝合。如黏液腺囊肿反复损伤可导致瘢痕形成并与囊壁粘连，难以分离，可在囊肿两侧做梭形切口，将瘢痕、囊肿及其邻近组织一并切除，拉拢创面缝合。

二、微波治疗

（一）微波热凝治疗口腔良性病变

1. 微波治疗的原理

微波是由交变电磁场构成的一种波长很短而频率很高的电磁波。其波长可从1mm到1m，频率从300MHz到300GHz。微波的波长很短，照射到物体上会发生反射、透射和绕射。微波似光线直线传播，可以制成体积小、方向性很强的天线系统，制成供医疗用的辐射器。

从原理上来说，微波的生物学效应分为热效应和非热效应两种。热效应包括离子加热和偶极子加热。生物体由各种细胞组成，在细胞内液和外液中，含有大量的带电离子如钾离子、钠离子和氯离子等，这些带电离子在外加电磁场作用下，受力而产生位移。由于微波本质上是一种交变电磁场，因此带电离子受微波交变电磁场作用后产生振动，在振动过程中与周围其他离子或分子碰撞而产热，即为微波的离子加热效应。生物组织成分中占比例很高的水分子和蛋白质分子是一种极性分子。任何分子都是由各种原子所组成的，每一个原子又由带正电的原子核和带负电的核外电子所组成，其所带正负电荷的电量相等。因此，整个原子和分子对外不显电性。但有一类分子，由于原子排列使分子正电荷的"重心"和负电荷的"重心"不重合，引起分子的一端呈正电性，另一端呈负电性，从而构成一个偶极子，这类分子称为极性分子。生物组织中的极性分子，其极性排列在没有外电场的作用时，处于不规则的随机态，对外不显电性。当极性分子处于外加的恒定电场中时，将受到力矩的作用而有序排列。例如，外加磁场是交变的，则极性分子就随外加磁场的频率而转动。极性分子在转动过程中与其相邻分子摩擦而产生热，即为微波的偶极子加热效应。

在用微波辐射加温后，人体组织器官会产生许多生理反应。例如，加温对组织细胞的直接作用；加温后组织内血管扩张，引起局部血流增加；加温可增加毛细血管的压力，增强细胞膜的渗透性和新陈代谢，加强细胞内外物质交换，以利于废物排出，同时可提高酶活性，提供抗体，增加免疫力；局部加温可降低肌肉和结缔组织张力，增加弹性。这些生理反应是获得医疗效果的基础。

微波的非热效应包括电磁场效应、量子效应、超电导作用等。近年来，随着电磁能吸收计量技术的发展，对微波生物作用机制的深入研究，从细胞分子水平证明了微波非热效应的存在。微波非热效应目前尚无完整理论，需进一步研究。但实验证实其具有明显改变体内电荷和分子结构及运动规律的作用，可以达到治疗疾病的目的。

2. 微波热凝在口腔良性病变治疗中的应用

微波辐射是一种电磁辐射，在微波电场作用下，人体细胞内外液中大量的带电离子和极性、非极性分子发生振动和转动，使组织内温度增高。通过微波辐射天线直接辐射组织，在很短的时间内可使局部组织出现70~100℃的高温，利用此高温使病变组织脱水、凝固、坏死。微波组织热凝具有如下特点：①属内热型，亦可形成内外同热；②组织粘连在辐射器上仍能辐射，热效应衰减不明显；③热凝组织时无烟雾产生。微波热凝范围与深度在很大程度上取决于微波治疗机的类型、辐射器的用材与微波导入的功率和时间。微波使生物组织产生的热量的大小与输出功率和辐射时间正相关。随着热量的增加，凝固范围加大，组织变性由无碳化凝固至碳化凝固。组织凝固区的大小和深度与贴附或插入组织的天线的大小和长度有关，针状辐射器长度越长，热凝深度越深。

临床上，口腔黏膜常见病如白斑、扁平苔藓等，常以慢性病程出现，偶尔还会发生癌变，单纯靠药物治疗，疗程较长，患者感到十分痛苦，特别是糜烂型。临床上可采用微波热凝治疗，可见糜烂面被热凝后形成的假膜覆盖，7～10天假膜脱落，病损区新生上皮覆盖，白色斑纹消失，与正常黏膜无异。对于病变累及口腔多个部位，症状严重者，常分区进行多次热凝，并辅以药物治疗。

微波热凝还可用于治疗口腔血管瘤、淋巴管瘤、黏液腺囊肿等良性肿瘤。对于大型海绵状血管瘤，采用微波热凝结合手术治疗，大大减少术中出血，对于中、小型海绵状血管瘤，不需手术切除即可达到治愈。在治疗过程中，针状天线刺入血管瘤腔并通电后可见瘤体立即缩小，若拔出天线时穿刺点出血或瘤体无缩小，说明应加大功率或增加热凝时间。微波热凝结合手术治疗大型血管瘤时应注意微波辐射器插入组织的深度，注意保护皮瓣、皮肤及黏膜，以免造成皮肤、黏膜及皮瓣坏死。腮腺咬肌区微波热凝治疗时应避免损伤面神经。微波热凝治疗口底、舌的大型血管瘤时应防止术后水肿造成窒息。

口腔黏液腺囊肿是一种多发病、常见病，近年来，采用微波热凝治疗口腔黏液腺囊肿取得非常好的疗效。其主要优点：①不易复发；②避免手术，更适用于惧怕手术的青少年及体弱者；③治疗创伤小，时间短，无痛苦。具体操作方法：局部浸润麻醉下，选用针状天线直接插入黏液腺囊肿中，天线的输出功率为30～40W，持续时间为3～5秒，直至整个病变缩小，黏膜变白（图22-2）。如果病变范围较大，可从两个不同的方向插入囊肿热凝。治疗1次未愈者，间隔1周后再次进行微波热凝。在口底黏膜操作时，微波针状天线不能插入太深，避免损伤舌神经和舌下神经；在唇部操作时，微波针状天线插入离皮肤不能太近，更不能刺穿皮肤，以免瘢痕形成。术后嘱患者保持口腔卫生，可口服抗生素预防感染。

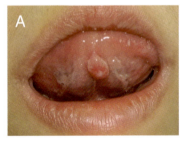 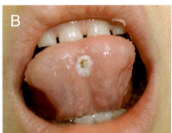 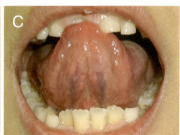

图22-2　舌尖腹部黏液腺囊肿微波热凝治疗

注：A，治疗前；B，微波热凝后即刻；C，治疗后3个月。

（二）微波热化疗治疗口腔癌/唇癌

1.热疗与化疗联合治疗肿瘤的机制

肿瘤组织血管发育畸形，与正常组织相比，肿瘤的血液循环差，仅为正常组织的

2%～15%。肿瘤内的血管管壁多不完整，无神经支配，形成很多血窦，血流缓慢，甚至淤滞。在加热后，正常组织中的血管扩张引起血流量增大、容易散热，而肿瘤内血流量少而不易散热。因此，肿瘤内温度较周围正常组织高 5～9℃。肿瘤细胞对热耐受性差，当微波加热达 42～45℃时能选择性杀伤肿瘤细胞，而对正常组织无损害。同时肿瘤细胞处于低血供、低氧、低 pH 值、低营养的状态，对高温的敏感性增强。此外，热疗通过改善肿瘤细胞周边的血供，使局部抗肿瘤药的浓度增加；同时肿瘤细胞膜受到热的作用，通透性增加，使局部高浓度的抗肿瘤药容易进入肿瘤细胞内，充分发挥其杀伤作用，从而增加化疗的敏感性。热疗也可作为放疗的一种增敏手段：处于S期的肿瘤细胞对放疗不敏感，但对热疗敏感，二者联合治疗，可减少放疗剂量，降低因放疗剂量过大所致的并发症。

2. 口腔颌面部肿瘤热疗的临床应用

目前微波治疗机加温深度有限，故仅适用于发生于表浅部位，如皮肤、唇、颊、涎腺、口底及舌前份等部位的鳞状细胞癌、基底细胞癌、腺癌、肉瘤、恶性黑色素瘤、恶性淋巴瘤等，以及年老体弱患者或无法手术的晚期癌症患者，或难以耐受常规放疗或化疗的患者。采用联合热疗，可以减少放疗或化疗的剂量，收到同样的疗效。部分患者病情缓解，全身情况改善后，为手术根治创造条件，故热疗为综合治癌的手段之一。

治疗前，患者应先做活检，明确肿瘤的病理类型，以便选择对该肿瘤敏感的化疗药物。同时进行全身及局部检查，注意有无颈淋巴结及远处器官转移；做肝肾功能及血常规检查，便于掌握使用化疗药物的剂量。应测量肿瘤大小及受累范围，并做照相及录像等记录，以便治疗前、中、后对比观察疗效。

热疗与化疗的序贯与疗效密切相关。热疗与化疗同时进行效果最佳。先化疗后热疗的效果优于先热疗后化疗。以唇癌为例，先给平阳霉素8mg溶于0.9%氯化钠注射液20mL静脉推注，也可联合甲氨蝶呤10mg或20mg溶于0.9%氯化钠注射液2mL静脉推注，还可同时给50%葡萄糖注射液60～100mL静脉推注作为热增敏剂，快速降低肿瘤组织pH值。必要时可用干扰素或白细胞介素-2。用完药后，立即用热疗机局部加热，温度43～45℃，时间40分钟，每周2次或3次，每次间隔2～3天，10次为1个疗程。一般10次即可达到肿瘤消退的目的，若肿瘤尚未完全消退，需继续第二个疗程。只要患者血常规正常，全身情况良好，不必休息，可以继续进行治疗。热疗时，患者及医护人员应戴微波防护帽、防护眼镜及穿防护衣，避免微波辐射对全身的不良影响及白内障的发生。

三、激光治疗

激光具有方向性好、单色性好、亮度高、强度大、相干性好的特点，目前，激光可以用于口腔治疗的很多方面。

根据生物反应水平，可以将激光分为低功率激光和高功率激光两类。低功率激光直接照射生物组织，不会使靶组织直接发生不可逆损伤。高功率激光照射生物组织，可致靶组织直接发生不可逆损伤。

（一）低功率激光在口腔颌面外科门诊的应用

1. 应用原理和范围

光动力学疗法（PDT）指应用光敏剂后进行低能量的光照射，利用光敏剂产生的光化学

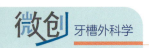

反应产物（单态氮等）对靶器官内的组织细胞产生毒性作用而杀伤靶细胞的治疗方法。以激光为光源的光动力学疗法称为激光光动力学疗法。光动力学疗法的最大优点就是肿瘤组织坏死、脱落，而其周围邻近的正常组织却不受影响。

激光光动力学疗法主要用于皮肤外生性肿瘤以及鼻、口腔等腔道肿瘤和纤维内镜能到达的呼吸道、消化道等部位和散在分布的恶性肿瘤。早期肿瘤能通过光动力学疗法根治，晚期肿瘤则可得到症状改善的姑息疗效。但光动力学疗法对区域淋巴结转移无效，仍需手术。

2. 治疗方法

1）血卟啉衍生物（HpD）的应用方法：应用HpD前必须用原液做皮肤划痕试验，试验阴性方可用药。①静脉用药：HpD剂量按4～5mg/kg计算，加入5%葡萄糖注射液或0.9%氯化钠注射液250mL稀释后静脉滴注，滴速<60滴/分，或直接静脉缓推（最常用）。②动脉用药：根据肿瘤血供，选其主要供血动脉行插管灌注给药，剂量视肿瘤的部位、大小而定，一般为静脉用药的1/10。③肿瘤内注射：对于位于体表皮肤及黏膜的肿瘤，可将稀释到0.5%的HpD液体在肿瘤组织基底部行多点注射。注射用HpD的浓度不宜太高，以免产生局部剧痛。④肿瘤表面贴敷：用HpD原液浸湿纱布贴2～4小时，用于溃疡型浅表皮肤癌。

2）激光照射时间选择：静脉注射HpD后48～72小时，瘤内HpD含量达高峰，相对周围正常组织多2～10倍，且瘤内HpD排泄比正常组织晚72小时，所以静脉注射HpD者多在用药后48～72小时行激光照射。动脉注射多在注射后24小时行激光照射，瘤内注射多在注射后1小时行激光照射。表面贴敷的病变多在其后3～4小时行激光照射。

3）激光照射方式。

（1）直接照射：主要用于体表肿瘤，照前局部麻醉，光斑直径0.5～1.0cm，辐照度（I）≥300mW/cm^2，时间≥20分钟，每次照射前必须清理创面坏死组织和分泌物。面积大者，光斑包含不了，应采取分野照射，要求光斑交错重叠覆盖全部病灶，不可有遗漏。

（2）组织间照射：对于体积较大的外突型肿瘤，体表照射深度不够，可分多点用穿刺针将柱状弥散光纤（光纤直径400m，以8号穿刺针为套管）导入肿瘤基底部（插针间隔1.0～1.5cm）照射。

（3）腔内照射：对于内腔器官肿瘤，可将激光光纤通过内镜活检孔入腔，在直视下照射。

4）激光照射剂量：目前较公认的有效标准是肿瘤组织照射激光0.2～0.9W/cm^2，照射20分钟左右，能量密度（D）达200～400J/cm^{2}即可。剂量小时不能保证深层肿瘤组织光动力学作用的有效性，剂量过大没用。应用平头直射光纤直接照射，剂量好计算。对于腔内肿瘤，如用球形或柱形弥散光纤照射，则剂量计算较复杂，因为照射光呈立体方位弥散发射，肿瘤组织表面辐照度较低，临床上需根据经验合理调节光纤照射距离及时间，以确保对肿瘤组织的有效杀伤。

（二）高功率激光在口腔颌面外科门诊的应用

高功率激光主要用于手术。激光手术就是用激光代替刀、剪、锯、凿等手术器械对组织进行分离、切割、凝固、焊接以及打孔等操作，去除病灶，吻合组织、血管和神经等。用焦点外或功率较低的激光施术时，将组织的升温控制在55～60℃，可使局部组织坏死、融合、粘连，达到组织、血管和神经等焊接、吻合的目的。

1. 黏液囊肿

采用CO_2激光，功率为20～25W。先将口腔黏膜及囊壁切开，用消毒小干纱布排出囊液，将残留囊壁汽化，在此过程中不断清除焦痂，并将残留腺体一并汽化。也可采用Nd:YAG激光凝固方法，将功率15～20W的光纤直接插入囊壁将其凝固。1周后囊壁坏死、脱落。对舌下腺囊肿，术中应注意手术深度，以免损伤深部的导管、舌神经及血管。

2. 皮脂腺囊肿

采用Nd:YAG激光，功率为30～40W，由脚控开关控制激光间断输出时间，用光纤对准皮肤表面囊肿色素点，击射出一小孔，从囊肿挤出内容物，并将囊壁一起取出。然后将光纤插入囊腔基底部来回呈扇形碳化残存的囊壁。

3. 色素痣

采用CO_2激光，功率为10W，光斑直径≤0.5mm，对准病损做点射式汽化去除。亦可用Nd:YAG激光，20～40W治疗。

4. 龈瘤

采用Nd:YAG激光，功率为40W，光纤对准蒂部，先切割蒂上部瘤体，碳化中层擦去焦痂，然后将光纤呈筛状插入封闭基底，附近的牙仍可保留。

5. 恶性肿瘤

1）连续Nd:YAG激光：连续可调Nd:YAG激光，功率为0～150W。局部麻醉下先激光（30～40 W）照射，距肿瘤0.5～1.0m，光斑直径为0.2～0.3mm，照射时间每点需5～10秒，能量密度为2143～12420J/cm^2。①瘤体表面直接照射：将光纤环绕肿瘤边缘2mm照射，组织颜色变白、皱缩，然后在瘤体表面进行扫描式照射。由于高热，组织燃烧，产生汽化，激光烧灼深度需超过肿瘤边界，到达正常组织的安全界。②对于范围广泛的外突型肿瘤，激光照射在瘤基底部和正常组织之间进行，汽化与切割相结合。上述两种方法照射后，创面留有较厚的黑色结痂，伤口完全愈合需2周。常规活检。治疗后仍需严密追踪观察。

2）CO_2激光：对口腔恶性肿瘤的治疗只是局部治疗，适合早期、表浅、未向深层发展的外突型肿瘤。局部麻醉下，激光束聚焦作为光刀，在肿瘤外界0.5～0.8cm的正常组织切割、汽化肿瘤，有活动出血部位时，仍需结扎缝合，然后分层缝合。治疗结束后即刻在局部取材冰冻活检，活检明确阴性才能结束治疗。对区域淋巴结，术后要密切观察。

四、冷冻治疗

临床上，冷冻治疗可应用于良性病损（如黏液腺囊肿、血管瘤、乳头状瘤、牙龈瘤、纤维瘤、化脓性肉芽肿）、癌前病变或癌前状态（如白斑、红斑、扁平苔藓）以及部分恶性肿瘤。常用的制冷剂主要为液氮、液体或固态的二氧化碳和氟利昂。

以恶性肿瘤为例，其适应证：肿瘤深度不超过1.5cm且颈部无可疑淋巴结转移，尤其是面部基底细胞癌、唇癌、舌癌、颊癌、牙龈癌和恶性黑色素瘤等；肿瘤如位于腮腺面神经区、眶底、颅底等区域，手术易损伤重要结构继发功能障碍，而切除不彻底术后又易残留、复发；有严重系统疾病，年老体弱，全身状况差不能耐受手术、化疗及放疗者。肿瘤直径<2cm可采用探头接触法，平均冷冻时间为2～5分钟，冻融周期为2～3个，面部及口腔前份较大肿瘤可采用间接喷射法。

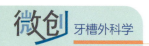

　　黑色素瘤细胞对低温非常敏感，冷冻治疗可以用于黑色素瘤的活检和治疗。对临床上高度怀疑为黑色素瘤的病例，可冷冻活检，当细胞处于低温环境时会出现休眠或半休眠状态，色素细胞对低温较人体其他细胞更为敏感，两次液氮冷冻后切取组织块，可极大地减少转移。斑片型口腔黏膜黑色素瘤与部分结节型口腔黏膜黑色素瘤范围较大，周围散在大量卫星灶，口腔内解剖空间有限，一般手术扩大切除难以取得理想的安全切缘，可采用单纯原发灶冷冻或原发灶冷冻+手术扩大切除病灶。

主要参考文献

[1] 毛祖彝, 郝莉. 微波热凝治疗口腔黏膜常见病[J]. 华西口腔医学杂志, 1994, 12(3):206-208.

[2] Liang X H, He Y W, Tang Y L, et al. Thermochemotherapy of lower lip squamous cell carcinoma without metastases:an experience of 31 cases[J]. J Craniomaxillofac Surg, 2010, 38(4):260-265.

[3] 彭楠, 赵彼得. 临床肿瘤热疗[M]. 北京: 人民军医出版社, 2002.

[4] Schuch L F, Schmidt T R, Kirschnick L B, et al. Revisiting the evidence of photodynamic therapy for oral potentially malignant disorders and oral squamous cell carcinoma:an overview of systematic reviews[J]. Photodiagnosis Photodyn Ther, 2023, 42:103531-103539.

[5] 赵福运. 实用激光治疗学——激光在口腔、耳鼻喉、皮肤科的应用[M]. 北京: 中国协和医科大学·北京医科大学联合出版社, 1997.

[6] Liu R, Sun K, Wang Y,et al. Clinical comparison between Er：YAG and CO_2 laser in treatment of oral tumorous lesions:a meta-analysis[J]. Medicine (Baltimore), 2020, 99(30):e20942.

[7] 任国欣, 孙沫逸, 唐瞻贵, 等. 口腔黏膜黑色素瘤冷冻消融治疗专家共识[J]. 实用口腔医学杂志, 2024(2):149-155.

[8] 郭伟, 任国欣, 孙沫逸, 等. 中国人口腔黏膜黑色素瘤临床诊治专家共识[J]. 中国口腔颌面外科杂志, 2021, 19(6):481-488.

（梁新华，庞欣）

第二十三章

药物相关性颌骨坏死与口腔有创诊疗

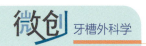

第一节　药物相关性颌骨坏死概述

双膦酸盐相关性颌骨坏死（bisphosphonate related osteonecrosis of the jaws，BRONJ）最早于2003年由美国医生Marx报道，36名患者在接受帕米膦酸或唑来膦酸治疗后发生颌骨坏死。在之后的十余年内，国内外学者纷纷报道了使用双膦酸盐类（Bisphosphonates，BPs）导致颌骨坏死的病例。随着病例逐渐增多，更多种类的药物被证实可引起颌骨坏死。2014年，美国口腔颌面外科医师协会（American Association of Oral and Maxillofacial Surgeons，AAOMS）将BRONJ更名为药物相关性颌骨坏死（medication related osteonecrosis of the jaws，MRONJ）。除抗骨吸收药物双膦酸盐类外，导致MRONJ的药物还包括靶向抗骨吸收药物地舒单抗（denosumab）、罗莫单抗（romosozumab），抗血管生成类靶向药物贝伐单抗（bevacizumab）、阿柏西普（aflibercept）、舒尼替尼（sunitinib）、西罗莫司（sirolimus）等。这些药物在临床上主要用于治疗恶性肿瘤及恶性肿瘤骨转移，以及骨代谢类疾病如骨质疏松，防止病理性骨折的发生等。

随着对MRONJ及相关药物的研究深入，MRONJ的发病机制逐渐成为研究热点。学者从相关药物的作用机制、颌骨感染性疾病等方面入手，提出了骨重建抑制学说、口腔微生物感染学说、血管生成抑制学说、免疫功能失调学说、基因调控学说等。以骨重建抑制学说为例，该学说重视双膦酸盐类或靶向药物对颌骨内破骨细胞、成骨细胞等的影响。正常情况下，颌骨的吸收重建主要依赖于破骨细胞吸收功能与成骨细胞骨基质形成功能的平衡。双膦酸盐类具有高度的骨亲和性，可以进入破骨细胞内部，促进破骨细胞凋亡，亦可以下调破骨细胞前体细胞核因子-κB受体活化因子（receptor activator of nuclear factor-κB，RANK）的表达，抑制破骨前体细胞迁徙及向破骨细胞分化的过程。抗骨吸收药物地舒单抗为核因子-κB受体活化因子配体（receptor activator of nuclear factor-κB ligand，RANKL）抑制剂，也可以通过上述途径抑制破骨细胞的活性。然而，随着越来越多的药物被证实与MRONJ相关，单一学说很难解释药物导致MRONJ的确切发病机制。因此，MRONJ的具体发病机制尚不明确，目前倾向于多因素共同诱发MRONJ，其中分子生物学发病机制仍有待验证与补充。

MRONJ患者临床上主要表现为颌面部死骨暴露或经久不愈的瘘管，常伴发疼痛、肿胀、流脓等，严重影响患者的生活质量。由于MRONJ的具体发病机制尚不清楚，仍缺乏有效的治疗手段。保守治疗如局部冲洗、药物抗感染治疗等虽然可以缓解MRONJ的症状，减小停药造成的恶性肿瘤复发、转移，或病理性骨折等风险，但单纯保守治疗达到坏死处黏膜愈合的可能性较低，部分患者的症状无明显改善，甚至会加重。手术治疗可以在全身麻醉下完整切除坏死颌骨，但高龄、基础疾病较多的患者无法耐受手术。术后复发率高、术后修复效果差等也都是隐患。

第二节　药物相关性颌骨坏死的诊断分期

2014年，AAOMS指南提出了MRONJ的诊断标准及临床分期。在2022年的AAOMS指南中，学者仅对临床各期特点进行少量补充。本章将沿用2022年的诊断标准及临床分期，具体如下。

一、诊断标准

诊断需满足以下三条标准：①曾经或当前正接受相关药物治疗；②颌面部区域的骨质暴露，或经口内/外瘘管可以探查到骨质，且已持续8周以上；③颌面部区域无放疗史且不存在明显的肿瘤及肿瘤转移性疾病（图23-1）。

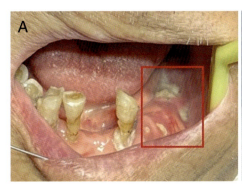
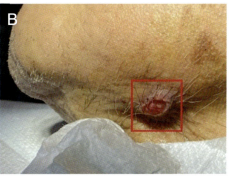

图23-1 左下颌骨MRONJ

注：A，临床检查可见口内裸露死骨；B，口外瘘管。

二、临床分期

1）危险期：接受过或正在接受相关药物治疗，但无任何主观症状、无骨坏死表现。这一时期人群并非已经发生颌骨坏死，而是属于MRONJ发病风险人群。将用药群体单独分期，旨在让临床医生予以重视。尤其是口腔医生，在初诊询问病史时，要询问用药史，尽量避免对用药患者进行不当诊疗，导致MRONJ发生。

2）0期：有非特异性主观症状，或临床表现，或影像学表现（表23-1），但无骨坏死或骨暴露（图23-2）。0期患者可能是危险期患者病情加重所致，也可能是经治疗后病情有所改善，裸露骨质由软组织覆盖的Ⅰ～Ⅲ期患者。

表23-1 符合MRONJ诊断的非特异性主观症状、临床表现及影像学表现

主观症状	临床表现	影像学表现
1. 非牙源性口内疼痛； 2. 颌骨钝痛，可能会放射到颞下颌关节区域； 3. 窦腔疼痛，可能与上颌窦壁增厚及炎症有关； 4. 感觉神经功能异常	1. 与慢性牙周炎无关的牙齿松动； 2. 口内/外肿胀	1. 与慢性牙周炎无关的牙槽骨吸收； 2. 骨小梁结构改变，拔牙窝内无新骨生成； 3. 牙槽骨/颌骨骨质硬化； 4. 硬骨板增厚、硬化，牙周膜间隙变窄

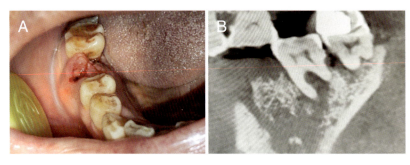

图23-2　右下颌骨0期MRONJ

注：A，口内可见46牙区炎性肉芽组织覆盖，无骨面裸露；B，CBCT示右下颌骨病变处大范围牙槽骨吸收、拔牙窝新骨形成异常。

3）Ⅰ期：有骨暴露或骨坏死，或可探及骨质的瘘管。无主观症状，无炎症或感染征兆。可能存在上述影像学表现，范围仅局限于牙槽骨内。

4）Ⅱ期：有骨暴露或骨坏死，或可探及骨质的瘘管。有主观症状，有炎症或感染征兆。可能存在上述影像学表现，范围局限于牙槽骨内（图23-3）。

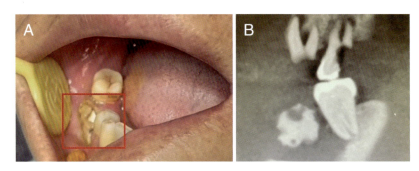

图23-3　右下颌骨Ⅱ期MRONJ

注：A，口内可见裸露死骨；B，CBCT示右下颌骨病变处牙槽骨吸收及分离死骨。

5）Ⅲ期：在Ⅱ期的基础上，存在以下1条及以上。裸露坏死骨范围超出牙槽骨边界、病理性骨折，口外瘘管，口-窦/口-鼻穿通，骨质吸收溶解范围延伸至下颌骨下缘或上颌窦底（图23-4、图23-5）。

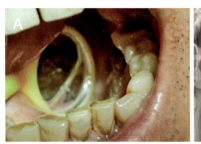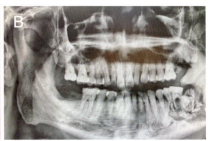

图23-4　左下颌骨Ⅲ期MRONJ

注：A，口内可见裸露死骨；B，全景片示左下颌骨出现病理性骨折。

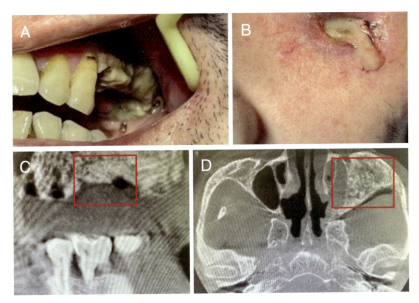

图23-5 左上颌骨、颧骨Ⅲ期MRONJ

注：A，口内可见大范围裸露死骨；B，面部见左侧眶下区皮肤溢脓；C、D，CBCT示左上颌骨、颧骨内尚未分离的死骨，病变已超出牙槽骨边界。

尽管现有的MRONJ临床分期已经较为详细，但在实际的临床诊断过程中仍存在诸多难点。首先，对于0期患者难以做出准确判断。临床上偶有接受过相关药物的患者，他们自述有口腔内的疼痛不适症状，但口腔检查并没有裸露死骨或瘘管，全景片也未见明显异常。因此，很难判断应该将这些患者诊断为0期MRONJ还是发病风险人群。草率诊断为MRONJ，可能会夸大病情，增加患者心理负担；而归类为发病风险人群，又可能会拖延病情，错过干预治疗的最佳时期。对于这类患者，我们建议行CBCT检查，CBCT三维影像可以侦测到早期的骨质溶解或硬化影像。如果存在相关影像学表现，即可诊断为0期MRONJ，并予以相应的治疗。此外，应该仔细询问病史，除用药史外，不能忽略口腔诊疗史。询问患者近期是否接受过口腔有创诊疗，或有无牙痛病史，口腔有创操作或牙源性感染是导致MRONJ发生的主要危险因素之一。

诊断的另一难点在于，难以通过分期判断病变累及上颌窦患者的病情严重程度。根据指南的分期描述，口内见骨质裸露、骨坏死累及上颌窦底应为Ⅲ期MRONJ。如果口内未见裸露骨质，但患者主观感觉窦腔疼痛，且影像学检查发现病变累及上颌窦，根据诊断标准应为0期MRONJ。诊断分期会直接影响临床医生对MRONJ严重程度的判断，以及后续治疗方案的设计。仅仅通过口内是否有骨质裸露来判断累及上颌窦病变的严重程度，可能略显模式化。另外，当前诊断分期缺乏对病变大小的界定。例如，两名MRONJ患者都存在裸露死骨及自发症状，其中一位患者裸露骨质直径为1cm，另外一位患者裸露死骨累及上、下颌骨多个区域，他们的临床分期可能一致，但给患者带来的主观感受可能差异很大。病变范围大的患者会更积极地寻求治疗，希望病情得以控制。因此，在临床工作中，口腔医生不能将治疗策略与诊断分期完全对等，应该在分期标准的基础上，结合患者实际情况，对MRONJ患者进行个性化诊疗。

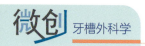

第三节　发病风险人群与相关药物

❯ 一、诱发MRONJ的危险因素

（一）口腔有创操作

口腔有创操作包括拔牙、种植手术、牙周手术、根尖外科手术等。其中拔牙是最常见的MRONJ发病危险因素。牙拔除术术后患者可能存在口腔软组织损伤、牙槽骨暴露等问题。用药人群已经存在颌骨改建进程失衡的隐患，在拔牙的刺激下，更容易在术后发生感染及颌骨坏死。研究统计，62%～82%的MRONJ患者在用药后有牙拔除术史。尽管拔牙是目前导致MRONJ发生的首要危险因素，MRONJ病例多数都存在拔牙史，但实际上拔牙诱发骨坏死的比率并不算高。研究统计，在接受双膦酸盐类治疗的人群中，恶性肿瘤患者拔牙导致骨坏死发生的概率为1.6%～14.8%，骨质疏松患者拔牙导致骨坏死发生的概率不超过0.15%。在接受地舒单抗治疗的人群中，骨质疏松患者拔牙导致骨坏死发生的概率为1%。

由种植手术引发的MRONJ一般发生于术后6个月内，可能与种植手术过程中带来的颌骨与软组织创伤有关。有关种植手术引发MRONJ的发病率统计相对较少，在接受地舒单抗治疗的人群中，种植手术后MRONJ发生率约为0.5%。除种植手术外，种植体自身也可能是MRONJ发病的危险因素。部分患者在用药前多年已完成种植手术，且种植体与周围骨质整合良好，但在用药后依旧发生了颌骨坏死。这种"自发性"种植后颌骨坏死多数局限于种植体周围，且死骨黏附在种植体表面，不累及周围健康牙，可能与咀嚼造成的种植体周围持续形成的应力与微裂纹有关。另有数据表明，在接受抗骨吸收药物前已经完成种植手术的MRONJ病例中，检测发现有39%存在种植体周围炎。这说明不仅种植手术带来的创伤会导致MRONJ发生，局部感染（种植体周围炎）也可能在种植术后诱发颌骨坏死。

由于临床数据不足，其余口腔有创操作诱导MRONJ发生的概率尚不清楚。但陆续有报道牙周手术、根尖外科手术等也可导致MRONJ的发生。因此，在临床工作中，口腔医生要把握用药人群接受口腔有创操作的必要性，明确治疗指征，充分告知患者接受口腔有创操作后发生MRONJ的可能性。对于保守治疗无法改善病情的口腔局部炎症，必要时需要采取对应治疗。对于牙列缺损有意愿接受种植手术的患者，建议尽量避免种植手术，选择其他修复手段。

（二）口腔感染

牙源性感染如牙周病变、根尖周病变，以及上述的种植体周围炎等也是MRONJ发病的危险因素。牙周病变是最常见的MRONJ相关口腔感染类型。大部分MRONJ患者都存在牙周病变，因此牙周病变是引发MRONJ不可忽视的重要局部因素。

在发生MRONJ的癌症患者中，半数在颌骨坏死前存在牙源性感染。考虑到患者可能在拔牙等口腔有创操作前已经存在牙源性感染，由拔牙引发的MRONJ实际上可能由牙源性感染所致（图23-6）。研究表明，拔牙前已经存在的局部炎症会极大地提高MRONJ的发生可能性。因此，在临床诊疗过程中，对于已经明确存在牙源性感染的用药人群，在评估无创操作（根管治疗等）无法消除感染源后，可以针对患者具体病情予以拔牙等有创操作，因为无法得到改善的牙源性感染可导致MRONJ的发生。对于没有保留价值但是尚未导致牙源性感染的患牙，建议患者定期随访、密切观察。当患牙具有导致牙源性感染的倾向或风险时，在患者充分接受MRONJ发生风险、全身健康条件允许的前提下，可予以择期拔除。

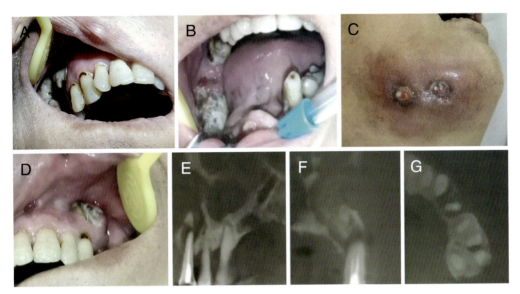

图23-6　右上、右下、左上颌骨多发性MRONJ

注：A，右上颌骨拔牙后出现骨坏死；B，右下颌骨拔牙后出现骨坏死，表现为骨面裸露；C，口外瘘管；D~G，左上颌骨因根尖周炎，患牙未拔除已发生颌骨坏死。

（三）不良修复体

不良修复体也是MRONJ发病的危险因素之一。固位较差的活动义齿容易造成口腔黏膜损伤、牙槽骨暴露，进而引发骨坏死。不良固定义齿会引发牙周炎、𬌗创伤等，也可能导致MRONJ的发生。

（四）口腔内科治疗

口腔内科治疗如根管治疗等不涉及口腔软硬组织创伤，因此引发MRONJ的概率较低，但仍有相关病例的报道。可能造成MRONJ的内科操作包括根管欠填、超充，治疗过程中的橡皮障使用不当等。根管欠填、超充可能导致根尖周炎，继而因牙源性感染诱发MRONJ。橡皮障使用不当可能导致口腔黏膜擦伤、破损等，因此对发病风险人群使用橡皮障要格外留意。尽管有发生颌骨坏死的风险，口腔内科治疗导致MRONJ的发生率要明显低于拔牙等有创操作，因此口腔医生要合理把握治疗适应证，针对发病风险人群尽量使用内科治疗替代拔牙等手术治疗。

（五）自发性MRONJ

自发性MRONJ指用药后，无口腔有创操作史等而发生的MRONJ。近年来，有关自发性MRONJ的报道逐渐增多，其发病率甚至高达30%。自发性MRONJ多位于下颌骨后份舌侧，目前考虑骨坏死的发生可能与咀嚼等颌骨微创伤、存在下颌骨舌侧隆突等口腔异常解剖结构等有关。也曾有报道指出在全身麻醉喉镜术后，口腔软组织擦伤会导致MRONJ的发生。

（六）全身基础疾病与全身用药

与MRONJ关联最紧密的全身基础疾病是糖尿病，其他还包括贫血、肾疾病、甲减等，但

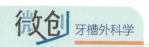

临床数据较少，证据稍显不足。导致患者用药的恶性肿瘤类型也可能与MRONJ的发生有关，研究表明，MRONJ最常见于乳腺癌、前列腺癌、多发性骨髓瘤患者。与MRONJ相关的全身用药包括糖皮质激素与化疗药物等。糖尿病、糖皮质激素等造成机体免疫功能低下，可能会延缓口腔创面愈合、改变口腔正常菌群稳态，从而增加口腔感染及骨坏死发生的可能性。

（七）其他

现有的统计数据表明MRONJ更多发生于下颌骨，发病率约为上颌骨的3倍。上、下颌骨同时发病的概率约为4.5%。此外，目前倾向于认为MRONJ更易发生于老年、女性、吸烟的患者，但临床数据支持较少。

二、MRONJ相关药物

（一）双膦酸盐类

双膦酸盐类是最早发现与颌骨坏死有关联的药物。临床上常见的双膦酸盐类包括口服的阿仑膦酸，静脉注射的唑来膦酸、伊班膦酸等。双膦酸盐类导致颌骨坏死主要与它和骨骼强大的结合能力有关，和骨结合后的终末半衰期可达十年之久。双膦酸盐类可对破骨细胞产生多方面的抑制作用。除了促进破骨细胞凋亡、抑制破骨细胞分化外，双膦酸盐类还可以减少破骨细胞边缘褶皱，减弱后者对骨面的黏附能力。双膦酸盐类也可以通过抑制破骨细胞V型质子泵，抑制其功能。双膦酸盐类还可以影响成骨细胞的功能。正常的成骨-破骨细胞功能平衡被破坏后，颌骨的骨改建功能紊乱。结合口腔独特的解剖位置，以及与外界相通、易于聚集微生物、发生感染等多个因素，双膦酸盐类在颌骨的沉积最终诱导MRONJ的发生。

（二）地舒单抗

地舒单抗是一种RANKL抑制剂。由于其抗骨吸收作用，目前在国内被广泛应用于恶性肿瘤和骨质疏松患者。自2010年起，逐渐有文献开始报道由地舒单抗引起的颌骨坏死。它通过抑制RANKL进而产生抑制破骨细胞活性、降低骨吸收与骨转化的作用。据统计，使用地舒单抗导致MRONJ发生的概率与双膦酸盐类相当。恶性肿瘤患者的MRONJ发病率最高可达6.9%，骨质疏松患者的发病率在0.3%左右。此外，这种RANKL抑制剂不与骨骼结合。因此，在停药6个月后地舒单抗对骨骼的改建作用就将停止。随着地舒单抗在国内的普及，其临床使用量逐渐接近甚至超过双膦酸盐类。虽然地舒单抗也会导致MRONJ的发生，但可能会因为双膦酸盐类使用量相对减少，从而在一定程度上降低MRONJ的发病率。此外，由于它不与骨质结合，如果患者的基础疾病病情稳定，在专科医生的指导下，可以考虑停药后再进行口腔诊疗，从而降低MRONJ发病风险。除地舒单抗外，同类型抗骨吸收靶向药物还包括WNT信号通路抑制剂罗莫单抗等，可通过靶向下调硬骨素水平，导致骨形成增多，骨吸收减少，从而破坏正常的骨改建进程。

（三）贝伐单抗

贝伐单抗可以阻止血管内皮生长因子（vascular endothelial growth factor，VEGF）与血管内皮生长因子受体（vascular endothelial growth factor receptor，VEGFR）结合，从而产生抗血管生成的作用。2008年，Estilo等首次报道了贝伐单抗导致的颌骨坏死病例。然而，对贝伐单抗导致MRONJ的发生率尚无准确统计。有研究统计了1076名使用贝伐单抗的患者，只有2名发生骨坏死，说明贝伐单抗导致颌骨坏死的发病率较低。数据表明，与双膦酸盐类合用后贝伐单抗导致MRONJ发生的概率明显升高，为0.9%～2.4%。

除贝伐单抗外，其他抗血管生成药物如VEGF阻断剂阿柏西普（aflibercept）、酪氨酸激酶抑制剂舒尼替尼（sunitinib）、哺乳动物雷帕霉素靶蛋白（mammalian target of rapamycin，mTOR）抑制剂西罗莫司（sirolimus）均有患者使用后发生MRONJ的报道，但发病率较低。

（四）用药频率、剂量与作用时长

一般来说，接受双膦酸盐类、地舒单抗等药物治疗的频率越高、剂量越大，MRONJ发病的风险越高。用药频率高，间隔少于5周的患者MRONJ发生率显著增高。恶性肿瘤患者用药的频率、剂量要高于骨质疏松患者，大量临床研究数据也证实恶性肿瘤患者的MRONJ发病率要高于骨质疏松患者。关于用药时长，恶性肿瘤患者使用唑来膦酸的1年、2年、3年累积MRONJ发病率分别为0.8%、2.0%和2.8%。研究普遍认为用药超过两年会增加MRONJ的发病率，恶性肿瘤患者用药两年内MRONJ的发病率为1%～4%，连续使用药物超过两年发病率可高达3.8%～18.0%。骨质疏松患者长期用药也会增加MRONJ的发病率，但与短期用药相比无明显差异。

第四节　发病风险人群的拔牙

无法保留的牙齿往往具有严重的牙体、牙髓、牙周或根尖周病变，患牙及局部炎症的存在可能是拔牙后发生MRONJ的重要原因。在有明确拔牙指征时，不拔牙亦可能因为局部感染诱发MRONJ，拔除无法保留的牙相对于将患牙留在原位可以显著降低MRONJ的发生风险。针对不同人群的拔牙策略可以总结为以下3点：

1）对于已经导致局部炎症的患牙，拔牙不是绝对禁忌证，可在患者身体状况允许且充分接受MRONJ发生风险的情况下予以拔除（图23-7）。

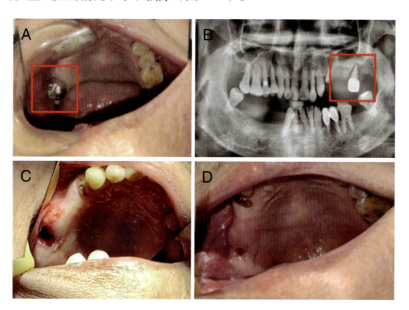

图23-7　因骨质疏松输液"密固达"1年患者的牙拔除术

注：A，口内见27牙残冠，金属冠修复，Ⅲ度松动，叩痛明显；B，全景片示27牙牙周膜间隙增宽，根尖周低密度影，因27牙根尖已有炎症，故选择拔除；C，拔牙后创面；D，拔牙后1周，伤口愈合可。

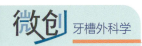
2）对于具有导致局部炎症的倾向或风险的患牙，可在患者身体状况允许，且充分接受MRONJ发生风险的情况下予以拔除。

3）对于没有保留价值但是尚未导致明显牙周组织炎症的患牙，建议定期随访、密切观察。

对于拔牙前是否应该暂停双膦酸盐类、地舒单抗等药物的使用，目前还没有达成共识。停药原则及与停药相关的争议点详本章见第七节。

➤ 一、牙拔除术术前准备

（一）完善影像学检查

MRONJ发病风险人群在拔牙前至少要完成根尖片或全景片检查，明确患牙牙根的数目和形态等。必要时可行CBCT。CBCT不仅能够更清晰地反映患牙的牙根情况，并且可以有效地识别早期颌骨坏死，这对区分发病风险人群与MRONJ患者有很大帮助（图23-8）。

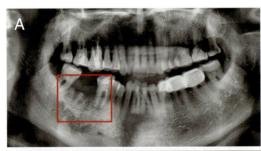
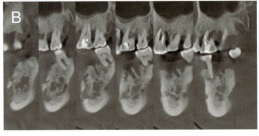

图23-8　右下颌骨MRONJ

注：A，全景片仅可见拔牙创未愈合；B，CBCT示颌骨坏死影像。

（二）改善患者口腔卫生

用药人群在用药前就应开展定期的口腔检查，维护健康的口腔状态。对于已经用药，计划要拔除患牙的发病风险人群，拔牙前更需要保持口腔卫生，降低牙拔除术诱发感染及骨坏死的风险。因此，如果在拔牙前口腔检查时发现患牙存在局部感染，可以使用生理盐水冲洗、口服消炎药后择期拔牙。对于牙周状况较差的发病风险人群，必要时考虑先洁牙再拔牙（图23-9）。

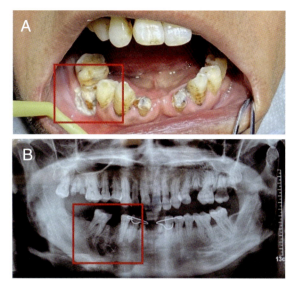

图23-9　牙周状况较差，牙拔除术后引发右下颌骨MRONJ

注：A，牙周状况较差，可见大量牙结石和软垢，以及46牙龈退缩，不能排除因为口腔卫生控制不佳，拔除45牙后引发MRONJ；B，全景片可见拔牙创愈合不良及骨坏死影像。

（三）预防性使用抗生素

发病风险人群拔牙前口服抗生素可以有效降低MRONJ发生率。尤其是正在接受化疗的癌症患者，免疫力低下会增加术后感染风险。基于MRONJ相关微生物感染机制及国内外防治经验，MRONJ病灶中以放线菌属为主，阿莫西林、头孢类、甲硝唑、克林霉素等为预防和治疗MRONJ的常用有效药物。对于牙拔除术术前何时开始预防性使用抗生素尚无统一观点，目前倾向于术前1～3天开始服用抗生素。在实际的临床诊疗过程中，建议排除患者药物过敏史后，至少于术前1天服用抗生素。

二、微创拔牙操作

尽管发病风险人群已经在牙拔除术术前预防性使用抗生素，但仍建议在注射麻醉药前予以患者漱口水含漱。在牙科操作前使用氯己定（洗必泰）等漱口液含漱可以有效抑制口腔内细菌生长，对唾液菌群的抑制作用最高可达7小时。

注射麻醉药时，不建议使用含血管收缩剂的局部麻醉药。血管收缩剂如肾上腺素虽然可以提高麻醉效果，但可能会增加MRONJ发生的风险。双膦酸盐类导致颌骨坏死的机制之一是其对VEGF等的抑制作用，造成局部缺血状态，最终发展为颌骨坏死。血管收缩剂可能会加重局部缺血。

符合拔牙指征的患牙多数已经发生松动，可以在局部麻醉下使用牙钳或牙挺拔除，清理去除坏死肉芽组织。对于断面平龈或位于龈下，与周围骨质有粘连的残根，需要留意牙拔除术术中的微创操作。建议使用涡轮机分牙或分根后，分块取出患牙，避免损伤周围骨及软组织。对于有多颗牙需要拔除的患者，建议按患牙引发的症状严重程度予以分次拔除。单次拔除多颗牙等同于增加牙拔除术术后创面，更易引发MRONJ。

目前普遍认为拔牙后创面的严密拉拢缝合可以有效地控制MRONJ的发生。在牙槽嵴顶较高、牙龈组织较为致密等情况下，拔牙后难以通过缝合完全关闭创面。因此，可以翻开黏骨膜瓣，适当降低牙槽骨高度后行伤口的严密缝合，避免骨面暴露及骨坏死的发生。

拔牙同期行辅助性治疗如拔牙创内植入自体浓缩血小板（autologous platelet concentrates，APC）等可能会降低MRONJ的发病率。APC包括富血小板血浆（platelet-riched plasma，PRP）、富血小板纤维蛋白（platelet-rich fibrin，PRF）、血小板生长因子（platelet growth factors，PRGF）等多种形式（图23-10）。APC取自患者自体血，将其置入拔牙后的牙槽窝中，可以促进骨质新生、胶原组织生长、组织血管化，达到伤口愈合、降低MRONJ发病率的目的。

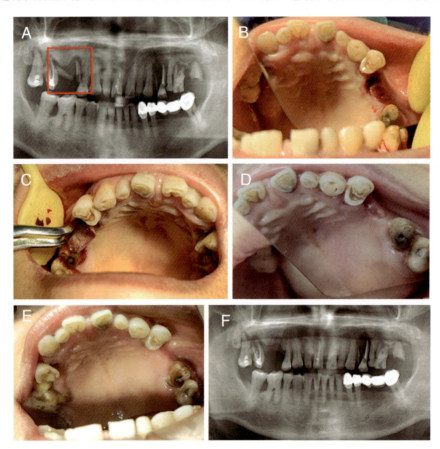

图23-10　骨质疏松，静脉注射唑来膦酸5年患者微创拔牙

注：A，全景片可见15牙、16牙残根，根尖可见暗影；B，选择局部麻醉下拔除15牙、16牙伴PRF治疗，术中拔除15牙、16牙；C，冲洗拔牙窝，植入PRF膜；D，术后1周伤口恢复可；E、F，术后6个月伤口愈合良好，全景片可见新骨生成。

❯ 三、牙拔除术术后注意事项

建议发病风险人群在拔牙后继续口服抗生素治疗3～5天。告知患者遵医嘱规范护理，保持口腔卫生。术后定期随访接受牙拔除术的发病风险人群，直至拔牙区域软组织完全愈合。条件允许的情况下，建议延长随访时间，每3～6个月行影像学检查，观察拔牙区域骨质生长情况。

第五节　发病风险人群的其他口腔有创诊疗

除牙拔除术以外，发病风险人群在用药后还可能接受其他涉及颌骨的有创操作，如种植手术及牙周/根尖手术等。

对于种植手术而言，其目的并不是消除颌骨局部感染，而是提升患者生活质量。由于该类手术是MRONJ的重要诱因，因此手术医生应在术前评估时慎重考虑。对于发病风险人群能否行种植手术尚无统一意见，目前已达成的共识如下：①对于因肿瘤治疗而接受相关药物的患者，因其药物用量大，MRONJ发病率相对高，不应该接受种植手术；②对于口服药物治疗骨质疏松的患者，种植手术并非禁忌，可根据患者全身状况及治疗意愿决定是否行种植手术；③静脉用药者不建议行种植手术；④对于种植治疗意愿强烈的发病风险人群，不仅要告知术后发生MRONJ的风险，还需让其知悉种植体脱落、种植手术失败的可能性。现有证据已表明在种植手术后，尽管手术成功，术后超过12个月仍有可能出现种植体脱落及骨坏死。

牙周/根尖手术如牙龈切除术等虽然也可能诱发MRONJ，但目前的报道相对拔牙、种植手术较少，尚无发病率统计。而且，牙周/根尖手术的目的是消除颌骨局部感染，避免拔牙等创伤更大的牙科操作，自身对颌骨骨质的破坏较少。因此，牙周/根尖手术并非绝对禁忌。在充分评估患牙无法通过无创操作改善状况的情况下，与患者充分沟通交流后，可以选择该类手术。

其他涉及去除骨质的口腔外科手术，如牙槽隆突修整术等，虽然目前相关报道较少，但因为这类手术多数不以消除局部炎症为目的，不建议发病风险人群接受相关治疗。

对于确定要接受其他口腔有创诊疗的发病风险人群，术前、术中及术后的注意事项基本与上述牙拔除术一致。术前预防性使用抗生素、术中注意微创操作、术后维持口腔卫生等，可降低MRONJ的发生率。

第六节　药物相关性颌骨坏死的处理

MRONJ的治疗具有其特殊性，由于双膦酸盐类等药物在颌骨中长期沉积，手术治疗切除病灶后容易复发。此外，MRONJ患者通常同时患有严重的全身疾病，可能无法耐受手术治疗。保守治疗可以缓解MRONJ症状，但单纯保守治疗难以达到治愈效果，甚至出现病情加重。因此，MRONJ的临床诊治更加依赖于保守治疗与手术治疗联合应用。近年来的研究发现，多种辅助性治疗与外科手术或非手术治疗手段合用也可以获得较好的效果。考虑到MRONJ患者的全身状况，MRONJ的治疗目的应该以缓解症状、控制病情、提高患者的生活质量为主，对于轻症患者期望能达到治愈效果。在临床治疗过程中，应该根据患者的MRONJ分期，与全身状况相结合，制订个性化治疗方案，以达到最佳效果。

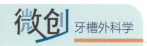
◆ 一、保守治疗

保守治疗适用于MRONJ的各个阶段。对于症状轻微的患者，保守治疗是首选，通常可以达到控制病情，甚至治愈的效果。对于症状严重的Ⅱ/Ⅲ期患者，可保守治疗与手术联用。对于全身基础疾病病情严重、无法耐受手术的患者，可采取定期随访，使用保守治疗限制病情发展，缓解局部症状。

保守治疗包括口腔卫生宣教、抗菌镇痛药物治疗、病灶局部冲洗与清创等。保守治疗依赖于患者的依从性。在口腔门诊就诊后，患者需要遵医嘱维持口腔卫生，餐后使用抑菌漱口液如氯己定等。对于口腔内疼痛、肿胀等局部症状明显的患者，推荐口服阿莫西林、头孢类抗生素。如果对β-内酰胺类抗生素过敏，可以使用克林霉素等替代。如果单一类型抗生素效果欠佳，可以与硝基咪唑类抗生素如甲硝唑等联用。对于抗生素类药物的使用剂量与持续时长尚无共识，建议根据患者病情变化适时调整。布洛芬、双氯芬酸钠等NSAIDs通常可以起到较好的镇痛效果。

对于病情控制较差的患者，推荐定期随访，由口腔医生进行病灶局部冲洗清创，评估病情变化，决定是否需要更改治疗策略等。临床上使用生理盐水或抑菌漱口液对病灶进行局部冲洗，可以清除病灶内的坏死组织及食物残渣、抑制致病菌生长等。病情较轻的患者在定期局部冲洗及口服用药后，病灶处的死骨可能会分离，待死骨自行脱落后，病灶可能会自行愈合。

保守治疗的右下颌骨MRONJ见图23-11。

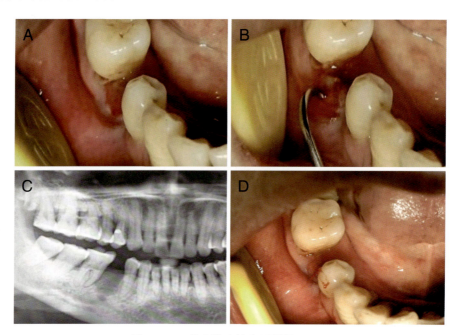

图23-11 保守治疗的右下颌骨MRONJ

注：A、B，口内可见45牙缺失，创面可见肉芽覆盖，可探及瘘管及骨面；C，全景片示病变处暗影，边缘不规则，未见散在死骨形成，因患者病变程度较轻，范围较小，故选择保守治疗；D，经抗感染治疗、病灶内生理盐水冲洗后，患者症状明显减轻，病情得到缓解。

💲 二、手术治疗

传统的观念认为MRONJ手术治疗的失败率高、术后复发率高，因此手术治疗并非治疗首选。近年来发现，对于Ⅱ/Ⅲ期、能够耐受手术的MRONJ患者，以及保守治疗效果不佳的早期MRONJ患者，手术扩大切除坏死病灶预后较好。手术治疗相比于保守治疗，更容易让患者口腔黏膜愈合。但是，仍需在术前充分告知患者手术的风险以及失败的可能性。

MRONJ的手术术式包括病灶切除术、下颌骨方块切除术、颌骨部分切除术等，上述手术类型均有记载，尚无统一标准。目前的共识是手术边界应该超出坏死骨质，位于新鲜、血供充足的骨质处。早年的MRONJ手术治疗失败率高也多是由仅仅去除了肉眼可见的坏死组织及死骨所致。然而，临床上明确坏死骨边界也是手术治疗的一大难点。近年来，自体荧光（autofluorescence）及四环素荧光（tetracycline fluorescence）指引手术等方法被应用在MRONJ病变切除术中，以方便确认病灶边界。

总体来说，为尽可能提高手术治疗成功率，MRONJ的手术原则如下：①手术治疗前必须进行严格的术前影像学检查以明确边界；②术中彻底清除所有受累的骨质及牙齿；③清理所有尖锐的骨缘和骨刺；④术中病灶区尽量使用健康软组织做无张力的覆盖和封闭；⑤术后选择使用相应的抗生素，直至出现软组织愈合；⑥在术后软组织愈合之前，避免使用任何口腔义齿和假体。

目前并未明确建议MRONJ术前需要暂时停止双膦酸盐类、地舒单抗等药物治疗。双膦酸盐类长期与骨质结合，术前停药对手术成功与否无明显影响。地舒单抗半衰期短，停药后再行手术的成功率可能会增高，但需要专科医生评估患者停药后是否有全身基础疾病恶化的风险。

💲 三、辅助性治疗

（一）高压氧舱治疗

高压氧舱提供的活性氧等可以减轻双膦酸盐类等药物对破骨细胞功能的抑制作用，而且还有促进血管生成、抗厌氧菌等作用。MRONJ患者在接受高压氧舱治疗后相关症状能够得到改善，甚至可能实现黏膜愈合。但目前临床数据支持较少，确切效果未知。此外，对于存在肿瘤病灶或转移灶患者、幽闭恐惧症患者及耳部疾病患者，高压氧舱治疗禁用。

（二）臭氧化油治疗

臭氧具有抗菌和促进伤口愈合的特性，其原理为通过刺激内源性抗氧化系统，阻断黄嘌呤/黄嘌呤氧化酶途径产生活性氧，改善局部血流，促进软硬组织愈合。医用臭氧化油制品易于涂抹于病灶表面，可用于治疗MRONJ。研究发现，臭氧化油可以有效治疗直径<2.5cm的骨坏死病变。在接受臭氧化油治疗后，死骨有可能自行排出，口腔黏膜愈合，无需后续手术干预。

（三）低强度激光照射治疗

Nd∶YAG激光等可以增加骨无机基质、促进成骨细胞有丝分裂，以及促进骨矿化、刺激淋巴和毛细血管生长等。研究发现，激光治疗与PRP联用、激光治疗配合外科手术均对治疗MRONJ有较好的效果。

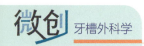

（四）APC

APC可以与手术联用治疗MRONJ。研究发现，手术治疗Ⅱ/Ⅲ期MRONJ后植入APC效果良好，治愈率可高达85.98%。将APC与其他重组蛋白制品如骨形态发生蛋白-2（bone morphogenetic protein-2，BMP-2）联合使用，置入MRONJ术后骨缺损区域内，可能会提升APC促进伤口愈合的功效。

（五）药物治疗

目前用于辅助性治疗MRONJ的药物包括特立帕肽、维生素E、己酮可可碱等。特立帕肽是人甲状旁腺激素（parathyroid hormone，PTH）的类似物，当以低剂量间歇给药时，特立帕肽具有促进骨合成代谢、坏死骨质吸收、伤口愈合等作用。一项随机对照试验（RCT）证实，在接受皮下注射特立帕肽8周后，45.4%的MRONJ患者在1年的观察期内病灶达到愈合，而且特立帕肽能够明显提高颌骨骨改建速率。然而，由于该药较为强大的促进骨合成作用，已经存在恶性肿瘤骨转移的患者需慎用。口服维生素E、己酮可可碱也被应用于治疗MRONJ，但相关临床数据较少，实际效果需要进一步验证。

（六）间充质干细胞治疗

间充质干细胞治疗作为再生医学的一部分，已被广泛应用于各类疾病。但在MRONJ中，间充质干细胞治疗仍处于初步探索阶段，相关研究多数仅停留于动物实验。个别病例报道了将患者自体骨髓间充质干细胞植入MRONJ病灶腔内，随后伤口愈合。但干细胞移植前需要手术彻底去除坏死骨质。间充质干细胞治疗更倾向于作为一种术后的颌骨修复手段。

总体来说，现阶段MRONJ相关辅助性治疗种类较多。但是，临床试验数量仍然不足，而且均需要与保守治疗或手术治疗联合应用才能发挥其作用。

四、MRONJ患者的分期个性化诊疗

（一）危险期及0期：以预防为主，合理使用相关药物

在口腔诊疗方面，加强卫生宣教，定期进行口腔洁治，进行口腔内科诊疗，结合患者自身情况选择性进行口腔有创操作。如出现自发疼痛，可使用抗生素、镇痛药等缓解症状，并进行定期口腔随访，随访内容包括口腔专科检查及影像学检查。结合MRONJ发病风险与全身疾病的治疗需求，建议专科医生采取最合适的药物和用量，在发挥药效治疗基础疾病的同时尽可能降低MRONJ发生风险。

（二）Ⅰ期：以保守治疗为主

对于口腔内暴露的死骨，如果患者没有明显的自觉症状，首先选择应用漱口水含漱，以及局部生理盐水冲洗等保守治疗手段。必要时给予抗炎药物治疗，预防感染。部分患者死骨可自行分离后脱落，病变痊愈。

（三）Ⅱ/Ⅲ期：多方法联合治疗

Ⅱ/Ⅲ期患者均因病灶感染而出现不同程度的自发症状，如局部疼痛、肿胀、溢脓或瘘管形成、口腔异味等。临床上患者多数也在出现症状后才来就诊。在症状可以耐受，不严重影响生活质量的情况下，建议患者先行保守治疗，定期随访直至死骨完全分离后，选择手术治疗摘除死骨。部分患者因病变范围大，疼痛、肿胀等症状明显，严重影响生活质

量。故死骨未分离也可选择手术治疗，但应充分交代手术风险及二次手术的可能性。Ⅱ期患者如果病变较为局限，一般可采取门诊手术治疗（图23-12、图23-13）。在局部麻醉下，刮除病变坏死的骨质，血小板浓缩物、臭氧化油制剂等辅助性治疗手段可同期应用，最后行软组织严密缝合。Ⅲ期患者由于病变范围广，症状严重，故常采取住院全身麻醉下手术治疗。

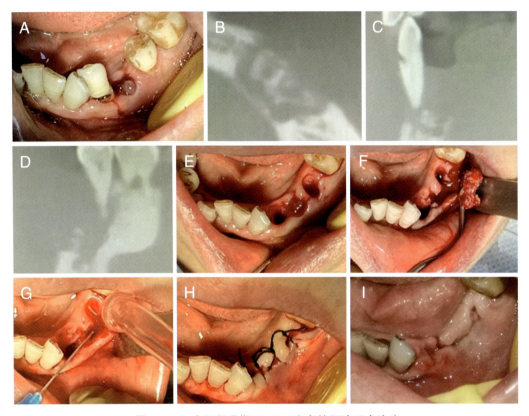

图23-12 左下颌Ⅱ期MRONJ患者的门诊手术治疗

注：A，患者于外院拔除34牙后伤口长期未愈合，伴流脓；B～D，CBCT示左下颌骨死骨游离，并累及33牙、35牙；E，门诊局部麻醉下拔除松动患牙33牙及35牙；F，摘除游离死骨；G，刮除肉芽组织并使用大量生理盐水冲洗创面；H，严密缝合创面；I，术后1周见伤口愈合良好。

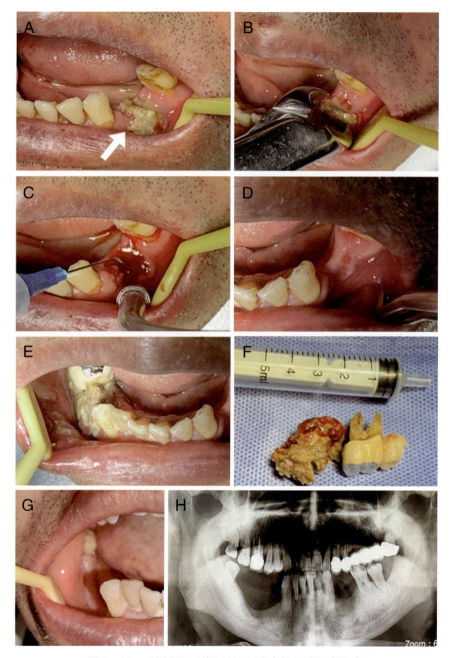

图23-13　双侧下颌Ⅱ期MRONJ患者的门诊手术治疗

　　注：A，左下颌骨可见松动、分离的裸露死骨；B，门诊局部麻醉下摘除死骨；C，冲洗创面；D，死骨摘除术后6个月，可见伤口处愈合良好；E，同时发现右下颌骨死骨形成；F，于门诊拔除46牙，摘除已分离的死骨；G、H，右下颌骨死骨摘除术后10个月，可见伤口愈合良好。

在实际临床诊疗中，对于无法明确死骨边界的Ⅱ/Ⅲ期患者，术中需要花费时间才能探查到健康、血运丰富的骨缘。如果患者手术意愿强烈，且身体状况也满足全身麻醉手术标准，建议全身麻醉下行病灶扩大性切除术。术后在术区周围容易出现薄片状死骨分离，有二次手术的可能性。因此，对于颌骨缺损较大者，也不建议同期行修复手术。MRONJ患者的分期个性化诊疗指南小结见表23-2。

表23-2　MRONJ患者的分期个性化诊疗指南小结

临床分期	治疗建议
危险期/0期	**预防为主，合理用药** ·结合MRONJ发病风险与全身疾病的治疗需求，建议专科医生采取最合适的药物和用量； ·加强卫生宣教，定期进行口腔洁治，进行口腔无创治疗操作，如出现自发疼痛，可使用抗生素、镇痛药缓解症状，并定期进行口腔随访
Ⅰ期	**推荐的保守治疗策略** ·如果出现死骨裸露，应用漱口水含漱，局部冲洗； ·必要时进行药物治疗，预防感染； ·部分患者死骨可自行分离后脱落，病变痊愈
Ⅱ/Ⅲ期	**联合治疗** ·在可耐受的前提下，建议患者保守治疗，定期随访直至死骨完全分离后选择手术治疗摘除死骨； ·部分患者病变范围大，疼痛等症状严重影响生活质量，死骨未分离也可选择手术治疗，但应充分交代手术风险及二次手术的可能性； ·APC、臭氧化油制剂等辅助性治疗也可能具有一定的疗效

第七节　药物相关性颌骨坏死的预防

对于患有恶性肿瘤或骨质疏松的患者来说，有时不可避免地需要接受双膦酸盐类、地舒单抗等食物治疗来缓解或预防基础疾病。因此，MRONJ的预防显得格外重要。

一、用药前预防

（一）用药前口腔检查

如上文所述，口腔有创诊疗、口腔感染，甚至口腔内科治疗都是MRONJ发病的危险因素。此外，恶性肿瘤、骨质疏松的患者以老年人居多，存在口腔健康隐患如残根、深龋、牙周炎、不良修复体等的可能性较大。因此，在用药前，完善而详细的口腔检查应该成为发病风险人群的常规检查。

（二）用药前影像学检查

发病风险人群的口腔影像学检查非常重要。一方面，影像学检查可以排查可能存在的

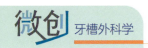

口腔疾病，与口腔专科检查相辅相成；另一方面，用药前全景片或CBCT也是记录发病风险人群颌骨骨质的一份"档案"。随着年龄增大，颌骨骨质会出现不同程度的改建异常。早期MRONJ影像或许仅存在小范围的骨质溶解或硬化，与骨质的增龄性改变难以鉴别。因此，用药前留存的影像学资料可用来与用药后牙片进行比较，从而明确是否由药物导致了骨质异常及骨坏死的发生。

（三）及时的口腔治疗

理想情况下，应该在用药前消除经口腔检查及影像学检查发现的MRONJ发病危险因素。涉及颌骨的口腔有创治疗，包括但不限于牙拔除术、根尖手术及囊肿刮治术，均建议在药物治疗之前完成。种植手术如上文所述，除口服药物治疗骨质疏松的患者，不建议进行。口腔有创治疗结束后，建议等到口腔黏膜愈合后再使用药物，但也需要考虑患者的基础疾病，由专科医生给出相关意见。

（四）口腔卫生宣教

发病风险人群的口腔卫生状态要在牙科医院或诊所维护，口腔医生需要告知发病风险人群维持口腔卫生的方法，让其得以自行保持口腔健康。告知MRONJ发生的可能性尤为重要。就算消除所有口腔局部危险因素，仍有部分发病风险人群可能会出现"自发性"MRONJ，而且全身危险因素也可能会增加MRONJ发生的可能性。告知发病风险人群可能会发生MRONJ，并不是增加其对MRONJ的恐惧。部分发病风险人群在听闻颌骨坏死风险后，选择拒绝接受双膦酸盐类等药物治疗，反而会加重基础疾病。尤其是恶性肿瘤患者，使用相关药物治疗的重要性高于防治MRONJ。因此，充分告知MRONJ发生的可能性，是为了让发病风险人群更加了解用药后的这一并发症，以及通过维持口腔卫生来降低其发生的风险。

二、用药后预防

（一）定期口腔随访

用药后的口腔随访非常关键。随访内容包括口腔专科检查、影像学检查等。口腔随访可以排查潜在的口腔隐患，并尽量采取无创操作治疗，如根管治疗、牙周洁治等。对于需要拔牙等有创操作的发病风险人群，治疗标准详见本章第三、四节。随访期获取的影像学资料，可与用药前牙片进行对比，便于尽早发现颌骨改建异常影像。口腔随访的间隔尚无统一标准，建议恶性肿瘤患者每6个月进行一次口腔随访，骨质疏松患者每12个月进行一次口腔随访。

（二）口腔有创诊疗

具体见本章第四、五节。

（三）停药原则

对于用药后经检查发现的口腔疾病，经评估需要予以有创操作者，需要决定是否在操作前停药。早在2009年，AAOMS就对使用双膦酸盐类的发病风险人群制定了接受口腔有创操作前的停药参考标准，并分别在2014年、2022年的指南中更新了停药标准。该标准也得到了多国颌骨坏死相关专家团队的认可。然而，AAOMS同样指出该停药标准并无足够有信服力的临床数据支持。此外，也有数据表明是否停药以及停药时间长短与MRONJ发病率无关，停药反而可能导致发病风险人群的基础疾病恶化。

双膦酸盐类一经摄入体内，便与骨质紧密结合，终末半衰期可长达11年。因此，即使短期停药，也不会明显改变颌骨内双膦酸盐类的沉积量。一项随机对照试验的前期结果显示恶性肿瘤患者在拔牙之后暂停使用双膦酸盐类3个月相对于不停药无明显受益，且停药组患者报告的健康状况明显降低，由于其中有使用地舒单抗的患者停药后肿瘤进展，试验被迫中止。由于肿瘤患者的病情差异较大，我们尚不完全清楚恶性肿瘤患者停药的利弊。因此，是否停用双膦酸盐类需要综合考量肿瘤情况、口腔情况、患者生活质量、自身意愿等，口腔医生需与肿瘤内科医生及患者共同讨论、权衡利弊，并由患者来主导最终决策。如果停药可能造成肿瘤进展等难以挽回的后果或者患牙已经造成了严重的局部炎症，则不推荐停药；但是如果肿瘤内科医生认为停药不会造成严重后果且患牙暂时不会引起严重的局部炎症，可以考虑共同做出停用双膦酸盐类的决策，共同商议肿瘤治疗允许的停药时间，此时患者需充分知晓停药后仍可能发生MRONJ的风险。

一项大样本的针对骨质疏松女性患者的回顾性研究显示，在连续使用3年双膦酸盐类后，连续停药超过12个月所带来的骨质疏松相关的脆性骨折、髋部或椎骨骨折的风险并不会显著高于连续用药者。然而，对于短期使用双膦酸盐类后停药是否会提高骨折风险尚不清楚。因此，是否停用双膦酸盐类同样需与内科医生及患者共同商定。如果患者使用双膦酸盐类的时间较长，患者骨密度稳定，则可建议择期牙拔除术前停止口服双膦酸盐类2～3个月或者使牙拔除术与上一次静脉滴注间隔3个月以上，此时患者需充分知晓停药后仍可能发生MRONJ的风险。但是如果患牙已经造成了严重的局部炎症，则不建议停药，而是考虑尽快拔除。如果患者使用双膦酸盐类的时间较短，尚未达到较低骨折风险的骨密度，则停药与否需根据骨质疏松治疗的需要来决定。

由于地舒单抗不在骨组织中积累，半衰期为28天，而其抗骨吸收作用在停药半年至1年内完全消除，理论上采用地舒单抗治疗的患者停药可能会有更大的收益。然而，2020年的一篇系统综述提示此前几项研究均未反映出地舒单抗停药能使肿瘤或骨质疏松患者在降低骨坏死风险或治疗骨坏死方面受益。另一项多中心研究全面分析了停药和其他潜在风险因素对地舒单抗治疗的肿瘤患者拔牙后MRONJ发病率的影响，结果显示停药1～6个月对MRONJ发病率无显著影响。部分早期病例研究表明停药1年以上在治疗MRONJ方面的有效性，然而在大多数情况下，恶性肿瘤患者往往无法耐受如此长时间的停药。至于骨质疏松患者，由于MRONJ发病率较低和现有研究样本量不足，停用地舒单抗的收益不详。但是我们已知，骨质疏松患者中断每6个月注射1次地舒单抗的治疗，将导致在1年内骨质流失更迅速，相应的不良事件风险也将大大增加。

综上所述，目前尚无证据支持通过停药来降低拔牙后MRONJ的发生风险。

（四）MRONJ相关分子检测指标

Ⅰ型胶原C末端肽（CTX）是Ⅰ型胶原蛋白的降解产物，骨的有机基质多数由Ⅰ型胶原蛋白构成。CTX是一种骨代谢相关分子标志物，检测血清中Ⅰ型胶原蛋白的降解产物可以间接了解骨质的吸收水平。数据显示，MRONJ患者可能存在血清CTX水平下降。然而，人们对MRONJ患者或发病风险人群中CTX的检测值仍有争议。低CTX水平也可能由双膦酸盐类等药物的抗骨吸收作用所致。因此，早晨空腹CTX水平仅仅可作为临床医生判断MRONJ发生可能性的参考指标，需要结合临床专科检查及影像学检查等来综合考量。其他分子

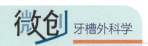

检测指标还包括内分泌相关分子标志物甲状旁腺激素（PTH）、血管生成相关分子标志物（VEGF）等。然而，这些分子标志物检测MRONJ的特异度均不高，检测结果仅可用于参考。因此，由于MRONJ发病机制尚不明确，现阶段缺乏理想的分子检测指标，MRONJ的预防与诊治更依赖于临床及影像学检查。

主要参考文献

[1] Marx R E. Pamidronate (Aredia) and zoledronate (Zometa) induced avascular necrosis of the jaws:a growing epidemic[J]. J Oral Maxil Surg, 2003, 61(9):1115-1117.

[2] Ruggiero S L, Dodson T B, Fantasia J, et al. American Association of Oral and Maxillofacial Surgeons position paper on medication-related osteonecrosis of the jaw-2014 update[J]. J Oral Maxil Surg, 2014, 72(10):1938-1956.

[3] Beth-Tasdogan N H, Mayer B, Hussein H, et al. Interventions for managing medication-related osteonecrosis of the jaw[J]. Cochrane Database Syst Rev, 2017, 10(10):CD012432.

[4] Ruggiero S L, Dodson T B, Aghaloo T, et al. American Association of Oral and Maxillofacial Surgeons Position Paper on Medication-Related Osteonecrosis of the Jaws-2022 Update[J]. J Oral Maxil Surg, 2022, 80(5):920-943.

[5] Noam Yarom D, Shapiro C L, Peterson D E, et al.Medication-Related Osteonecrosis of the Jaw:MASCC/ISOO/ASCO Clinical Practice Guideline[J]. J Clin Oncol, 2019, 37(25):2270-2290.

[6] Van Poznak C H, Unger J M, Darke A K, et al, Association of osteonecrosis of the jaw with zoledronic acid treatment for bone metastases in patients with cancer[J]. JAMA Oncol, 2021, 7(2):246-254.

[7] Wang Q, Liu J, Qi S, et al, Clinical analysis of medication related osteonecrosis of the jaws:a growing severe complication in China[J]. J Dent Sci, 2018, 13(3):190-197.

[8] Varoni E M, Lombardi N, Villa G, et al, Conservative management of medication-related osteonecrosis of the jaws (MRONJ):a retrospective cohort study[J]. Antibiotics (Basel), 2021, 10(2):195.

[9] Sim I W, Borromeo G L, Tsao C, et al, Teriparatide promotes bone healing in medication-related osteonecrosis of the jaw:a placebo-controlled, randomized trial[J]. J Clin Oncol, 2020, 38(26):2971-2980.

[10] 潘剑, 刘济远. 药物相关性颌骨坏死的发病机制及其防治[J]. 华西口腔医学杂志, 2021, 39(3):10.

（王杞章，潘剑）

第二十四章

外科门诊患者的护理

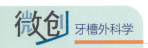

外科门诊患者的手术多为有创的、侵入性的操作，因此患者的手术需要在医护的共同配合下完成。整个手术过程需严格遵守无菌原则。

第一节 牙拔除术患者的护理

➤ 一、牙拔除术术前护理

对于牙拔除术而言，完善的术前护理是保证牙拔除术顺利完成的前提。术前护理主要包括术前评估和术前准备两部分。

（一）术前评估

1）患者基本情况：了解患者的既往史、现病史、张口度、药物过敏史；重点评估是否患有系统疾病，监测生命体征，测量血压、心率等并记录，对于高龄或者有全身系统疾病的患者，应视情况转诊至心电监护下拔除患牙；了解术前是否进食，女性患者是否正处于生理期。

2）完善术前检查：协助患者完成影像学检查、实验室检查等。

3）做好心理护理：了解患者的心理状态，特别是患有牙科焦虑症的患者，提前为患者讲解牙拔除术相关知识，以达到缓解焦虑、增强信心的目的。

4）签署手术同意书：告知患者牙拔除术可能发生的风险（未成年人及老年人需告知监护人），以取得患者本人或者监护人的合作，并协助患者签署手术知情同意书。

（二）术前准备

1）环境准备：对综合治疗台提前进行诊间消毒，并检查管路负压、供气、供水、灯光等是否正常。环境宽敞、明亮、光线充足、无干扰。牙拔除术需严格遵守无菌原则，诊室定时进行空气消毒。

2）用物准备：一次性用物，如检查盘、冲洗空针、缝线、医用棉签、纱球、吸唾管（尖头/圆头）、刀片（11#、12#）、口杯、橡皮引流条等。常用药品，如爱尔碘、1%聚维酮碘消毒液、0.9%氯化钠注射液。麻醉用物，如卡局式注射器、无菌注射器（5mL）、注射针（头）、2%盐酸利多卡因注射液、4%阿替卡因肾上腺素注射液等（图24-5）。手术器械，如唇颊牵开器、口内支撑器、刀柄、骨膜分离器、高速涡轮机及钻针、增隙器、牙挺、刮匙、线剪、持针器等。

3）患者准备：术前患者的基本信息及牙位（转诊患者需核对拔牙原始病历）；正畸牙拔除前需拆除弓丝和托槽；佩戴活动义齿的患者需提前摘除；有牙科焦虑症的患者，需提前做好心理建设。使用1%聚维酮碘消毒液含漱30秒，患者在护士的协助下采取适合本次手术的舒适体位，配合护士将胸巾系于胸前，打开检查盘。根据手术时间、张口度以及患者唇部干裂情况进行综合评估，可为患者涂抹润唇膏或凡士林等避免拉伤口角。

4）护士准备：调节光源，从患者下颌调节光源逐渐至术野后，关闭光源。检查药品、一次性物品及手术器械的有效期，包装有无破损、潮湿等情况，并将器械按照手术使用的先后顺序依次摆放好。准备好消毒用的棉签、抽吸好2%盐酸利多卡因注射液或者安装好4%阿替卡因肾上腺素注射液供麻醉使用。将负压管路与吸唾管连接。做好标准防护，着装整齐，正确佩戴口罩、帽子，进行喷溅操作时，需佩戴面屏或护目镜（图24-1）。

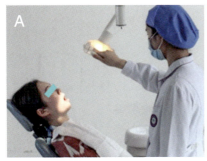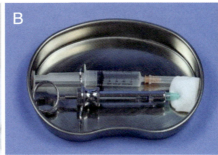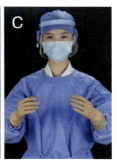

图24-1　护士准备

注：A，调节光源；B，局部麻醉用物准备；C，标准防护。

二、牙拔除术术中护理

完成了术前准备后，将进行牙拔除术术中护理。

（一）牙位核查

护士、助手与手术医生进行三方牙位核查，确认手术部位。

（二）局部麻醉

护士、助手协助手术医生对麻醉穿刺区及术区进行消毒并完成麻醉。卡局式注射器或一次性空针等锐器需用弯盘进行间接传递，避免针刺伤。麻醉注射中及完成后需密切关注患者的面色、神志、意识等。

（三）配合医生手术拔除患牙

1）牙龈翻瓣：依次将安装有刀片的刀柄、骨膜分离器传递给手术医生完成牙龈翻瓣，为避免锐器伤，安装有刀片的刀柄需用弯盘进行间接传递。

2）去骨：将高速涡轮机传递给手术医生，利用高速涡轮机完成去骨，同时告知患者，如有不适，切勿随意变换体位，可举左手示意手术医生停止操作。整个去骨过程中配合手术医生及时吸净血液、唾液、磨碎的牙齿或骨组织残渣，保持术野清晰。

3）分牙：依次将增隙器、牙挺等传递给手术医生完成分牙。

4）拔除牙根：将牙挺或者根钳（上根钳/下根钳）传递给手术医生以拔除牙根。

5）搔刮：将刮匙、持针器传递给手术医生，手术医生利用刮匙搔刮牙槽窝内的碎骨片、牙囊组织等，并用持针器夹持取出。

6）冲洗：将装有0.9%氯化钠注射液的冲洗空针传递给手术医生，冲洗牙槽窝，同时，配合手术医生利用吸唾管吸净冲洗液。

7）缝合：依次将夹持有缝线的持针器、线剪传递给手术医生，缝合牙龈组织。

（四）无菌操作

整个手术过程严格执行无菌操作，配合手术医生充分暴露术野，及时吸净血液、唾液、磨碎的牙齿或骨组织残渣，保持术野清晰。

（五）观察病情

整个手术过程中，密切关注患者的神志、意识、面色以及有无抽搐等，重视患者的主诉，如头晕、头痛、胸闷、恶心等，如有异常，应立即告知手术医生停止手术，配合处理。

三、牙拔除术术后护理

（一）患者护理

1）关闭牙椅光源，将纱球用0.9%氯化钠注射液湿润后，为患者擦拭口周血液，依次取下吸唾管、胸巾。调节椅位至坐位，嘱咐患者休息3～5分钟。

2）观察患者的神志、面色、意识等，询问患者无不适后协助患者下椅位。

3）告知患者术后注意事项，进行术后健康指导，并做好复诊预约。

（二）用物处置

1）按医院感染防控要求对器械进行分类处理，正确分离锐器，缝合针、注射针头及手术刀片置于锐器盒内，复用器械使用0.5%多酶溶液进行预处理（图24-2），高速涡轮机用消毒湿巾擦拭表面血液并将钻针分离，严格遵守"一人一用一消毒"。

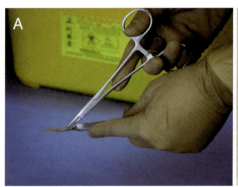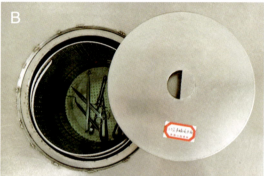

图24-2　器械分类处理

注：A，分离锐器；B，器械预处理。

2）拔除的患牙按照医疗垃圾处置。

3）按操作规范完成诊间消毒。

（三）信息核查

根据手术情况，在信息核查表准确记录（如是否放置橡皮引流条，是否开具处方药物以及复查时间）并签字。如果使用了高值耗材，还需要在高值耗材知情同意书、植入物知情同意书、科室高值耗材记录本粘贴高值耗材标签，并签字、做记录。

四、牙拔除术术后健康指导

（一）止血

告知患者牙拔除术术后紧咬纱球30分钟，经医生检查无出血后方可离开医院。离开医院后如有出血，可用备用纱球压迫拔牙窝止血，必要时到医院就诊。

（二）饮食

麻醉药药效消失后方可进食（2小时左右）。拔牙后当天进食较软的食物，食物不宜过热或过刺激，进食流质饮食时避免使用吸管，避免用舌头反复舔舐创面，以免刺激伤口引起出血。

（三）口腔卫生

拔牙后当天一般不主张正常刷牙或漱口，如果患者觉得血腥味引起明显不适，可用洁净温水或凉水轻轻含漱。

（四）冷敷

为预防肿胀的发生，患者术后24小时可以在麻醉药药效消失后有间隔地冷敷（冷敷15分钟，休息15分钟，避免冻伤）。

（五）服药

根据患者手术情况，必要时可遵医嘱口服消炎、镇痛以及预防肿胀的药物。

（六）运动

术后72小时（3天）内，避免较剧烈的体力活动，如体育锻炼、外出旅游等，尽量少说话。避免远行，不要加班、熬夜，保持充足的睡眠。

（七）拆线

告知患者术后5～7天可拆除缝线。如果放入橡皮引流条，需要告知患者橡皮引流条拆除的时间。

第二节　颌骨囊肿刮治术的护理

❯ 一、颌骨囊肿刮治术术前护理

术前护理是保证颌骨囊肿刮治术顺利完成的前提，术前护理主要包括术前评估和术前准备两部分，与牙拔除术基本相同。

（一）术前评估

与牙拔除术基本一致。手术可能需要骨填充材料或者可吸收生物膜的患者，需要单独签署使用高值耗材知情同意书和植入物知情同意书。告知患者骨填充材料和可吸收生物膜属于高值耗材，不属于医保报销的范畴，患者可自行选择是否使用。

（二）术前准备

1）环境准备：同牙拔除术。

2）用物准备：基本同牙拔除术，由于囊肿组织要送组织病理学检查，因此要准备含有标本固定液的标本保存瓶或者袋，还要备碘仿纱条。根据患者病情需要准备适合患者的骨填充材料、可吸收生物膜等。

3）患者准备及护士准备：同牙拔除术。

❯ 二、颌骨囊肿刮治术术中护理

完成了术前准备后，将进行颌骨囊肿刮治术术中护理。术中护理主要包括手术部位核查、局部麻醉、术中配合，基本同牙拔除术。注意取下的病理组织应妥善放置于标本固定液中。根据患者病情，护士与医生核对骨填充材料和可吸收生物膜等的型号规格后，将外包装拆除，置于手术台的无菌区域，医生将其填充进囊腔骨缺损。

三、颌骨囊肿刮治术术后护理

取下的病理组织应妥善放置于标本固定液中，在标本瓶标签上核对患者基本信息（图24-3），嘱咐患者或家属将标本及病理送检单一同送至病理科。

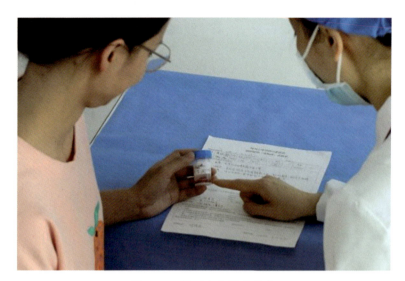

图24-3 核对患者基本信息

第三节 颌面部血管瘤与脉管畸形药物注射的护理

一、颌面部血管瘤与脉管畸形药物注射术前护理

完善术前护理是保证颌面部血管瘤与脉管畸形药物注射顺利完成的前提。术前护理主要包括术前评估和术前准备两部分。

（一）术前评估

由于这类患者大多数是婴幼儿，因此要更仔细地了解患者的既往史、现病史，以及是否存在感冒、发热等症状。协助患者完成实验室检查、影像学检查等。做好心理护理，了解成人患者本人以及婴幼儿患者监护人的心理状态，提前为患者本人或者监护人讲解血管瘤与脉管畸形药物注射的相关知识，以达到缓解焦虑、增强治疗信心的目的。告知患者血管瘤与脉管畸形药物注射可能发生的风险（未成年人或者老年人需告知监护人），以取得患者本人或者监护人的合作，并协助患者签署手术同意书。

（二）术前准备

环境准备与常用物品同前，特殊药物有0.9%氯化钠注射液、注射用盐酸平阳霉素、地塞米松磷酸钠注射液。

二、血管瘤与脉管畸形药物注射术中护理

（一）注射部位核查

护士、助手与医生进行三方注射部位核查。

（二）消毒

口内血管瘤使用爱尔碘消毒，颜面部血管瘤使用75%乙醇对注射区消毒。

（三）配合医生完成注射

1）注射：将配置好的平阳霉素递给医生完成注射。整个过程中协助患者保持头低位（颜面部血管瘤），密切关注患者的面色、神志及意识。

2）止血：将纱球传递给医生，医生用纱球按压注射部位止血。

（四）无菌操作

整个手术过程严格执行无菌操作，熟练掌握平阳霉素的配置方法（平阳霉素按照化疗药品的配置原则进行配置）。

（五）观察病情

整个注射过程中，密切关注患者的神志、意识、面色以及有无抽搐等，重视患者的主诉，如头晕、头痛、胸闷、恶心等。如有异常，应立即告知医生停止手术并配合处理。

三、颌面部血管瘤与脉管畸形药物注射术后护理

（一）患者护理

1）关闭牙椅光源，取下胸巾，教会患者正确按压纱球（图24-4），嘱咐患者休息3～5分钟。

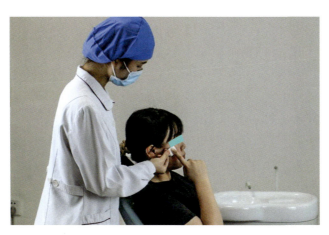

图24-4　按压纱球

2）观察患者的神志、面色、意识等，确认患者无不适后协助患者下椅位。

3）告知患者术后注意事项，进行术后健康指导，并于术后4～6周做好复诊。

（二）用物处置

按医院感染防控要求对用后物品进行分类处理，正确分离锐器，注射针头置于锐器盒

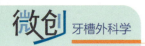

内，严格遵守"一人一用一消毒"。使用后的平阳霉素安瓿放在化疗药物专用密封袋中集中处置。按操作规范完成诊间消毒。

（三）记录

根据手术情况，记录注射平阳霉素的剂量与方式。

❯ 四、颌面部血管瘤与脉管畸形药物注射术后健康指导

（一）止血

告知患者颌面部血管瘤与脉管畸形药物注射术后按压纱球3～5分钟，经医生检查无出血后方可离开医院。离开医院后如有出血，可用备用纱球压迫出血点，必要时到医院就诊。

（二）创面保护

颜面部注射药物后，告知患者洗漱时不可浸湿创面，特别是低龄患者要防止抓伤创面。如果创面不慎破溃，需及时涂抹消炎药物。

（三）饮食

口腔内注射药物后，告知患者忌食辛辣刺激性食物，必要时可用淡盐水漱口。

（四）复查

告知患者定期复查血管瘤或脉管畸形病程变化及转归情况、实验室检查及影像学检查等。

主要参考文献

[1] 邱蔚六. 邱蔚六口腔颌面外科学[M]. 上海: 上海科学技术出版社, 2008.

[2] 胡开进. 牙及牙槽外科学[M]. 北京: 人民卫生出版社, 2016.

[3] 张志愿. 口腔颌面外科学[M]. 北京: 人民卫生出版社, 2023.

（廖学娟，胡莉为）

第二十五章

数字化微创牙槽外科

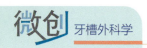

第一节　牙槽外科与数字化技术

❯ 一、影像学技术在牙槽外科中的应用

随着微创牙槽外科学的发展，牙拔除术等牙槽外科手术需要在各个阶段（包括翻瓣、去骨、分牙等）尽可能达到微创化、舒适化的治疗效果。传统手术往往根据术前口腔专科检查和影像学检查确定手术方案，然而经验不足的临床医生需要经过长期的病例积累才能达到设计与实施一一对应的效果。随着影像学技术、数字化技术与先进制造技术的飞速发展，牙槽外科的手术过程有望通过影像学手段获取解剖数据，利用计算机三维重建设计虚拟手术方案，并按照虚拟手术方案制作手术导板等辅助装置，最终用于患者的手术，以获得最佳的治疗效果。影像学检查具体包括以下几种。

（一）曲面断层片

曲面断层片又称全景片，其可以在一张胶片上显示双侧上、下颌骨，上颌窦，颞下颌关节及全口牙齿等。在牙槽外科手术中其对确定牙齿的位置、与邻牙的关系及术区与重要解剖结构的关系，对判断颌骨窦腔的上、下边缘，下颌神经管的走行方向有重要的指导意义。全景片由于可以显示颌骨全貌，有利于发现颌骨的多发性病变，操作简单易行，费用低廉而被广泛应用。缺点是图像呈现的是二维信息，同一投照角度、同一层面的解剖结构容易重叠在一起，不易区分，存在较大的变形、失真。在垂直方向放大明显，细微解剖外形的清晰度不足，由于颈椎、气道的重叠及口腔内空气的存在，造成全景片总体清晰度较低。

（二）口腔颌面锥形束CT

锥形束CT首先由意大利工程师Mozzo P成功研制，1998年意大利公司生产的第一台商用CBCT机器应用于临床。CBCT的出现改变了传统口腔颌面影像学设备仅能提供二维图像的现状，在牙槽外科主要用于复杂牙的解剖定位、颌骨囊性病变的定位、颌骨重要解剖结构的定位等。其具有图像清晰，定位准确，检查方法简单、迅速，放射剂量低，患者无痛苦，便于三维观察等优点，但对于软组织显示较差。

（三）口内根尖片

口内根尖片又称牙片，是口腔科常用的X线检查方法，可以观察病变牙齿及邻近区域骨质的破坏情况。优点是能够反映牙体及牙周具体情况，空间分辨率较高，价格便宜，操作简单，放射剂量小，使用安全。缺点是只能反映局部情况，且信息是二维的，为了减少失真率，投照角度必须准确，对技师操作技能要求较高。随着数字化X线摄影技术的发展，口腔数字化X线成像技术取代传统X线摄影技术是口腔影像学诊断学的发展趋势。采用电荷耦合件（CCD）作为影像传感器的直接数字化摄影技术已应用于口腔X线诊断中。与传统的呐根尖片相比，该技术曝光时间短，明显减少了X线辐射量。其成像速度快，成像质量高，图像分辨率高，能清楚地显示牙体、牙槽骨、牙周膜等结构的细微结构及病理改变，提供临床诊断所需的信息，在图像处理和存储、输送等方面均具有明显的优越性。

（四）普通造影技术

普通造影技术包括唾液腺造影和颞下颌关节造影。唾液腺造影用于下颌下腺和腮腺，检查唾液腺炎症、舍格伦综合征、唾液腺良性肥大、肿瘤、导管隐性结石以及确定唾液腺周围组织病变是否已侵及腺体和导管等。颞下颌关节造影用于观察关节盘的位置和是否存在关节盘穿孔。

（五）磁共振成像技术

磁共振成像技术（MRI）是利用磁共振原理来绘制物体内部的结构图像。MRI对人体各部位多角度、多平面成像，分辨率高，能够客观、具体地显示人体内的组织及相邻关系，对病灶能更好地进行定位定性。对全身各系统疾病的诊断，尤其是对早期肿瘤的诊断有很大的价值。MRI对软组织有极好的分辨率。其主要特点是非离子辐射，生物安全性好，水分含量高的组织（软组织等）的成像质量最高。

影像学检查各有其优缺点，在临床工作中应选择能正确、充分反映颌骨信息的检查，必要时可以对几种方法综合分析。但同时还应考虑X线辐射和患者的经济问题，力求最大的信息量、最小的辐射量及最少的费用。

二、影像数据和数字化技术在微创牙槽外科中应用的难题

数字化技术引入后，医生对患者的情况了解得更加详尽、病灶定位更加精确、临床操作更为便捷、治疗更加高效，同时口腔修复体制作更加精密，符合患者个性化需求，手术风险也会大大降低。当前阶段，数字化牙科产品的厂商以国外为主。目前国内口腔门诊中的CBCT设备已逐步成为常规口腔检查设备。国产设备在准确性方面还有较大的提升空间。此外，国产数字辅助手术导航设备也已进入临床试验阶段，今后会大大方便种植体手术、口腔异物取出、颌面肿瘤手术的开展。

三、数字化技术在微创牙槽外科中应用的范围及优势

数字化技术首先于20世纪90年代被神经外科医生应用于临床。数字化技术包括数字化精确测量，建立数字化疾病模型、技术对手术方式进行设计和指导，虚拟手术技术对手术过程进行模拟和评估，设计制作个性化修复体，设计手术导板，计算机导航技术等。自20世纪70年代起，计算机工程师将二维图像连接建立三维图像，三维重建及以其为基础的数字化技术逐渐推动了临床外科的发展，有助于疾病的诊断与治疗。三维重建可应用于多生牙、阻生牙、变异根管的诊断，可应用于种植牙手术以及颌骨骨折、口腔颌面部肿瘤的诊断与诊疗计划的制订，为临床工作提供便利。数字化技术对于口腔颌面外科学的发展有着重要意义。口腔颌面部软硬组织结构复杂，传统的影像学检查仅提供二维图像，而人体是三维结构，病灶及其周围组织的空间位置则需要医生通过自我的想象来确定，对医生的空间概念要求较高，也加重了临床的工作量。术前通过三维重建可以让医生从各个角度、不同层面观察病灶与其周围结构的位置关系，为精确诊断及诊疗计划的制订提供有效支持。数字化技术允许医生术前在虚拟的三维模型上进行虚拟手术，可以直观地表明手术范围、手术对患者的损伤大小，以便在术前规避一些手术风险，有利于手术顺利完成，提高手术的治疗效果与术后恢复效果。

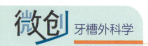

第二节 基于三维重建可视化技术的数字化静态导板

▶ 一、数字化静态导板的分类

数字化静态导板根据固位方式可以分为牙支持式静态导板、黏膜支持式静态导板、骨支持式静态导板，在牙槽外科中主要应用于阻生牙拔除、异物取出、三叉神经定位等。

（一）牙支持式静态导板

牙支持式静态导板通过缺牙区附近的邻牙外形进行固位。模板固位力良好，一般不需要额外装置（如固位钉）辅助固位。其主要适用于单颗牙缺失和牙列缺损的患者，不适用于牙列缺失患者。

（二）黏膜支持式静态导板

黏膜支持式静态导板通过患者口腔黏膜进行固位，直接贴附于术区黏膜，固位力欠佳，有时需要在模板的唇颊侧钻入固位钉增加固位力。黏膜支持式静态导板不直接接触牙槽骨骨面，因此适用于牙列缺失的不翻瓣外科手术，或翻瓣之前对种植位点的预定位，翻瓣之后不能继续使用。

（三）骨支持式静态导板

骨支持式静态导板依靠术区牙槽骨进行固位，模板的制作基于牙槽骨的物理外形。其适用于牙列缺损或牙列缺失患者。骨支持式静态导板必须翻瓣之后才能使用，因此不适用于不翻瓣的手术。

▶ 二、数字化静态导板在埋伏多生牙拔除术术中的设计要点及操作流程

多生牙也称额外牙，指多于正常牙列、牙数以外的牙齿。多生牙容易造成牙列拥挤、乳、恒牙替换异常，牙颌畸形，严重者可形成含牙囊肿、慢性鼻窦炎等疾病。所以多生牙应早期发现、精准定位后拔除。目前多生牙拔除术术前大多通过CBCT确定手术入路，使用45°仰角高速气动手机或超声骨刀去骨后拔除。然而在具体手术实施过程中，难以将术前设计的入路、方向、深度等精确转移到口内，从而出现手术真实入路和术前设计的理想位置的偏差，甚至导致重要解剖结构的损伤。因此，准确、直观的引导方式将极大地提高手术的安全性和微创性。数字化静态导板能辅助埋伏多生牙的拔除，大大降低操作偏差，减少重要解剖结构的损伤，缩短手术时间，实现高效、微创的牙拔除术。

数字化静态导板需要利用CBCT和光学扫描技术获得患者口腔数据，导入软件进行图像分割、配准等处理，经计算机三维重建为临床医生呈现可视化的立体图像，便于分析患者数据、设计手术方案。通过计算机辅助设计（CAD/CAM）联合快速成型（rapid prototyping, RP）技术完成数字化导板的设计和制作，对埋伏多生牙进行快速准确定位，帮助手术实现微创化。其流程包括获取上、下颌骨原始数据，三维重建，手术方案设计，导板设计和制作，手术操作（图25-1）。

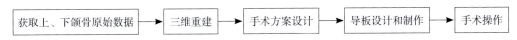

| 获取上、下颌骨原始数据 | → | 三维重建 | → | 手术方案设计 | → | 导板设计和制作 | → | 手术操作 |

图25-1　数字化静态导板辅助下多生牙拔除术操作流程

（一）获取上、下颌骨原始数据

CBCT和口腔扫描系统相结合是数字化静态导板精确制作的基础。进行术区CBCT，清晰显示正常牙牙根、牙槽骨等硬组织的形态以及多生牙位置、深度、倾斜度、与周围组织关系，数据结果导出格式为医学数字图像和通讯（DICOM）格式，将数据结果存入光盘。取术区相应上、下颌印模，灌注超硬石膏模型，并用模型扫描仪对石膏模型扫描，以表面成像的方式补充牙龈等软组织数据，显示准确的牙冠形态，利于后续图像配准，提高导板使用的稳定性，导出格式为STL文件。

（二）三维重建

将前期获得的STL文件和CT影像的数据以DICOM文件导入三维建模软件中，通过计算重建出颌骨的三维模型，对图形数据进行处理，删除和修补产生畸变的数据，通过平滑、降噪，最后生成光滑、均匀的曲面化模型，最大限度地还原颌骨的几何外形和相关解剖结构。

（三）手术方案设计

将三维重建生成的图像进行分割重建。观察软组织和骨组织的形态，对术区进行测量和计算。根据患者情况进行"个性化"手术方案设计，并对图像中重要的解剖结构、去骨位置及深度进行标记，运用CAD绘制导板。在多生牙拔除术中导板的固位稳定程度和手术分牙切割深度的控制较为关键，因此，需要术者根据实际情况选择具有稳定就位能力的导板。此外，对软件的分析和模拟，能为手术提供更多细节上的辅助，比如设计针对靠近邻牙、下颌神经管或上颌窦底等重要解剖结构的指示部件，设计高速涡轮机的钻针切割槽，引导钻针方向，设计带排水孔的引导环结构保证翻瓣游离，划定操作区域，达到使去骨器械的冷却水快速溢出的目的。

（四）导板设计和制作

目前导板制作主要是通过CAM联合RP技术实现。RP技术包括3D打印技术、光固化成型（stereolithography，SLA）、选择性激光烧结（selective laser sintering，SLS）等。制作周期取决于材料和导板设计的复杂程度，一般在数小时到数天不等。在材料选择上，要求具备一定的抗力、耐热特性并且切割时不产生碎屑污染术野。制作好的导板应在石膏模型或患者口内试戴后才能应用到具体手术中（图25-2）。

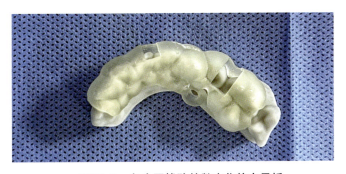

图25-2　多生牙拔除的数字化静态导板

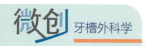

（五）手术操作

在手术过程中，导板不仅可以起到定位的作用，同时还可辅助软组织瓣切口和去骨。术者应在前期方案制作时考虑周全。

数字化静态导板在埋伏多生牙拔除术术中的应用见图25-3。

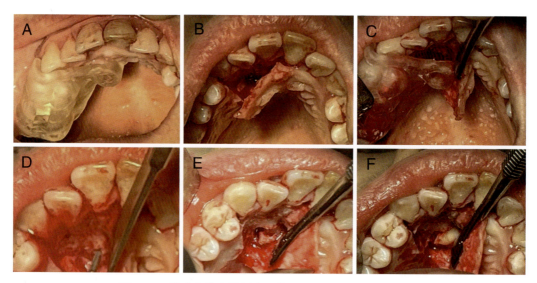

图25-3 数字化静态导板在埋伏多生牙拔除术术中的应用

注：A，试戴拔牙定位导板；B，腭侧翻瓣；C，翻瓣后导板就位；D，涡轮机制备定位孔；E，去骨；F，挺出患牙。

三、数字化静态导板在骨皮质切开、定位术中的设计要点及操作流程

人们对面部美观和功能的需求逐渐提升，选择正畸治疗的患者越来越多，特别是成人在正畸治疗中的比例逐渐提升。为了减少成年患者的正畸时间，许多新技术被提出。通过手术减少治疗周期是被众多学者认可且普遍推行的一种治疗方案。骨皮质切开术辅助正畸治疗（corticotomy-assisted orthodontic treatment）指对加速正畸牙移动区域的牙槽骨选择性行骨皮质切开，加速正畸牙移动，缩短正畸时间的临床技术。随着信息技术的发展，3D打印技术被越来越多的口腔医生运用。Milano等在2015年首先提出3D打印导板结合微创骨皮质切开术，实现了微创与精准的结合。Cassetta等将其运用于临床，并不断改进，取得了理想的治疗效果。3D导板的运用提升了微创骨皮质切开术的安全性。在软硬组织移植引入不翻瓣、微创的骨皮质切开术，大大减轻了患者术后的不适症状。

3D手术导板的设计如下。

1）获得软组织信息：制取初印模，印模边缘尽量延伸至前庭穹窿，唇、舌系带位置准确，并制作个别托盘。通过制作的个别托盘取硅橡胶二次印模，灌注石膏模型，利用3D扫描系统获得软组织信息，并转换为STL格式保存。

2）获得硬组织信息：将带标记的阻射性托盘放入患者口内采用CBCT获得上、下颌牙弓骨组织信息，并转换为STL格式，使用3D建模软件Mimics建立牙弓骨组织外形。随后利用3D

制作软件将软硬组织信息以点对点的方式重叠，获得数字化图像（DICOM），并将牙弓三维模型以STL格式保存。

3）设计导板：使用3D制作软件设计导板，导数范围不能超过模型边界，一般延伸至上、下颌第二磨牙，或根据医生要求局部设计。导板覆盖至上、下牙咬合面保证术中固位稳定。超声刀骨垂直切口位于两牙牙根之间，平行于牙体长轴，宽约1mm，长度低于牙槽嵴顶2mm，且超过根尖2mm，手术切口长度一般为4～5mm。

4）导板打印：打印3D手术导板，可选择树脂或有机玻璃作为导板材料。

5）手术过程：局部浸润麻醉后，放置3D手术导板，导板在口中覆盖后牙咬合面以及前牙切缘，延伸至前庭穹窿。嘱患者轻轻咬合，检查导板稳定性。术中患者保持上、下牙接触，维持牙尖吻合，达到整体稳定。使用15号刀片进入导板沟槽内做垂直切口至牙槽骨骨面，超声骨刀沿之前切口行骨皮质切开达骨髓质即可。

3D手术导板结合微创骨皮质切开术相比于传统骨皮质切开术有其自身独特的优势，对牙周组织也不会造成明显影响。如果牙根相距太近，牙根弯曲明显，牙根凸度过大等，也有可能造成术中损害。微创骨皮质切开术的运用也要求掌握适应证：①牙槽骨量充足的安氏Ⅰ类、Ⅱ类患者缩短正畸时间；②牙列轻、中度拥挤的患者；③局部正畸治疗需要推磨牙向后、尖牙后扎的患者；④只需要少量骨组织或软组织移植的患者。对于需要横向扩弓、大范围移植软硬组织的患者效果不如传统骨皮质切开术。临床选择应遵循适应证。术中合理应用超声骨刀，防止热损伤出现。

四、数字化静态导板的优缺点

数字化静态导板虽然有着高度精确性，但其本身也依赖于术前影像数据、图像处理软件等。影像学扫描的精度、三维重建的过程、导板材料的选择、打印过程的误差以及导板消毒的方式都会对导板的精度有很大的影响。最初的影像学数据精度将影响一整套导板制作精度。良好的成像设备以及扫描层厚均有利于初始数据的得出。目前导板制作中的初始数据来源大多为螺旋CT扫描，相比CBCT有着更高的精度和更少的噪点。目前，3D打印的材料有金属、陶瓷、塑料，甚至细胞等，但由于每种材料的性质不同，并非都能应用于临床。钛合金材料具有高度的生物相容性和高精确度，但其成本昂贵，在临床中难以普及，所以在临床中常使用光敏树脂类材料进行打印，其价格低廉，性能也足以满足临床的基本需要。此外，导板覆盖的位置应具有唯一性和可重复性，明确的骨解剖标志的确定也对手术的精度有着较为明显的影响，故在手术中必须完全剥离骨面的软组织，还需提供导板就位的通路。这可能会导致术中剥离组织过多、创伤过大，与精准微创的目的产生分歧。

第三节 基于三维重建可视化技术的数字化动态导航

一、数字化动态导航的分类

数字化动态导航是汇集计算机科学、机械学、数学、内外科等领域成果的新技术。通过术前对患者多模态数据的三维重建和可视化，获得三维模型，从而协助医生制订手术计

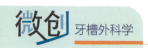

划并开展术前模拟；术中利用三维空间系统定位图像，对手术器械的空间位置进行追踪及显示，医生通过观察三维图像中手术器械与病变部位的相对位置关系，提升手术治疗的准确性。

数字化动态导航根据数据来源、跟踪方式、光学定位系统分为不同种类。按照跟踪方式，可以分为红外线导航、结构光导航、机械定位系统、电磁定位系统和超声定位系统；根据数据来源，可以分为基于CT的导航、基于MRI的导航和基于B超的导航。

❯ 二、数字化动态导航的原理及口腔临床应用现状

数字化动态导航系统一般由工作站、显示屏、导航定位装置和参考坐标组成。工作站负责数据处理、手术设计、手术模拟等工作，包括相应的硬件和软件系统。显示屏能显示手术器械和术区的三维空间的相对关系及预先模拟制订的手术方案。导航定位装置包括电磁、超声波、红外线和激光机械臂等，其中临床应用最广泛的是基于红外线的定位装置。参考坐标由预先设置的若干标记物组成，包括外加性和人体解剖标志物。其中外加性包括侵入性和非侵入性，侵入性一般指体表固定框架和螺钉；人体解剖标志物一般选择鼻尖、鼻根、眼内外眦等。

（一）跟踪

目前临床最为广泛使用的是红外线双目视觉跟踪系统，其定位精度为0.1～0.5mm，分辨率则可达0.01mm。双目视觉技术模拟了人类视觉感知距离的方法：在两点或多点观察同一物体，获得不同视角下的图像，根据各图像间像素的匹配关系，利用三角测量原理计算像素之间的偏移来获取物体的三维信息，获得景深，则可计算物体和相机的实际距离、物体大小以及两点实际距离。红外线双目视觉跟踪系统由红外线发光管发出红外线，经由目标物体反射后被红外线接收器接收，从而计算出目标物体的三维坐标。

（二）映射

由于患者术前检查（CT或MRI）与手术室坐标系完全不同，要实现映射，需将二者统一，实现影像数据的关联匹配，这一过程在导航操作中称为"患者注册"。当完成坐标系匹配后，红外探头追踪到的任意点就可以通过变换矩阵转换成术前计划系统坐标系下的点，并通过图像显示系统帮助医生观察，即为映射过程。

导航手术的操作流程分为术前计划导入、患者注册、器械注册、图像引导4个部分。导航手术中的误差可来源于多方面，包括人为误差和系统误差。其中人为误差包括患者移动、术者使用器械抖动，通过提高术者技术水平能有效减少人为误差。系统误差可来源于软硬件，其中图像误差是指术前扫描图像和三维重建的差异，其与传感器矩阵大小、断层厚度、信噪比等软件因素相关。通常仪器精密程度越高，扫描层度越薄，视野越小，准确性越高。MRI需要较长的扫描时间，对骨组织的可分辨性不及CT。因此在临床工作中应选择恰当的扫描方式以满足手术需求（表25-1）。

表25-1　各种术中成像技术的比较

术中成像技术	优点	缺点
超声	实时，便宜，操作简单方便	仅用于开颅手术，产生的图像精度不高
CT	可移动，用于开颅手术和非开颅手术	X线放射，体积大，价格较高
MRI	实时成像，可移动，用于开颅手术和非开颅手术	价格昂贵，时间效率不高，需考虑手术器械的防磁性

注册和导航过程中可能发生的影像漂移也会造成导航系统和真实位置之间的误差，包括术中装置和组织移位，发生率高达66%。术中使用超声、CT、MRI等技术能对患者进行动态监测，减小影像漂移带来的误差。

三、数字化动态导航在口腔颌面外科中的应用

近几十年来，数字化动态导航广泛应用于医学领域，20世纪80年代末首先应用于神经外科手术，随后推广至其他外科手术领域，包括整形外科、骨科、耳鼻喉科及口腔颌面外科等。近几年，应用于颌面外科的数字化动态导航也得到了进一步的发展，包括颌骨缺损修复、肿瘤治疗、异物取出等。导航有助于将复杂结构可视化，精确制订治疗计划，减少并发症，提高手术精度和安全性。

（一）口腔颌面部创伤

在颌面外科，面中部骨折和眶周骨折较多见，其解剖部位较深、骨折类型较复杂。对于严重的粉碎性骨折或陈旧性骨折，由于缺乏明显的骨折断端及解剖标志作为复位参考点，复位过程又缺乏咬合引导，骨折断端的精确复位难度极大，因此治疗效果通常不理想，术后常出现面部不对称畸形，进而带来心理障碍等一系列问题。在颧眶复合体手术中导航技术的应用可以指导面部对称性的恢复和眶底植入，降低复视程度，使眼眶重建体积更接近于健侧。除此之外，由于面部骨折常累及颅底和眶壁等邻近结构，出现脑脊液漏、颈脊髓损伤、复视等并发症，因此对面部骨折进行多学科合作治疗。

（二）异物取出

由于接近重要解剖结构和手术路径复杂，从颌面部区域取出异物可能存在风险。因此识别异物的准确位置十分重要，有利于无并发症地清除异物。与其他定位方式相比，导航系统的使用有助于减少术中时间、降低风险，图像引导的导航技术使术中将异物及其与周围解剖结构关系的可视化成为可能，具有提高手术精度、缩短手术时间和微创通路的优势，从而降低并发症的发生率。

（三）口腔颌面部手术

需要该区域详细的解剖学知识、精确的三维手术计划和肿瘤范围的确定，尤其是肿瘤切除边缘。肿瘤的位置、类型是选择手术方法的决定因素。术前在图像上确定肿瘤切除范围，并进行标记，模拟穿过标记点的截骨线，同时评估要重建的骨缺损，术中利用导航系统指向移动位置，同时检查计划切除与真实解剖情况之间的重叠来控制肿瘤边缘，可以改善晚期肿瘤无边缘状态对传统手术模式的影响。肿瘤切除常导致颌骨缺损，易引发患者功

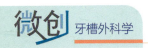

能障碍和面部畸形，常采用游离骨移植和血管化骨瓣移植，在模型导板的辅助下截骨塑形。然而对于一些复杂的下颌骨缺损，由于没有牙齿来精准定位咬合关系，剩余下颌骨和腓骨瓣的定位十分困难。在术前将下颌固定装置固定在双侧下颌升支，维持正常的下颌宽度，术前模拟下颌切除和重建手术，将截骨线的位置和有利于腓骨瓣形状的相关参数提供给医生，在计算机导航引导下检查和纠正下颌骨形状。腓骨瓣三维定位准确，尽管截骨后无稳定的咬合关系，仍能精确重建缺损。

（四）口腔颌面部畸形

口腔颌面畸形常由先天性、获得性及病理性因素引起，由于涉及整形和美容，且局部解剖结构复杂精细，因此必须完成准确的术前预测设计和精确的术中定位操作。应用导航系统为颅缝早闭伴面中部发育不全的患儿行LeFort III 型截骨，确定截骨的精确部位和正确轨迹，从而解决了颌面部先天畸形的患者骨结构异常和骨缺损，以及异常的生长发育形式与解剖结构导致的手术难以可视化和定位的问题，降低了并发症的风险。研究者通过将压电仪器和导航系统结合，研制出了一种计算机辅助压电设备，用于Treacher-Collins综合征患者的下颌骨牵引成骨术，并对术后牵引量进行检测。压电仪器可避免由常规钻头或微型锯造成的振动和移位，具有更高的稳定性。导航系统跟踪压电仪器，避免了放置牵引器过程中对牙根及下颌神经管的损伤。

主要参考文献

[1] 赵吉宏. 现代牙槽外科新技术[M]. 北京: 人民卫生出版社, 2015.

[2] Bayrak S, Dalci K, Sari S. Case report:evaluation of supernumerary teeth with computerized tomography[J]. Oral Surg Oral Med Oral Pathol Oral Radiol Endod, 2005, 100 (4):e65-e69.

[3] Gomes C D O, Drummond S N, Jham B C,et al. A survey of 460 supernumerary teeth in Brazilian children and adolescents[J]. Int J Paediatr Dent, 2008, 18 (2):98-106.

[4] 钱庆慰, 余佳杰, 马宏涛. 下颌后牙区舌侧埋伏阻生牙拔除术中微创技术应用研究[J]. 中国实用口腔科杂志, 2019, 12(9):561-564.

[5] 龙洁, 鞠锐. 数字导板在颌面外科临床应用的实践与思考[J]. 口腔颌面外科杂志, 2019, 29(6):301-306.

[6] 郭传瑸. 口腔颌面导航手术[M]. 北京: 北京大学医学出版社, 2020.

[7] 吕欣蔚, 李龙江. 计算机辅助导航技术在口腔颌面外科的应用进展[J]. 口腔颌面修复学杂志, 2019, 20(5):309-312, 318.

[8] 穆晓兰, 王满宁, 宋志坚. 手术导航中精度问题的探讨[J]. 中国微创外科杂志, 2004(5):444-446.

[9] 田卫东, 汤炜. 口腔颌面数字化外科的应用与展望[J]. 口腔颌面外科杂志, 2008, 18(6):381-385.

（王了）